U0217478

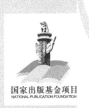

国家出版基金项目
NATIONAL PUBLICATION FOUNDATION

1949

1979

新 中 国

地 方 中 草 药

文 献 研 究

（1949—1979年）

『十三五』国家重点出版物出版规划项目

国家出版基金资助项目

土单验方卷 1（中）

张瑞贤 张 卫

刘更生 蒋力生

主编

SPM

南方出版传媒 广东科技出版社

北京科学技术出版社

目　录

防治老年慢性气管炎药用植物资料

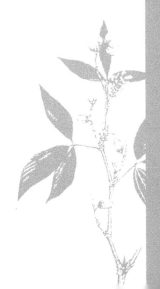

提　要

中国科学院植物研究所防治气管炎药用植物资源组编。

1972 年出版。共 73 页，其中插页 1 页，编写说明 1 页，目录 3 页，正文 68 页。

黑白绘图 44 幅。平装铅印。

编写说明简介了本书编写缘起。根据 1971 年 6 月全国攻克老年慢性气管炎工作会议的精神和要求，参照《防治老年慢性气管炎有效药物方剂选编》，编写组编集了这本《防治老年慢性气管炎药用植物资料》。

本书着重介绍了 19 种防治老年慢性支气管炎的主要药用植物。每药下有别名，识别特征，分布及生长环境，采集加工，性味功能，化学成分（供参考，不一定是有效成分），参考方剂，附种等内容。附种项介绍了一些与药用种相近或相似的种类，一是为了进一步推广和验证这些有效药物；二是帮助用药者正确识别这些种类，不致因品种不对而使疗效不佳，甚至发生事故；三是试图为扩大寻找新药源提供一些线索。

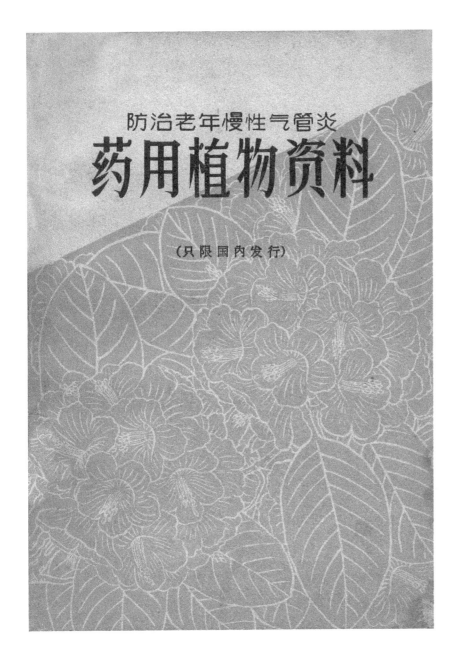

防治老年慢性气管炎
药用植物资料

（只限国内发行）

目 录

1949

新 中 国
地 方 中 草 药
文 献 研 究
(1949—1979年)

1979

〔4〕

1949

新 中 国
地 方 中 草 药
文 献 研 究
(1949—1979年)

1979

· 白 页 ·

1. 东北满山红（兴安杜鹃）

别名 迎山红、靠山红、山崩子

识别特征 (1)半常绿灌木，高 1～2 米；分枝多，小枝有鳞片①和柔毛。(2)叶集生于小枝上部，椭圆形，两端钝，长 1.5～3.5 厘米，宽 1～1.5 厘米，下面密被鳞片，柄长 2 毫米。(3)花紫红色，先叶开放，1～4 朵顶生枝端（侧芽形成）；花萼短而密生鳞片；花冠阔漏斗形，外面有柔毛；雄蕊 10 枚，比花瓣长。(4)蒴果圆柱形，长 1.2 厘米，有鳞片。

分布及生长环境 黑龙江、吉林、内蒙古。生于干燥山坡、山脊和灌丛中。

采集加工 叶入药。秋季采下后，晒干备用或鲜用。

性味功能 苦寒。止咳祛痰。

化学成分 根茎主要含强心甙、黄酮甙、香豆精、内酯、甾醇与三萜化合物、鞣质与酚类。其叶含挥发油、牻牛儿酮及发热醇（farrerol），后者为止咳化痰的有效成分之一。

参考方剂 急、慢性气管炎：鲜品 0.5～1 两，水煎服；或取干品 1 两，白酒半斤，浸泡一周过滤后服用，每日 2～3 次，每次 10～15 毫升。（黑龙江省）

附种 与本种极近者有迎山红（迎红杜鹃）（R. mucronulatum Turcz.），区别在：满山红是半常绿，叶两端圆；而迎红杜鹃是落叶的，叶两端急尖，先花后叶；产东北、华北、向南到山东。据吉林草药记载，有清肺、止咳功效；治感冒、头疼咳嗽、支气管炎。化学成分：含黄酮甙、酚性物质、不

① 鳞片——在杜鹃花属中是指叶、幼枝及花部所覆盖的圆形附属物。

1949
新　中　国
地方中草药
文　献　研　究
(1949—1979年)
1979

饱和甾醇及多萜类、香豆精、內酯等。

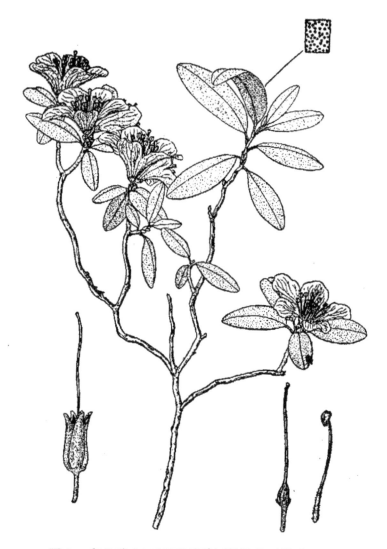

图1　东北满山红(兴安杜鹃)(杜鹃花科杜鹃花属)
Rhododendron dauricum L.

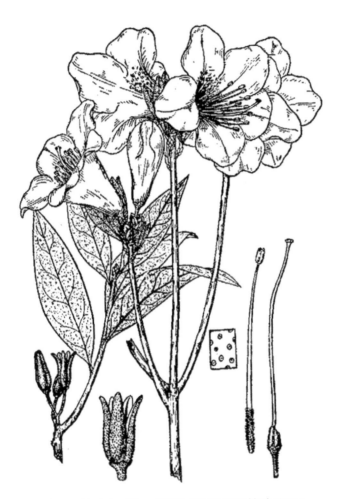

图2　迎山红(迎红杜鹃)(杜鹃花科杜鹃花属)
Rhododendron mucronulatum Turcz.

2. 小叶枇杷（烈香杜鹃）

别名 白香柴、头花杜鹃（甘肃、青海）

识别特征 (1)常绿小灌木，高约1.2米；小枝密生深褐色鳞片。(2)叶卵状椭圆形，长约2.5厘米，宽1.2～1.7厘米；上面无毛，成长后亦无鳞片，下面密生棕色鳞片；叶柄长3～4毫米，疏被鳞片。(3)头状花序顶生，有花10余朵；花芽鳞在花时宿存；花淡黄绿色，有强香气；花萼裂片淡绿色，有长睫毛①；花冠狭筒状，长1.2厘米，外面无鳞片，里面有密长细毛；雄蕊5枚，不外露，花丝生柔毛；子房被鳞片，花柱短而无毛。

分布及生长环境 甘肃、青海。生于高山自成灌丛。

采集加工 叶入药。全年可采，4月采为佳，提取挥发油制胶囊或鲜用。

性味功能 止咳、祛痰，有一定平喘作用。

参考方剂 老年慢性气管炎：(1)用小叶枇杷挥发油制成胶囊，日服3次，每日量相当于0.6～1毫升挥发油。十天为一疗程。(2)小叶枇杷4钱，蒲公英3钱、黄芪3钱、红花5钱，水煎服，每日3次，饭后半小时温服。（甘肃省、青海省、兰州军区）

附种 与本种相近似的有**毛枝杜鹃** R. cephalantum Franch.（图4），其叶较窄小，长约2厘米，宽5～8毫米，叶芽鳞宿存，花白色或淡粉红色，萼片边缘有密毛。产云南、四川。

① 睫毛——生在叶、花瓣、萼片等边缘处的毛。

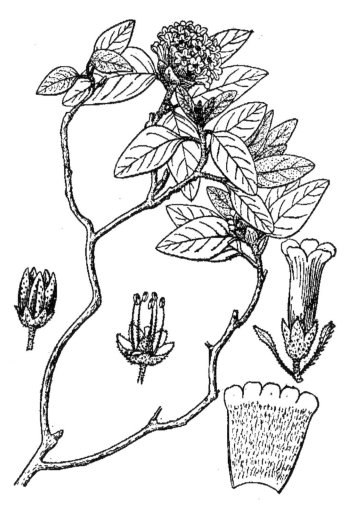

图3 小叶枇杷(烈香杜鹃)(杜鹃花科杜鹃花属)
Rhododendron anthopogonoides Maxim.

1949

新 中 国
地 方 中 草 药
文 献 研 究
(1949—1979年)

1979

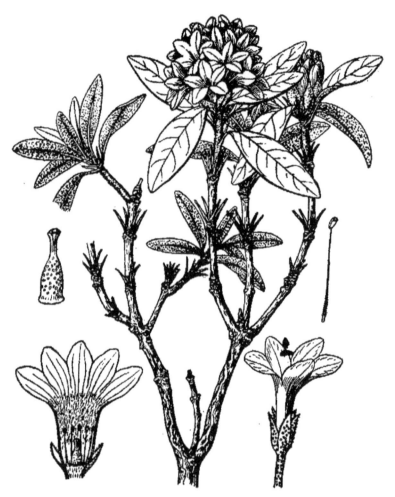

图 4　毛枝杜鹃（杜鹃花科杜鹃花属）
Rhododendron cephalantum Franch.

3. 细叶杜鹃（头花杜鹃）

别名 毛香柴、小叶紫花杜鹃

识别要点 (1)常绿灌木，高约1米；幼枝密生鳞片，芽鳞早落。(2)叶矩圆形，长达1.6厘米，宽5～8毫米，两头圆，两面密生鳞片；叶柄有鳞片。(3)花序顶生，5朵左右，紫蓝色；花梗极短；花萼长3毫米，外面无鳞片，边缘无睫毛；花冠狭漏斗形，外面无毛；雄蕊10枚，露出。(4)蒴果卵形，被鳞片，长约5毫米，有宿存萼。

分布及生长环境 甘肃、青海。在海拔3,000米以上湿润山坡聚生成灌丛。

采集加工 叶入药。全年可采，4月采为佳，提取挥发油制胶囊或鲜用。

参考方剂 老年慢性气管炎：每天服复方杜鹃油胶囊（每个胶囊含挥发油0.1毫升、硫酸黄连素0.25克、苦杏仁武0.02克）5粒，3餐后各1粒，睡前2粒。十天为一疗程。（兰州军区、新疆军区、第二军医大学协作组）

附种 与本种相近的有小枇杷杜鹃 R. fastigiatum Franch.（图6）、短柱杜鹃 R. intricatum Franch.（图7）和千里香杜鹃 R. thymifolium Maxim.（图8）；其区分特征和产地见以下检索表：

1. 叶长1厘米或更长；花芽鳞片早落，花柱等于或超过雄蕊的长度
2. 叶矩圆形，长约1.5厘米；萼片边缘不具睫毛。产甘肃、青海…………头花杜鹃 R. capitatum

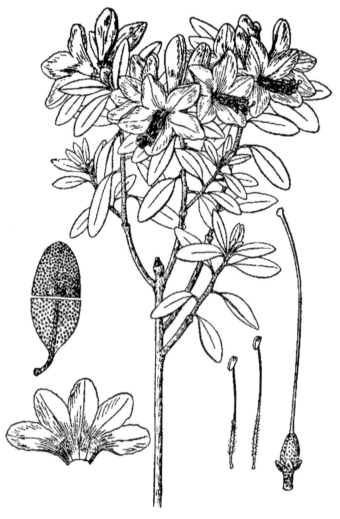

图5　细叶杜鹃(头花杜鹃)(杜鹃花科杜鹃花属)
Rhododendron capitatum Maxim.

　　2. 叶椭圆形，长约1厘米；萼片边缘具睫毛。产云
　　　　南、甘肃…………小枇杷杜鹃 R. fastigiatum
　1. 叶长不及1厘米；花芽鳞片开花时宿存，花柱较雄蕊

短或极短

3. 叶狭倒披针形；单花顶生，雄蕊露出花冠筒之外。

产甘肃、青海…………千里香杜鹃 R. thymifolium

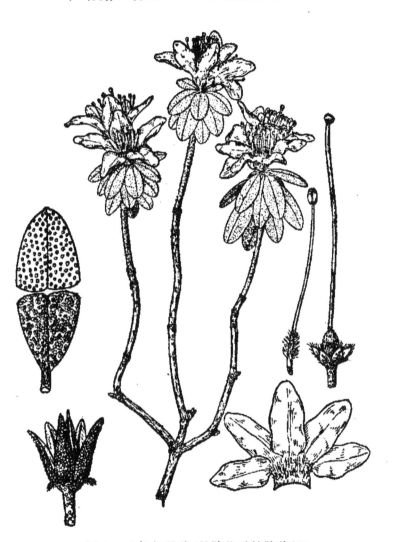

图6 小枇杷杜鹃（杜鹃花科杜鹃花属）

Rhododendron fastigiatum Franch.

1949
新 中 国
地方中草药
文 献 研 究
(1949—1979年)
1979

3. 叶卵圆形；花数朵顶生，近球形，雄蕊内藏于花
　　冠筒内。产四川………短柱杜鹃 R. intricatum

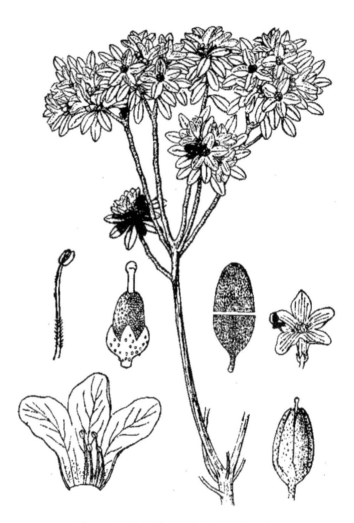

图7　短柱杜鹃(杜鹃花科杜鹃花属)
Rhododendron intricatum Franch.

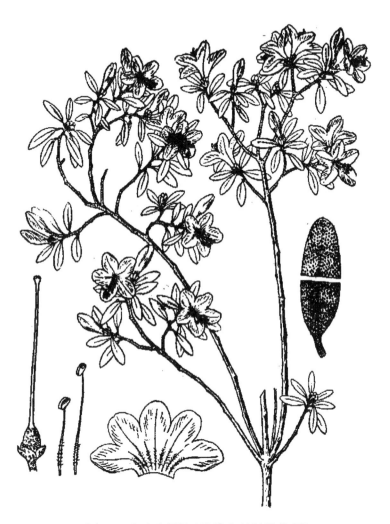

图8　千里香杜鹃(杜鹃花科杜鹃花属)
Rhododendron thymifolium Maxim.

1949

新 中 国
地方中草药
文 献 研 究
(1949—1979年)

1979

4. 光背杜鹃（陇蜀杜鹃）

别名 山景杜鹃、野枇杷、金背枇杷

识别特征 (1)常绿灌木，高达3米；幼枝黄色，无毛。
(2)叶簇生枝顶，矩圆形或矩圆状倒卵形，长7～12厘米，宽

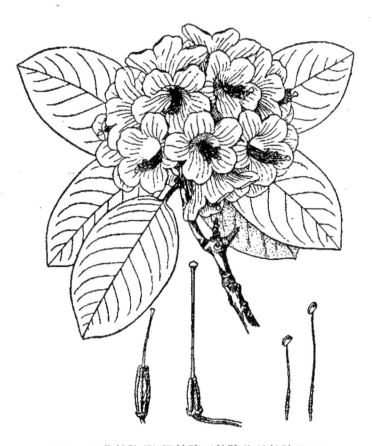

图9 光背杜鹃(陇蜀杜鹃)(杜鹃花科杜鹃花属)
Rhododendron przewalskii Maxim.

— 12 —

3～5厘米，顶端钝，有尖头，基部圆形至稍呈心形，坚革质，上面叶脉凹入，下面初有黄棕色绒毛，以后渐落；柄1～2厘米长，淡黄色，无毛。(3)花白色至粉红色，12～15朵在枝顶排成伞房状伞形花序，花梗长1～1.5厘米；花萼短且无毛，有半圆形齿；花冠钟形，裂片5，圆形而有缺刻；雄蕊10；子房有粉状的毛。(4)蒴果圆柱形，长约1.2厘米，具6个槽，无毛；花柱宿存。

分布及生长环境 陕西、甘肃、四川、青海。生高山，常成林。

采集加工 叶入药。全年可采，4月采为佳，摘叶晒干刷去叶背绒毛，切丝生用或蜜炙用。

性味功能 辛苦平，有毒。化痰、止咳。

参考方剂 (1)老年慢性气管炎：光背杜鹃3钱、蒲公英、黄芪各2钱，制成100毫升水煎剂，分3次一天服完。十天为一疗程。(兰州军区)(2)痰喘：光背杜鹃2钱、追风七3钱、竹根七2钱、盘龙七2钱、伸筋草2钱、木通1钱，水煎服。(陕西草药)

附种 与本种相近的有**太白杜鹃**(蒲氏杜鹃)R. purdomii Rehd. et wils. (图10)和**黄毛杜鹃** R. rufum Batal. (图11)，其区分特征和产地见以下检索表：

1. 叶下面毛被厚，毡毛状且宿存；子房有密绒毛。产四川、甘肃……………………黄毛杜鹃 R. rufum
1. 叶下毛被疏松；子房无毛或稍有毛。
　　2. 花梗、子房稍有柔毛。产陕西、河南…………
　　……………………太白杜鹃 R. purdomii
　　2. 花梗、子房均光滑无毛。产陕西、甘肃、四川、青海……………陇蜀杜鹃 R. przewalskii

1949
新中国
地方中草药
文献研究
(1949—1979年)
1979

据《陕西中草药》记载太白杜鹃叶也入药。治久喘，又健胃、顺气、调经。

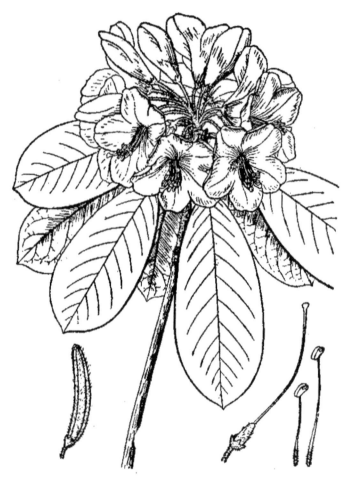

图 10　太白杜鹃（杜鹃花科杜鹃花属）
Rhododendron purdomii Rehd. et Wils.

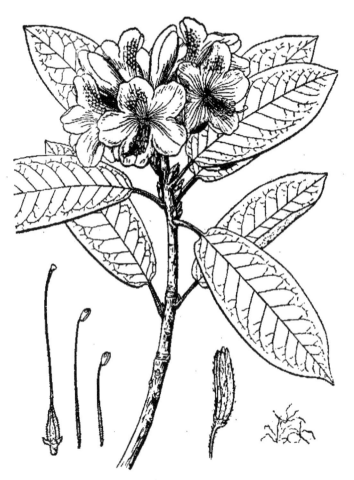

图 11 黄毛杜鹃(杜鹃花科杜鹃花属)
Rhododendron rufum Batal.

1949
新 中 国
地 方 中 草 药
文 献 研 究
(1949—1979年)
1979

5. 广东紫花杜鹃（岭南杜鹃）

识别要点 (1)常绿灌木，高 1～3 米；分枝密，小枝密生扁平红褐色伏毛。(2)叶二型，簇生枝顶，春叶椭圆状披针形，长 3.1～8.2 厘米，宽 1.8～3.2 厘米，两头尖，下面稍生伏

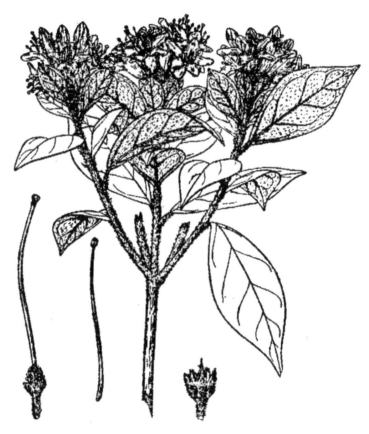

图 12　广东紫花杜鹃（杜鹃花科杜鹃花属）
Rhododendron mariae Hance.

— 16 —

毛；夏叶椭圆形至倒卵形，长1.2～3.2厘米，宽5～15毫米，顶钝或圆，有短尖头；叶柄长4～8毫米，密生糙伏毛。(3)花丁香紫色，7～12朵成伞形花序，顶生；花梗长6～9毫米，密生红棕色伏毛；花冠漏斗形，有约1厘米长的花冠筒，雄蕊5枚，露出，花丝无毛。(4)蒴果圆柱形，长0.8～1.2厘米，密被红棕色扁毛。

分布及生长环境 广东、江西、湖南。生于山地疏林中。

采集加工 花、叶和嫩枝药用。

功能 止咳、祛痰。

化学成分 含挥发油、黄酮甙、酚类、有机酸、三萜及多量鞣质等。其挥发油和两种黄酮结晶为止咳、祛痰的有效成分。

参考方剂 老年慢性气管炎：紫花杜鹃叶2两，水煎，分2次饭后服。十天为一疗程。(广东省高要县广利公社卫生院)

附种 与本种相近的有**亮毛杜鹃** R. microphyton（图13）、**广东杜鹃** R. kwangtungense（图14）、**溪畔杜鹃** R. rivulare（图15）；其区分特征和产地见以下检索表：

1. 幼叶、芽鳞无粘性

  2. 叶缘有长睫毛，叶柄和小枝上密生长刚毛及较短的腺毛① 。产广东、广西、湖南。生于灌丛中…………………………广东杜鹃 R. kwangtungense

  2. 叶缘无睫毛，叶柄和小枝上生红棕色扁平伏毛，绝无腺毛

    3. 花冠蔷薇紫色到近白色，筒长5～8毫米；叶不明显的二型，长0.5～3厘米。产云南……

———————————

① 腺毛——指顶端膨大的毛。

— 17 —

1949

新 中 国
地 方 中 草 药
文 献 研 究
(1949—1979年)

1979

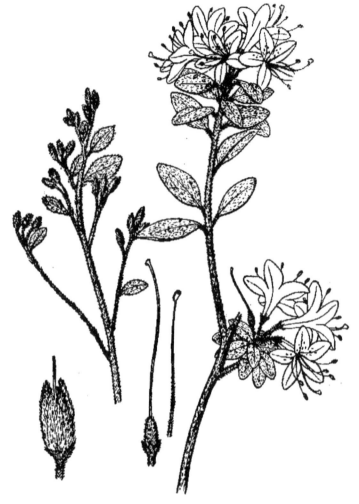

图 13　亮毛杜鹃(杜鹃花科杜鹃花属)
Rhododendron microphyton Franch.

···················亮毛杜鹃　R. microphyton

3. 花冠丁香紫色,筒长1.2厘米;叶明显的二型,
　　长3～8厘米············异叶杜鹃　R. mariae

1. 幼叶、芽鳞有粘性；叶柄、小枝上密生长刚毛及较短的腺毛；花梗长达2厘米。产贵州、广西、湖南……
……………………………………溪畔杜鹃 R. rivulare

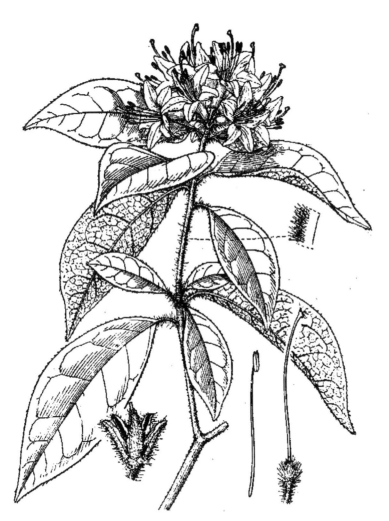

图14 广东杜鹃（杜鹃花科杜鹃花属）
Rhododendron kwangtungense Merr. et Chun

— 19 —

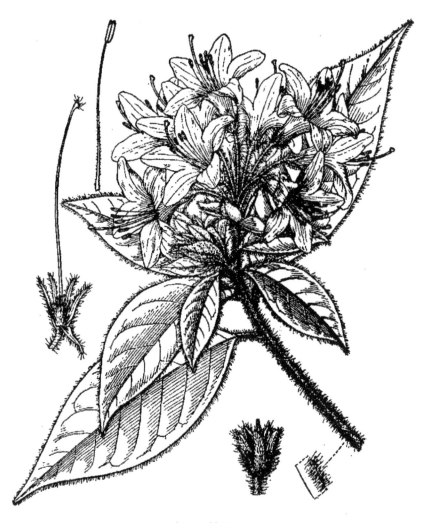

图 15 溪畔杜鹃(杜鹃花科杜鹃花属)
Rhododendron rivulare H.-M.

6. 矮地茶 （紫金牛）

别名 平地木、矮茶风、不出林、老勿大、矮脚樟、千年矮

识别特征 (1)常绿小灌木，高 10～30 厘米；地下茎横

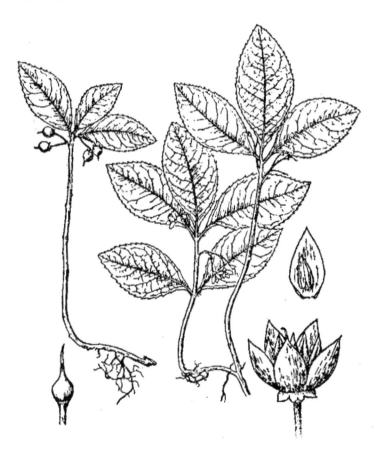

图 16 矮地茶(紫金牛)(紫金牛科紫金牛属)
Ardisia japonica (Hornsted) Bl.

— 21 —

1949

新　中　国
地方中草药
文　献　研　究
(1949—1979年)

1979

走，基部常生匐枝。(2)叶对生，3～7枚集于茎端，椭圆形，长4～7厘米，宽1.5～3厘米，两端尖，边缘有尖锯齿，中脉及叶柄稍有毛。(3)花白色，有赤色小点，6月开放，通常2～6朵成聚伞花序生于叶腋。(4)核果球形，10月成熟，熟时红色，花萼及花柱宿存。

分布及生长环境　湖南、湖北、江苏、浙江、福建、江西、安徽、广东、广西、陕西、四川、贵州等省区。生山脚、山坡及溪边灌木林下阴湿处。

采集加工　根皮、根或全株入药。秋季采收，洗净、晒干备用。

性味功能　辛温，也有说微苦平。止咳化痰、止血通络、祛风消积。

化学成分　含栎精(quercetin, $C_{15}H_{10}O_7$)、杨梅甙 (myricitrin)、山草素 (bergenin, $C_{14}H_{16}O_9$)。湖南、北京从矮地茶中提出有效成分矮茶素1号，其结构如下：

参考方剂　(1)慢性气管炎：矮地茶(干)1.5两，水煎分3次服，每日一剂，十天为一疗程。(中国人民解放军163医院) (2)老年慢性气管炎：矮地茶(干)1两、胡颓子5錢、猪胆汁20毫升，制成浸膏片(每片0.4克)；每服6片，日服3

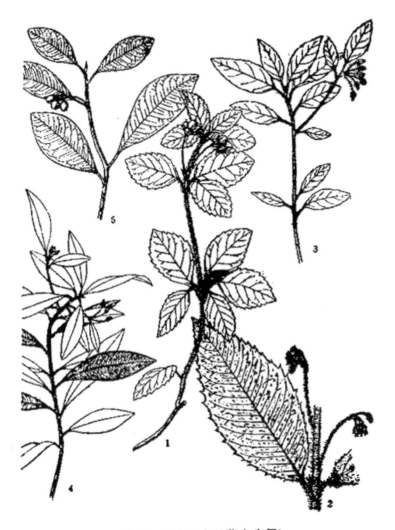

图 17 （紫金牛科紫金牛属）

1.矮毛紫金牛 A. pusilla A. Dc. 2.江南紫金牛 A. faberi
Hemsl. 3.波叶紫金牛 A. affinis Hemsl. 4.全缘紫金牛
A. fordii Hemsl. 5.小紫金牛 A. chinensis Benth.

1949

新　中　国
地方中草药
文献研究
(1949—1979年)

1979

次，十天为一疗程。(3)老年慢性气管炎：日服矮茶素1号3次，每次125毫克（片或胶囊），十天为一疗程。（湖南省、广州军区）

　　附种　与本种相似者有以下5种，它们的区别特征见以下检索表：

　　1. 叶对生，叶缘有明显短齿

　　　2. 茎、花序梗、叶柄和叶下被有长卷曲的疏柔毛；萼片披针形，与花瓣几等长

　　　　3. 叶平均长3.5厘米，不超过5厘米，椭圆形，先端近圆而有小尖头。产广东、广西、湖南、福建……………………………………………
………………**皱毛紫金牛** A. pusilla A. Dc.

　　　　3. 叶长一般超过5厘米，甚至达10厘米或更长，长椭圆形，先端渐尖；产广东、广西、湖北、湖南、贵州、四川、云南……………………
…………………**江南紫金牛** A. faberi Hemsl.

　　　2. 茎、花序和叶柄有细微紧贴、铁锈色不卷曲的短柔毛；萼片卵圆形或披针形，较花瓣短的多；产长江流域和以南及西南各省………………………
………………………**紫金牛** A. japonica Bl.

　　1. 叶互生，全缘或有圆齿、波齿

　　　4. 叶边具圆齿或波齿，边缘有树脂腺；花序上有1或2个叶状苞片；产江西、广东、广西、贵州……
…………**波叶紫金牛** A. affinis Hemsl.

　　　4. 叶全缘，边缘无树脂腺

　　　　5. 叶侧脉在近边缘处连合成线而不达叶边；花序枝上有叶或叶状苞；产广东、广西……………

························· 全缘紫金牛 A. fordii Hemsl.

5. 细脉不在近边缘处连合而直达叶边；花序上
无叶或叶状苞；产台湾、江西、福建、广东、
广西、四川 ·····································
·············· 小紫金牛 A. chinensis Benth.

据《广西中草药》记载，小紫金牛（A. chinensis）与紫
金牛功效相同。

1949

新 中 国
地 方 中 草 药
文 献 研 究
(1949—1979年)

1979

7. 棒棒木（黑弹树）

别名 朴树、小叶朴、棒马树

识别特征 (1)落叶乔木，高达 15 米；枝条粗大，树冠成

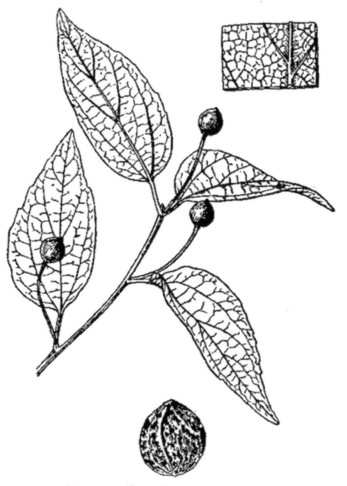

图 18 棒棒木（黑弹树）（榆科朴属）
Celtis bungeana Bl.

圆形或扁圆形。(2)叶卵形或卵状椭圆形，长4～8厘米；基部偏斜楔形，基出脉3条，先端渐尖，边缘上半部有锯齿。(3)花小，两性与单性同株，发叶后开放。雄花生于新枝条基部，成聚伞花序；两性花或雌花单生于枝条上部叶腋。(4)核果近球形，熟后黑紫色，果核平滑，白色；果柄长1～1.5厘米，较叶柄长2倍左右。

分布及生长环境　东北、河北、河南、山东、山西、陕西、甘肃、江苏、浙江、湖北、四川、云南。生于向阳的山地、平地，喜生深厚的粘质土上。

采集加工　树干供药用。将棒棒木树干刨片，晒干磨粉，浸泡煎煮，浓缩液酒精提取制成针剂（每毫升含生药1克）或临时刨片药用。

性味功能　止咳、化痰。

化学成分　含有甾醇、醌类、生物碱、挥发性化合物等。其挥发性化合物及水浸膏乙酸乙酯抽出物均有镇咳、祛痰作用。

参考方剂　(1)慢性气管炎：将上述针剂，每日肌肉注射2次，每次2毫升。十天为一疗程。（河北省邢台地区、邢台军分区）(2)咳喘（慢性气管炎、喘息性气管炎）：棒棒木1两、甘草1两，水煎服。（秦皇岛耀华玻璃厂医院）

附种　与本种相似而分布广者有朴树 C. sinensis(图19)和黄果朴(垂珠树) C. labilis (图20)，其区别特征和分布见以下检索表：

1. 果梗长1～1.5厘米，较叶柄长1倍或更多；果黑紫色，果核光滑；叶渐尖；小枝无毛…………………………………………………………………………黑弹树 C. bungeana

1. 果梗与叶柄近等长；果橙红色或橙黄色，果核有凹点

1949

新 中 国
地 方 中 草 药
文 献 研 究
(1949—1979年)

1979

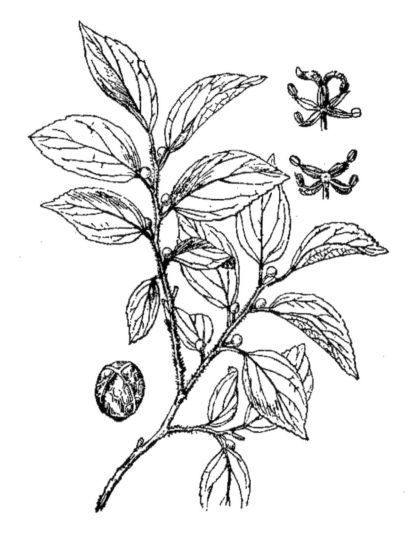

图 19 朴树(榆科朴属) Celtis sinensis Persoon.

和棱起；叶渐尖或短尖；小枝有毛

2. 叶背面平滑无毛或近无毛；果实单生，果熟时橙
红色；产秦岭以南至华南、台湾·············
·······················朴树 C. sinensis

2. 叶背面生茸毛；果实单生或孪生，熟时橙黄色；
　　产湖北、河南、河北……………………………
　　…………………………… 黄果朴　C. labilis

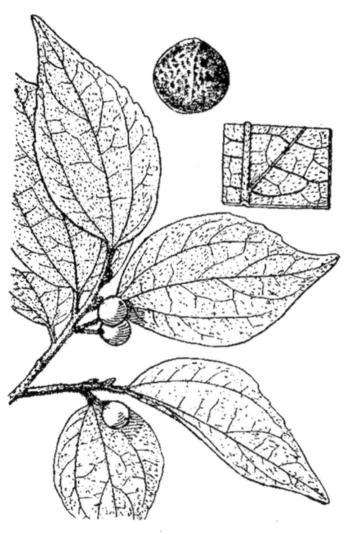

图20　黄果朴(榆科朴属) Celtis labilis Schneid

1949

新中国
地方中草药
文献研究
(1949—1979年)

1979

8. 白 皮 松

别名 三针松、白骨松、虎皮松、蛇皮松、蟠龙松、白果松

识别特征 (1)乔木，高达 30 米，树皮灰绿色或淡灰褐色，以不规则的鳞状剥落，内皮灰白色；小枝灰绿色，无毛。(2)叶长 5～10 厘米，三针一束，叶鞘脱落。(3)花单性；雄花无梗，卵状长椭圆形或圆柱形，生于新枝条的基部或上部，多数聚集而成穗状，基部鳞片包被；雌花 1 至数枚生于新枝先端或上部，受精后发育成球果。(4)球果（即松塔）卵形，长 5～7 厘米，鳞脐有刺；种子卵形，上部有短翅。

分布及生长环境 河南西部、山西、陕西、甘肃、四川北部、湖北西部；北京、曲阜、南京、苏州等地有栽培。生于海拔 500～1,850 米的山地林区、喜光，在秦岭山区和河南、山西交界的大松岭有纯林。夏季结果，10 月种熟。

采集加工 松塔、种子入药。秋季采塔、取种。

性味功能 松塔温苦。平喘、镇咳、祛痰、消炎。松子甘微温。润肺、通便。

化学成分 松塔的有效成分为挥发油、皂甙、酚等。

参考方剂 慢性气管炎：松塔(去种)2～3 大两，洗净水煎两次，每煎加水 2,000 毫升，煎成 200 毫升，两煎药混合共 400 毫升，分两日服完，每日两次，饭后服。十天为一疗程。（山西省太原市清徐县高白公社赤脚医生武步亮）

附种 在白皮松分布区中，常见的松树还有油松 (P. tabulaeformis) (图 22) 和华山松 (P. armandi) (图 23)，

其区别是油松：2 针一束，叶鞘宿存，球果长达 5 厘米，种子有一长翅，易脱落。华山松：5 针一束，鳞脐顶生，球果长 10～20 厘米，种子无翅。

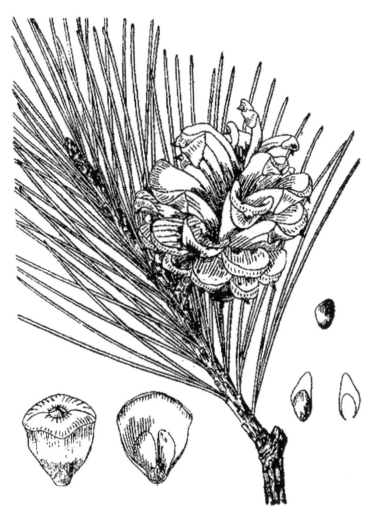

图 21　白皮松(松科松属) Pinus bungeana Zucc.

1949

新　中　国
地方中草药
文　献　研　究
(1949—1979年)

1979

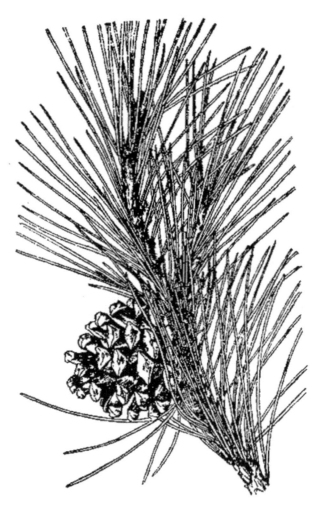

图 22　油松（松科松属）Pinus tabulaeformis Carr.

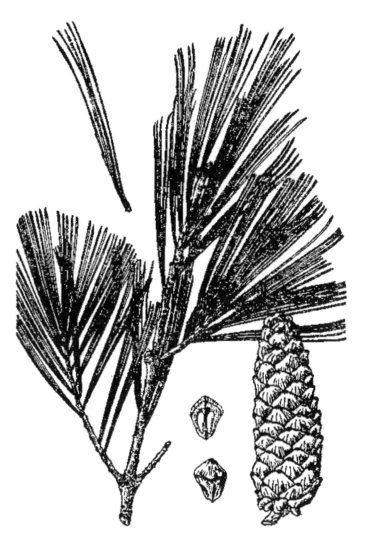

图 23 华山松（松科松属）Pinus armandi Franch.

1949

新 中 国
地 方 中 草 药
文 献 研 究
(1949—1979年)

1979

9. 暴马子（暴马丁香）

别名 白丁香、荷花丁香

识别特征 (1)灌木或小乔木，高达 8 米；树皮暗灰褐色，芽紫褐色，有多数鳞片。(2)叶对生，广卵形至卵状披针形，长 5～12 厘米，宽 3.5～6 厘米，基部截形或圆形，先端急尖或渐尖。(3)圆锥花序大，生于小枝顶部（侧芽形成）；花白色，花冠筒较花萼筒略长；花药生于细长花丝上伸出花冠，雄蕊为花冠裂片的 2 倍长。(4)蒴果长圆形，长约 1.5 厘米，经冬不落。

分布及生长环境 黑龙江、吉林、辽宁、河北等省。生于山区、半山区的林中及河岸。

采集加工 树皮、树干、花都入药；树皮最好。树干、树皮四季可采，晒干或鲜用。

性味功能 苦微寒。祛痰、止咳、平喘、消炎、利水。

参考方剂 (1)慢性气管炎：取暴马子树皮晒干压成粉末，取粉 5 克，拌蜜成丸。每日 3 次，每次 1 丸，十天为一疗程。（黑龙江省、吉林省、沈阳军区）(2)慢性气管炎：暴马子(干)0.5 两，水煎服。（黑龙江省乌敏河医院）

附种 与本种极相近的有北京丁香 S. pekinensis Rupr.（图25），区别点：后者的叶基部楔形，雄蕊全长约等于花冠裂片长，果长 2.5 厘米，分布于河北、内蒙古、山西、河南等省区。

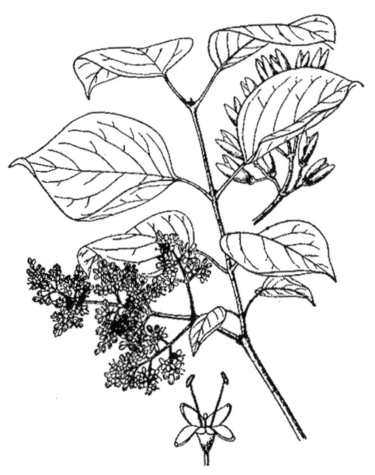

图 24　暴马子(暴马丁香)(木樨科丁香属)
Syringa amurensis Rupr.

1949

新　中　国
地方中草药
文　献　研　究
(1949—1979年)

1979

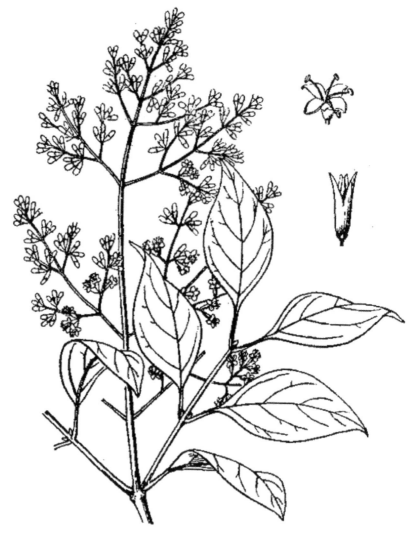

图 25　北京丁香(木樨科丁香属)
Syringa pekinensis Rupr.

10. 丝 瓜

识别特征 (1)一年生攀援草本,茎5棱,卷须通常3裂。
(2)叶掌状5裂,长和宽各10～20厘米,边缘牙齿状,两面光

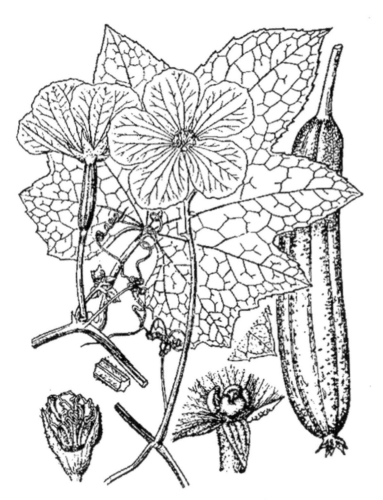

图26 絲瓜(葫芦科絲瓜屬) Luffa cylindrica Roem.

1949

新 中 国
地 方 中 草 药
文 献 研 究
(1949—1979年)

1979

滑无毛。(3)花黄色，雄花成总状花序，雌花单生。(4)果长圆筒形或长棒形，长 20～50 厘米，果肉内生强韧的纤维，幼果具绒毛。(5)种子椭圆状，扁平，黑色，边缘有翼。

原产中印热带，我国各地广为栽培。

采集加工 叶、藤、络（成熟果实中的维管束）、种子、根入药。6～10 月采叶，晒干研末备用，鲜叶随用随采。10～12 月收瓜，水中浸 3～4 天，去皮洗净，晒干得络和种子。

性味功能 叶：苦酸微寒。清热解毒、化痰止咳，外用止血、消炎。藤：止咳祛痰、通筋活络。种子：苦平微甘。清热、化痰、润燥、解毒。络：甘平。清热解毒、活血通络、利尿消肿、根治鼻炎、副鼻窦炎。

化学成分 含有皂甙、植物粘液（mucilage）、木糖胶 $(C_5H_8O_4)_n$、脂肪、蛋白质及维生素乙、丙。

参考方剂 老年慢性气管炎：丝瓜藤 3～5 两切碎洗净，用水浸泡后，再加水煮沸 1 小时以上，滤渣取液，再加水煮沸 1 小时以上，过滤，将两次所得滤液合并浓缩至 100～150 毫升，分 3 次一日服完。十天为一疗程。（江苏省苏州、盐城等地区）

附种 与本种相近的植物有八棱赫瓜（L. acutangula Roxb.）（图 27），原产热带，各地栽培。其区别点是叶不深裂，果外具纵棱，较短，幼果不具绒毛，种子无翼。用途、栽培法同丝瓜。

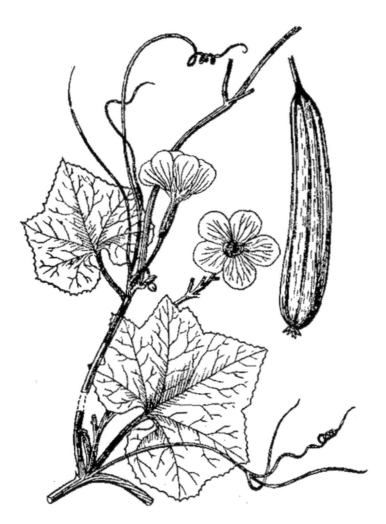

图 27 八棱丝瓜(葫芦科丝瓜属) Luffa acutangula Roxb.

1949

新中国
地方中草药
文献研究
(1949—1979年)

1979

11. 棉

我国南北各省广泛栽培。

采集加工 根、种子入药。10～11月挖掘没有洒过农药的棉花根，洗净切片，晒干备用。

性味功能 根：甘微温。止咳、祛痰、平喘、滋养强壮、补血通经。种子：辛热。催乳、补肾、止血、暖胃止痛。

化学成分 含有多种甙类（黄酮甙、皂甙、蒽醌甙，而皂甙、蒽醌甙类含量较多。）、香豆精、酸性树脂、油脂、酚性物质、醣、氨基酸、无机盐等。

参考方剂 (1)老年慢性气管炎：棉花根2～4两，水煎2小时以上，分2或3次1日服完。十天为一疗程。（河南省、江苏省、南京军区等）(2)支气管炎：棉花根1斤，加水2斤，糖适量，煎至一斤，每日3次，每次3～4汤匙。（江苏省大丰县）

附注 我国栽培的棉花有9个种和许多品种；其中最常见的是高地棉 G. hirsutum L. 和草棉 G. herbaceum L.。两者区别是：前者叶分裂不到三分之一；总苞片分离；花萼具5齿，有绿毛；原产墨西哥。后者叶分裂达二分之一；总苞片连合或基部连合；花萼截形；原产阿拉伯和小亚细亚。

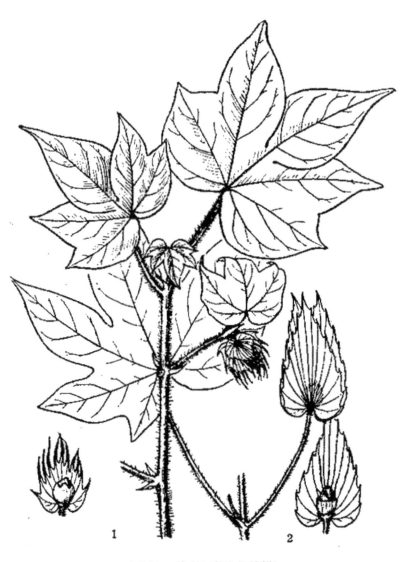

图 28　棉(锦葵科草棉属)

1.高地棉 Gossypium hirsutum L.　2.草棉 Gossypium herbaceum L.

1949
新 中 国
地 方 中 草 药
文 献 研 究
(1949—1979年)
1979

12. 芸 香 草

别名　诸葛草、臭草、胡椒草、小茅草

识别特征　(1)具香味的多年生草本，秆较细弱而丛生，高 40～110 厘米，无毛。(2)叶狭条形，长 25 厘米以上，宽 1～3 毫米，具白粉；叶舌钝圆，先端不规则破裂，基部叶鞘破裂后不反卷，内面浅红色。(3) 9～10 月开花，总状花序孪生①，下托以长 1.8～2.8 厘米舟形佛焰苞，而成稀疏、窄狭、长 15～45 厘米的伪圆锥花序；小穗具芒，芒从外稃之裂齿间伸出，长约 12 毫米，中部膝曲。

分布及生长环境　云南、四川、甘肃、陕西。多生长于山坡草地。

采集加工　茎叶入药。将新鲜的茎叶割下切碎，用水蒸气蒸溜法提取其挥发油，作为镇喘灵片（亚硫酸氢钠胡椒酮片：$C_{10}H_{16}ONaHSO_3$ 含 9.5～10.5%）之原料。

性味功能　苦涩。平喘、止咳、祛痰。

化学成分　含胡椒酮、辣薄荷酮等多种成分。

参考方剂　老年慢性气管炎：口服镇喘灵片，每次量 1～1.5 克，日量 3～5 克。（四川省射洪县）

附种　与本种相近而分布较广者还有**扭鞘香草** Cymbopogon tortilis,(Presl)A. Camus（图30）和桔草 C. goeringii (Steud.) A. Camus（图31），其区别特征和分布见以下检索表：

---

① 孪生——即双生，指 2 个总状花序由一处生出。

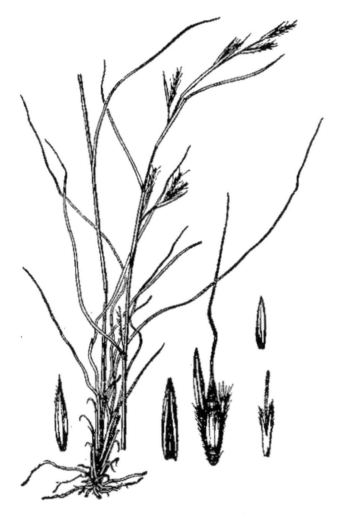

图 29 芸香草(禾本科香茅属)
Cymbopogon distans (Nees) A. Camus.

1. 基部叶鞘破裂后不反卷,内面浅红色…………………
………………………… 芸香草 Cymbopogon distans

1. 基部叶鞘破裂后反卷,内面红棕色

— 43 —

1949
新 中 国
地方中草药
文 献 研 究
(1949—1979年)
1979

2. 假圆锥花序较大而密集,复合;无柄小穗长3.5～
5毫米。产广东、台湾……扭鞘香草 C. tortilis

2. 假圆锥花序较稀疏而单纯;无柄小穗长5～6毫
米。产华北、华东、华中、华南和西南诸省区…
……………………………桔草 C. goeringii

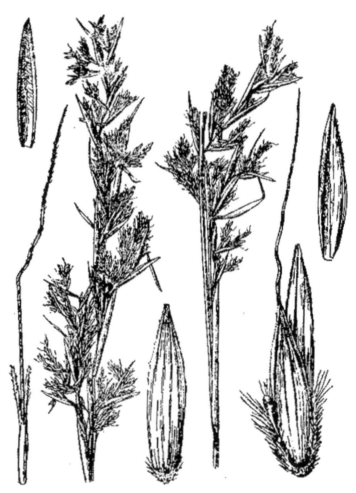

图30 扭鞘香草(禾本科香茅属)
Cymbopogon tortilis (Presl) A. Camus

— 44 —

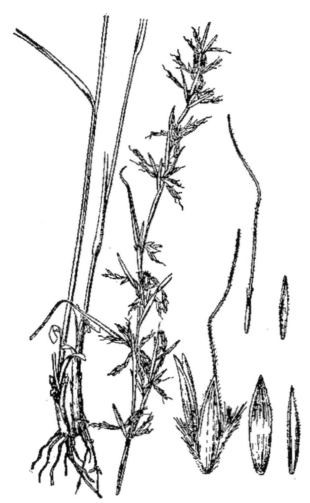

图 31 桔草(禾本科香茅屬)
Cymbopogon goeringii (Steud.) A. Camus

1949

新 中 国
地 方 中 草 药
文 献 研 究
(1949—1979年)

1979

13. 穿山龙（穿山薯蓣）

别名 串地龙、黄姜、山常山

识别特征 (1)多年生缠绕草本，地下根茎横生，为不规则圆柱形，有一层棕褐色的薄膜状易脱落的外皮。(2)单叶互生，掌状心形，变化较大，基部叶掌状浅裂或深裂，向上变小而近全缘，叶面无毛或有白色细毛，基出叶脉7～9条，叶压干后绿色。(3)花单性，雌雄异株。雄花无柄，雄蕊6枚；雌花序穗状，单生。(4)蒴果成熟后枯黄色，长约2厘米，宽1.5厘米，顶端凹入，基部近圆形；种子着生于果实基部，翅向上方显著延伸。

分布及生长环境 河北、山东、内蒙古、辽宁、吉林、黑龙江、山西、河南、陕西、甘肃、安徽、浙江、湖北、四川、贵州。产于海拔300～2,000米的高山，多生长在山坡林边或灌木林下，沟边及疏林中也常见。

采集加工 根茎入药。春秋刨采，去掉秧苗、须根、泥土和外皮，晒干即为成品。

性味功能 苦平，也有说苦温。去风湿、平喘、止咳、祛痰。治大骨节病；是合成"可的松"和性激素的重要原料。

化学成分 根茎中含有尿囊素(allantoin, $C_4H_6N_4O_3$)，薯蓣皂素(dioscin)，少量薯蓣皂甙元(diosgenin)，其总含量为1.9%。还有还原性物质，多糖和少许生物碱及中性树脂等。

参考方剂 老年慢性气管炎：穿山龙、黄芩、桔梗（或用紫苑、百部），制成针剂（每毫升含生药各1克），每日注射1次，每次2毫升。十至十二天为一疗程。（解放军总医院）

— 46 —

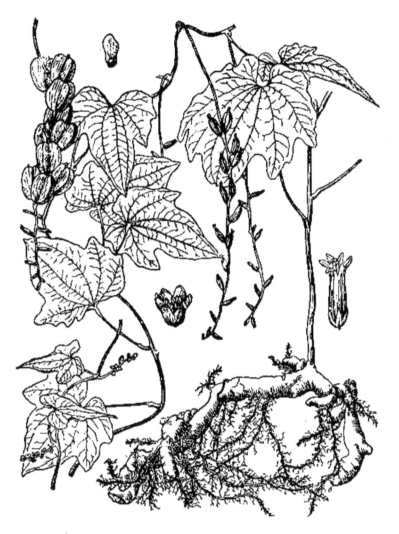

图 32 穿山龙(穿山薯蓣)（薯蓣科薯蓣属）
Dioscoria nipponica Makino

附种 与此种相近的有**蜀葵薯蓣** D. althaeoides R.
Knuth（图 33）、**山革薢** D. tokoro Makino（图 34）；其区
分特征和产地见以下检索表：

— 47 —

1949
新　中　国
地方中草药
文　献　研　究
(1949—1979年)
1979

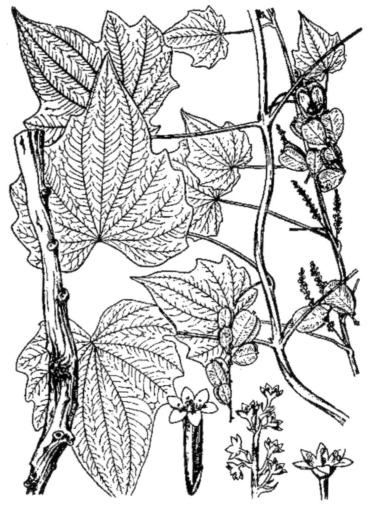

图 33　蜀葵薯蓣(薯蓣科薯蓣属)
Dioscorea althaeoides R. Knuth

1. 雄花无柄，叶掌状心形…………穿山龙　D. nipponica
1. 雄花有柄，叶心形、掌状心形
　2. 叶片心形，全绿；花药背生；产江苏、安徽、浙
　　江、江西、福建……………山萆薢　D. tokoro

2. 叶片心形，掌状浅裂；花药3枚纵生，3枚横生；产四川、云南、西藏、贵州…………………………………………………………蜀葵叶薯蓣　D. althaeoides

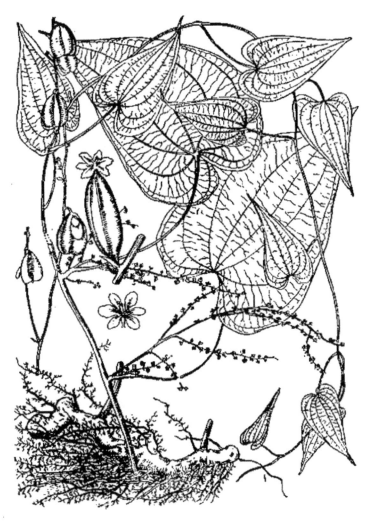

图34　山萆薢(薯蓣科薯蓣属)
Dioscorea tokoro Makino

— 49 —

1949
新 中 国
地 方 中 草 药
文 献 研 究
(1949—1979年)
1979

14. 白花蛇舌草

别名 二叶葎、甲猛草、蛇针草、牙灵俄（傣）

识别特征 (1)一年生细弱草本，高15～20厘米，茎分枝，呈披散状。(2)叶对生，有短柄或近无柄；条形或条状披针形，长1～3.5厘米，宽1～3毫米，革质；托叶合生成鞘状，膜质，顶端有细齿。(3)花白色，单生或2朵同生叶腋，梗短或近无梗。(4)蒴果扁球形，长和宽2～3毫米；花萼宿存；果熟时室背开裂，内有多数种子。

分布及生长环境 广东、广西、福建、浙江、江苏、江西、安徽、湖南、云南等省区。多生于湿润山坡、路边、溪畔草丛中及水稻田的田埂上。

采集加工 全草入药。夏秋可采，洗净、晒干备用。

性味功能 甘淡凉。清热解毒、消炎利水。能治盲肠炎、气管炎、肝炎及癌症。

化学成分 含有三十一烷、β谷甾醇、乌苏酸、土当归酸以及其他三种三萜类化合物。

参考方剂 老年慢性气管炎：(1)胆汁片（相当于20毫升胆汁），配2两白花蛇舌草煎剂，共服。十天为一疗程。(2)将猪胆汁中的去氧胆酸和白花蛇舌草的粗提物，混合制片（每片0.3克），每次4片，日服3次，饭后服，十天为一疗程。（解放军军事医学科学院）

附种 与白花蛇舌草相似的有伞房花耳草（水线草）O. corymbosa L.、松叶耳草 O. pinifolia (Wall.) K. Schum. 和纤花耳草 O. tenelliflora (Bl.) O. ktze（图36）；其中伞

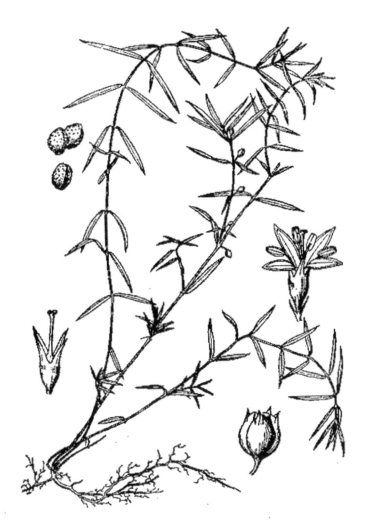

图 35　白花蛇舌草(茜草科耳草属)
Oldenlandia diffusa (Willd.) Roxb.

1949

新 中 国
地 方 中 草 药
文 献 研 究
(1949—1979年)

1979

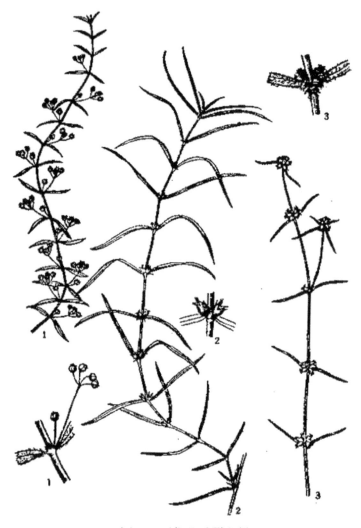

图 36 (茜草科耳草属)

1.伞房花耳草 O. corymbosa L. 2.纤花耳草 O. tenelliflora (Bl.)
O. Ktze. 3. 松叶耳草 O. pinifolia (Wall.) K. Schum.

房花耳草分布广而常见，通常与白花蛇舌草混用。这四种之区别特征和分布见以下检索表：

1. 花无柄；叶草质

  2. 叶极狭如松针，宽1～2毫米，花3～10朵聚生于叶腋内呈头状，果有粗毛；产我国南部…………………………………………松叶耳草 O. pinifolia

  2. 叶稍阔，宽2.5～5毫米，花1～3朵聚生叶腋，果无毛；产我国南部…………………………………………纤花耳草 O. tenelliflora

1. 花有柄或极短柄，不聚生成头状

  3. 花1或2朵生叶腋，有短柄或几无柄，花梗略粗壮，植物体无毛，托叶齿裂…………………………………………白花蛇舌草 O. diffusa

  3. 花2～5朵成伞形花序，花梗极细弱，毛发状，托叶有短刺毛数条；产四川、云南、贵州、广东、广西、台湾、福建、江西、浙江、安徽等省区…………………………………………伞房花耳草 O. corymbosa

伞房花耳草 O. corymbosa L. 全草含β谷甾醇(β-sitosterol)、γ谷甾醇(γ-sitosterol)、白花蛇舌草素(corymbosin)、三萜酸、乌苏酸(ursolic acid)和腰果酸(oleanolic acid)、油酸、亚麻酸等。

1949

新 中 国
地 方 中 草 药
文 献 研 究
(1949—1979年)

1979

15. 阴阳莲（虎杖）

别名 土大黄、酸筒管、空心大老官、斑庄

识别特征 (1)多年生灌木状草本,高0.5～2米；根茎木质,粗肥,黄色；茎中空,圆柱形,嫩时有紫红色斑点。(2)单叶互生,广卵形至椭圆状卵形,长5～15厘米,先端短尖,基部楔形,全缘；叶柄长1～1.5厘米；托叶鞘膜质。(3)夏季开花,单性异株,顶生或腋生复总状花序；花小,白色或红色。(4)瘦果卵形,具3棱,棕色,包被在翅状的宿存萼内。

分布及生长环境 广东、广西、福建、浙江、江苏、江西、湖南、湖北、四川、贵州、云南及河南、山东、陕西南部。多生于山沟、溪旁、路边、林下潮湿处。

采集加工 根、叶入药。春夏采叶；秋冬挖根,洗净刨片晒干备用。

性味功能 苦凉,也有说苦微温,有小毒。清热解毒、舒筋活络、祛瘀生新、祛痰止咳。

化学成分 根含虎杖甙及蒽醌甙类（主为大黄泻素、大黄泻素甲醚）以及蒽甙。茎叶含蒽甙、黄酮甙、维生素C等。蒽醌甙元为止咳和抗金黄色葡萄球菌的有效成分。

参考方剂 急、慢性气管炎：阴阳莲、十大功劳、枇杷叶各1两为一天量,制成浸膏,分3次服用。十天为一疗程。（广州军区303医院）

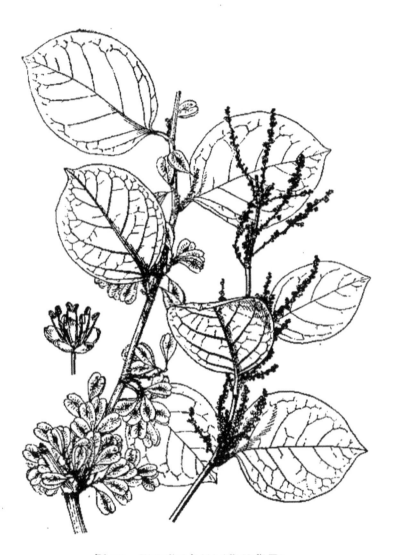

图 37 阴阳莲（虎杖）（蓼科蓼属）
Polygonum cuspidatum Sieb. et Zucc.

16. 白毛夏枯草（筋骨草）

别名 散血草、破血草、石灰荣、金疮小草

识别特征 (1)多年生匍匐状草本,高约30厘米,茎方,下部多分枝,全株生白色长绒毛。(2)叶对生,卵形、长卵形至倒卵形,长4～7厘米,宽2.5～3.5厘米,先端钝,基部楔形,边缘呈不规则深波状。(3)花白色或略带紫色,唇形,上唇短而微凹,下唇开展而3裂;数朵花一轮而成多轮的穗状花序。(4)花后萼中结4个小坚果、卵圆状,象种子。

分布及生长环境 江苏、浙江、江西、福建、广东、广西、安徽、河南、湖北、贵州、云南。多生于山坡林边草地、灌丛边、溪边及路旁肥湿地区。

采集加工 全草入药。春夏采,阴干备用或鲜用。

性味功能 苦寒。清热解毒、止血生肌、化痰止咳。

化学成分 花序含夏枯草甙(乌苏酸与糖结合而成)。种子含脂肪油及解脂酶。全草含水溶性无机盐如氯化钾及一种生物碱样物质。

参考方剂 老年慢性气管炎:白毛夏枯草1两(或鲜草2两),水煎至60～100毫升,加糖适量,分2次或3次服。每日一剂,十天为一疗程。(安徽省白毛夏枯草协作小组)

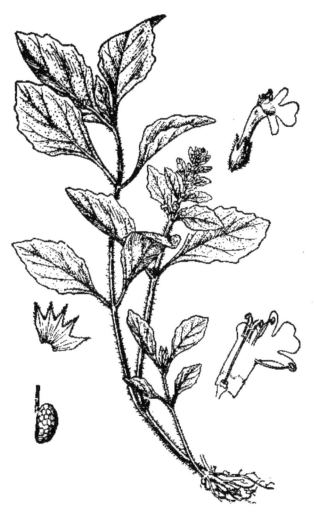

图38 白毛夏枯草(筋骨草)(唇形科筋骨草属)
Ajuga decumbens Thunb.

1949

新 中 国
地 方 中 草 药
文 献 研 究
(1949—1979年)

1979

17. 红管药（马兰）

别名 田边菊、马兰头、鱼鳅串、鸡儿肠（误用名）

识别特征 (1)多年生直立草本，高30～70厘米，上部多分枝。(2)叶互生，倒披针形或倒卵圆状矩圆形，长3～6厘米，宽0.8～2（～5）厘米，基部渐狭成具翅的长柄，边缘中部以上具小尖头的齿或羽状裂片，叶面有疏微毛；上部叶小而全缘。(3)头状花序单生于枝端，排成疏伞房状；总苞片2～3层，内长外短，上部草质，有缘毛；舌状花1层，浅紫色；管状花被密毛。(4)瘦果倒卵状长圆形，极扁，边缘浅色而有厚肋；冠毛长0.1～0.3毫米，弱而易脱落。

分布及生长环境 辽宁、山东、河北、山西、陕西和以南各省区。多生长于较湿润的河岸、路旁、田边、荒山草地。

采集加工 全草入药。夏秋可采，晒干备用或鲜用。

性味功能 辛平，也有说辛微苦而温。清热解毒、止血利尿、止咳化痰。

参考方剂 (1)老年慢性气管炎：红管药根3～5钱（鲜用1两），水煎2次，分2次在饭后服。（江西省景德镇市）(2)急性支气管炎：马兰根3～4两，白豆腐1～2块，同煮（放盐不放油），吃豆腐喝汤。每日一剂，一般2～3剂可愈。孕妇忌服。（江西铜鼓县带溪公社卫生医药站）

附种 与本种相近者有毡毛马兰 K. shimadai （图40）和全叶马兰 K. integrifolia （图41），其区别特征和产地见以下检索表：

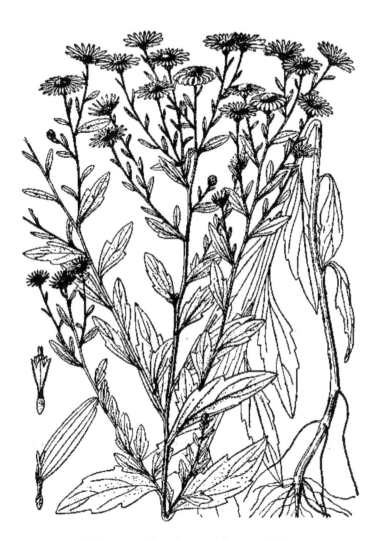

图 39 红管药(马兰)(菊科马兰属)
Kalimeris indica (L.) Sch.-Bip. (Aster indicus L.)

1949

新 中 国
地 方 中 草 药
文 献 研 究
(1949—1979年)

1979

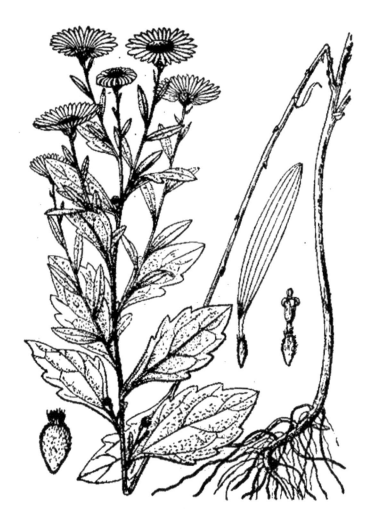

图 40　毡毛马兰(菊科马兰属)
Kalimeris shimadai (Kitam.) Kitam.

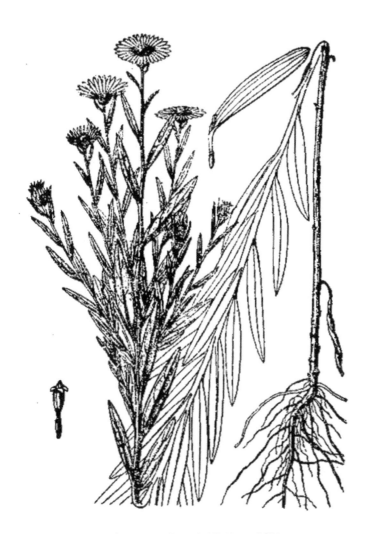

图 41 全叶马兰(菊科马兰属)
Kalimeris integrifolia Turcz.

1949

新　中　国
地方中草药
文　献　研　究
(1949—1979年)

1979

1. 叶倒卵状长圆形或倒披针形,有齿或羽状裂片，其上
    部叶常全绿
    2. 叶较薄，被疏微毛或近无毛，瘦果长1.5～2毫
        米,冠毛长0.1～0.3毫米；叶形多变…………………
        …………………………………………… 马兰 K. indica
    2. 叶较厚,被毡状密短毛；瘦果长2.5～2.7毫米；
        冠毛长0.3毫米；叶有1～2对齿或近全绿；产湖
        北、湖南、安徽、浙江、江苏、江西、福建、台
        湾等省………………………………毡毛马兰 K. shimadai
1. 叶条状披针形或长圆形，全绿，两面被粉状密短毛。
    产黑龙江、吉林、辽宁、内蒙古、河北、河南、山
    东、山西、安徽、江苏、浙江、湖南、湖北、陕西、
    四川。生于山坡、林绿、灌丛、路旁………………
    …………………………………… 全叶马兰 K. integrifolia

18. 侧 柏

别名 扁柏、香柏、喜柏、柏树

识别特征 (1)常绿乔木，高可达20米；小枝直展，扁平，两面均为绿色。(2)叶均为鳞形，背部有纵凹槽，覆盖小枝上。(3)球花单生枝顶；球果长卵形，1.5~2.5厘米，鳞片4对，交互对生，背面上端具一反曲的尖头，中间2对有种子，当年成熟，熟时鳞片近木质，张开；种子无翅。

分布及生长环境 原产我国北部，现在普遍栽培；庭园、墓地习见。钙质土上生长良好。

采集加工 叶、种子入药。叶四季可采，晒干备用或鲜用；秋季采果，晒干取子。

性味功能 叶苦微寒，也有说苦微温。止血、止咳、祛痰、平喘、消炎、散瘀。子仁甘平，无毒。补脾润肺、养心安神。

化学成分 枝叶含挥发油0.6~1%，其主要成分为侧柏酮（thujone $C_{10}H_{16}O$）、松油烃、倍半萜、乌耳醇、石竹烃、龙脑等。叶内含有松柏苦味素（pinipicrin），栎精（quercetin）、鞣酸、树脂、维生素等。

参考方剂 老年慢性气管炎：取侧柏叶经初步提取后制成片剂，每片0.55克，每日10片（相当于鲜叶3小两），早晨、中午各服3片，晚上服4片。饭后服，九天为一疗程。（第四军医大学攻克老年慢性气管炎组）

1949

新 中 国
地 方 中 草 药
文 献 研 究
(1949—1979年)

1979

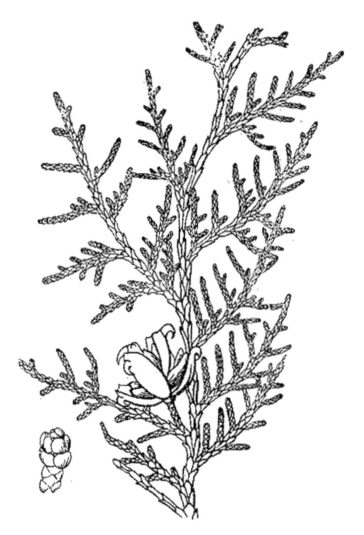

图 42　侧柏（柏科侧柏属）
Biota orientalis (L.) Endl.

19. 麻　黄

别名　川麻黄、草麻黄

识别特征　(1)草本状灌木，高达50厘米；根茎木质肥厚，黄赤褐色；茎绿色，细长，丛生，多分枝，节部明显。(2)叶对生，膜质，鳞片状，长2～4毫米，下部连合成鞘，上端三角形。(3)5～6月开花，雌雄异株；雄花序淡黄色；雌花序有苞片4对，雌花2朵，成熟时苞片增厚成肉质，红色，近球形，内包2粒种子。

分布及生长环境　辽宁、内蒙古、河北、河南、山东、山西、陕西、甘肃、新疆、西藏等省区。适生砂丘草地、原野荒滩、较低山坡。

采集加工　茎入药。9～10月间采收，割取绿色细枝，去掉泥土，晾至7～8成干，再晒至足干即可。受霜冻时颜色变红，曝晒过久则色发黄，均影响药效，应注意避免。

性味功能　辛苦温。发汗、平喘、利尿、镇痛。

化学成分　茎含挥发油和生物碱。主要生物碱有：麻黄碱 (ephedrine, l-ephedrine, $C_{10}H_{15}NO$)、伪麻黄碱 (d-pse-udo-ephedrine, $C_{10}H_{15}NO$)、l-N-甲基麻黄碱 (l-methyl ephedrine, $C_{11}H_{17}NO$)、d-N-甲基伪麻黄碱 (d-N-psendo-methylephedrine, $C_{11}H_{17}NO$)、l-去甲基麻黄碱 (l-nore-phedrine, $C_9H_{13}NO$)、d-去甲基伪麻黄碱($C_9H_{13}NO$)。其中麻黄碱为主要有效成分，秋季采者含量最高，可达1.3%。

参考方剂　(1)老年慢性气管炎：麻黄1钱、炒地龙3钱、胆南星2.5钱、野荞麦3钱、蒲公英（鲜）1两，用酒

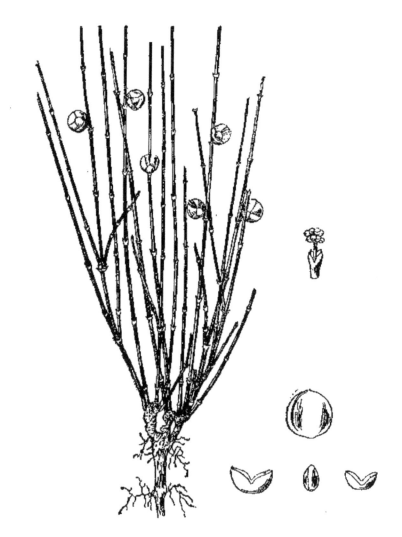

图 43　麻黄(麻黄科麻黄属)
Ephedra sinica Stapf.

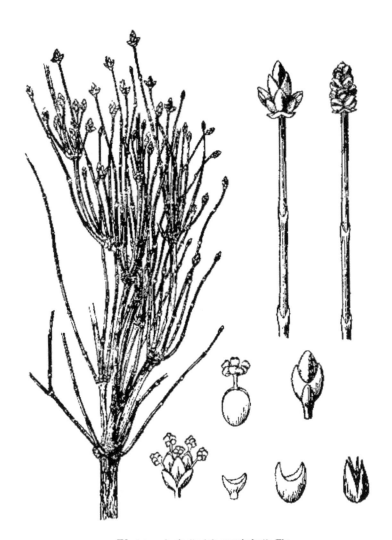

图 44 山麻黄(麻黄科麻黄属)
Ephedra equisetina Bge.

精半提纯制成糖衣片剂。每服 2 片，日服 3 次，饭后服，十天为一疗程。（中国人民解放军第七军医大学）(2)急、慢性支气管炎：麻黄、黄芩、五味子、杏仁、甘草各 3 钱，紫菀、百部各 4 钱，水煎服。（中医研究院西苑医院；昌潍地区医院用此方治疗哮喘型慢性气管炎，有效率也高。）

附种　与本种相近的山麻黄 Ephedra equisetina Bge.（图44）又名木贼麻黄，分布于内蒙古、河北、河南、山西、陕西、甘肃、新疆、四川等省区。其麻黄碱的含量较高，也作麻黄入药。主要区别是山麻黄为小灌木、有明显的木质茎；小枝细、粗不到 2 毫米；雌花序含 1 个种子，花序多腋生侧枝。其化学成分与上种相同。

感冒、气管炎
验方选编

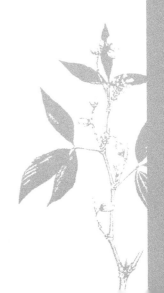

提　要

北京医学院防治气管炎协作组编。

1972 年 3 月第 1 版第 1 次印刷。64 开本。5.7 万字。定价 0.18 元。共 190 页，其中前言、编写说明、目录共 16 页，正文 157 页，附录 17 页。平装本。

本书正文分为验方、新医疗法、气管炎菌苗疗法 3 部分。

验方部分包括感冒防治方 33 个、急性支气管炎治疗方 21 个、慢性支气管炎治疗方 127 个，共计 181 个方。

新医疗法部分涉及感冒、急性支气管炎、慢性支气管炎 3 种疾病。其中慢性支气管炎的治疗方法尤为详尽，有针刺疗法、针灸疗法、"六·二六"电针疗法、耳针疗法、耳壳视诊疗法、穴位注射疗法、穴位埋藏疗法、贴敷疗法等。

气管炎菌苗疗法部分包括气管炎菌药注射液、701 菌苗、多种菌苗制剂、气管炎菌苗雾化吸入和三联菌苗。

书末另附感冒、支气管炎的临床分型和治疗原则，以及感冒、支气管炎的预防。

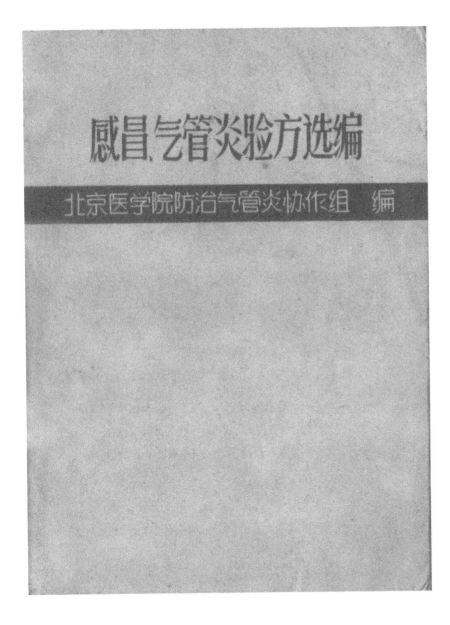

感冒、气管炎验方选编

北京医学院防治气管炎协作组 编

目　　录

验　　方

〔5〕

1949
新　中　国
地方中草药
文　献　研　究
(1949—1979年)
1979

〔6〕

〔7〕

1949

新 中 国
地 方 中 草 药
文 献 研 究
(1949—1979年)

1979

〔8〕

〔9〕

1949

新 中 国
地 方 中 草 药
文 献 研 究
(1949—1979年)

1979

〔10〕

〔11〕

1949

新　中　国
地方中草药
文　献　研　究
(1949—1979年)

1979

〔12〕

〔13〕

1949

新　中　国
地方中草药
文　献　研　究
(1949—1979年)

1979

新 医 疗 法

〔14〕

〔15〕

1949

新 中 国
地 方 中 草 药
文 献 研 究
(1949—1979年)

1979

气管炎菌苗疗法

〔16〕

验　　方

一、感冒防治方

（一）预防方

（1）单味贯众煎

方药：贯众三钱

用法：水煎服。煎过的贯众仍可再用水泡代茶饮。

材料来源：青海省。

（2）苍术贯众汤

方药：苍术三钱　贯众三钱

用法：煎汤代茶，连服 3～5 日。

材料来源：上海市。

（3）野菊花合剂

方药：野菊花五钱　鲜芦根三两

1949

新 中 国
地方中草药
文 献 研 究
(1949—1979年)

1979

（干品一两五钱）

用法：水煎服。

材料来源：安徽省。

（4）六六感冒合剂

方药：大青叶六钱　板蓝根六钱

用法：煎汤代茶，连服 3～5 日。

材料来源：上海市。

（5）鸭跖草煎剂

方药：鸭跖草（或鸭舌草鲜草二至三两），咳嗽加阴行草一至二两。

用法：水煎，每日一剂，分 2～3 次服。

材料来源：浙江省义乌县上溪公社。

（6）桑菊薄荷茶

方药：杭菊花三钱　桑叶三钱　薄荷八分（后下）

用法：煎汤代茶饮。

材料来源：上海市川沙县江镇公社卫生院。

— 2 —

（7）食醋熏蒸

方药：食醋

用法：临睡前关好门窗，依每立方米的空间约用3毫升食醋，放于容器内，加适量水，文火慢蒸，使空气中有较浓的酸味时即可。随蒸随加水，勿使熬干。

材料来源：解放军1864部队卫生科。

注：本方对流感、流行性腮腺炎、流行性脑脊髓膜炎也有预防作用。

（8）258合剂

方药：野菊花二钱　松针五钱　葎草（拉拉秧）八钱

用法：水煎，每日一剂，连服3日。

材料来源：北京市。

（9）防感煎剂

方药：鱼腥草一两、野菊花秧子一两、银花藤一两、加水500毫升，煎成200毫升。

1949
新中国
地方中草药
文献研究
(1949—1979年)
1979

用法：每服 20～40 毫升，每日 3 次。

材料来源：湖北省三七○医院。

（二）治疗方

1. 风热感冒方：

（1）青叶煎剂

方药：大青叶五钱　马兰五钱

用法：水煎服。

材料来源：临川县。

（2）单味阴地蕨煎剂

方药：阴地蕨（小春花）一两

用法：水煎服。

材料来源：南京军区。

（3）二草煎剂

方药：夏枯草（用鲜全草）一两　鱼腥草五钱

用法：水煎服。

材料来源：南京军区。

（4）一一煎剂

方药：一支黄花三钱　一点红二钱

用法：水煎服。

材料来源：广西容县人民医院。

注：一支黄花为菊科植物，以全草入药；一点红也为菊科植物。

（5）抗炎冲剂

方药：大青叶二钱五分　板蓝根二钱五分　草河车一钱二分半　连翘一钱二分半

以上为每包含量（重12克），制成颗粒状冲剂。

用法：每次1～2包，每4～8小时服一次，开水冲服。

材料来源：上海中药三厂。

注：也用于急性扁桃体炎、咽喉炎。

（6）抗炎针剂

方药：蒲公英0.75克　银花藤1克　板蓝根1克　野菊花0.5克

1949

新中国
地方中草药
文献研究
(1949—1979年)

1979

以上为一支注射液含量，每支2毫升。

用法：肌肉注射，每次一支，每日1～2次。

材料来源：北京制药厂。

注：有较好的解热镇痛作用。

（7）清咽合剂

方药：牛蒡子三钱　荆芥二钱　桔梗二钱　生甘草一钱

用法：水煎服。

材料来源：河北省。

注：可用于发热、口渴、咽痛为主者。

（8）葛根石膏汤

方药：葛根三钱　生石膏四钱　生姜三片

用法：水煎服。

材料来源：甘肃省。

（9）柳木煎剂

方药：西河柳 200 克、木贼 100 克、苍耳草 200 克、莴苣根 200 克、桑枝 300 克，加水 3,000 毫升，煎至 1,000 毫升。

用法：每服 30～50 毫升，每日 3 次。

材料来源：新疆生产建设兵团农一师三团卫生队。

（10）感冒散

方药：藿香、连翘、菊花、板蓝根、白薇、地骨皮各三钱，荆芥穗二钱，青黛一钱，生石膏四钱，生地四钱。

以上各药共重三两（合 96 克），经提炼制成颗粒冲剂之后，重 44 克。每包内装 8 克。另加阿斯匹林 0.3 克。

用法：10 岁以上儿童每服一包，10 岁以内者酌减，每日 3 次。溶化后服。

材料来源：北京市儿童医院。

（11）小儿清热合剂

1949

新 中 国
地 方 中 草 药
文 献 研 究
(1949—1979年)

1979

方药：薄荷一钱五分　生石膏六钱知母一钱五分　银花三钱　炒栀子二钱竹叶一钱　板蓝根三钱　玄参三钱　鲜芦根五钱

用法：水煎，每日一剂，分3～4次服。病情重者可日服2剂。

材料来源：北京市中医医院。

注：可用于小儿重症感冒，高热不退、口渴、便干、尿黄、舌质红者。

2. 风寒感冒方：

（1）姜糖饮

方药：生姜三至四片　红糖适量

用法：水煎，乘热服取汗。

材料来源：北京市。

注：又方① 生姜三片　冰糖一两（甘肃）

② 生姜三片　葱白三至四根（青海）

③ 生姜三片　大蒜一钱　红糖二钱

（延边）

④ 生姜三錢　紫苏三錢　葱白五根
白前三錢（江西）

⑤ 生姜四片　苏叶三錢　葱白十根
（上海）

（2）葱豆汤

方药：葱白二根　绿豆一把　白菜疙
瘩三个　冰糖五錢

用法：水煎热服，盖被取汗。

材料来源：天津中医学院。

注：无绿豆时可用生姜三片代之；无
冰糖时可减去。

（3）松萝糖浆

方药：松萝（云雾草）五錢　白糖或
红糖三錢

用法：水煎，或制成糖浆服用。

材料来源：南京军区。

（4）灵丹煎剂

— 9 —

1949

新 中 国
地 方 中 草 药
文 献 研 究
(1949—1979年)

1979

　　方药：臭灵丹二錢　生姜三片　红糖适量

　　用法：水煎服。

　　材料来源：云南省。

　　（5）生藤感冒片

　　方药：生藤三份、龙爪叶一份、石椒草一份，制成片剂，每片0.3克。

　　用法：每服4～6片，每日3次。

　　材料来源：云南省。

　　（6）羌防解表汤

　　方药：羌活二錢　防风三錢　秦艽三錢　桑枝一錢　葱白五根

　　用法：水煎服。

　　材料来源：青海省。

　　（7）上呼吸道感染熏剂

　　方药：银花一錢、苏叶一錢、薄荷一錢、前胡一錢、蝉衣一錢、羌活一錢，共研细末。

用法：将药末盛入暖水瓶内，加半瓶沸水浸泡 2 小时，然后打开瓶塞，吸入药物蒸气，再将药液分 2 次服，服后盖被微取汗。

材料来源：山东省。

（8）小儿上感一号

方药：青黛一钱（包）　葛根二钱　板蓝根三钱　射干二钱　紫花地丁三钱

用法：水煎，每日一剂，分 3 次服。

材料来源：北京医学院第一附属医院。

〔附〕　流行性感冒方

（1）贯众薄荷煎剂

方药：贯众五钱　薄荷一钱五分（后下）

用法：水煎服。

材料来源：青海省。

注：用于流行性感冒初期，发热畏寒

1949

新 中 国
地 方 中 草 药
文 献 研 究
(1949—1979年)

1979

头痛无汗者。

（2）板蓝根合剂

方药：板蓝根一两　蒲公英一两　羌活五钱

用法：水煎服。

材料来源：上海市。

注：用于重症之有高热怕冷，咽喉肿痛，头痛及周身酸痛者。

（3）三根汤

方药：葛根三钱　板蓝根一两　鲜芦根一两（干品五钱）

用法：水煎，每日一剂，分4次服。

材料来源：北京医学院。

注：也可用于治疗"风热型"感冒及预防流行性感冒。

（4）鹅不食草煎剂

方药：鹅不食草三钱　薄荷二钱（后下）　金银花一两

头痛加蝉衣二钱；咽痛加锦灯笼三至五钱；高热加生石膏五钱至一两；尿赤加车前子四钱、尾尾草三钱。

用法：水煎服。

材料来源：上海市川沙县江镇公社卫生院。

(5) 解热 1 号

方药：野菊花五钱　淡竹叶三钱　栀子八钱　忍冬藤三钱

用法：水煎，每日一剂，连服 2～3 日。

材料来源：浙江省缙云县新民公社构村大队。

二、急性支气管炎治疗方

(1) 菊枇汤

方药：枇杷叶五钱　野菊花五钱　白茅根三钱　旱莲草三钱　柏子仁三钱

1949

新 中 国
地 方 中 草 药
文 献 研 究
(1949—1979年)

1979

用法：水煎，每日 1～2 剂，分 2～4 次服。

材料来源：赣州专区"六·二六"卫生学校。

（2）马兰豆腐

方药：鲜马兰根三至四两　豆腐一至二块

用法：同煮（放盐不放油）。食其豆腐及汤，每日一剂，孕妇忌服。

材料来源：江西省铜鼓县带溪公社卫生医药站。

（3）五味解毒汤

方药：银花五钱　鱼腥草五钱　大青叶五钱　车前草五钱　连翘粉一钱（分两包）

用法：水煎，分 2 次冲服连翘粉。

材料来源：江西省莲花县。

（4）猪胆陈皮

方药：猪胆粉五錢　陈皮二錢　甘草一錢　共研成细末装入胶囊。

用法：每日一剂，分 3 次服。

材料来源：广西军区后勤部。

（5）黄芩解毒片

方药：蒲公英 100 克　银花 100 克大青叶 100 克　百部 100 克　知母 80 克黄芩 60 克　生大黄（勿用水洗）60 克

先将银花与黄芩粉碎过筛（100～120 孔）。其他五味药用 2 倍水浸泡约 2 小时后煎煮，待水剩一半时，取出煎液，药渣加水，再煮两次，然后混合 3 次煎液用文火浓缩成膏状，待冷至 50℃ 左右时掺入银花黄芩粉，制粒压片。每片为 0.5 克。

用法：首服 6 片，以后每服 4 片，每日 4 次。

材料来源：內蒙古正蓝旗哈叭呔地区

1949
新 中 国
地方中草药
文 献 研 究
(1949—1979年)
1979

医院。

注：① 亦可用于感冒、流行性感冒、急性扁桃体炎及急性淋巴结炎。

② 可用于中医辨证的"风热型"、"肺热型"。

（6）百眼藤煎剂

方药：百眼藤一至二两

用法：水煎，每日一剂。

材料来源：广东省惠东县稔山公社卫生院。

注：① 对百日咳亦有较好疗效（上药一两，加糖少许，水煎服，每日一剂。）

② 百眼藤为茜草科植物鸡眼藤（小叶羊角藤）。

（7）胆木注射液

方药：胆木

将胆木制成注射液，每毫升含生药一克。

用法：肌肉注射，每日 2 毫升。

材料来源：广东省海南卫生专业管理局。

注：① 可用于中医辨证的"风热型"或"肺热型"。

② 胆木为茜草科乌檀属植物。叶矩圆形，长 13～23 厘米、宽 6～11.5 厘米，锐尖，基部楔形，全缘，有侧脉 13～14 对。

（8）甜梨贝母

方药：大甜梨一个　贝母一錢　冰糖三錢

将贝母，冰糖放入去核后的甜梨内。

用法：蒸熟食之。

材料来源：天津中医学院。

注：可用于中医辨证的"燥热型"。

（9）柏枇甘草汤

方药：侧柏叶一两　枇杷叶一两　甘

1949

新 中 国
地 方 中 草 药
文 献 研 究
(1949—1979年)

1979

草二錢　红糖适量

　　用法：水煎，每日一剂。

　　材料来源：江西省奉新县。

　　(10) 润肺止咳汤

　　方药：生地三錢　麦冬三錢　沙参四
錢　钩藤二錢　蝉衣一錢五分　百部四錢

　　用法：水煎，每日一剂，分 3 次服。

　　材料来源：北京医学院。

　　注：可用于中医辨证的"燥热型"。

　　(11) 瓜蒌牛蒡散

　　方药：瓜蒌一个　牛蒡子四两　共研
细末

　　用法：每服二錢，日服一次，以酒送
服。

　　材料来源：北京中医研究院。

　　注：可用于中医辨证"肺热型"或"燥
热型"。

　　(12) 桑枇煎剂

方药：枇杷叶三錢　桑白皮三錢　白糖适量

用法：水煎，每日一剂。

材料来源：北京中医研究院。

注：可用于中医辨证"肺热型"。

（13）清肺散

方药：杏仁四錢　桔梗三錢　黄芩三錢　紫花地丁五錢　共研细末

用法：每服一錢，每日3次。

材料来源：河北省乐亭县防治院。

（14）支气管炎煎剂

方药：锦灯笼三錢　杏仁三錢　桔梗二錢五分　桑叶、皮各二錢　玄参四錢　瓜蒌皮四錢　赤芍四錢　麦冬三錢　麻黄五分　前胡二錢

咳甚加麻黄五分；胸闷加枳壳三錢；痰多加海浮石三錢；气喘加白果三錢、苏子二錢；久咳加百部三錢；呕吐加竹茹三

1949

新 中 国
地 方 中 草 药
文 献 研 究
(1949—1979年)

1979

錢、枇杷叶二錢；发热加银花四錢、黄芩三錢；畏寒加荆芥一錢；咽痛加青果一錢、天冬二錢。

用法：水煎服。如制成散剂，每服一錢，每日 2 次，温开水冲服。

材料来源：北京市中医医院。

（15）梵天花煎剂

方药：梵天花一至二两，干咳痰少加桑白皮或枇杷叶三錢；发热加青斛五錢；便秘加冰糖为引。

用法：水煎，每剂分 3 次服。

材料来源：江西省赣州专区南康县。

注：梵天花别名野棉花、狗足迹、千下槌。青斛别名石仙桃、果上叶。

（16）苏芥化痰汤

方药：紫苏三至五錢　白芥子三至五錢　姜半夏三錢　金银花五錢至一两　旋复花一至二錢

— 20 —

116

用法：水煎服，每日一剂。

材料来源：上海市川沙县江镇公社卫生院。

(17) 清肺化痰丸

方药：天竺黄一两 陈皮五錢 法半夏五錢 胆南星五錢 黄连五錢 生石膏一两 冰片二錢

共研细末，炼蜜为丸，每丸重一錢。

用法：六个月以内儿童服三分之一丸；六个月至二岁服半丸；二至五岁服一丸，每日服两次。

材料来源：北京市中医医院。

注：用于小儿急性支气管炎，可用于中医辨证的"肺热型"。

(18) 4211

方药：麻黄一錢 杏仁一錢 生石膏四錢 白果一錢 清半夏二錢 瓜蒌仁三錢

1949

新 中 国
地 方 中 草 药
文 献 研 究
(1949—1979年)

1979

用法：水煎，每日一剂，分3～4次服。

材料来源：北京市儿童医院。

注：可用于小儿咳嗽兼喘而病程不长者。

（19）养肺汤

方药：沙参三钱　贝母一钱五分　百部三钱　白前二钱　呵子一钱　紫菀二钱　桑白皮二钱　地骨皮二钱

用法：水煎2次，分3次服。

材料来源：北京市中医医院。

注：用于小儿气管炎久咳不停、痰少色白粘稠者。可用于中医辨证的"燥热型"。

（20）气管炎5号

方药：山豆根六钱，牛蒡子、桔梗、甘草、玄参、射干、荆芥穗各三钱。共研细末，水泛为丸，如绿豆大。

— 22 —

118

用法：每服一至一钱五分，每日 3 次。

材料来源：中国医学科学院血液病研究所。

注：也可用于慢性支气管炎合并感染者。

（21）杷黛合剂

方药：枇杷叶三钱　青黛一钱　杏仁二钱　白前三钱　紫菀三钱　乌梅三钱　百部三钱

用法：水煎服。

材料来源：北京市儿童医院。

注：用于小儿支气管炎之持久不愈而无发热者。

三、慢性支气管炎治疗方

（一）慢性单纯性支气管炎治疗方
（1）东北满山红

1949

新　中　国
地 方 中 草 药
文　献　研　究
(1949—1979年)

1979

方药：滿山红叶

① 煎剂——鲜滿山红叶五錢至一两。

② 酊剂——干滿山红叶一两加白酒半斤，浸泡一周，过滤后用。

用法：① 煎剂，每日一剂，分2次服。

② 酊剂，每服 10～15 毫升，每日2～3 次。

材料来源：黑龙江省祖国医药研究所。

注：① 滿山红又名兴安杜鹃，为杜鹃科多年生灌木，分布于大小兴安岭、长白山和完达山等山区。

② 少数病人服药后，有轻度头晕、胃肠不适、口干等现象，但服用 1～3 天后此现象自行消失。

（2）滿山红针剂

方药：由滿山红叶挥发油分析出的白

色结晶体配成溶液而成（每毫升含 25 毫克）。

用法：肌肉注射，每次 1 毫升，每日1～2 次。

材料来源：中国医学科学院药物研究所。

注：又满山红片，每片含满山红叶挥发油 2.5 毫克，每服 3～4 片，每日 3 次。

（3）满山红水剂

方药：满山红叶 2,000 克　榆白皮1,000 克

将上二药加水 10,000 毫升，煮沸 2小时后过滤去渣，浓缩滤液至 2,000 毫升，加白糖 80 克、苯甲醇 2 克，分装备用。

用法：每服 10～15 毫升，每日 3 次，饭后服。

材料来源：解放军后字二○一部队。

1949

新 中 国
地 方 中 草 药
文 献 研 究
(1949—1979年)

1979

（4）小叶枇杷挥发油胶囊

方药：小叶枇杷叶1,000 克。

将上药煮沸、蒸馏，提取挥发油 10 毫升，加氧化镁赋型剂，装入胶囊。每粒胶囊含 0.11 毫升挥发油（相当于生药 11.11 克）。

用法：每服三粒，每日 3 次，饭后用。

材料来源：青海省；甘肃省；兰州医学院。

（5）广东紫花杜鹃

方药：紫花杜鹃花、叶、嫩枝。

① 煎剂——将花、叶、嫩枝（相当于生药二两）水煎。

② 片剂——将相当于生药二两的药压成十二片。

用法：① 煎剂——每日一剂，分 2 次服。

② 片剂——每服6片,每日2次,10天为一疗程。

材料来源:广东省卫生事业管理局。

注:① 别名岭南杜鹃,俗名假吊钟。

② 少数病人服药后有头晕、口干现象,但可自行消失。极少数病人有轻度心肌损害,对心率及心律的初步观察,变化不明显。

③ 所含有效成分,据初步分析为一种挥发油及两种黄酮结晶。

(6) 矮地茶煎剂

方药:干矮地茶一两五钱

用法:水煎,每日一剂,分3次服,10天为一疗程。

材料来源:广州军区。

注:① 有镇咳、祛痰作用,也有一定的平喘作用。

② 别名平地木、矮茶凤、老不大;凤

1949

新 中 国
地 方 中 草 药
文 献 研 究
(1949—1979年)

1979

紫金牛科植物，分布在湖南、江西、广东、广西、江苏、浙江、福建等地。

③ 少数病人服药后有胃部不适、头晕等症状，但仍可继续服药。

（7）矮地茶素Ⅰ号

方药：矮地茶一百斤，可提取矮地茶素100克，分别装入胶囊。

用法：每次125毫克，每日3～4次，饭后服。10天为一疗程。

材料来源：广州军区。

注：矮地茶素亦名佛手配质，为矮地茶的有效成分。

（8）复方矮地茶Ⅰ号煎剂

方药：矮地茶五錢　胡颓子五錢　沙参三錢　岗梅三錢　陈皮二錢　猪胆汁10毫升

先将上药煎煮后，再加入煮沸后的胆汁。

— 28 —

用法：每日一剂，分 2 次服。10 天为一疗程。

材料来源：广州军区。

注：① 少数病人服药后有轻度头晕、腹胀、胃部不适等现象，与矮地茶素片相似。

② 为加强平喘作用可加入甘油茶碱 0.6 克；为加强消炎作用可加入胆汁酸 0.75 克。

(9) 复方矮地茶 Ⅱ 号片剂

方药：矮地茶一两　胡颓子五钱　猪胆汁 20 毫升

制成浸膏片，每片 0.4 克。

用法：每服 6 片，每日 3 次，饭后服。10 天为一疗程。

材料来源：解放军一六三医院。

注：治疗老年慢性气管炎病人 155 例，用药 25 天后，共有效率达 90% 以上，

1949

新 中 国
地 方 中 草 药
文 献 研 究
(1949—1979年)

1979

其中临床痊愈为 34％；显效为 26％。疗效高可能与复方用药及疗程延长有关。

（10）矮地茶糖浆

方药：矮地茶醇提取物制成糖浆。

用法：每服 5 毫升，每日 3 次。10 天为一疗程。

材料来源：广州军区。

注：曾治疗老年病人 13 例，临床治愈为 46.1％，显效为 30.8％。

（11）棒棒木注射液

方药：棒棒木

将棒棒木粗粉浸泡煎煮，浓缩后用酒精提取，制成针剂（每毫升含生药 1 克）。

用法：肌肉注射，每次 2 毫升，每日 2 次。10 天为一疗程。

材料来源：河北省邢台地区临城县史家兰公社。

注：① 本药有止咳、祛痰、平喘作

用。对单纯性及喘息性慢性支气管炎均有效。

② 棒棒木是榆科小叶朴植物，又名黑弹树、棒马树。分布在我国西部和北部，盛产于邢台西部山区。

③ 个别病人注射后有局部疼痛，但很快即消失。部分病人注射后食欲增加，睡眠好转。

(12) 棒棒木合剂Ⅱ号

方药：棒棒木六两　穿地龙三钱（或甘草一两）　桔梗一两　黄芩五钱　银花五钱

将棒棒木劈成小薄片，加水2,000毫升，浸泡2小时（或煎煮半小时），呈浓茶色。加其他四种药物，煎至800毫升，过滤。再加水1,000毫升，煎成400毫升。两次药液混匀备用（为4日量）。

用法：每服100毫升，每日3次。4

— 31 —

1949

新 中 国
地 方 中 草 药
文 献 研 究
(1949—1979年)

1979

天为一疗程。停药4天后可再服。

材料来源：解放军总医院。

注：① 作用同棒棒木注射液。大多数病人服半剂即生效。

② 棒棒木味清甜者有效。味苦者多有副作用。用热水浸泡一小薄片或煎煮半小时，如呈茶色，水面有清甜味之白色泡沫者为正品。

（13）暴马子丸

方药：暴马子树皮

将药晒干，压成粉末，取粉5克，拌蜜制丸。

用法：每服一丸，每日3次。10天为一疗程。

材料来源：沈阳军区。

注：① 本药有较强的祛痰作用，也有止咳、平喘作用。

② 暴马子是木樨科丁香属植物，又名

— 32 —

暴马丁香，其花、树干、树皮及树枝均可入药，以树皮最佳。分布于东北山区和半山区，以小兴安岭、长白山一带为最多。

③ 部分病人服药后可出现恶心、呕吐、腹泻、胃部不适及口干等症状。经化学提纯可减低副作用。

（14）暴马子颗粒

方药：暴马子树皮（干）五钱

水煎去渣，浓缩后用喷雾烘干成粉，再用90%酒精提取、蒸馏，回收酒精，将提取物制成颗粒。

用法：以上为一日量，分3次服。10天为一疗程。

材料来源：卫生部。

注：暴马子颗粒较暴马子丸疗效高。

（15）丝瓜藤制剂

方药：① 煎剂——干絲瓜藤一斤
甘草一两

1949
新中国
地方中草药
文献研究
(1949—1979年)
1979

上药加水8斤，煎一小时，过滤；加水再煎，过滤；两次滤液混匀，加热浓缩至500毫升，加糖适量及苯甲酸0.5～1克。

② 针剂——酒精提取，制成针剂，每支2毫升（含生药3～4克）。

③ 鲜汁——夏秋季在活丝瓜藤离根3～4尺处剪断，其根部一头插入瓶内，即有鲜汁滴出，一天可得500毫升以上。

用法：① 煎剂——每服10毫升，每日3～4次。

② 针剂——肌肉注射，每次1～2支，每日1～2次。慢性病人15天为一疗程。

③ 鲜汁——每服2～3汤匙，每日3～4次。

材料来源：江苏省苏州专区吴县渭塘公社。

（16）棉花根煎剂

方药：棉花根二至四两

水煎两小时以上。

用法：以上煎剂为一日量，分2～3次服。 10天为一疗程。

材料来源：南京军区。

注：① 对单纯性慢性支气管炎疗效较好，对喘息性者疗效较差。

② 服药初期有口干、胃部不适、头晕等症状，可自行消失，不影响继续服药。

③ 又方：棉花壳二斤，加水5,000毫升，煎半小时，过滤；再加水3,000毫升，煎半小时，过滤；将两次滤液加蜜浓缩至1,500～2,000毫升。每服15～20毫升，每日2～3次。

(17) 安宁香茅油胶囊

方药：安宁香茅草（即芸香草）适量提取芸香草油加赋形剂盛入胶囊，每

1949

新 中 国
地 方 中 草 药
文 献 研 究
(1949—1979年)

1979

粒含 0.3 毫升。

用法：每次 2 粒，每日 3 次，饭后服。

材料来源：铁道兵 7659 部队。

（18）复方阴阳莲

方药：阴阳莲、十大功劳、枇杷叶各一两，制成浸膏。

用法：上药为一日量，分 3 次服。10 天为一疗程。

材料来源：广州军区。

注：① 广州军区医学院从阴阳莲中提出有止咳和抗金黄色葡萄球菌的有效成分蒽醌甙元结晶，故此药有较好的止咳、祛痰和消炎作用，但平喘作用较差。

② 阴阳莲又名虎杖，为蓼科蓼属植物，药用根，性苦寒。

③ 少数病人有腹泻、胃部不适等症状；减量或饭后服可减少副作用。

（19）侧柏叶

方药：侧柏叶

制成片剂，每片 0.55 克。

用法：每次 3 片（晚上服 4 片），每日 3 次，饭后服，每日共服 10 片（相当于鲜药三两）。

材料来源：第四军医大学。

注：① 侧柏叶（扁柏）有较好的止咳、祛痰、平喘、消炎作用，服药后睡眠好转，食欲增加。

② 服药后 1～2 天内可出现头晕、口渴、胃部不适，短时间内症状自行消失。

③ 为了减少剂量，已从侧柏叶中提出有效成分制成的纯制片剂，每片 0.5 克，每日服 7 片（相当鲜生药三两）。

（20）小叶枇杷乙醇提取液

方药：小叶枇杷叶

用药五斤蒸馏提取挥发油后，将蒸馏

1949

新 中 国
地方中草药
文 献 研 究

(1949—1979年)

1979

锅的内容物过滤；滤液浓缩至 100 毫升，加入一倍半的 95% 乙醇拌匀，静置 8～12 小时。取上清液；回收乙醇后，加砂糖 250 克煮沸，加防腐剂（0.2% 氯仿和 0.5% 苯甲酸钠）与蒸馏水适量，使药量为 1,000 毫升，分装 10 瓶备用，每瓶含生药八两。

用法：每服 25 毫升，每日 2 次，饭后服。 10 天为一疗程。

材料来源：兰州医学院。

注：① 小叶枇杷叶对白色葡萄球菌及四联球菌有较强的抑菌作用，对甲型链球菌、肺炎双球菌亦有抑菌作用，但必须是药的原液或 20% 的浓度以上时才有此抑菌作用。

② 小叶枇杷叶所含的成分为挥发油、生物碱、甙类、油脂、叶绿素、糖和鞣质。

③ 小叶枇杷为杜鹃花科，常绿灌木，

别名头花杜鹃、白香柴，分布于甘肃等地。

（21）岩虎合剂

方药：岩白菜五钱　岩豇豆五钱　虎杖二两　独脚莲二钱

用法：水煎，每日一剂，分3次服。10天为一疗程。

材料来源：解放军重庆办事处业务部卫生处；解放军后字三三四部队卫生科。

注：① 本药有较好的止咳、祛痰、消炎作用，经治疗后脓性痰转为白色痰。而止喘作用较差。有些病人治疗后肺活量较前增加。

② 可用于中医辨证的"痰热型"。

③ 岩白菜（猫耳朵）属苦苣苔科，多年生草本。药用全草。

岩豇豆（又名石吊兰、吊石苣苔、岩

1949

新 中 国
地 方 中 草 药
文 献 研 究
(1949—1979年)

1979

茶、石火炮、石豇豆、岩泽兰）属苦苣苔科，附生灌木。药用全草。

虎杖（又名酸汤杆、黄地榆）属蓼科，多年生草本。药用根。

独脚莲（又名七叶一枝花、重楼、九道箍）属百合科。药用根。

④ 个别病人出现轻度胃不适、头晕，不需停药，可自行消失。

（22）茄杆糖浆

方药：茄杆五两　枇杷叶二两　陈皮二两

用水 10,000 毫升，文火煎至 2,000 毫升，加单糖浆 300 毫升与适量的 3% 氯仿。

用法：每次 20～30 毫升，每日 3 次。

材料来源：解放军○○五四部队。

（23）朱紫益肺汤

方药：朱砂根（红背铁凉伞）三钱
紫金牛叶三钱　猪肺一具

朱砂根用根茎叶各一钱、紫金牛叶三钱，切碎放入猪气管内水煮，勿放盐。

用法：服汤食肺。一付猪肺可作三次用，连服三天。

材料来源：江西省兴国县。

（24）复方丁力子冲剂

方药：丁力子一两　红茶五钱　冰糖五钱

先将丁力子炒熟制成粉与后二味药粉混合均匀分为 10 包。

用法：每服一包，每日 2～3 次，开水冲服。

材料来源：吉林省通辽市医院。

注：丁力子又名崔捕拉、小辣椒、洋辣罐。

（25）三枝汤

1949

新　中　国
地 方 中 草 药
文 献 研 究
(1949—1979年)

1979

方药：梨树枝三两　杏树枝二两　核桃树枝一两　五味子五钱　款冬花五钱

注射液成分与煎剂相同，每毫升含生药2克。

用法：① 水煎，每日一剂，分3次服。

② 注射液：肌肉注射，每次3毫升，每日2～3次。

穴位注射用肺俞、肺热、大椎，每穴0.5～1毫升，每日一次。

材料来源：解放军总医院。

注：① 具有较好的止咳、祛痰作用。

② 针剂较口服疗效好，穴位注射较肌肉注射疗效好。

③ 尚有增加食欲、促进睡眠、及强壮的作用。

（26）鹅不食草合剂

方药：鹅不食草五分　百部三钱　穿

心莲三钱　大风艾五钱　水薄荷三钱　吊球草五钱　陈皮一錢　甘草一錢

对虚寒型之多汗者，去大风艾，加牛大力、千斤拔以扶正气；气促兼有痰稠不易咳者，加桔梗、桑白皮；偏燥者加天冬、麦冬；虚寒者减少百部用量，以避免其滑肠作用。

用法：水煎，每日服一剂。

材料来源：广州军区生产建设兵团第三师卫生科。

（27）竹灵芝丸

方药：竹灵芝

药用块茎。挖出后去掉根叶皮毛，洗净泥沙，切片晒干。

① 蜜丸——每丸重三錢（其中含蜜一錢五分）

② 片剂——每片0.5克

用法：① 蜜丸每次1～2丸，日服3

1949

新 中 国
地 方 中 草 药
文 献 研 究
(1949—1979年)

1979

次。 10天为一疗程。

② 片剂每次8片，每日3次。 10天为一疗程。

材料来源：昆明军区○四二七部队医院。

注：① 可润肺化痰、止咳平喘并有健脾作用。

② 竹灵芝别名猴子包头、地棕，多年生草本，高30～100公分。根茎肉质肥大，圆柱形，外皮褐色，内部淡黄色，有粘液，须根灰白色。叶根生，通常4～7片折迭状，长30～160公分，宽5～20公分，先端渐尖，背面有柔毛。春季开黄花，果肉白色，种子数枚，成熟后呈红色。滇西大部分地区均有分布。性凉、味微苦。

(28) 复方蛤蚧注射液

方药：蛤蚧四钱、百部四钱、紫菀三

钱、远志三錢、五味子三錢、枸杞三錢、杏仁三錢，制成 10％ 复方蛤蚧注射液。

将配好的药用温水洗净，加适量蒸馏水文火煎三次，取三次混合滤液，加等量 95％乙醇沉淀 24 小时（时间越长越好）。把澄清液吸出，以文火加热蒸发回收乙醇后加等渗钠盐及甘油配成 10％ 复方蛤蚧液。最后用细菌漏斗（2～3 号）过滤，高压消毒备用。为减轻注射时局部疼痛，可加 2％苯甲醇。

用法：① 肌肉注射，每次 2～4 毫升，每日一次。

② 穴位注射，用内定喘、膏肓、丰隆、肺俞，可交替注射，每穴 0.5～1 毫升，每次 2～4 毫升。7 天为一疗程。停药 3 天后进入第 2 疗程。

材料来源：解放军总医院。

注：① 穴位注射效果较好。

1949

新 中 国
地 方 中 草 药
文 献 研 究
(1949—1979年)

1979

② 蛤蚧也称大壁虎，属爬行纲、壁虎科。长约34厘米，背面灰色，有赤色斑点，尾部暗灰色，有7条环状斑纹，腹面灰白色，指、趾间有极小的蹼。产于我国广东、广西、云南、福建及台湾，也产于印度及东南亚。中医用为补肺益肾、定喘止咳，性平味咸，有小毒。

（29）504合剂

方药：主方——百部四钱五分　半夏一钱五分　紫菀三钱　知母三钱　杏仁三钱　蜂房二钱

副方——黄芪五钱　五味子三钱　百合三钱

将主方的10人10天量水煎3次，混合过滤后浓缩至10,000毫升，加羧甲基纤维素10克、糖精10克、10%尼泊金醇溶液100毫升，另取副方药量适量作浸膏，干燥后研成细粉、过筛，每包一钱。

— 46 —

用法：主方每服 30～40 毫升，每日
3 次。10 天一疗程。副方每服一包，每
日 3 次。凡体弱、气短明显、脉象虚弱者
加服副方。

材料来源：吉林医科大学第三医院。

（30）松萝糖浆

方药：松萝 100 克，氯化铵 300 毫克，
白糖 50 克。将松萝水煎，过滤后放入氯
化铵和白糖，共制成 500 毫升。

用法：每服 50 毫升，每日 2 次。

材料来源：吉林省和龙林业局红旗林
坊卫生所。

（31）瓜蒌汤

方药：瓜蒌二两　炙麻黄二钱　杏仁
四钱

用法：煎 3 次，混合后每日一剂，分
3 次服。

材料来源：解放军总医院。

1949

新 中 国
地 方 中 草 药
文 献 研 究
(1949—1979年)

1979

注：① 高血压患者慎用。

② 瓜蒌仁勿捣碎，以免引起腹泻。

（32） 白屈菜煎剂

方药：干白屈菜一斤

加水六斤煎至二斤。

用法：每服20毫升，每日3次。

材料来源：蛟河煤矿职工医院。

（33） 乌棒子合剂

方药：乌棒子一两　淫羊藿七钱　千里光二两　岩白菜一两　胡颓子叶一两

以上为一日量。将上药加水500毫升，文火煎至150毫升，再加水300毫升，浓缩至30毫升。

用法：每服10毫升，每日3次。10天为一疗程。

材料来源：解放军总后重庆办事处业务部卫生处。

注：有10%的病人服药后出现头沉、

咽麻木、胃部灼痛，不须停药，可自行缓解。

（34）淫羊藿糖丸

方药：淫羊藿　矮地茶

以4∶1干品共碾细末加蜂蜜一倍成丸，每丸六钱（实合淫羊藿干品二钱四分、矮地茶干品六分）。

用法：每服一丸，每日2次。10天为一疗程。

材料来源：湖北省巴东县。

注：① 本方用当地矮地茶，每日量一钱二分，远较湖南省用量为小。

② 仅个别病人有恶心、腹胀，但不影响继续服药。

（35）复方曲芎4号

方药：曲芎五錢　马兰根五錢　黄芩四錢　沙参一錢五分

前三味水煎浓缩，沙参研末掺入，制

1949

新　中　国
地方中草药
文　献　研　究
(1949—1979年)

1979

成蜡丸。

用法：每服一丸，每日 3 次。

材料来源：中国医学科学院。

注：① 止咳化痰的作用较平喘为佳。

② 有促进食欲、改善睡眠和增强体质等作用。

③ 少数病人服后有轻度咽干，口渴及胃部不适等症，不影响继续服药。

（36）痰喘散

方药：白矾三钱、皂刺炭三钱、木香三钱、黑丑一两，共研细末。

用法：每次五分，每日 2 次。

材料来源：山东省潍坊市中医院。

（37）单味呵子丸

方药：呵子肉一斤、蜂蜜八两，制成黄豆大小之丸剂。

用法：每服 3～5 粒，每日 4 次。

材料来源：湖南省永顺县卫生院。

（38）兰菊合剂

方药：兰菊一錢　秦皮三錢　桑皮三錢　桑枝二錢　皂角一錢　青蒿二錢

兰菊一斤、秦皮三斤、桑皮三斤、桑枝二斤、皂角一斤、青蒿二斤，切碎、混合，加水 50 斤，文火煎至三分之一，将药液滤出，余渣如上法再煎二次后，3 次煎液混合浓缩至 16 斤，可供 16 人服一疗程。

用法：每服 25 毫升，每日 2 次。10 天为一疗程。

材料来源：伊宁市防治队。

注：兰菊亦称菊苣。

（39）龙百片

方药：琥珀酸钠 1 克　苏子二錢　五味子二錢　百部五錢

以上为一日量。将三味中药加水煎 3 次，取滤液蒸发浓缩呈膏状后，用 95%

1949

新 中 国
地 方 中 草 药
文 献 研 究
(1949—1979年)

1979

乙醇提取 3 次，提取液蒸发回收乙醇至稠膏状，加原配方 5 ％左右的生药细粉及琥珀酸钠混匀烤干，碾成 20 目左右的颗粒，加 0.5～1％ 硬脂酸混匀后压成 12 片包糖衣。

用法：每服 4 片，每日 3 次。10 天为一疗程。

材料来源：解放军后字二三六部队。

注：对止咳、祛痰、消除干性罗音疗效较高。平喘与消除哮鸣音稍差，以消除湿罗音为最差。也适用于喘息性慢性支气管炎。

（40）百部合剂

方药：百部四钱、桦树皮三钱、呵子二钱、蛤粉三钱、蜂房一钱五分，水煎浓缩至 60 毫升。

用法：每服 20 毫升，每日 3 次。 10

天为一疗程。

材料来源：吉林医科大学四院。

注：有化痰止咳、解痉定喘的作用。

（41）三脉叶马兰根汤

方药：三脉叶马兰根三至五钱（鲜品为一两）

用法：水煎，每日一剂，分两次服。

材料来源：江西景德镇卫生局。

注：① 对单纯性、喘息性均有较好疗效，但对合并肺气肿者疗效差。

② 三脉叶马兰系菊科多年生草本。药用根部。有止咳、祛痰的功用，有一定速效作用。

③ 少数病人服药后有胃部嘈杂、头晕等症，二，三日后能自行消失。

（42）复方毛冬青冲剂

方药：毛冬青五份（25 克）　五指毛桃二份（10 克）　穿破石四份（20 克）

1949

新 中 国
地 方 中 草 药
文 献 研 究
(1949—1979年)

1979

枇杷叶二份（10 克）　胡颓子二份（10 克）
老陈皮一份（5 克）

将上六味药按比例调配，每剂总量为干药 80 克，作成冲剂。

用法：每日一剂，分 3 次服。10 天为一疗程。停药 3～5 天再服第二疗程。

材料来源：广州军区后勤部卫生部。

注：可用于中医辨证的"虚喘型"。

（43）山桃树皮煎剂

方药：① 山桃树皮煎剂Ⅰ号——山桃树皮二两。

② 山桃树皮煎剂Ⅱ号——山桃树皮二两、萼荡草二錢。

③ 山桃树皮煎剂Ⅲ号——山桃树皮二两、三颗针五錢。

剥去桃树外面的粗皮取其内皮，剪成小片，凉干。每剂加水 600 毫升，文火煎至 200 毫升。

用法：每服 100 毫升，每日两次（饭后服），7 天为一疗程。

材料来源：海军总医院。

注：① 对单纯性及喘息性病人均有较好疗效。

② 三种煎剂疗效大致相似，无明显差别。

③ 部分病人服药后出现恶心、呕吐、腹疼、头晕等症状，个别病人有腹泻，尚有 3 例病人服药后驱出蛔虫数十条。

（44）马蛇子散

方药：① 散剂——将马蛇子焙干研粉，装入胶囊。

② 湯剂——马蛇子粉二至三分、核桃肉二錢、大枣三枚。

先将核桃肉与大枣共煎成湯剂后备用。

用法：① 散剂——每日 0.6～0.9 克

1949
新中国
地方中草药
文献研究
(1949—1979年)
1979

（含生药二至三分），一次或分 3 次服用。5 天为一疗程。一般不少于 4 个疗程。

② 湯剂——将水煎剂冲服马蛇子粉，每日一次。疗程如散剂。

材料来源：天津市和平区卫生局。

注：① 对咳、痰、喘均有一定疗效，其中化痰作用较强，对有痰者的止咳作用较无痰者为好，平喘作用不如化痰作用强。

疗效可随疗程的增加而上升。加用核桃、大枣后可提高疗效。其原因初步考虑为：大枣能健脾益胃与核桃肉能补肾纳气所致。有70%的病人有食欲增加、安眠、强壮的作用，约有20%的病人有小便增多的现象。

② 可用于中医辨证的"痰湿型"。

③ 马蛇子学名蜥蜴。药性咸寒，与壁虎不同，仅有小毒；有治水利小便的作

— 56 —

用；临床实践有明显化痰作用。

④ 个别病人服后有口干、舌燥、烧心等反应，加大枣、核桃肉煎汤冲服后可减少副作用。

（45）枣素片

方药：① 生药枣素片——将老枣树皮洗净、烤干、粉碎后，以淀粉糊作粘合剂混合制粒，干后加入 1‰ 硬脂酸镁压片即可。也可服用粉剂或装入胶囊。

② 提纯枣素片——将枣树皮用 70% 乙醇浸泡后，将滤液中的乙醇蒸发回收；下余浸膏烤干，加入淀粉、糖即可压片。提纯物收得率为生药的 5%。现由先锋中药厂生产的提纯枣素片含量 150 毫克，相当于生药 3 克。

用法：① 生药枣素片，每服 1 克，每日 3 次，也有用到每日 6～9 克者。

② 提纯枣素片，每服 150 毫克，每

1949

新 中 国
地 方 中 草 药
文 献 研 究
(1949—1979年)

1979

日2次，也有用到每日600毫克者。 10
天为一疗程。

材料来源：天津市枣素片协作组。

注：① 以提纯枣素片疗效较高。

② 枣树皮中含大量的鞣酸及甙类物
质，药理学分析有敛肺、祛痰、止咳的作
用。服药后先有痰量减少，由浓变稀，以
后咳嗽减轻。多数病人服药后食欲增加、
睡眠好转。

③ 服生药片后大多数有口干，少数
有胃部胀闷或鼻衄、便秘等反应。初服
时，少数有短时的因咳痰不利而感憋气，
继续服用或增量即可消失。

（46）茶红百花合剂

方药：矮地茶一两 满山红一两 紫
花地丁一两 百部五钱

水煎浓缩成40毫升。

用法：每服20毫升，每日2次。 10

天为一疗程。

材料来源：北京医院。

（47）通光散

方药：通光散一两

用法：水煎，每服一两，每日2次。

材料来源：解放军六三医院；云南省临沧专区。

注：通光散即奶浆藤，为萝藦科植物，药用藤，性微寒，味苦。

（48）化痰药片

方药：麻黄六钱　杏仁四钱　生石膏一钱二分　乌贼骨六钱　甘草三钱二分五味子三钱二分　海浮石六钱　桔梗三钱远志三钱　氯化铵四钱五分

先将八味草药煎煮2次，每次一小时，将2次煮液混合浓缩成浸膏状，加入氯化铵及乌贼骨粉后压片阴干（一日量压成12片）。

— 59 —

1949

新　中　国
地 方 中 草 药
文 献 研 究
(1949—1979年)

1979

用法：每服 3～4 片，每日 3 次。

材料来源：吉林省九台县放牛沟公社腰站大队合作医疗站。

（49）石枣子制剂

方药：石枣子一两五钱，加水 500～800 毫升，浓煎成 200 毫升。

用法：每服 100 毫升，每日 2 次。10 天为一疗程。

材料来源：四川省达县地区。

注：① 石枣子具有较好的镇咳、祛痰及平喘作用，近期疗效显著，远期疗效待进一步观察。

② 一般无明显副作用；少数病人在服药量过大时有隐隐腹痛、腹泻，其次为头晕、嗜睡。但症状很轻，一天左右就可自行消失。

（50）支气管炎流浸膏

方药：麻黄三钱　杏仁三钱　甘草三

錢　百部四钱　五味子三錢　黃芩三錢紫菀四钱

用浓缩加回收的方法制成流浸膏。

用法：每服 3 毫升，每日 3 次，饭后服。

材料来源：北京市卫生局。

注：① 本方为支气管炎通用方。可用于急性支气管炎或慢性支气管炎之单纯性及喘息性者。亦可作为湯剂服用。

② 不宜用于干咳的病例。禁用于心血管病患者。

（51）姜蜜膏

方药：老生姜一斤　纯蜂蜜四两

将生姜取汁去渣，澄清后取其沉淀物（似淀粉状），加入蜂蜜拌匀，蒸熟备用。

用法：临睡前一次服下，使微有汗出。

材料来源：昌潍地区平度张戈庄公社医院。

— 61 —

1949

新 中 国
地方中草药
文 献 研 究
(1949—1979年)

1979

（52）雄黄丸

方药：明雄黄 500 克

研细为末、面糊为丸 1,000 粒

用法：成人每服一丸； 9～15 岁服半丸； 5～9 岁服三分之一丸； 2～4 岁服四分之一丸。每日 3 次，温开水或茶水送服。

材料来源：山东省潍坊市修建一队。

注： ① 本方对支气管哮喘、慢性支气管炎均有效。

② 也可用于中医辨证的"虚喘型"。

（53）双花甘草汤

方药：银花五钱　沙参五钱　白果二钱　桑白皮四钱　半夏三钱　党参三钱　细辛一钱　甘草二钱

痰多加五味子三钱、麦冬三钱。

用法：水煎，每日一剂，分 3 次服。可连服 10～20 天。

材料来源：北京军区后勤部卫生部一六七七部队卫生队。

注：① 对单纯性及喘息性者疗效均较好，特点为见效快；对老年病人效果更好。

② 个别病人服药 3～4 天后有头晕、恶心、鼻衄等。

（54）鼠曲草汤

方药：干鼠曲草一至二两，水煎三次去渣浓缩为 30 毫升。

用法：每服 15 毫升，每日 2 次。

材料来源：广东省佛山地区。

（55）百贝膏

方药：百部四两 贝母二两 冰糖一斤

先将百部加水 500 毫升，文火煎成 300 毫升，去渣，加入研细之贝母粉，另把冰糖加水熬成滴水成珠时，同上药混

1949

新　中　国
地方中草药
文　献　研　究
(1949—1979年)

1979

匀，熬一小时后装入瓶内备用。

用法：每服 3 毫升，每日 3 次，开水溶化后服。

材料来源：甘肃省。

（56）柚皮补肺汤

方药：柚子皮三两（或柚子叶二两）蜂蜜一两　猪肺三两

蒸熟后去柚子皮或叶。

用法：每日一剂，临睡前一次，连服3～5 天。

材料来源：广西壮族自治区。

（57）益肺汤

方药：银花二钱　知母一钱　百部一钱　紫菀一钱　炙冬花一钱　桔梗一钱清半夏一钱　沙参一钱　麦冬一钱　五味子一钱　细辛五分　甘草一钱

将以上各药研为细末，盛于暖水瓶内，灌入半瓶沸水，紧闭瓶口，待 2 小时许，打开瓶塞。

用法：① 先吸入蒸气。

② 取出上清液，分 3～4 次服。

材料来源：山东省。

（58）天浆壳汤

方药：天浆壳三至五钱　枇杷叶三至五钱　冰糖适量

咳嗽剧烈加姜半夏三钱、杏仁三至五钱；痰多粘稠加姜竹茹三钱、冬瓜子三至五钱、旋复花二钱（包）；气急重者加炙麻黄一至一钱五分；感染发热者加金银花一两、连翘四钱、黄芩三钱。

用法：水煎，每日一剂。

材料来源：上海川沙县江镇公社卫生院。

注：可用于单纯性慢性支气管炎之咳嗽少痰者。

（59）云雾草

1949
新 中 国
地 方 中 草 药
文 献 研 究
(1949—1979年)
1979

方药：云雾草（松萝）一两

用法：水煎，每日一剂。

材料来源：上海市。

（60）温肺汤

方药：冬花四钱　紫菀三钱　桑皮三钱　百合五钱　白果五钱　五味子三钱　茯苓三钱　炙杷叶三钱　海浮石三钱　北沙参五钱　苏子三钱

用法：水煎，每日一剂，分2次服。

材料来源：北京医学院第一附属医院。

注：对单纯性或喘息性效果较好。

（61）复方竺茹汤

方药：天竺黄二钱　前胡三钱　杏仁二钱　葶苈子一钱　紫草二钱　青黛一钱（包）　蝉衣一钱　钩藤一钱

用法：水煎，每日一剂，分3次服。

材料来源：北京医学院。

注：用于小儿咳喘反复发作、喉中痰鸣或有发热者。

（62）花椒羹

方药：花椒一钱　鸡蛋一个　红糖五钱

花椒加水 100～120 毫升，煮沸 5～10 分钟，去渣冷却后，甩入鸡蛋搅匀，再放入调味品蒸熟即可。另将红糖加水熬化备用。

用法：每日 3 次，空腹服，先饮红糖水，后吃花椒蒸蛋。

材料来源：第四十七陆军医院。

（63）归芎宁肺汤

方药：五味子、茯苓、甘草、青皮、当归、川芎、清半夏、桑皮、川贝、杏仁各二钱。

用法：水煎，每日一剂，冰糖为引。

材料来源：天津市。

1949

新 中 国
地 方 中 草 药
文 献 研 究
(1949—1979年)

1979

注：忌酒、辣性食物及盐 7 天。

(二)慢性喘息性支气管炎治疗方

(1) 白皮松松塔煎剂

方药：松塔四大两

将松塔洗净，水煎 2 次，每煎加水 2,000 毫升，煎成 200 毫升。两煎药液混合共 400 毫升。

用法：每服 100 毫升，每日 2 次，饭后服用。10 天为一疗程。

材料来源：山西省。

注：① 对单纯性慢性支气管炎也有较好疗效。

② 松塔系松树的果实，棕黄或棕红色，大多采用当年成熟的白皮松松塔入药。

③ 部分病人服药后出现口干、头晕、恶心、呕吐、腹疹、腹泻、浮肿或荨麻疹等。延长煎煮时间，可减少副作用；制成针剂或流浸膏，也可减少胃肠反应。

— 68 —

（2）芸香草制剂

方药：由芸香草中提取芸香油所含的胡椒酮，制成亚硫酸氢钠胡椒酮片。每片0.3～0.4克。

用法：每服2～3片，每日3次。

材料来源：四川省。

注：本药易溶于水，服后吸收快，见效亦速，无副作用。对平喘较好，止咳、祛痰次之，消炎效果较差。

（3）芸香油注射液

方药：本药有15％及25％两种注射液。

用法：深部肌肉注射，每次2～4毫升，每日1～2次。7天为一疗程。

材料来源：西南制药三厂。

注：用于慢性喘息性支气管炎与单纯性支气管炎，亦可用于支气管哮喘；以对支气管哮喘的疗效为最好。

1949

新 中 国
地 方 中 草 药
文 献 研 究
(1949—1979年)

1979

（4）复方穿山龙注射液

方药：穿山龙、黄芩、桔梗各等量制成针剂（亦可用穿山龙、紫菀、百部），每毫升含生药各 1 克。

用法：肌肉注射，每次 2 毫升，每日 1 次。 10～12 天为一疗程。

材料来源：解放军总医院。

注：① 穿山龙酒精提取液，经动物试验证实有较好的平喘、祛痰、止咳作用，且对肺炎双球菌、甲型链球菌、乙型链球菌、卡他球菌均有抑菌作用。

② 穿山龙又称地龙骨、串山龙、穿地龙。属于薯蓣科，多年生草本植物。药用根茎。分布于全国大部分山区。

③ 少数病人服药后出现头晕、口干等症状，但不影响继续治疗。

（5）白毛夏枯草

方药：鲜白毛夏枯草二两或干品一两

用法：水煎，每日一剂，分 2 次服。

材料来源：安徽省。

注：① 水煎液抑菌作用不明显；改用酸性酒精提取有一定抑菌作用，并有扩张支气管的作用。

② 白毛夏枯草又名筋骨草，属唇形科多年生草本植物。生长在荒野阴坡湿地，分布于全国大部地区。

③ 服药后有轻度头晕、头痛、胃部不适、恶心；部分病人可出现荨麻疹。

（6）红管药

方药：红管药根三至五錢（鲜品一两）

用法：水煎每日一剂，分 2 次服，饭后为宜。

材料来源：江西省景德镇。

注：① 服药后 2～3 天内痰量增多，稠痰变稀，易于咯出。以后痰量减少，咳嗽、气憋或气喘减轻，精神好转，饮食增进，

1949

新 中 国
地 方 中 草 药
文 献 研 究
(1949—1979年)

1979

但对合并肺气肿者疗效不够满意。

② 红管药又名换肺草,植物名为三脉叶马兰,属菊科,为多年生草本,生长于南方各省。

③ 少数病人服后有胃部不适、头晕,2～3天后自行消失。

(7) 痰饮丸

方药:苍术三两 干姜一两 附片一两五錢 肉桂一两 白术三两 甘草一两 白芥子一两五錢 苏子二两 莱菔子三两

上药共研细末,水泛为丸。

用法:每服二錢,每日2次,于三伏天开始连服一个月。浓缩丸剂,每服14粒。

材料来源:陕西省。

(8) 复方杜胆龙片

方药:杜鹃油60毫克、去氧胆酸200毫克、穿山龙200毫克、白花蛇舌草400毫克、黄芩素 200 毫克，制成片剂。

用法：一剂量分 3 次服。10 天为一疗程。

材料来源：解放军总医院。

注：少数病人服后出现咽干，上腹不适等胃肠道反应，但不影响继续用药。

（9）复方麻黄炒地龙片

方药：麻黄一錢　地龙二錢　野荞麦三錢　胆南星二錢五分　蒲公英三錢

先用麻黄炒地龙；待麻黄药性渗入地龙后，筛去麻黄粉，取用地龙，与胆南星、野荞麦、蒲公英等药物一起用酒精浸泡。将酒精提取物制成颗粒，压片包糖衣，一日量制成六片。

用法：每服 2 片，每日 3 次（饭后服）。10 天为一疗程。

材料来源：第七军医大学。

注：① 用麻黄炒地龙是利用麻黄辛

1949
新 中 国
地 方 中 草 药
文 献 研 究
(1949—1979年)
1979

温以对抗地龙的咸寒，既保存了地龙和麻黄的平喘作用，又减少了麻黄的副作用。胆南星可以镇咳、化痰；蒲公英和野荞麦可加强消炎作用。对喘息性慢性支气管炎疗效较好。

② 可用于中医辨证的"痰喘型"或"虚喘型"。

③ 野荞麦又名开金锁。

④ 服粗制片剂后，部分病人出现腹胀、腹疼等症状，1～2天内自行消失。纯制的片剂无不良反应。

（10）杏仁糖粉

方药：苦杏仁带皮研碎，与等量冰糖混合制成。

用法：每服三钱，每日2次（早晚各一次）。10天为一疗程。

材料来源：北京市石景山区。

注：① 苦杏仁不去皮的比去皮的效

果好。不去皮的对咳、痰、喘都有良好作用，故对喘息性慢性支气管炎有较好的效果。

② 可用于中医辨证的"虚喘型"或"痰喘型"。

③ 个别病人于服药后出现头晕、恶心、心慌，1～2天后消失，不必停药。

（11）沙糖果合剂

方药：沙糖果一两　虎杖一两　十大功劳一两　岩白菜五钱　岩豇豆五钱

① 水煎剂。

② 亦可制成浸膏，烘干压片，每片0.5克。

用法：① 水煎，每日一剂，分2次服。

② 片剂，每服4片，每日2次。10天为一疗程。

材料来源：解放军第44医院。

1949

新 中 国
地 方 中 草 药
文 献 研 究
(1949—1979年)

1979

注：① 本药有清热解毒、祛痰利尿作用。初步提纯内含甾体（固醇类）、多糖类、酚类化合物、鞣质及黄酮。对喘息性慢性气管炎疗效较好。亦可用以治疗单纯性慢性支气管炎。

② 可用于中医辨证的"痰热型"或"痰喘型"。

③ 沙糖果即紫弹树、榆树，朴树属，小叶朴。别名中筋树、沙南子树、香丁、棒棒木。产于我国长江流域各省。全株均可入药。性味甘寒。

④ 少数病人服药后出现头晕。

（12） 加味麻杏石甘片

方药：百部总生物碱 30 毫克，苦杏仁甙 10 毫克，盐酸麻黄碱 20 毫克，生石膏 20 毫克，甘草酸（或甘草次酸） 50 毫克，淀粉适量。每两片相当于中药加味麻杏石甘汤一剂。

— 76 —

用法：每次一片，每日 2～3 次。

材料来源：北京市友谊医院。

注：① 治疗喘息性效果好。片剂较煎剂具有疗效高、见效快、作用长、剂量小、服用方便的优点。

② 可用于中医辨证的"痰热型"。

③ 个别病人有心悸、失眠、口干等现象。

④ 有心血管疾患者禁用。

（13）麻甘汤

方药：麻黄（炙）二錢　甘草（炙）一錢

用法：急火煎浓，一次服。

材料来源：青海省。

注：① 用于秋冬季经常发作的哮喘症。

② 有心血管疾患者禁用。

（14）平喘宁

1949

新 中 国
地方中草药
文 献 研 究
(1949—1979年)

1979

方药：麻黄三錢　黄柏四錢　白果肉十四个　茶叶二錢　冰糖二两

将前三味药清水煎取，后二味药开水另冲，混匀备服。

用法：每日一剂，分2次服。晚饭前及临睡前各服一次。

材料来源：北京市中医医院。

注：北京市所售之成药平喘宁，即由本方配成，每袋六錢，每次服二至三錢，用冰糖半两加水送服。

（15）定喘合剂

方药：麻黄二錢　甘草二錢　白果肉十个　全蝎一条　生石膏三錢（研细）

咳甚加旋复花、杏仁各三錢。

用法：水煎每日一剂，分2次服。

材料来源：北京市中医医院。

（16）麻黄白果汤

方药：麻黄一錢　白果三錢　玄参三

錢　生牡蛎五錢　五味子三錢　麦冬三錢
百合三錢　呵子二錢　射干二錢

用法：水煎，每日一剂，分 3 次服。

材料来源：北京市中医医院。

注：可用于小儿支气管哮喘之病久体
弱、夜间发作较重、喘时头汗多者。体虚
者可加川党参。

（17）咳喘 2 号

方药：生石膏五斤　麻黄一斤　甘草
五两　卤水 300 毫升

将生石膏加水 4,000 毫升，煎至 3,000
毫升，倾出；再加水 2,000 毫升，煎至 1,500
毫升，倾出；再加水 2,000 毫升，煎至 1,500
毫升。三次煎熬后共得石膏水为 6,000 毫
升。取石膏水 4,000 毫升，煎麻黄、甘草，
至 800 毫升；余渣再加石膏水 2,000 毫升，
煎至 400 毫升。两次煎熬麻黄、甘草液共
为 1,200 毫升。去渣，加入卤水 300 毫升，

1949

新 中 国
地 方 中 草 药
文 献 研 究
(1949—1979年)

1979

煎成 1,000 毫升，过滤。

用法：每服 5～10 毫升，每日 3 次，饭后温服。重病者夜间加服一次。小儿酌减。

材料来源：辽宁中医学院。

注：对支气管喘息及慢性支气管炎均有明显效果。

(18) 百部丸

方药：百部、麻黄、杏仁等量，研细，炼蜜为丸，每丸二钱。

用法：每服二丸，每日 2 次。 10 天为一疗程。

材料来源：吉林医科大学。

注：① 对镇咳、祛痰、平喘有较好的效果。

② 可用于中医辨证的"痰喘型"。

(19) 气管炎 1 号

方药：麻黄二钱　杏仁四钱　黄芩三

錢　百部四錢　白果二錢　补骨脂四錢

以上为一日量配方，经沉淀、酒精提取、浓缩炮制成片剂。

用法：每服 5 片，每日 3 次。 10 天为一疗程。

材料来源：中医研究院。

注：① 也可用于单纯性慢性支气管炎。

② 气管炎 1 号方加地龙四錢，同法制成片剂，即气管炎 2 号方，用于喘息性慢性支气管炎较好。用法为每服 6 片，每日 3 次， 10 天为一疗程。

③ 可用于中医辨证的"虚喘型"或"痰喘型"。

④ 服药期间口咽干燥症状持续较久，其它副作用均于 2～3 天后自行消失。

（20）麻黄钩藤汤（1 号方）

方药：麻黄二錢　钩藤二錢　五味子

1949

新　中　国
地 方 中 草 药
文　献　研　究
(1949—1979年)

1979

二錢

用法：水煎，每日一剂，分 2 次服。
9 天为一疗程。

材料来源：山东省医学科学院。

注：① 上方加映山红二錢即为 2 号方。服后痰明显变稀，易咯出。

② 映山红可能有较好的消炎、祛痰作用。

③ 可用于中医辨证的"痰喘型"。

④ 经试验，钩藤、麻黄、映山红对引起呼吸道感染的病毒——腺病毒 3 、爱珂 18 、柯萨基 B_1 、脊髓灰质炎病毒、亚洲甲型流感病毒和仙台病毒等有较好的抑制作用。五味子对老年慢性支气管炎病人痰液中常见的细菌具有一定的抑制作用。

（21）地龙糖浆

方药：活蚯蚓一条　白糖二两

将蚯蚓放入二两白糖内自解呈液状，

消毒备用。

用法：一次服用。体弱者可分 2 次服。

材料来源：四川省。

（22）复方龙沙片

方药：地龙六錢 沙参五錢 半夏三錢 五味子二錢 苏子四錢 款冬花五錢 黄芩四錢

先将地龙、沙参（四錢）、半夏、五味子、苏子、款冬花、黄芩煎煮两次。将滤液合并浓缩，用 95% 乙醇 2~3 倍量沉淀蛋白与杂质。回收乙醇两次。将浓度比重为 1:4 的提取药、掺入一錢的剩余沙参，揉成块状，凉干粉碎，过筛制成颗粒后压片。一日量压成 6 片。

用法：每服 2 片，每日 3 次。10 天为一疗程。

材料来源：解放军后字 236 部队。

— 83 —

1949

新 中 国
地 方 中 草 药
文 献 研 究
(1949—1979年)

1979

注：① 本药有较明显的镇咳、化痰和消炎作用。平喘作用较差。服药时间延长后疗效明显提高。

② 可用于中医辨证的"痰喘型"。

(23) 地龙注射液

方药：蚯蚓

洗净蚯蚓，加水300毫升煎煮一小时，共3次。将3次煎煮液混合浓缩，静置后，再反复多次用95%乙醇沉淀、过滤，直至沉淀完全（除净蛋白，以避免产生过敏反应）。回收乙醇后，以注射用水稀释至100毫升（含药量30%），再经反复过滤至澄清为止。每安瓿2毫升，高压消毒。

用法：肌肉注射，每次2毫升，每日1～2次。

材料来源：湖南省龙山县石牌医院。

— 84 —

注：也可用于支气管哮喘。

（24）白龙注射液

方药：白前20克　地龙30克

将白前、地龙剪碎，加水5,000毫升，在水浴上煎煮30分钟，过滤。残渣用同法处理三次，合并滤液，浓缩至30毫升，加入150毫升95%乙醇，搅拌，除去沉淀及杂质，回收乙醇，至溶液25～30毫升时再加水至100毫升，加入苯甲醇2毫升（分别灭菌）。

用法：肌肉注射，每次2毫升。

材料来源：抚顺市中医院。

注：观察10余例，注射后10分钟喘息即缓解。

（25）地葶散

方药：地龙五钱、葶苈子三钱，共研细末。

用法：每服一钱，每日3次，开水送

－ 85 －

1949

新 中 国
地 方 中 草 药
文 献 研 究
(1949—1979年)

1979

服。

材料来源：甘肃省卫生局。

（26）地龙粉

方药：地龙一斤

晒干或烘干（温度在60℃以下），研末装入胶囊。

用法：每服一钱，一日3次。

材料来源：青海省。

注：用于秋冬季经常发作的哮喘。

（27）单味石苇煎剂

方药：石苇一两

用法：水煎服，每日一剂。

材料来源：青海省。

注：有较好的平喘作用。

（28）石百兰丸

方药：石苇一两　百部五钱　兰花草一两

分别研细，炼蜜为丸，每丸三钱。

用法：每服 1～2 丸，每日 3～4 次。10 天为一疗程。

材料来源：江西省泰和县卫生局。

注：此药具有平喘、消炎、止咳、祛痰作用，平喘作用较强。无副作用。

（29）灵芝草酊剂

方药：灵芝草

将全草用 95％乙醇于 60℃浸泡 48 小时，用低温蒸馏法将乙醇蒸馏回收，去渣。配成 10％酊剂。

用法：每服 10 毫升，每日 3 次。50 天为一疗程。

材料来源：北京医学院第一附属医院。

注：对喘息性疗效好。有明显止喘作用。对成年人及老年人效果尤为明显。无副作用。

（30）蛇麻草片

1949

新　中　国
地 方 中 草 药
文 献 研 究
(1949—1979年)

1979

方药：蛇麻草花 2,500 克　淀粉 2,500 克　羧甲基纤维素20克　单糖浆 4,000 毫升　硬脂酸镁（鈣）80 克

将蛇麻草花研碎，约30分钟后，加入适量淀粉（降低粘度）拌匀、碾碎、过筛（40目），再加羧甲基纤维素20克（溶于单糖浆或水中）拌匀，制成颗粒过筛（40目）。常温下风干5～6小时，即装入真空干燥器内减压干燥。随之加入硬脂酸镁（鈣）拌匀过筛，即可压片。注意操作时间尽量缩短，防止氧化分解。禁用加温烤干的方法。上述药共压制 12,500 片，每片含量0.2克。

用法：每服2片，每日3次。10天为一疗程。

材料来源：中国医学科学院首都医院。

注：① 对单纯性、喘息性均有较好疗

效。

② 蛇麻草即啤酒花是一种桑科葎草属植物，有啤酒清香，并有抑菌、防腐、健胃及镇静作用。

③ 个别患者服药后有轻度头晕、头胀或烧心。

（31）巴豆苹果

方药：巴豆一个　苹果一个

将苹果洗净，用小刀挖一个三角形小洞。巴豆去皮，将仁放入苹果小洞中，蒸半小时到一小时。凉后，取出巴豆仁。

用法：吃苹果并饮汁。成人每次服一个。轻症而在夜间发作者睡前服；症状较重者早晚各服一个；持续喘息者每八小时服一个。八岁以下儿童适当减量。

材料来源：辽宁省阜新铁路医院。

注：① 对支气管喘息、慢性喘息性支气管炎的近期疗效较好。

1949
新中国
地方中草药
文献研究
(1949—1979年)
1979

② 个别患者出现轻微腹泻；服后感咽部发"辣"，但可于20～30分钟后自行消失。连续服用者可有全身发热的感觉，停服后很快消退。

（32）蟾蜍酒

方药：冬眠蟾蜍两只　60度白酒适量

取冬眠蟾蜍两只，洗净，用棒打其头部出血，放入60度白酒中，密闭避光浸泡7天，将酒倒出，酒呈淡黄色或草绿色。

用法：每服10毫升，每日3次。10天为一疗程。

材料来源：山东省高密县康庄公社医院。

注：个别病人服后有轻度头晕。有一例于服后3天出现荨麻疹，但均未停药，症状自行消失。

— 90 —

（33）蒌矾散

方药：瓜蒌一个　白矾一小块（如枣大）

上药置瓦上煅存性，研面。

用法：以煮熟的白萝卜切片蘸药服用。每日2～3次，2～3日内服完。

材料来源：江苏省。

（34）五味子蛋

方药：五味子一斤　鸡蛋八十个

取五味子一斤加水六斤，煎一小时，倒出煎液；再加水四斤，煎半小时。将两次煎液混合，泡入鸡蛋八十个，7～10天后食用。

用法：将五味子蛋用开水泡10分钟后口服，早晚各一个。20天为一疗程。

材料来源：一六三野战医院。

注：中医研究院方为五味子四两至半斤，煎煮后浸泡鸡蛋七个，7～10天后

1949

新 中 国
地 方 中 草 药
文 献 研 究
(1949—1979年)

1979

食，每日 1～2 个。

（35）罂壳苏子汤

方药：罂粟壳、苏子、乌梅、五味子各二钱，地龙、杏仁各三钱，半夏二钱五分。

用法：水煎服。

材料来源：解放军后字二三六部队。

（36）熟地白果汤

方药：熟地、白果、橘红、莱菔子各三钱至一两。

用法：水煎服。

材料来源：河南省。

（37）复方臭灵丹煎剂

方药：臭灵丹根一两（鲜）　桉叶一两（鲜）

外感加生甘草适量、红蓖子一两（鲜）；发热者加野薄荷一至二两（鲜）；反复咳嗽痰多粘稠者，加香薷叶五钱或迎香草一

— 92 —

株；长期咳嗽有泡沫痰者，加陈皮五錢；胃肠功能不佳者，可减去桉叶不用。

用法：每日一剂。10天为一疗程。

材料来源：总字102部队某部医院。

注：对喘息性者疗效较好。

（38）九二〇

方药：九二〇

将"九二〇"产品粉碎成直径1.5～2厘米之颗粒，置于铺有纱布的蒸笼内，铺成5厘米之厚层。以95～100℃之温度蒸五分钟（可破坏10%），晒干保存备用。将消毒后的"九二〇"先用$1/_{10}$～$1/_{20}$烧酒及二倍于产品重量的温水（20～30℃）浸泡半小时后，充分搅拌、捣碎。边搅拌边加入约3～4倍于产品量的温水，继续浸泡二小时，用纱布过滤，取出滤液服用。

用法：每次空腹服用"九二〇"30毫克（药液量是根据每毫升"九二〇"的含

1949

新 中 国
地 方 中 草 药
文 献 研 究
(1949—1979年)

1979

量定的）。每日一次，10 天为一疗程。

材料来源：武汉市第三医院。

注：① 对喘息性、单纯性者疗效较高；合并感染者疗效较差。有急性感染时可同时用消炎药。

② 九二〇可能具有促进组织修复的作用。

③ 九二〇易变质失效，均应随用随配。剩余药应放入冰箱保存。

（39）喘宁

方药：生信石二份，淡豆豉十七份，米粉一份，用淡豆豉汁适量配制成丸。

用法：每次 3～5 厘，3～7 天服一次。

材料来源：天津医科大学。

（三）慢性支气管炎合并肺气肿治疗方

（1）单味丝瓜藤煎剂

— 94 —

方药：鲜丝瓜藤五两至八两

将药洗净切碎，每斤加水 6 斤，浸泡 6 小时，煮沸 2 小时，过滤。药渣再加水 3 斤，煮沸一小时过滤。两次煎液混匀，浓缩至 100 毫升。

用法：每日 100 毫升，分 3 次服。 10 天为一疗程。停药 5 天再开始第 2 疗程。

材料来源：江苏盐城地区。

(2) 补肺汤

方药：猪肺一具　五味子三錢　呵子一錢

将猪肺洗净与药同煮至极烂，去药，分数次吃。

用法：食肺及湯。

材料来源：北京中医研究院。

(3) 龙壳散

方药：半夏二錢、罂粟壳二錢、五味子二錢、乌梅二錢、地龙二錢、杏仁二

1949

新　中　国
地方中草药
文　献　研　究
(1949—1979年)

1979

錢，为一包量。

按方取95％药料，加水淹过药料1～2寸，煮沸半小时，过滤，按此煮沸3次。收集3次滤液，混合浓缩至糖浆状，再将原方5％生药研成细粉，再与稠膏混匀烘干、研末，过80目筛，用5％淀粉糊水溶液喷雾湿润（如制粒困难可加粘合剂），筛除细粉，过20目筛，制颗粒，置40℃温度干燥即可。

用法：每服半包，每日2次，温开水冲服。10天为一疗程。

材料来源：解放军后字二三六部队。

注：有镇咳、祛痰、平喘作用。

（4）姜矾散

方药：生姜五两　法半夏三两　明矾四两

将生姜切成薄片，明矾、法半夏混合

研粉。先把姜片摊开在笼屉内，加热蒸之，待蒸出蒸气后，把明矾、法半夏粉撒在姜片上，再蒸出气后（约5分钟左右）再撒一层。如此反复多次，至药粉撒完为止。最后蒸20分钟，一拌取出，晒干、研末、过筛即成。

用法：每服二钱，每日一次。小儿酌减。

材料来源：江西南昌市新建县西山公社卫生院。

注：用新鲜生姜（切片后无黑点者）。

（5）双红抗喘片

方药：红砒0.003克　枯矾0.013克豆豉0.05克　碘化钾0.1克　橘红0.4钱　瓜蒌仁0.4钱　生地0.4钱　混研压片

以上为三片量。

用法：每服3片，每日3次。小儿酌

1949

新 中 国
地 方 中 草 药
文 献 研 究
(1949—1979年)

1979

减。

材料来源：沈阳市。

注：本方对支气管哮喘近期疗效较满意。对支气管哮喘合并感染或肺气肿者也有良好效果，但需 3～7 天后见效。红砒有毒，要研匀。

（6）老乌眼制剂

方药：老乌眼子二两，加开水一斤浸泡 24 小时，用滤液。

用法：每服 10 毫升，每日 2 次。

材料来源：吉林省东丰县拉拉河公社卫生院。

注：老乌眼为鼠李科鼠李属植物的果实，有小毒。

（7）杏归丸

方药：当归、川芎、半夏、川贝、云苓、葶苈子各三钱，五味子、杏仁、前胡各二钱，干姜二片，炼蜜为丸，每丸重三钱。

用法：每服一丸，每日3次。

材料来源：解放军后字二三六部队。

注：本方有强壮作用。

(8) 咳喘三号

方药：补骨脂、黑芝麻、当归、姜半夏、麻黄各三钱，乌梅四钱。

用法：水煎服。

材料来源：北京中医学院。

注：① 本方对喘息性慢性支气管炎或合并肺气肿者疗效较满意。

② 可用于中医辨证的"虚喘型"。

(9) 假艾合剂

方药：假艾、杨桃叶、毛披树根各五钱，水煎或制成糖浆。

用法：① 水煎服，每日一剂，分两次，饭后服。

1949

新 中 国
地 方 中 草 药
文 献 研 究
(1949—1979年)

1979

② 糖浆，每服 20 毫升，每日 2 次。10 天为一疗程。未治愈者，可停药 3 天再进行第 2 疗程。

材料来源：广州军区后勤卫生部三十一野战医院。

注：① 对单纯性或喘息性慢性支气管炎均较满意。

② 少数病人服后有口干、咽燥等症状，1～2 天后自行消失。

（10）榕橙糖浆

方药：小叶榕树叶（鲜）二两半　橙皮六钱

加水煮两小时，过滤，再加水复煎一小时去渣；将两次药液混匀，加适量食糖，浓缩成 50 毫升。

用法：每服 10 毫升，每日 3 次。10 天为一疗程。

材料来源：广州军区后勤部卫生部七

○○二部队。

（11）气管炎三号煎剂

方药：蜂房、百部、紫菀、杏仁、地龙、石膏、白芥子各三钱，白果肉十二枚，全蝎二条。将杏仁、石膏、白芥子分别研碎与上药共煎两次，合并煎液即成。

用法：每日一剂，分2次饭后服。6天为一疗程。

材料来源：解放军二〇一部队卫生处。

注：个别病人服后有腹部不适、胸背疼痛，均能自行消失，不影响治疗。

（12）复方小叶枇杷煎剂

方药：小叶枇杷四钱，蒲公英三钱，黄芪三钱，加水250毫升，煎成100毫升。

用法：每日一剂，分2～3次服。7～10天为一疗程。

1949
新 中 国
地 方 中 草 药
文 献 研 究
(1949—1979年)
1979

材料来源：兰州医学院。

注：对单纯性及喘息性慢性支气管炎均有较好疗效；对单纯性合并肺气肿者疗效较为满意。

（13）棒棒木合剂Ⅲ号

方药：棒棒木六两（劈成薄片）　甘草一两（或穿山龙三钱）　桔梗一两　黄芩五钱　金银花五钱　炙桑皮五钱（或五味子三钱）

先将棒棒木加水2,000毫升，泡2小时（或先煎半小时），呈浓茶色后再加群药，煎至800毫升，过滤，再加水1,000毫升，煎成400毫升过滤。两次滤液混匀备用。

用法：每服100毫升，每日3次。4天为一疗程。停药4天，可再开始第二疗程。

材料来源：解放军总医院。

（14）复方蛤青注射液

方药：蛤蚧四钱　旱青蛙三钱　白果四钱　黄芪一两　附子一钱　甘枸杞三钱　杏仁三钱

共三两一钱（小两），合140克，配成10%复方蛤青注射液1,400毫升。

用法：① 肌肉注射：每次2～4毫升，每日一次。

② 穴位注射：定喘、膏肓、丰隆、肺俞，可交替注射，每穴0.5～1毫升，每次2～4毫升。7天为一疗程。

材料来源：解放军总医院。

注：① 对支气管炎合并哮喘或肺气肿者效果较好。穴位注射疗效最好。

② 旱青蛙是某老中医献出的秘方。作法：在活青蛙嘴内装入白胡椒至颈部，然后放在房梁上阴干备用（注意不能晒太阳）。

— 103 —

1949
新 中 国
地 方 中 草 药
文 献 研 究
(1949—1979年)
1979

（四）慢性支气管炎合并感染治疗方

（1）胆舌片

方药：猪胆汁中的去氧胆酸1.2克

白花蛇舌草的粗提物2.4克

混合制片，每片0.3克（共12片，为一日量）。

用法：每次4片，每日3次，饭后服。10天为一疗程。

材料来源：解放军后字236部队。

注：① 去氧胆酸有较好的止咳、祛痰作用。体外试验证明：去氧胆酸对呼吸道常见的甲型链球菌、金黄色葡萄球菌、肺炎双球菌、卡他球菌等均有较强的抑菌作用。小白鼠体内吞噬细胞实验证明：白花蛇舌草能提高吞噬细胞的功能并有抗癌和消炎作用。

② 可用于中医辨证的"痰热型"。

③ 本品味甘、淡、凉，有清热解毒、活血利尿作用。

④ 白花蛇舌草又名二叶葎、蛇针草、蛇舌草，为茜草科、耳草属，一年生草本。产于广东、广西、江西等地。药用全草。

⑤ 少数病人服药后出现腹泻，但不影响继续治疗。

（2）胆舌琥

方药：胆舌片制法见前，加琥珀酸0.33克合用。

用法：胆舌片每次4片，琥珀酸每次0.33克，每日3次。10天为一疗程。

材料来源：解放军后字236部队。

注：① 本药疗效较胆舌片显著且对单纯性慢性支气管炎疗效较好。

② 少数病人服药后出现心慌。

（3）复方地龙片

1949
新中国
地方中草药
文献研究
(1949—1979年)
1979

方药：地龙 10 克　黄芩素 0.48 克猪胆汁 0.5 克

以上为一日量，制成四片。

用法：每次 2 片，每日 2 次。

材料来源：上海第一医学院华山医院。

（4）蛤胆片

方药：海浮石 240 克　海蛤壳 280 克海蚬壳 240 克　猪胆粉 40 克

将海浮石研末、过筛，海蛤壳煅烧，海蚬壳置于瓦片上烘干。分别研末、过细筛。猪胆汁用文火熬干研细末，备用。

取上述四种药粉混匀制成 1,000 片，每片 0.8 克。

用法：每次 4 片，一日 3 次。

材料来源：福建省龙溪地区。

注：① 本方有显著的解痉、镇咳、祛痰作用。

— 106 —

② 可用于中医辨证的"痰热型"。

③ 少数病人服药后有四肢酸痛、疲乏，个别病人有便稀及次数增加、视力减退及头晕，停药后可自行消失。

（5）天天果

方药：天天果半斤

用白酒一斤浸泡20～30天后，取酒服用。

用法：每服一汤匙，每日3次。

材料来源：吉林省伊通县头道公社永新大队。

注：天天果为茄科植物龙葵的果实。

（6）喘咳4号

方药：麻黄三钱　杏仁三钱　生石膏三钱　甘草三钱　山豆根六钱　蛤粉三钱　五味子一钱五分　前胡三钱

共研细末，炼蜜成丸（药粉与蜜的比例为1:1），每丸重四钱。

1949

新　中　国
地 方 中 草 药
文 献 研 究
(1949—1979年)

1979

用法：每服一丸，每日 3 次。

材料来源：中国医学科学院血液病研究所。

注：① 本方对单纯哮喘及哮喘合并肺气肿者疗效均较好。

② 上方可制成片剂，将上药共研细末，用 10% 淀粉糊制成颗粒。

(7) 复方双青合剂

方药：冬青二两　大青叶三两　百部三钱　白前五钱　麻黄三钱　葶苈子三钱　桔梗三钱

用法：水煎，浓缩至 90 毫升，分 3 次服。 16 日为一疗程。

材料来源：江西省南昌市棉纺织印染厂职工医院。

注：① 本方有较好的祛痰、止咳、平喘作用，其中冬青、大青叶尚有较强的广谱抑菌与杀菌作用。

— 108 —

② 部分病人服药后可有轻度头疼、心窝部不适。

（8）复方桉叶汤

方药：桉叶五錢 沙参五錢 菟絲子四錢 续断四錢 百合三錢 黄芩四錢 橘红二钱 扁竹根三钱 全瓜蒌一个

用法：水煎服。

材料来源：成都军区总医院。

（9）通黄丸

方药：木通一两，大黄五钱，白毛夏枯草、佛耳草、杏仁、桑白皮、枇杷叶、苏子、紫菀、冬花各一两，蜂蜜适量。

共研粉过60目筛（杏仁、苏子要另研后混合），蜜制为丸。

用法：每服一钱（10粒），每日3次，饭后服。10天为一疗程。

材料来源：解放军第八十一医院。

注：① 有较好的止咳、祛痰、平喘

1949

新 中 国
地 方 中 草 药
文 献 研 究
(1949—1979年)

1979

作用。

② 可用于中医辨证的"痰热型"。

③ 佛耳草又名鼠曲草，为菊科，二年生草本。全草入药。

④ 少数病人服后有头晕，胃部不适、口干或腹泻。

(10) 复方鱼腥草针剂

方药：鱼腥草62.5克　桔梗25克金银花25克　连翘31.25克

制成针剂，每支2毫升(含生药1克)。也可制成煎剂，疗效与针剂相近。

用法：肌肉注射，每次2～4毫升，每日2次。

材料来源：陕西省西安市。

注：① 本方祛痰作用较明显。个别重症喘息性病例于用药后，喘息很快减轻。

② 可用于中医辨证的"痰热型"或

"痰喘型"。

③ 个别病人有短时的注射部位疼痛、腿沉、腹胀、出汗等，不影响治疗。

④ 本方也可水煎服，疗效同针剂。

⑤ 又方：鱼腥草六钱，桔梗五钱。先煎桔梗20分钟，再加入鱼腥草煎煮5分钟，分3～4次服。（解放军一七一医院）

（11）复方白四轮风片剂

方药：下白鼠曲草四钱　盐肤木一两
鱼腥草四钱　地胆草四钱　见霜黄四钱

喉痛加一支黄花三钱；咯血加白茅根四钱；便秘加滚痰丸三钱；痰多、气急加葶苈子、地龙各三钱；并发感冒加白英四钱；并发肺气肿加羊乳六钱、杜衡一钱五分；脾胃湿重或寒症，应减盐肤木五钱，加苏子、莱菔子各二钱。

取基本方中五味药，拣净，再将鱼腥草（总量5%）研成细粉，过100目筛；

1949

新　中　国
地方中草药
文　献　研　究
(1949—1979年)

1979

其余各药煎两次，每次煎二小时；两煎合并，过滤、沉淀、浓缩成稠膏，加入鱼腥草粉，混合后低温烘干，打粉制成颗粒，压片（每片0.38克）。

用法：每次6片，每日3次。10天为一疗程。

材料来源：浙江温州地区。

注：下白鼠曲草属菊科，浙南名白四轮风；鱼腥草属三白草科，浙南名臭胆味；盐肤木属漆树科，浙南名潮涨盐或猴头盐；地胆草属菊科，浙南名儿童草或羊下巴；见霜黄属菊科，浙南名大黄草；毛毡草属菊科，浙南名大黄草或白叶。

新 医 疗 法

一、感 冒

（一）针刺疗法

取穴：感冒初起发热者，取大椎、合谷；高热伴有头疼者，加刺风池透风池；高热无汗者加刺外关；感冒鼻塞或咽痛者，取穴大椎、合谷、迎香。

方法：患病初期每日针一或二次。若高热数日不退，宜并用其它疗法。

材料来源：北京医学院第一附属医院。

（二）推拿疗法

取穴：头疼按摩太阳、推印堂、点按合谷、拿风池、拔止疼穴（曲池下一寸，

1949

新 中 国
地 方 中 草 药
文 献 研 究
(1949—1979年)

1979

手三里上二寸）；鼻塞用双食指推鼻两侧迎香至鼻內有热感为止。按摩合谷，每日2次。

材料来源：上海市。

二、急性支气管炎

（一）针刺疗法

取穴：主穴取天突，备穴取尺泽、足三里。

材料来源：上海市。

注：① 天突穴要沿胸骨后侧斜刺。

② 痰多加丰隆，用大幅度捻转，出针后喉部及呼吸有轻松感；咳嗽不止加定喘；效果不佳者可在大椎穴拔火罐。

（二）耳壳视诊疗法

耳壳视诊：在双耳肺区，呈点状或丘疹红晕，有的边缘红晕，中心白色有光泽。

取穴：主穴——支气管、肾上腺、平

喘。

配穴——神门、胸、内分泌、枕。

发热加皮质下，耳尖放血。

方法：以强刺的手法，每日一次或隔日一次，7～10次为一疗程，休息3～5天。

材料来源：解放军六四〇八南字一五〇部队卫生队。

三、慢性支气管炎

（一）针刺疗法

取穴：咳喘主穴取天突、肺俞；咳嗽痰多、色黄加取丰隆、尺泽；咳嗽伴白沫稀痰加取列缺、足三里；久咳体虚加取足三里；伴有发热者取大椎、风池、合谷。

方法：隔日一次，7～10次为一疗程。

材料来源：北京医学院第一附属医院。

1949

新 中 国
地 方 中 草 药
文 献 研 究
(1949—1979年)

1979

（二）针灸疗法

取穴：主穴——定喘、中喘。

配穴——合谷、列缺。

方法：每日一次，7次为一疗程。久咳痰多遇寒加重者，灸肺俞、足三里，每穴灸10分钟。

材料来源：北京医学院第三附属医院。

（三）"六·二六"电针疗法

取穴：刺激点按病者不同情况分三组：

第一组——肺热穴、内关或丰隆穴（适合痰多咳嗽者）。

第二组——定喘、内关（适合气促明显者）。

第三组——肺俞、孔最（适合体质较好者）。

方法：每日一次，每次15～20分钟，

取用密波由弱到中等强度，6天为一疗程。

材料来源：广州市第九人民医院。

（四）耳针疗法

（1）取穴：咳喘点、平喘、气管或肺。痰多配肾上腺；咽痒干咳配交感、咽喉；咳重配交感、皮质下；咳喘影响休息者配枕、神门；伴有消化系统症状配大肠、三焦；伴有肺功能不全配肾上腺。

方法：隔日一次，7～10次为一疗程。

材料来源：北京医学院第一附属医院。

注：用耳针时应根据病人不同的反应采取不同的手法。运用手法的要求是针后病人耳壳发红、发热、有烧灼感。起针后上述情况可延续一段时间者为佳。可采用深刺透穴、捻转进针、进针后大幅度捻转半至一分钟、一穴多针等手法，均以不穿透对侧皮肤为限。

1949

新　中　国
地方中草药
文　献　研　究
(1949—1979年)

1979

（2）取穴：听宫（体穴）透内鼻（耳穴）。

方法：每日一次，10天为一疗程，左右耳交替透刺。

材料来源：解放军沈阳军区二三七医院。

注：以寸针或毫针取体穴听宫进针，以拇指、食指提取耳屏，以食指尖压耳屏后部弧形沟之中央部，产生耳根疼痛，耳胀的感觉。从此点进针二至三分后转向斜下，刺入耳屏"肾上腺"穴下方之软骨膜上的内鼻穴，使之产生持续性针刺样疼痛感觉（以病人可以耐受为度），留针10～15分钟，根据病情可酌情捻针。一般可感觉鼻通气、鼻咽发凉、呼吸通畅、咳喘减轻。

（五）耳壳视诊疗法

耳壳视诊在患者双耳肺区可见点状白色无光泽之反应物。在发作期，其边缘有红晕且有光泽。少数为白色丘疹。

取穴：主穴——气管、支气管、枕透肺点、肾上腺。

配穴——神门、平喘、大肠、肾、内分泌、胸。

方法：弱刺激，留针一小时左右，每天一次，10～12次为一疗程，休息3～5天。

材料来源：解放军六四〇八南字一五〇部队卫生队。

注：直接刺在病理反应物上会增强疗效。

（六）穴位注射疗法

（1）甘草注射液

新疆产甘草，经过煎煮，酒精脱蛋白，制成50%甘草注射液，装瓶密封高压灭菌备用。

方法：常用穴位为肺俞、中府、孔最、

1949

新 中 国
地 方 中 草 药
文 献 研 究
(1949—1979年)

1979

丰隆、定喘。隔日一次，每次选用单侧或双侧3～4个穴位，每穴注射0.5毫升，每次用药量约3毫升左右。10次为一疗程。治疗同时可配耳针（选穴：肺、定喘、肾上腺）。

材料来源：解放军总字二一八部队。

注：① 对镇咳、祛痰，疗效显著。

② 注射后局部胀疼感明显，数小时内即自行消失。高血压和孕妇慎用。

（2）柿子注射液

① 柿子注射液：取柿子50克，去蒂洗净捣碎，加注射用水100毫升，冷藏24小时，用脱脂棉过滤，滤液冷藏24小时后再滤一次，加入"吐温80"1.5克，苯甲醇3毫升以G_3型滤球过滤，分装于2毫升安瓿中，以115℃高压灭菌30分钟即成。

— 120 —

② 复方柿子注射液：将柿子注射液加入地龙注射液制成。

方法：注射穴位为膻中、定喘、肺俞、天突。每次 1～2 穴，可交替使用。每穴注入量为 0.5～1 毫升。每日一次，7 次为一疗程。休息 3 天后可进行第 2 疗程。

材料来源：北京军区后勤部二七九医院。

注：单纯性慢性支气管炎注射柿子注射液，喘息性患者则注射复方柿子注射液。

(3) 杏仁注射液及川贝注射液

① 杏仁注射液：先将杏仁洗净，再用蒸馏水冲洗一次，每五钱杏仁用蒸馏水 100 毫升浸泡 4～8 小时后煎煮 10～20 分钟，沉淀过滤后，加蒸馏水 100 毫升于滤液中使稀释，然后进行高压灭菌，如此再过滤一次并高压灭菌后即可备用。

② 川贝注射液：制法同上。

1949

新 中 国
地 方 中 草 药
文 献 研 究
(1949—1979年)

1979

方法：主穴——肺俞、孔最、内外定喘。

配穴——天突、膻中。痰多加丰隆。

每次选穴2～3个，消毒后注射药液，进针2～5分深，有针感即迅速推药。每穴用药0.2～0.3毫升。每日或隔日一次。7～12次为一疗程。

材料来源：山东省昌邑县中草药研究组。

（4）920注射液

方法：主穴取天突、定喘（二穴交替用）、足三里。痰多加丰隆。

用6号针头吸取920注射液2毫升（20毫克），刺入穴位得气后较快地推注药液。7～10次为一疗程。开始5～7天连续注射，有效后再隔日注射。

材料来源：上海市结核病中心防治所。

（5）川芎注射液

方法：用5%川芎注射液交替注入肺俞、定喘、丰隆穴。每穴0.5毫升。每日一次。

材料来源：第四十七陆军医院。

（6）维生素乙₁注射液

方法：在肺俞（或下方）及中府（或下一寸的位置）可触及结节、条索状或局部压之有酸胀感的阳性反应物。用注射器吸1%维生素乙₁稀释至5毫升，以执毛笔法持针直刺入双侧反应物，每穴迅速注入0.5毫升（如反应物不明显时可注双肺俞、中府），每日一次。5次为一疗程。

材料来源：广东省卫生事业管理局。

注：① 适用于单纯性者。

② 个别病人注射后出现疲倦或咳嗽加剧，坚持治疗能自行消失。

（7）猪胆汁注射液

1949

新 中 国
地 方 中 草 药
文 献 研 究
(1949—1979年)

1979

将新鲜猪苦胆吊起，沉淀30分钟，以无菌法抽取上清液，装入消毒瓶内，放水中加热至100℃，30分钟，冷却后过滤，取其滤液盛于无菌瓶中，经高压消毒即成。用时抽胆汁适量，用维生素丙稀释成50～75%的浓度。

方法：主穴——定喘、肺俞。

配穴——大杼、肺热、心俞交替使用。

每次选一或两个穴，每穴注入胆汁维生素丙混合注射液0.2～0.35毫升，每周两次，4～5次为一疗程。间隔10～15天再进行下一疗程。

材料来源：山东省昌潍地区疗养院。

（8）地龙注射液

取地龙（干燥品）30克切成小块，用水冲洗去杂质，加水浸没后在水浴上浸煮5次，每次20～30分钟，收其滤液并浓缩至原药量的½，在搅拌下逐渐加入95%乙

— 124 —

醇50～100毫升，过滤，残渣再用乙醇冲洗两次，滤液蒸发，如此反复处理至无沉淀为止。蒸去乙醇加入注射用水至100毫升，活性炭0.5克，过滤分装，100℃30分钟灭菌供用。

方法：每次用0.5～1毫升地龙注射液注射于中府穴（锁骨下一寸前正中线旁开六寸处），病情重者加定喘穴（大椎旁开五分），或单用定喘穴。注射深度五至八分，每日1～2次，6天为一疗程。凡双穴者每次取一穴交替注射。

材料来源：辽宁省阜新矿务局艾友煤矿医疗队。

注：本疗法可用于喘息性慢性支气管炎。对小儿急性喘息性支气管炎疗效亦好。

（9）复方地龙注射液

① 40%地龙液，青萝卜汁等量混合，灭菌制成。

－125－

1949

新 中 国
地 方 中 草 药
文 献 研 究
(1949—1979年)

1979

② 口服药：莱菔子一钱，皂角三分，明矾三分，混研成粉，一次口服量。

方法：① 双侧定喘穴，每穴1毫升，每日一次，10天为一疗程。

② 口服剂：每服一份，每日3次，10天为一疗程。

材料来源：内蒙古自治区包头市卫生局。

（10）热藏胎盘组织注射液

方法：穴位注射

① 夹脊组——取第1胸椎至第10胸椎旁开1厘米处的10个夹脊穴，注射顺序：

次 序		第一次	第二次	第三次	第四次	第五次
部位	左（胸椎）	1	3	5	7	9
	右（胸椎）	2	4	6	8	10

每日取两穴，每穴注药 2 毫升，隔日或每日一次，5 次为一疗程。

②　大椎组——取穴大椎（主），足三里（双）或至阳（主）、丰隆（双）

以上①与②组交替注射，隔日或每日一次，每次主穴用 2 毫升，其余各穴 1 毫升，5 次为一疗程。

材料来源：广东省新医站

(11) 胶性钙注射液

方法：主穴——肺俞。

配穴：中府、孔最、尺泽、丰隆。

每穴注射胶性钙 0.5 毫升，每日注射一次，每次取两个穴位，7～14 天为一疗程。

材料来源：广州市。

(12) 穿心莲注射液

方法：取肺俞穴，第一次注射 1 毫升，以后每次 0.5 毫升。左右交替注射，7 天

1949

新 中 国
地 方 中 草 药
文 献 研 究
(1949—1979年)

1979

为一疗程。

材料来源：广州市海珠区一、二人民医院等。

（13）复方暴马子注射液

暴马子300克　松罗100克　黄柏100克　桔梗100克　川贝30克　麻黄100克　当归30克　双花200克

将上药用水洗净，再用去离子水冲洗，浸于去离子水4,000毫升中24小时，煎30分钟，过滤，即为第一次滤液。将残渣再加入去离子水3,000毫升，煎30分钟，过滤即为第二次滤液。将两次滤液合并，加热浓缩至500毫升，待冷，加乙醇沉淀（含醇量为60%），静置24小时，取上清液加热回收乙醇，余液加1%活性炭煮沸5分钟，再静置24小时沉淀，用滤纸过滤，加苯甲醇（100毫升中加1毫升），氯化钠8.5克，去离子水成1,000毫升，抽滤，封装，煮沸灭菌备用。

方法：① 主穴——天突、定喘。

配穴——气喘，中喘，肺俞，尺泽膻中，痰多加丰隆。

② 每次取2～4穴，交替注射，每穴注1～4毫升，5天为一疗程，一般需1～4疗程。

材料来源：解放军后字二〇一部队卫生处、五九二四部队卫生队。

注：对单纯性的疗效比喘息性为高也可用于并发肺气肿的病人。

（14）蒸馏水

方法：于身柱穴（在第3、4胸椎之间凹处）注入蒸馏水2～3毫升，每天一次，7天为一疗程，中间休息2～3天，再进行第2疗程，一般两个疗程即可。个别病人需3～4个疗程。

材料来源：辽宁省锦州市第二医院。

1949

新　中　国
地方中草药
文　献　研　究
(1949—1979年)

1979

注：① 注水后形成的皮丘不要揉动，待其自行吸收。

② 对支气管哮喘疗效较高，合并感染者稍差。

(15) 肾上腺素

方法：取耳穴肺、气管、平喘，注肾上腺素，每穴 0.1 毫升，每次两耳各选择一穴，每日一次。7 次为一疗程。

材料来源：北京医学院第三附属医院。

注：① 注后十分钟即可开始显出止喘作用。

② 有高血压或心脏病人慎用。

(16) 气管炎菌苗

菌苗制法：采用枯草杆菌、甲型链球菌、奈瑟氏球菌及白色葡萄状球菌，经培养后福尔马林灭活，等量混合而成菌苗，浓度为每毫升含菌 20 亿个。

方法：取耳穴平喘穴，两侧交替注射。初次剂量为0.05～0.1毫升，若无反应，逐渐增至0.3毫升为维持量，最大剂量可达0.4毫升左右，每周两次，10～15次为一疗程，有效者继续巩固治疗。

材料来源：北京药品生物制品检定所。

注：年龄老者与病程长者疗效较差。

（七）穴位埋藏疗法

（1）套管埋线

方法：取18号腰穿针，将针心退出一部分，从套管针前端，插入0号中度羊肠线1～2厘米。在选好的穴位上消毒、局麻，将套管针迅速刺入。得气后退针管，推针心，肠线即埋在标定穴位内，然后以消毒敷料覆盖。

常用穴位：定喘、中喘、解喘、肺热、膻中。每次埋2～4个穴，两周可复埋一

1949

新　中　国
地 方 中 草 药
文 献 研 究
(1949—1979年)

1979

次。

材料来源：北京医学院第三附属医院。

注：① 选穴要准确。最好在发作期于常用穴位上，先用银针探穴，找到止喘较好的穴位后，再按针刺的方向与深度埋入肠线。

② 部分病人埋线后局部疼痛，个别病人有低热，一般可在2～3天内自然消失。

（2）割治埋线

方法：切口后不取出脂肪，强刺激一分钟，使患者感到全胸胀疼，再埋入肠线1.5厘米。第一次取膻中穴，第二次双定喘穴，第三次玉堂穴。

材料来源：成都军区第51陆军医院。

（3）钢圈埋藏

方法：① 钢圈规格：用直径为0.3～0.4或0.5～0.8厘米的不锈钢丝制成的

— 132 —

圆环。

② 选定穴位后，皮肤常规消毒，铺无菌孔巾，用0.5～1%普鲁卡因适量局部麻醉，以无痛得气为宜，按切皮原则切至皮下脂肪层，切口长度以能放进钢圈为宜。

③ 按摩刺激穴位：对准穴位进行按摩刺激，至得气止。

④ 放圈：放圈前先由切口内取出少许与钢圈同等大小的组织，然后将圈平放于切口内，深浅适宜。

⑤ 缝合：切口缝一针或用粘合剂粘合，无菌包扎，5天后拆线。

⑥ 选穴：以咳喘为主的患者（包括气短、呼吸困难、痰少），取定喘为主穴埋圈，以肺俞透肺热气穴为配穴，埋肠线。咳喘而痰多不易咯出者，取定喘为主穴埋圈，丰隆透上巨虚穴为配穴，埋肠线；合

－ 133 －

1949

新 中 国
地 方 中 草 药
文 献 研 究
(1949—1979年)

1979

并慢性肺原性心脏病具有心功能不全者，取定喘穴及中喘穴或肺俞穴，二穴埋圈，因病久、病重或选穴不当一次埋圈不愈者可行第二次埋圈。第二次埋圈可选与定喘穴作用相似的其他穴位，如上定喘、下定喘、肺门穴、肺热气穴、中喘穴、肺俞穴、外定喘穴、夹脊穴等，根据病情选用。此外如天突、华盖、紫宫、玉堂、膻中、气海等穴均可作为辅助埋线穴。

材料来源：解放军总字143部队。

（4）植物埋藏

方法：① 将长2～3厘米的柳枝等，放入75%酒精内浸泡半小时备用。

② 埋藏穴位：第7～8胸椎棘突双侧1～2厘米之阳性反应物或外定喘、膻中穴等。

③ 在埋藏穴位下方2～3厘米处，局

部消毒，1～2％奴夫卡因局麻，将备好的植物放入20号输血用采血针头内，将穿刺点皮肤捏起，针头与脊柱成平行方向刺入，用针心将植物推进后连针拔出，局部敷以干棉球，用胶布固定。

④ 每次选穴2～4个，每7～10天埋藏一次，3次为限。

材料来源：北京军区后勤部卫生部261医院。

注：① 阳性反应物多为肌防御反射，触到时似有横的肌腱滑过，亦有呈结节状或似棉球的软组织。当触到反应物时患者有酸、胀痛的感觉。

② 一次埋藏治愈，不再进行第2次埋藏。

③ 已埋藏的穴位在短期内（3～6个月）不应再用。

（5）异性蛋白膜埋藏

1949

新 中 国
地 方 中 草 药
文 献 研 究
(1949—1979年)

1979

方法：取新鲜鸡蛋，剥出蛋壳内层之白色软膜。将该软膜浸泡于75%酒精内1～2小时后用盐水冲洗备用，或可用无菌操作法取出其软膜，直接埋藏。

循经络选相应穴位每次1～3处，标记其位置，常规消毒进行局麻，在穴位上作纵切口长约1～1.5厘米，深达皮下组织或浅脂肪层，然后取异性蛋白膜1×0.5厘米大小一块，放入切口内。术后消毒皮肤，亦可不缝合，盖以无菌纱布，用橡皮膏固定。每6～7天可埋藏一次。

材料来源：内蒙古自治区锡盟西乌旗防治院。

注：禁忌症为活动性肺结核，严重心脏病、肾脏病以及重感冒、发烧等。

（6）耳穴割治埋线

方法·① 选穴常规消毒

② 在穴位旁切开0.2厘米的小口，深

达软骨膜。

③ 用针灸针的柄顺刀口放入穴位，进行按摩，至耳部、肺部、气管发热为止。

④ 将0.5厘米长的一号或四号丝线埋入穴位内，表面覆盖消炎粉、酒精棉球后用胶布固定。

⑤ 隔5～7天可复作一次。

材料来源：北京军区后勤部卫生部二六九医院。

注：年老或病久的患者在按摩时要延长时间和增大刺激强度，割治次数也往往要增多，一般在经7～8次割治后才能获效。

(7) 家兔脑下垂体（或肾上腺）埋藏

方法：皮肤常规消毒后局部麻醉。穴位切口长0.5～1厘米，深至皮下脂肪层，剥离扩大深部创口，用新鲜家兔脑垂体1～2个（或家兔肾上腺切片）放入切口

1949

新中国
地方中草药
文献研究
(1949—1979年)

1979

内缝合。

穴位可选痰喘、外定喘、治喘等，每隔15～20天埋藏一次，严重者可埋藏5～6次。

材料来源：吉林医科专业学校附属医院。

注：糖尿病、消化性溃疡、活动性肺结核、高血压及甲状腺功能亢进者与孕妇禁用。

（8）猪脑下垂体埋藏

方法：新鲜猪脑下垂体（不得超过二十四小时）先用生理盐水洗净，再用链霉素溶液（链霉素1克加蒸馏水7毫升）泡两小时备用。

取肺俞穴，每次一个穴位，每周一次。

材料来源：湖南省岳阳地区。

注：禁忌症同家兔脑下垂体埋藏法。

埋藏前先作链霉素的皮肤过敏试验。

(9) 牛肾上腺活体组织埋藏

方法：① 选穴原则：基本上同针刺疗法，每次只作一个穴位（也有少数病例一次用两个穴位）。第一次膻中穴，第二次天突下 0.5 寸处，第三次治喘穴，第四次亦医针四穴或七穴、九穴，还可根据病人的症状选配穴，如感冒痰多咳嗽者用丰隆；消化不好、腹胀者用足三里等。

② 埋藏方法：穴位处常规消毒,在局麻或针麻下切开一小口约 3 毫米左右，深 1.5～3 毫米即可。用钳子夹牛肾上腺活体组织块放入穴位处。切口不必缝合，用无菌纱布盖好，胶布固定。 7 天后再作第二次， 一般 4～5 次为一疗程,大多数病人进行一个疗程即可，少数病人可再作第二疗程。埋藏所用的牛肾上腺活体组织块大

— 139 —

1949
新 中 国
地 方 中 草 药
文 献 研 究
(1949—1979年)
1979

小应视病人具体状况而定；成年体强者用大块（3×3毫米）；年老体弱者用中块（1×2毫米）或小块（1×1毫米）；5岁以下者均用小块。

材料来源：辽宁省岫岩县中心人民医院。

注：① 主治哮喘病；能控制和减轻哮喘发作，减少发作次数，缩短发作时间。

② 对急性肝炎、活动性肺结核、高血压、动脉硬化、心功能不全、血液系统疾病、恶性肿瘤、妊娠及极度消瘦者不宜使用。

③ 牛肾上腺组织块的制备方法：

Ⅰ. 取下新鲜牛肾上腺后放冰箱内过夜，次日除去筋膜与被膜脂肪。

Ⅱ. 将肾上腺行冠状切开，并将前后两面再行矢状切开（一面约切十中块）。

Ⅲ. 放入50％乙醇100毫升中泡48

小时，每日摇3～5次。

Ⅳ．取出。再放入75％乙醇中同法处理。

Ⅴ．取出，横面切开（一中块能切5～14小块），每块均含有皮、髓质，一个牛肾上腺约切180～200块（3×2毫米/块）。

Ⅵ．切好小块放于75％乙醇中2小时，取出后放于无水乙醇中备用。

（八）贴敷疗法

（1）冰片软膏

方药：冰片　凡士林

每次用冰片2～3克，研细，加凡士林3克调匀。取直径约20厘米大小油纸一张，将上述调匀的药物均匀地涂于纸上，涂成直径约12～14厘米大小与纸呈同心圆状。

用法：晚上睡前将上述制好的纸贴于

1949

新 中 国
地 方 中 草 药
文 献 研 究
(1949—1979年)

1979

心窝（圆心在膻中穴略下点），用绷带固定并置热水袋于其上（热水袋的水要注意保温，不让其冷）。次日晨去掉贴药，连续7次为一疗程。

材料来源：重庆市卫生局及四川省中草药研究所。

注：① 对慢性支气管炎合并肺气肿者也有效。

② 对肺结核，支气管扩张且有咯血史患者，应慎用，以免刺激咯血。

（2）三白膏

方药：白芥子一两　白矾一两

上药共研细末，加适量的白面粉，用米醋调成糊状。

用法：晚上睡前用少许药糊贴涌泉、定喘、天突、痰多加丰隆，贴敷12小时，3～12次为一疗程。

材料来源：北京军区。

（3）咳喘膏

方药：白芥子、细辛各七钱，元胡、甘遂各四钱。

用法：将上药研为细末分6次外用，用时取生姜一两五钱，捣汁调药成稠糊状，分铺在6块小油纸上。选两组穴位交替贴治。① 肺俞（双）、心俞（双）、膈俞（双）；② 大椎、灵台、命门、膏肓、膻中。1～2天后取下，每5天贴一次，6次为一疗程。一般多在夏季三伏天贴治，天冷时先在穴位处拔火罐，然后再贴膏药。

材料来源：天津市公安医院。

注：用此方治疗支气管哮喘、慢性支气管炎有较好的疗效。

（4）气管炎膏（714膏）

方药：生蓖麻子十六两　闹羊花二两五钱　白芥子五两　北细辛三两　甘遂二

1949

新　中　国
地方中草药
文　献　研　究
(1949—1979年)

1979

两　生明矾二两　冰片一两五钱

将生蓖麻子去壳。闹羊花、北细辛烘干。白芥子炒微热，甘遂用瓦焙至微黄。先将闹羊花、北细辛、甘遂、生明矾、冰片混合研成粉末再与蓖麻子混合捣成泥状用玻璃瓶密封备用。

用法：取普通膏药烘溶，再取制备好的药粉约蚕豆大放在膏药中心，均匀压成扁圆形，趁热贴敷在穴位上。

主穴——膻中，大椎。

配穴——肺俞（双），肾俞（双），天突。

材料来源：江西省中医院。

（5）痰饮膏

方药：川椒二两　官桂四两　细辛二两　附子二两　干姜二两　桂枝二两　川乌四两

将上药用香油熬膏。

用法：从立秋开始贴于肺俞穴（双），每周更换一次，连用5次。

材料来源：陕西省中医研究所。

注：① 本药止咳、祛痰作用较好，有一定的平喘作用。同时可使食欲增进、精神好转、体力增强，而畏寒、背冷的现象消失。检查肾上腺皮质功能也有所改善。

② 在有效病例中疗效可随疗程之延长而提高，且复发率也降低。

（6）止喘Ⅰ号

方药：栀子 桃仁 杏仁各三钱 白胡椒六分 糯米七粒

上药共研细末备用。

用法：用鸡蛋清一个调和后摊在布上，贴敷脚心12～24小时取下，连续贴敷1～3次。

材料来源：锦州铁路医院。

注：① 本方对支气管哮喘也有一定

— 145 —

1949

新 中 国
地 方 中 草 药
文 献 研 究
(1949—1979年)

1979

的疗效。

② 用药时忌烟酒。

（7）复方斑蝥膏

方药：斑蝥 1.0、冰片 0.15、明矾 0.2、细辛 0.2、薄荷 0.2、麻黄 0.2 共为细末，外敷。

针穴取穴：

① 主穴：第一组——天突、定喘（或加外定喘），用于止喘。

第二组——丰隆（双）、膻中，用于祛痰。

第三组——中府、云门、肺俞（双），用于镇咳。

② 配穴：手三里、中喘、华盖、璇玑、孔最、曲池等。

用法：根据病人具体情况取穴，行快速针刺法，有针感后行强刺激，出针后用 3 平方厘米胶布中间剪一小于 1 厘米左右的圆孔，贴在皮肤上，使胶布孔正对针孔，贴好，再取比豆大的药末倒入孔中，然后将同一大小不剪孔胶布贴在上面，防止药粉漏出，7天为一疗程。

材料来源：吉林省伊通县景台子公社五台大队。

注：贴后局部起泡是正常现象，不需处理，注意局部勿感染。

（8）姜黄膏

方药：湿生姜四份　雄黄一份　冰片适量

将生姜挖个洞，放入雄黄，然后在瓦上烘干与冰片混合研粉。

用法：用上粉0.5克放在膏药中心，贴于天突或膻中穴，也可同时贴两穴。1～2天更换一次。

材料来源：第四十陆军医院。

注：对老年性慢性气管炎疗效较好。

1949

新 中 国
地 方 中 草 药
文 献 研 究
(1949—1979年)

1979

（9）安咳膏

方药：川草乌四两　麻黄四两　桂枝四两　白芥子二两　干姜四两

上药为一料。用麻油煎熬，去渣，收膏加黄丹，摊成黑膏药，每张三钱左右。

用法：① 单纯性——贴敷膻中穴，肺俞穴（双）。

② 喘息性——贴敷膻中穴，定喘穴（双）。

每次贴两天，持续换药，10天一疗程。

材料来源：湖北省武汉市。

注：用酒精提取以上药物有效成分后均匀搅拌于医用胶浆中，采用制作"伤湿止痛膏"相类似的工艺过程。

（九）其它疗法

（1）耳穴割治综合疗法

方法：① 先揉耳壳，俟充血后于耳背

— 148 —

动脉放血 8~10 毫升，将血吸入加有抗凝剂 2 毫升注射器内，边抽边摇，防止血液凝固。然后将血注入膻中、定喘穴。

②划割耳穴：平喘、肺、交感，深达软骨膜，长达 0.1~0.2 厘米。10 天一次，3 次为一疗程。

材料来源：河南许昌军分区卫生科。

注：忌烟酒。

（2）淋巴注射疗法

药物：取地龙 150 克、百部 100 克，制成 200 毫升注射液。

方法：注射 0.5 毫升于腹股沟淋巴结、颌下淋巴结处或其周围。

材料来源：河北省新医大二院。

注：①部分病人注射后有痛感、口干、倦怠，个别病人有发热、皮肤搔痒。

②地龙有促进子宫收缩的作用，孕妇慎用。

1949

新 中 国
地 方 中 草 药
文 献 研 究
(1949—1979年)

1979

（3）针——药穴位刺激疗法

药物：麻黄7.0、细辛5.0、薄荷3.0、杏仁3.0，碾成细末，加适量面粉用温开水和成糊状备用。另将适量白胡椒碾成细末备用。

方法：先针刺肺俞（双）、天突、膻中、定喘（双），然后将制成的药做成花生米大小，蘸适量白胡椒面，贴于以上各穴位，用胶布固定。5～7天为一疗程。

材料来源：辽源市泉太卫生院。

（4）针——药罐疗法

药物：常用龙葵、竹叶或艾叶浸出液，浓度为30～50％。

方法：取天突、大椎、定喘、外定喘等穴，先针刺至出现强烈针感后，再在原针刺穴位上拔药水罐。药水罐有数种：500毫升、200毫升、100毫升及青霉素或链霉素小瓶，去底磨平，原瓶口密闭胶

— 150 —

盖备抽气用。每日一次，每次20～30分钟。

材料来源：吉林省人民医院。

注：① 针刺深、针感强则疗效显著。

② 拔罐时，罐内皮肤离出正常皮肤约为1.5厘米，吸力不要过大或过小。

（5）药烟疗法

① 药烟外形与香烟一样，内含烟叶和中草药。通过吸入药物燃烧的烟雾、直接在支气管粘膜上起到镇咳、祛痰、平喘作用。

② 经有些地区观察，约有70～80％病人在吸烟后症状得到缓解或好转。

方药：① 吉林试制的参烟：烟叶中加10％人参叶。

② 上海试制的加有大青叶、兔耳草、桑叶。

③ 湖南试制的加有洋金花、金银花、

1949

新 中 国
地 方 中 草 药
文 献 研 究
(1949—1979年)

1979

款冬花。

④ 山东试制的加有苍术、黄芩、车前草、郁金、广皮、白芨、石菖。

⑤ 兰州军区总医院试制的加有枇杷叶、款冬花、洋金花。

⑥ 解放军一五七二部队等单位试制的有三种：加有洋金花、麻黄、远志、薄荷；加洋金花、细辛、麻黄、桔梗、甘草；加洋金花、山豆根、金银花、麻黄、旋复花、桑叶、甘草。

用法：一般每日吸 3～5 次，每次0.5～2支。

气管炎菌苗疗法

气管炎菌苗是从气管炎病人痰中分离出来的细菌，经过培养、增殖、灭活后制成的。有气雾吸入、口服、注射三种剂型；有多联多价和掺同中草药两种。

吉林省用气雾吸入法；北京及兰州地区用口服法；上海地区用皮下注射法，均取得一定疗效。三者中以气雾吸入法疗效较高，口服法较差。广州部队用矮地茶、胎盘组织液稀释菌苗制成注射液；北京地区用菌苗加蛤蚧、地龙制成注射液，均有一定的疗效。上海及吉林地区对曾用菌苗治疗过的病人追踪观察后发现有长效苗头。

（1）气管炎菌药注射液

① Ⅰ号菌苗：肺炎双球菌、流感杆菌、

1949

新中国
地方中草药
文献研究
(1949—1979年)

1979

甲型链球菌、奈瑟氏菌、白色葡萄球菌各占五分之一，药物"920"、地龙。

② Ⅱ号菌苗：Ⅰ号菌苗加蛤蚧。

③ Ⅲ号菌苗：肺炎双球菌、流感杆菌占三分之一，甲型链球菌、奈瑟氏菌、白色葡萄球菌占三分之一，药物"920"、地龙、蛤蚧。

④ Ⅳ号菌苗：Ⅲ号菌苗减蛤蚧。

用法：皮下注射，首次剂量0.2毫升，以后每次递增0.1毫升，每3～4天注射一次，共10次左右。

材料来源：中国医学科学院流行病研究所。

注：Ⅰ，Ⅱ号菌苗接种后，部分病人有局部疼痛、发痒，以及口干、无力、胸闷、头晕等反应。

（2）701 菌苗

选用本地区的奈瑟氏菌属三株和甲型

— 154 —

链球菌二株。将五株菌种经固体培养后，取菌苔，制成菌液，加热灭菌，再用50%板蓝根提取液稀释成每毫升含菌体8～10亿个。

用法：皮下注射，首次剂量0.5毫升，以后每周注射1毫升。共4～5次。7岁以下儿童减半。

材料来源：成都市生物制品研究所。

注：① 10%左右的病人接种后局部有轻微的红肿反应。

② 部分病人接种后止喘效果较好，但镇咳效果较差。少数病程长的患者停药后复发。

（3）多种菌苗制剂

① 水剂Ⅰ号：奈瑟氏球菌，甲型链球菌，流感杆菌各2.5亿，葡萄球菌与四联球菌各1.25亿，每毫升含菌10亿。

② 吸附Ⅰ号：菌株与水剂Ⅰ号相同，

1949
新 中 国
地 方 中 草 药
文 献 研 究
(1949—1979年)
1979

用氢氧化铝吸附，每毫升含菌体 10 亿。

③ 吸附Ⅱ号：由奈瑟氏球菌，甲型链球菌，流感杆菌，葡萄球菌及肺炎球菌五种等量制成，用氢氧化铝吸附，每毫升含菌体 15 亿。

④ 自家疫苗：从患者三次痰中分离，鉴定，挑选 3～5 株"优势株"，制成菌苗，每毫升含菌 15 亿。

用法：① 水剂Ⅰ号菌苗：皮下注射，首次剂量0.3毫升，以后每次递增0.1毫升，维持量为0.7～1毫升。第一次与第二次注射间隔 3 天，以后每周注射一次。10～15 次为一个疗程。

② 吸附菌苗：皮下注射，每 15 天一次。

材料来源：中国医学科学院流行病研究所。

（4）气管炎菌苗雾化吸入

由白色葡萄球菌，甲型链球菌，奈瑟氏球菌制成。

用法：① 前 6 周每周一次，后 6 周每周 2 次。

② 前 3 周每次为 3 亿，第 4～7 周每次为 6 亿，第 8～12 周每次为 12 亿。

材料来源：长春市铁路医院；长春市生物制品所。

（5）三联菌苗

由卡他双球菌、绿色链球菌、白色葡萄球菌制成。

用法：皮下注射，每日一次，首次剂量 0.3 毫升，以后每次 0.5 毫升。 10 次为一疗程。

材料来源：山东医学院附属医院。

注：有较好的镇咳，祛痰作用。

1949

新 中 国
地 方 中 草 药
文 献 研 究
(1949—1979年)

1979

附：一、感冒、支气管炎的临床分型和治疗原则

感 冒

感冒俗称"伤风"，是由"感冒病毒"或与细菌混合感染引起的上呼吸道传染病。主要表现是上呼吸道局部的炎症症状，如喷嚏、鼻塞流涕、咽痛、咳嗽等。全身症状不明显。

流行性感冒又称"流感"，病因是"流感病毒"。其发病急剧，有高热畏寒，剧烈头痛，周身酸痛等全身中毒症状，且传

染性强，传播快，多在冬春季形成广泛流行；致使广大劳动人民的健康受到很大的危害，

虽然，感冒和流行性感冒都比较容易恢复，但也还有部分病人可能继发副鼻窦炎、中耳炎、咽峡炎、支气管炎或肺炎等疾病。因此，积极加强对感冒、流感的防治，具有重要意义。

根据风邪病毒和人体强弱的不同，中医将感冒分为"风寒"与"风热"两种类型。

临床分型及治疗原则：

1. 风寒感冒：

〔主证〕 怕冷重、发热轻、无汗、喷嚏、鼻塞流清涕，或咳嗽、头身痛。苔薄白，脉浮。

〔治法〕 辛温解表、宣肺散寒。

1949

新　中　国
地方中草药
文　献　研　究
(1949—1979年)

1979

2. 风热感冒：

〔主证〕　发热重、怕冷轻、口干渴，咽喉肿痛，或咳嗽痰黄。苔薄黄，脉浮数。

〔治法〕　辛凉解表、宣肺清热。

流行性感冒中医称为"时行感冒"。以"风热型"为多见，因其症状较重，具有强烈的传染性。治疗时多以辛凉解表，清热解毒为主。

支 气 管 炎

支气管炎属于中医的"咳嗽"范畴。根据病程、病变性质分为急性和慢性两种。

（一）急性支气管炎

急性支气管炎常继发于感冒，以咳嗽、略痰为主症，但病程一般不超过三个月。本病多在人体抵抗力低下时，感冒后上呼吸道炎症向下蔓延所致。部分病人可由粉尘、烟雾或有害气体等刺激而引起。病变局限于气管和支气管，粘膜充血肿胀，腺体分泌增加。临床上出现咳嗽、咯粘液痰，但周身症状较轻。如感染较重，则可见粘液脓性痰，且常有发热。在肺部可听到呼吸音粗糙或少量干、湿罗音。经过及时治疗，可以完全恢复。小儿或体弱年老的病人有时合并支气管肺炎。少数病人转变为慢性支气管炎。

根据外感风寒、风热、燥热等病因及症状的不同，中医又分为以下四种类型。

1. 风寒咳嗽：

〔主证〕 咳嗽频频，咯痰稀白，同时伴有怕冷、发热、鼻塞流涕。苔薄白，脉浮。

〔治法〕 疏风散寒、宣肺止咳。

2. 风热咳嗽：

1949

新　中　国
地方中草药
文　献　研　究
（1949—1979年）

1979

〔主证〕　咳嗽不爽、痰粘或黄稠，伴有口干咽痛、流黄涕或发热等。苔薄黄，脉浮数。

〔治法〕　疏风清热、宣肺化痰。

3．燥热咳嗽：

〔主证〕　干咳无痰、或咳嗽少痰，口鼻干燥、咽喉痛痒。苔黄少津，脉数。

〔治法〕　清肺润燥、止咳化痰。

4．肺热咳嗽：风寒、风热、燥热，在一定条件下均可转化为"肺热"而呈肺热咳嗽，但火热内生上犯于肺也可直接产生"肺热"咳嗽。

〔主证〕　咳嗽痰黄、或痰粘难咯，发热口渴、咽干喉痛。苔黄厚，脉数。

〔治法〕　清肺化痰止咳。

（二）慢性支气管炎

一般认为每年反复咳嗽2～3个月以上，且连续发病两年以上者，即为慢性支气管炎。本病好发于冬季。可续发于急性支气管炎或其它呼吸道疾病（如慢性鼻炎、鼻窦炎、支气管哮喘等），也可因长期受到烟尘或有害气体的刺激而发病。病理变化主要是支气管粘膜、粘膜下层和周围组织的慢性炎症。病人有反复发作的咳嗽，咯白色粘液痰，一般早晚较重，遇冷易发，天暖好转。合并感染时，多呈粘液脓性痰。病程较长者常续发慢性阻塞性肺气肿，甚至慢性肺原性心脏病。因此，必须防病于未然，治病于早期，及时阻断疾病的恶化。

慢性支气管炎可分单纯性慢性支气管炎、喘息性慢性支气管炎和慢性支气管炎合并肺气肿三种类型。中医则根据"久病多虚"，肺、脾、肾三脏虚损，痰湿内生，上壅于肺或肺失肃降、肾不纳气等理论分为"痰湿"、"燥痰"、"痰喘"、"虚喘"

— 163 —

1949

新 中 国
地 方 中 草 药
文 献 研 究
(1949—1979年)

1979

以及"痰热"等类型。

1. 单纯性慢性支气管炎：以反复发作的咳嗽、略痰为主症，无明显的呼吸困难。本型的主要矛盾是"咳嗽"和"略痰"。根据咳嗽、略痰的特点，中医可分为"痰湿型"及"燥痰型"。

（1）痰湿型：

〔主证〕 咳嗽痰多、色白而粘但容易略出，或有胸闷、食欲不振。苦白腻，脉滑。

〔治法〕 宜健脾、燥湿、化痰。

（2）燥痰型：

〔主证〕 干咳无痰，或咳嗽少痰、痰粘难出，口干咽燥。苦干黄，脉细数。

〔治法〕 宜润肺、止咳、化痰。

2. 喘息性慢性支气管炎：反复发作或感染，小支气管发生痉挛、肿胀。病人除咳嗽、略痰外，尚有明显的呼吸困难。

在两肺中下部可听到哮鸣音及干、湿罗音。本型的主要矛盾是"喘"，多属于中医辨证的"痰喘型"。痰喘型的辨证为：

〔主证〕 反复咳嗽咯痰，喉中痰鸣，胸闷憋气。苔白腻，脉沉滑。

〔治法〕 宜化痰、降气、平喘。

3. 慢性支气管炎合并肺气肿：支气管炎症持久不愈，粘膜肿胀，细小支气管痉挛，因而长期呼吸困难肺内压力增高，肺泡过度充气，致使肺泡壁营养障碍，弹力减弱，最后形成慢性阻塞性肺气肿。病人有喘促气短，呼多吸少，气不接续，咳嗽无力，甚则汗出肢冷，腰酸腿软等症状。本型的主要矛盾也是"喘"。中医辨证则属于肺、脾、肾亏虚，尤其是肾阳不足，肾不纳气的"虚喘型"。

应当指出，慢性支气管炎合并肺气肿与喘息性支气管炎，虽然都有喘的症状，

1949

新 中 国
地方中草药
文 献 研 究
(1949—1979年)

1979

但性质不同。前者以虚热为主，后者偏实。

虚喘型：

〔主证〕 喘促短气，呼多吸少，动则加重，汗出肢冷，腰酸腿软。苦薄白，脉沉细无力。

〔治法〕 多宜温补肺肾、纳气定喘为主。

以上各型合并细菌感染时（慢性支气管炎合并感染）均可出现咳嗽气急、略痰黄稠、常有发热、苦黄或黄腻，脉滑数。这时痰症又成了主要矛盾，多属于中医辨证的"痰热型"。治疗时应以清热化痰为主。重用清热解毒的药物。

各个病型可以在一定条件下互相转化，开始可为"痰湿型"，病程长久，拖延不治又可最后转化为"虚喘型"。而各型在合并细菌感染时，又可以转化为"痰热型"。因此，在治疗慢性支气管炎的过程中，必须根据不同类型，用全力抓住"咳、痰、喘、炎"等不同的主要矛盾进行积极的治疗。

应当说明，治疗各种疾病都必须首先重视思想▇▇工作，这对慢性疾病来说更为重要。慢性支气管炎因久病反复发作，病人往往失去信心，或认为咳嗽是小病而忽视调治。某些医务人员也往往见病不见人，单纯药物观点，只顾局部，不顾整体，顾一时而不顾全程。甚至认为慢性支气管炎是难以根除的疾病。这些思想都直接影响对本病的彻底治疗。▇▇▇▇▇▇▇▇▇▇▇▇▇▇▇▇▇▇▇▇▇▇医务人员和病人都要充分发挥主观能动性。医务人员要以"完全"、"彻底"为人民服务的精神，深

1949

新　中　国
地 方 中 草 药
文 献 研 究
(1949—1979年)

1979

入细致地做好病人的思想工作。要教给病人防治疾病的知识，增强他们战胜疾病的信心和决心，并想方设法寻找积极有效的措施与病人共同战胜疾病。

此外，治疗慢性支气管炎，不能只满足于症状的一时好转，应当乘胜追击，"扶正培本"，增强身体的抵抗力，提高呼吸系统的防御功能，促进患病组织逐渐修复。总之，我们必须"**破除迷信，解放思想**"，敢于打破旧框框和洋框框，敢于走前人没有走过的道路，为攻克老年慢性支气管炎做出贡献。

二、感冒、支气管炎的预防

人体呼吸系统与外界直接相通。外界空气中有害物质进入呼吸道，可引起损伤。人体对外界有害物质又具有防御、排除、歼灭和修补损伤的功能。这种损伤和抗损伤的矛盾斗争，在人的整个生命过程中是经常发生的。因此，增强人体的防御能力和避免损伤是预防呼吸道疾病的两个重要的方面，而增强人体的防御能力则更为重要。

（一）增强人体防御功能

"发展体育运动，增强人民体质"是提高人体抗病能力的最积极而有效的措

1949

新 中 国
地 方 中 草 药
文 献 研 究
(1949—1979年)

1979

施。体育锻炼能促进全身血液循环和新陈代谢，以增强机体的防御能力。

要根据年龄、体力等特点，充分利用清晨或工间休息时间，经常进行各种形式的户外活动，如广播操、太极拳、打球、跑步、游水和深呼吸等活动。许多事例说明：只要充分发挥人的主观能动性，坚持不懈，经常进行体育锻炼，就可使体质由弱变强，有些慢性病亦可由重转轻。

除体育锻炼外，还要注意不断提高人体的耐寒能力。如在开始时坚持以冷水洗脸、洗脚，再用冷水擦身，可使人体对寒冷的刺激逐渐产生较强的适应能力。事实证明：增强人体耐寒能力是预防感冒、支气管炎的有效措施。经常保持鼻腔、咽喉和口腔的卫生，对增强人体的防御能力也具有重要的意义。

唯物辩证法认为外因是变化的条件，

— 170 —

内因是变化的根据，外因通过内因而起作用。因此，只要不断进行体育锻炼、讲究卫生、增强人体抗病能力，才能取得预防感冒、支气管炎的主动权。

（二）防止致病因素的侵袭

感冒、支气管炎的病因十分复杂。除细菌和病毒感染外，尚有寒、燥、烟、尘以及其他过敏因素等均可对呼吸道起刺激作用。当这类因素激烈而持久地刺激呼吸道时，往往使支气管的正常生理活动遭受破坏，粘液分泌增加，粘膜细胞损坏，纤毛倒伏，清除功能减弱。已受损伤的支气管粘膜对这些刺激更为敏感。因而形成了恶性循环而经久不愈。所以在积极进行体育锻炼的同时，也应注意防止外界致病因素的侵袭。

感冒、支气管炎的感染，多由病人的飞沫和痰涕所传播。因此，病人用过的碗

1949

新 中 国
地 方 中 草 药
文 献 研 究
(1949—1979年)

1979

筷、手帕及口罩等均宜煮沸消毒。养成不随地吐痰的良好卫生习惯，是防止疾病流行的重要环节。

北方冬季气候寒冷干燥，特别在人体抗病能力减弱时，较易受细菌、病毒的侵袭，对慢性支气管炎患者也容易犯病。在劳动出汗后休息时，尤应注意身体的保暖，以免受寒。室内取暖宜在火炉上煮水以增加室内湿度，烧炕时应注意通风，防止漏烟。室内温度不宜太高，免致室内外温差过大。

在感冒或流行性感冒流行季节，或气温骤降时，应加强卫生宣传，注意集体预防措施，认真做到早期发现和治疗，防止在集体单位内蔓延。实践证明：广泛服用贯众、野菊花、大青叶、或板蓝根等药物，或每晨饮淡盐水，常吃生蒜，流行期用食醋熏蒸消毒空气，用千分之一呋喃西林液滴鼻（每日 3～5 次），以及在人多场所戴口罩等，都是预防感冒及流感的较为有效的措施。集体接种预防感冒、支气管炎菌苗也能起预防作用。

慢性气管炎的发作，除感染外尚有过敏因素。矿物粉尘、化学气体、烟尘以及在空气中飞扬的物质如花粉等，经常被吸进呼吸道，对有些人就逐渐成为过敏因素，刺激呼吸道粘膜，引起咳喘。长期的过敏刺激也可损伤支气管组织，往往继发感染，进一步使病情加重。

工矿区的有害化学气体和粉尘较多，应加强防尘通风设备。当前在工业战线上正在开展三废（废气、废水、废渣）综合利用的工作，就可逐步减少空气的污染，大大有利于感冒、支气管炎的预防。

1949

新　中　国
地方中草药
文　献　研　究
(1949—1979年)

1979

事实说明：许多简、便、廉、效的防治方法和药方都是来自群众，许多验方也都是在群众实践过程中才能得到总结提高，

因此，只有将防治感冒、气管炎的知识教给群众，充分发挥群众的积极性、创造性，才能取得防治感冒、气管炎的彻底胜利。

— 174 —

防治感冒及气管炎
中草药手册

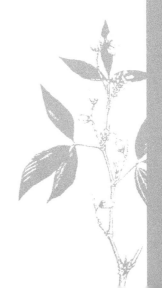

提　要

中国医学科学院药物研究所编。

1976 年 2 月第 1 版第 1 次印刷。32 开本。12.8 万字。定价 0.37 元。共 188 页，其中前言、目录共 4 页，正文 169 页，索引 13 页，插页 2 页。黑白绘图 59 幅。平装本。

慢性支气管炎是危害广大劳动人民健康的常见病、多发病，群众性防治慢性支气管炎的工作已在全国深入展开。通过几年的反复实践，这项工作取得了很大的成绩，发掘出了一批有效的中草药。编者在各省、市、自治区卫生单位的协助下，从各地有关单位通过临床实践反复验证，并证明确实对防治感冒及支气管炎有较好疗效的中草药中选出 63 种，汇编成册。

全书收录防治感冒中草药 15 种，防治支气管炎中草药 48 种。对每药，本书按正名、别名、来源、识别特征、生长环境、产地、栽培要点、采收加工、化学成分、制剂、药理、临床等项进行简要说明。

书末附有药物中名索引和拉丁学名索引，便于检索。

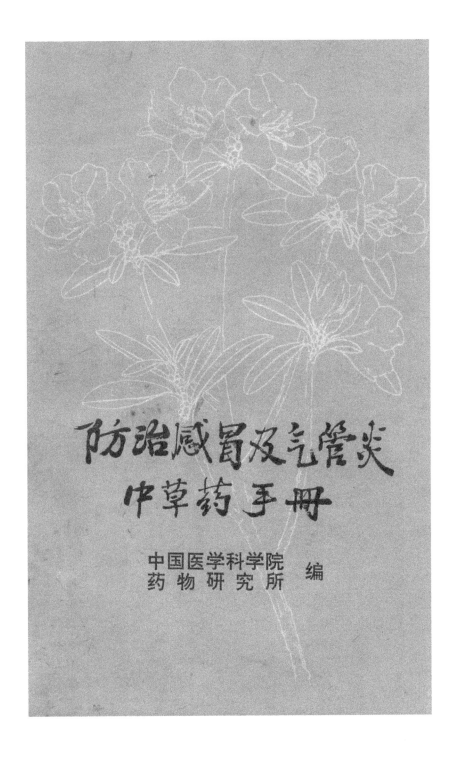

防治感冒及气管炎中草药手册

中国医学科学院
药物研究所　编

目　录

1949
新 中 国
地 方 中 草 药
文 献 研 究
(1949—1979年)
1979

〔3〕

1949

新　中　国
地 方 中 草 药
文　献　研　究
(1949—1979年)

1979

·　白　页　·

一、防治感冒中草药

1 大青叶（根称板蓝根）

别名 大青根(江苏)，大青(东北)。

来源 为十字花科植物菘蓝 Isatis tinctoria L. 药用叶。

识别特征 (1)二年生栽培草本，高 0.5～1 米；主根细长圆柱形，外皮灰黄色。(2)根生叶第一年长出，较大，丛生地面，形如汤匙，叶下部有不整齐的波状圆锯齿，第二年抽茎，茎生叶互生，披针形，基部有耳半抱茎，全缘。(3)总状花序顶生或腋生，花小，黄色，花瓣 4 片。(4)角果长圆形，扁平有翅，紫色。(图 1)

生长环境 栽培植物。多栽培于排水良好的砂质壤土、腐植土或粘土中。

产地 全国大部分地区均有栽培。主产于河北、江苏及浙江等省区。

栽培要点 大青叶是一种深根植物，故应选土层深厚、排水良好的砂质壤土。用种子繁殖，春播每年 4 月上旬播种，开沟半寸，将种子撒入沟内，覆土 2～3 分。秋播在 8 月上、中旬播种，按 1 尺的行距，条播。

采收加工 夏秋季分期采叶，阴干。

化学成分 叶含大青素B，根含树脂、糖类。

制剂

1. 煎剂 用大青叶、板蓝根各 1 两，水煎服治疗流感有

1949
新 中 国
地方中草药
文 献 研 究
(1949—1979年)
1979

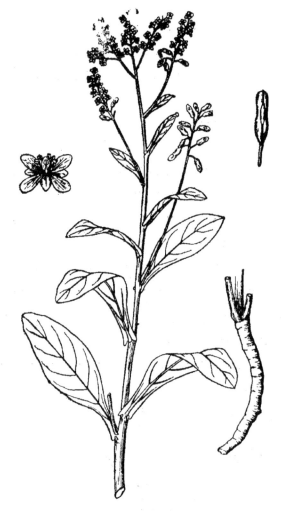

图1　菘蓝（大青叶）

效。或组成复方如大青叶、羌活、马鞭草（或鸭跖草）煎汤，
预防感冒及流感。

2. 片剂　如抗感冒片，每片含板蓝根浸膏0.15克（水
煎酒沉，浓缩烘干），黄芩素0.2克，阿斯匹林0.08克，非

— 2 —

郡根 0.002 克，维生素丙 0.05 克。

3. 冲剂　感冒退热冲剂，用大青叶、板蓝根、连翘、草河车，制成冲剂，日服 2~3 次，每次一袋。

4. 气雾剂　用大青叶、板蓝根，或板蓝根、贯众制成气雾剂。

5. 滴鼻剂　大青叶与鹅不食草、贯众制成。

药理　体外试验大青叶有抑制葡萄球菌、痢疾杆菌、大肠杆菌和变形杆菌以及杀钩端螺旋体作用。板蓝根也有广谱抗菌作用。大青叶、板蓝根都能抑制流感病毒。

临床　临床应用大多组成复方预防、治疗感冒、流感或其他病毒病。某单位用抗感冒片治疗流感 742 例，普通感冒 248 例，上感 110 例，共 1100 例，治愈 1016 例，治愈率 92.4%，其中流感 95%，普通感冒 86%，上感 88.2%。用冲剂治疗上感 70 例，有效率 92.8%，平均退热时间 28.8 小时；治疗流感 39 例，100% 有效，平均退热时间 44.9 小时。用气雾剂预防感冒，有降低发病率的效果。用滴鼻剂预防感冒，也能减少发病。

大青叶、板蓝根为苦咸大寒药物，能清热凉血，非实热不宜服用。

附注　作大青叶药用的植物除前种外，尚有十字花科的草大青(靛青)、蓼科的蓼蓝、爵床科的马蓝和山蓝、马鞭草科的大青木(路边青)及豆科的木蓝(野青靛)。现将上述七种植物列检索表如下：

1. 灌木或多年生草本呈灌木状
　2. 落叶灌木
　　3. 单叶对生；花冠管状，白色；浆果……大青木 Clerodendron cyrtophyllum Turcz.（甘肃、江西、湖

1949
1979

新 中 国
地 方 中 草 药
文 献 研 究
(1949—1979年)

南、广东及贵州使用）

3. 羽状复叶互生；花冠蝶形，红黄色；荚果……木蓝 Indigofera tinctoria L, (江西、福建使用)

2. 多年生草本呈灌木状

4. 腋生总状花序，花白色或淡紫色……山蓝 Strobilanthes dalzielli W. W. Smith. (广东使用)

4. 穗状或圆锥花序，花淡紫色……马蓝 Baphicanthus cusia (Nees) Bremek (华南、西南、湖北、江西等地使用)

1. 一年生或二年生草本植物

5. 花粉红色而小，花被5片；叶基部有膜质鞘状托叶抱茎；瘦果……蓼蓝 Polygonum tinctorium Ait. (东北、华北及青海、山东、广西使用)

5. 花黄色，花瓣4片，十字形排列；叶基部无膜质鞘状托叶；角果

6. 叶基的耳部窄而尖；果实顶端楔形或微凹……菘蓝 Isatis tinctoria L. (全国大部分地区均用)

6. 叶基的耳部阔而圆；果实顶端无凹缺……草大青 Isatis indigotica Fort. (全国大部分地区都用)

2 大 葱

别名 葱白、火葱头、胡葱、铁梗葱(上海)。

来源 为百合科植物葱 Allium fistulosum L.。药用地下鳞茎。

产地 全国各地均有栽培。

化学成分 鳞茎含挥发性的大蒜辣素。

剂剂

1. 复方水煎剂：三根湯用葱根、白菜根、萝卜根水煎服。葱豉湯用葱白3枚，豆豉4錢，水煎服。

2. 大葱一味膏药：鲜大葱嫩茎去皮根、切碎温水浸泡，过滤，加热，浓缩，制成膏药，每张含大葱0.5克。

3. 葱蒜注射液：鲜大葱、大蒜，去皮捣碎，加水浸泡，蒸馏，取馏液制成注射液，每针2毫升含大葱0.2克，大蒜0.4克，复方加独活、羌活、柴胡、细辛粗粉蒸馏。

临床 民间常服三根湯预防感冒，中医用葱豉湯治疗外感，发散风寒，解除表证。河南某矿务局用一味膏药预防感冒、贴膻中、定喘、大椎穴，各7天，试用30天，有一定效果。某公社用葱蒜或复方葱蒜液，肌肉注射，治疗感冒，有一定疗效。

3 大 蒜

来源 为百合科植物蒜 Allium sativum L.。药用鳞茎。

产地 全国各地多有栽培。

化学成分 含挥发油、含蒜碱，被蒜中存有的蒜酶分解后，可以产生蒜素。

制剂

1. 单用大蒜放小瓶内密闭携带，每日三次打开闻嗅，预防流感、感冒。

2. 蒜姜片，切蒜姜片贴附穴位。

3. 蒜泥水吸入剂。河南省伊川县义马矿区用大蒜十瓣，捣烂如泥，加水50～70毫升，搅匀，加盖并通管，作吸入

— 5 —

1949
新 中 国
地 方 中 草 药
文 献 研 究
(1949—1979年)
1979

剂。

4．复方制成涂鼻油膏，配方：大蒜泥 10 克，地榆提取物 10 克(地榆铡碎水煮 4 小时，浓缩冷却，按 5:1 加入 95% 乙醇，沉去蛋白质，滤液加 10% 饱和食盐水，使有效成分析出，待干)，冰片 4 克、薄荷 2 克，研细，加醋精 10 毫升，拌匀加香料备用。

5．葱蒜注射液(见大葱部分)。

药理　蒜素有强抗菌杀菌作用，体外实验对伤寒、副伤寒、痢疾、霍乱、白喉杆菌、肺炎双球菌、结核杆菌、金黄色葡萄球菌、大肠杆菌、枯草杆菌，均有抗菌作用。蒜素也能抑制真菌、滴虫。

临床　河南省伊川县义马矿区，用吸入蒜泥水气治疗气管炎。每天两次，每次吸 80～100 次。十天为一疗程，连吸三个疗程，有一定效果。用姜片在下，蒜片在上，贴在足三里穴位，用胶布固定，晚上贴，早上取，两侧穴位五天交替贴换，有预防效果。河南报导用大蒜片放小瓶内，每天闻三次预防感冒。昆明某单位用地榆大蒜涂鼻油膏，预防组每天涂一次，连续 1 个月，3584 人预防一月，发病率 4.38%，对照组 3385 人，发病率 9.21%，有一定效果。治疗感冒，每天 3～4 次，观察 336 例，36 小时内有效的占 57 例 21.19%，对减轻感冒症状作用较好，镇咳作用差。临床实践用大蒜防治感冒有一定效果。

4　空心莲子草

别名　蟛蜞菊、空心苋（湖北），革命草、水花生（通称）。

来源 为苋科植物空心莲子草 Alternanthera philoxiroides (Mart.) Griseb.。药用全草。

识别特征 (1)一年生草本；茎基部匍匐，上部上升，中空。(2)叶对生，无柄，长圆状倒卵形至倒卵状披针形，顶端圆钝，具一小芒尖，基部渐狭，上面有贴生毛，全缘，边缘生睫毛。(3)头状花序有多数白色小花。(4)果实为胞果。（图2）

生长环境 生在池沼或水沟内。

产地 原产巴西。我国引种后常逸为野生，产于北京、江苏、浙江、江西、湖北等省区。

采收加工 秋末冬初采集全草，洗净，鲜用或晒干备用。

化学成分 化学成分尚不明了。

制剂 1. 水煎剂：用新鲜全草，加水制成500%水煎剂口服。

2. 针剂：新鲜全草50公斤洗净，加水煮沸1小时，过滤，浓缩至10,000毫升，静置48小时，滤取上清液浓缩至1000毫升，放冷，加入乙醇，使含醇量达65%，静置48小时，滤取上清液，回收乙醇至浓膏状，再加乙醇使含醇量达80%重提一次，回收乙醇后加醋酸铅沉淀，加硫酸调pH至3，再通硫化氢除去硫化铅，水浴上加热赶尽硫化氢，加水稀释，过滤，制成10,000毫升500%注射液（生药浓度），可作肌肉注射。静脉滴注时用5~10%葡萄糖稀释至100%生药浓度（稀释5倍）。

药理 空心莲子草对流感病毒、乙型脑炎病毒和狂犬病固定毒有直接灭活作用。在组织培养中对流感病毒无作用，在鸡胚和小白鼠体内实验，也未发现其保护效果。

1949

新 中 国
地 方 中 草 药
文 献 研 究
(1949—1979年)

1979

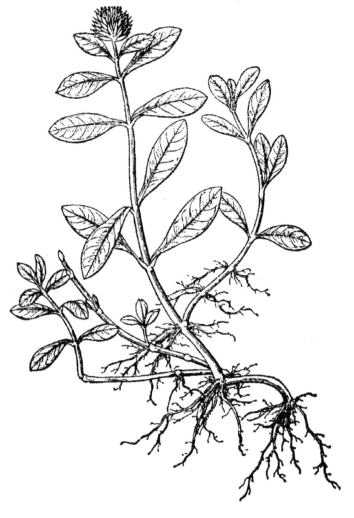

图2 空心莲子草

空心莲子草水煮醇提取浓缩物含生药1000克%，10～20毫升/公斤，静脉注射小白鼠，无不良反应，100%空心莲子草注射液，以20～30克/公斤对健康人静脉滴注，每分钟

— 8 —

40～50 滴，对心、肾、肝、脑、血压、血象、血液中钾、钠、钙、氯离子都无明显影响。

临床 空心莲子草对一些病毒病如乙型脑炎，出血热等在临床上有治疗作用。用煎剂试治流感发烧 38.5℃以上的 6 例，服用空心莲子草后，36 小时退烧，对照组 3～5 天退烧。

5 细叶香薷（华荠苧）

别名 香薷草（广东、广西、湖南、四川），香薷（广东、广西、福建、江西、四川），小香薷（江西、贵州），排香草，野香薷，小茴香，痱子草，满山香，小叶香薷（江西），香草（湖南、江西），土香薷、土香草（广西），细叶七星剑（广东）。

来源 为唇形科植物**石香薷** Mosla chinensis Maxim. (Orthodon chinensis (Maxim.) Kudo)。药用全草。

识别特征 (1)一年生草本，高 10～40 厘米，细小多分枝，被白色疏柔毛，有较浓香气。(2)叶对生，有短柄，叶片线形或线状披针形，两面被疏短柔毛及棕色凹陷的腺体。(3)花序短假穗状，长 1～3 厘米，苞片圆倒卵形，两面被疏柔毛，花萼钟状，外被白色绵毛及腺体，花冠紫红色至白色，长约 5 毫米，上唇微缺，下唇 3 裂，雄蕊 4，能育 2。(4)小坚果近球形，有皱纹。(图 3)

生长环境 生于荒地、山坡、路旁向阳地。

产地 长江以南各省区。

采收加工 夏秋采收全草，鲜用或阴干。

化学成分 有效成分为挥发油，以水蒸汽蒸馏获得。每公斤鲜全草（除根）可得挥发油 20 毫升，干品仅可得 6～10 毫

1949
新　中　国
地 方 中 草 药
文　献　研　究
(1949—1979年)
1979

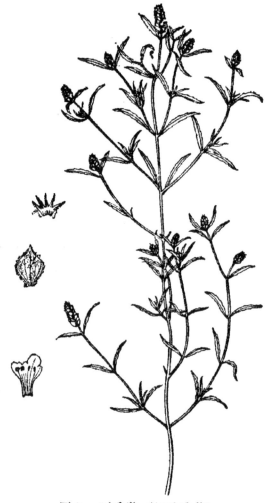

图 3　石香薷（细叶香薷）

升，药放久后失效。

制剂

1. 喉片：每片含挥发油 1.5 毫克，用于预防流感，每日
2～3 次，每次含 2～3 片，连用 3～5 天。

2. 混悬液：挥发油 1 毫升，加于蒸馏水（或冷开水或

— 10 —

0.5%吐温-80溶液）1000毫升中，用时现配，在瓶中充分振摇使成乳油液。预防流感，每日喷喉2～3次，喷3～5天。

3. 胶丸：以糖粉或淀粉为吸附剂，每丸含挥发油15毫克。

药理 体外试验挥发油有较强的广谱抗菌杀菌作用。挥发油和水提物都能抑制流感病毒和副流感病毒，在组织培养中对肠道病毒有一定的抑制作用。急性毒性小白鼠口服5%挥发油乳剂，半数致死量为生药1.25克/公斤。$\frac{1}{8}$～$\frac{1}{6}$的半数致死量（0.24～0.4克/公斤）在小白鼠中祛痰作用显著。口服0.15克/公斤，初步观察有镇咳作用。

临床 某单位用0.1%细叶香薷挥发油混悬液喷喉或口含喉片，预防感冒，每日2～3次，连用3～5天，用药组4997人，发病321人，发病率6.5%；对照组2620人，发病688人，发病率26.2%，有降低发病率控制流行的效果。用0.25%挥发油口服，治疗感冒，日服三次，每次10毫升，连服二日；对照组用A.P.C 0.5克，维生素丙100毫克，复方甘草片2片，每日三次，连服2日。细叶香薷组观察60例，有效31例，占51.6%，A.P.C组32例，有效12例，占37.5%。细叶香薷对风寒型感冒有一定疗效，对风热型无效。服药后发烧、咽喉痒痛、畏寒等自觉症状改善较好。

6 金银花（藤称金银藤）

别名 二花、银花、双花、忍冬藤、忍冬花（通称）、老翁须（山西）、通灵草（河南）、左转藤（广东）、二苞花（浙江）、二苞花藤（江苏）、二宝花（福建、江西、湖南）、鸳鸯藤（福建、湖南）、茶叶花（山东）。

1949

新　中　国
地 方 中 草 药
文 献 研 究
(1949—1979年)

1979

来源　为忍冬科植物忍冬 Lonicera japonica Thunb.。药用干燥花蕾；枝、叶亦可入药。

识别特征　(1)半常绿缠绕灌木，长达数米，分枝多，幼枝密生短柔毛。(2)叶对生，叶片卵形至长卵形，全缘，两面和边缘有短柔毛，下面灰绿色。(3)花成对腋生，初开时白色，后变黄色，黄白相映，花冠管状，呈二唇形，上唇4裂，下唇不裂，花下有叶状苞片2枚，花梗及花均被短柔毛。(4)浆果球形，熟时黑色。(图4)

生长环境　生于丘陵、山谷、村边；常有栽培。

产地　全国大部分地区均产。

栽培要点　对土壤要求不严格。用扦插和分株繁殖，扦插最好选阴雨天，剪取2～3年生健壮的中部枝条，截成1～1.5尺的小段，去掉下部叶子斜插入土中。分根繁殖，植株未萌发时，将母株旁新生幼枝连根刨出栽种。

采收加工　夏季在日出前及时采收其含苞未放的花蕾，置于席上晾晒或通风处阴干，最好当日晒干，注意翻动和不要沾水，以免花色变黑。枝叶随采随用或晒干备用。

化学成分　花蕾含黄酮类(为木犀草素-7-葡萄糖甙等)，肌醇，皂甙，叶含黄酮类(为木犀草素、忍冬甙等)，绿原酸可能是有效成分。

制剂

1. 复方丸、散、冲剂、片剂：如银翘散或冲剂、银翘解毒丸、银黄片等。

2. 复方煎剂：中医常用银翘散加减或银蒲合剂、双花贯众合剂，或用忍冬花（藤）合剂：忍冬花5錢，紫苏2錢水煎浓缩，制成50毫升。日服一次，三天。

3. 注射液：银黄注射液，每支含绿原酸10毫升，黄芩

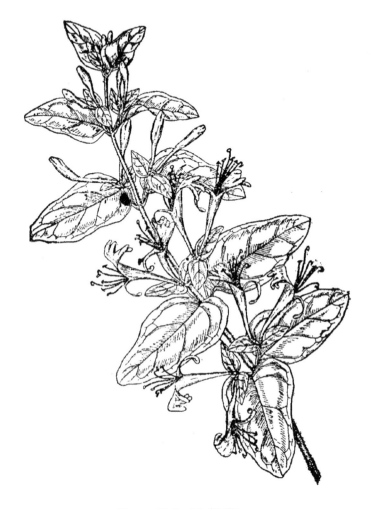

图4　忍冬（金银花）

甙40毫克。或每支含黄芩、银花各0.5克等。

4. 喷粉剂：双花、射干等量，加冰片适量，研细，用中药喷粉器喷喉。

药理　体外试验证明水煎剂或水浸剂对葡萄球菌、肺炎

1949

新 中 国
地 方 中 草 药
文 献 研 究
(1949—1979年)

1979

球菌、链球菌、伤寒杆菌、痢疾杆菌都有抗菌作用。对流感病毒、肠道病毒和疱疹病毒有抑制作用。其提取成分绿原酸抗金黄色葡萄球菌、绿脓杆菌、痢疾和大肠杆菌。动物试验证明有短时间的升血糖作用。提取绿原酸对大鼠、小白鼠中枢神经系统有兴奋作用，口服可刺激胃液分泌。金银藤也有抑制葡萄球菌和延缓肠道病毒致细胞病变的作用。

临床

中医常用复方银花制剂治外感风热、急性热病，也能治痈肿疮毒，以及用于细菌和病毒感染发病早期。如中药成药银翘散，银翘解毒丸、片、散以及中医银翘加减煎剂，一般常用于感冒、流感或热病初起，有一定防治效果。忍冬藤合剂预防感冒，可降低发病率一半左右。某单位将银黄针剂用于上感、急性扁桃体炎或咽炎，各观察了 17 例、71 例及 90 例，48 小时内治愈率各为 82.9%、88.7% 及 84%。比较了银花乙酸乙酯提取物钠盐针剂(含量以绿原酸计算，经测定纯度为 70%，每安瓿 60 毫克)和银黄注射液治疗急性扁桃体炎的效果，有效率各为 70.6% 和 75.6%，认为绿原酸是金银花的有效成分。银黄注射液治疗流感也有效。

附注 作金银花入药的植物除上种外，尚有同属的多种植物，它们的功效大体相似。为便于区别，兹列举较常用的种类作检索表如下：

1. 花成对生于叶腋
   2. 子房有毛……山银花 Lonicera confusa DC. (两广及云南)
   2. 子房无毛
      3. 苞片钻形
         4. 叶柄长 10～15 毫米……网脉叶忍冬 Lonicera re-

ticulata Champ.（两广）

4. 叶柄长 5～10 毫米

5. 叶纸质，下面网脉隆起；小枝有明显短柔毛……腺叶忍冬 Lonicera hypoglauca Miq.（两广及湖南）

5. 叶草质，下面网脉明显隆起；小枝几无毛……假大花忍冬 Lonicera macranthoides Hand.-Mazz.（两广及湖南）

3. 苞片叶状而远比叶小……金银花 Lonicera japonica Thunb.

1. 花成顶生总状花序

6. 总花梗及花冠被有较多的硬毛和腺毛……细苞忍冬 Lonicera similis Hemsl.（湖南、广西及云南）

6. 总花梗及花冠无毛或疏生柔毛及腺毛……吊子忍冬 Lonicera similis Hemsl. var. delavayi (Fr.) Rehd.（湖南、广西、云南）

7 贯 众

别名 贯仲

来源 为鳞毛蕨科植物**粗茎鳞毛蕨** Dryopteris crassirhizoma Nakai 及乌毛蕨科植物**狗脊蕨** Woodwardia japonica (L. f.) Sweet。药用根状茎及叶柄残基。

识别特征 1. **粗茎鳞毛蕨**（东北贯众、大贯众、牛毛广、野鸡膀子）(1)多年生草本，高可达 1 米；根状茎直立，粗壮坚实，密被叶柄残基及深褐色鳞片。(2)叶丛生；叶柄长，密生棕色线形至钻形鳞片；叶片二回羽状分裂，裂片密接。

— 15 —

1949
新中国
地方中草药
文献研究
(1949—1979年)
1979

(3)孢子囊群分布在叶片中部以上的羽片上，生于小脉中部以下，每裂片2～4对，囊群盖圆肾形。（图5-1）

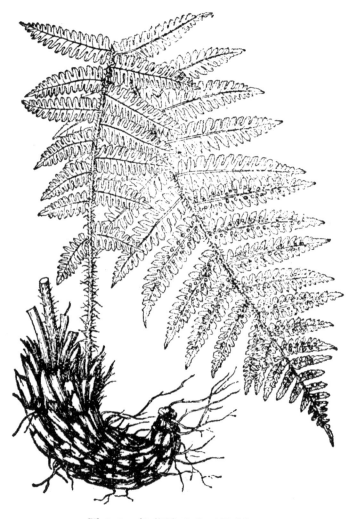

图5-1　粗茎鳞毛蕨（贯众）

2. 狗脊蕨（狗脊、毛鸡公）(1)多年生草本，高1米左右；根状茎粗壮，密生红棕色披针形大鳞片。(2)叶丛生，叶片厚

— 16 —

296

纸质，羽状半裂或略深，裂片三角形或三角状矩圆形，锐尖头，边缘有锯齿，叶脉网状，有网眼 1～2 行。(3)孢子囊群长形，生于主脉两侧相对的网脉上，囊群盖肾形。（图 5-2）

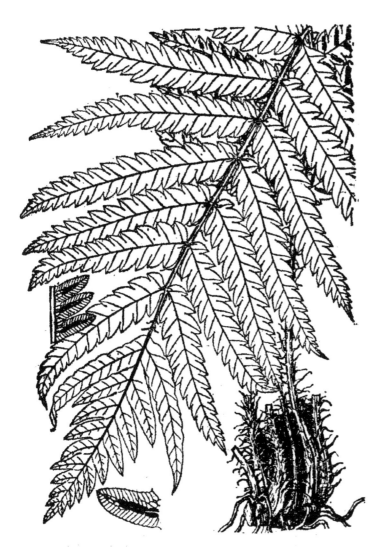

图 5-2　狗脊蕨（贯众）

— 17 —

1949

新　中　国
地方中草药
文　献　研　究
(1949—1979年)

1979

生长环境　1．粗茎鳞毛蕨：生于林下阴湿处。2．狗脊蕨：生于疏林下潮湿处、灌丛中及山谷、溪边阴处。

产地　1．粗茎鳞毛蕨：产我国东北及河北、内蒙古、甘肃等省区；在东北、华北及甘肃、贵州等地作贯众用。2．狗脊蕨：产我国长江流域各省及浙江等地；在江西、浙江、湖南、四川、云南等省作贯众用。

采收加工　春、秋二季采挖，洗净泥土，削去须根，仅留叶柄残基，晒干。

制剂

1．贯众水缸浸泡：按每人3～4钱，每十天更换一次。

2．贯众冲剂或散剂：水煎3～4小时，过滤去渣，煎液浓缩制成冲剂。贯众3钱，糊精1钱5分，甘草适量，加糖。每人每次服冲剂5克，相当于生药3钱。也可将贯众研碎加糖制成散剂服用。

3．片剂：贯众水浸泡4小时，煮煎，过滤浓缩，加贯众粉制粒压片，27片相当于4钱，服用。

4．单味或复方水煎剂：贯众汤、贯众桑叶合剂、双花贯众合剂等。

5．滴鼻剂或气雾剂：用五味子、贯众、辛夷花滴鼻。用板蓝根、贯众气雾剂预防流感。

药理　贯众体外试验可抑制流感、副流感、鼻病毒和肠道病毒，抑菌作用不强。

临床

1．贯众放水缸浸泡：净水防疫，按每人4钱，十天一换，预防感冒。某单位观察，2812人发生感冒300次，发病率10.65％，对照组2422人，发病340次，发病率14.03％。

2．片剂：日服3～4片（相当生药1.4克），服用十天

— 18 —

为一防程，有降低发病率作用。

3. 散剂：日服6克，连服3天为一防程，隔12天再服3天，如此连用两个防程，服药组423人，发病24人，发病率5.7%，对照组427人，发病118人，发病率27.6%，有降低发病率的作用。服药后有轻微反应，可自行消失。

4. 冲剂：服药3天，发病率比对照组低。

5. 复方煎剂：服用贯众桑叶汤，或双花贯众合剂，可预防感冒。将贯众、三桠苦、鸭脚木配成复方贯众汤，有预防和治疗作用。治疗感冒、流感204例，与四环素、安乃近和甘草片对照，复方贯众汤退热作用快，无反复，24小时内退烧有147例，占72.5%。对照组63例中24小时内退烧有2例，占3.2%。但对咳嗽效果较差。

6. 板蓝根贯众气雾剂预防流感：板贯气雾剂用板蓝根10克、贯众10克，水煎两次，过滤浓缩，透析制成50%水溶液。每人每次10毫升用气雾枪吸入，每天一次，每次20分钟，连续10天。某单位报告112例慢性气管炎病人，用板贯气雾剂预防后，发病27人，发病率24.4%。而未预防的慢性气管炎病人243例，发病126人，发病率51.9%。普查522人，发病256人，发病率42.3%。板贯气雾剂有降低流感发病率作用。

附注　商品贯众异物同名品极多，原植物达五科近30种，均属于蕨类。现将使用地区较为广泛的种类列举6种作检索表如下：

1. 植物体全体无鳞片；叶为二次羽状复叶，能育叶特化为穗状或复穗状的孢子囊序……紫萁 Osmunda japonica Thunb.（华东、华中、西南及河南、甘肃使用）

1. 植物体通常具有鳞片，尤其在叶柄基部及根茎上较多

— 19 —

1949
新 中 国
地方中草药
文 献 研 究
(1949—1979年)
1979

2. 叶为强度的二形，不育叶一回羽状，基部羽片缩短，叶脉羽状分离，能育叶的羽片强度反卷成荚果形，根状茎短而直立……荚果蕨 Matteuccia struthiopteris (L.) Todaro（我国北部地区及湖北使用）

2. 叶为一形或二形，如为二形，则能育叶比不育叶为不同程度的狭缩，从不为同样的卷缩

　3. 孢子囊群圆形

　　4. 囊群盖为圆肾形或盾形；植物体有阔鳞片……粗茎鳞毛蕨 Dryopteris crassishizoma Nakai

　　4. 囊群盖为新月形，质厚…… 蛾眉蕨 Lunathyrium acrostichoides (Sweet) Ching（华北及甘肃、湖北使用）

　3. 孢子囊群长形或条形，生于主脉两侧的狭长网眼内，囊群盖开向主脉

　　5. 上部羽片腋中有无性芽……单芽狗脊蕨 Woodwardia unigemnata (Makino) Nakai（西南地区及甘肃、湖南使用）

　　5. 上部羽片腋中不具芽，但叶面有时有小的无性芽着生……狗脊蕨 Woodwardia japonica (L. f.) Sweet（华东、西南地区及湖南使用）

8　桉　　叶

别名　桉树（江西）、大叶有加利（湖南、广东）,油加利、加里树（福建、广东、广西）。

来源　为桃金娘科植物**大叶桉** Eucalyptus robusta Smith。药用叶。

识别特征 (1)乔木，高5～15米，树皮棕色，嫩枝叶常带红色。(2)单叶互生，狭卵形或宽披针形，脉纤细而密，揉碎时有香气。(3)花黄白色，集成伞形花序，腋生或侧生。(4)蒴果倒卵形至壶形，果缘薄。（图6）

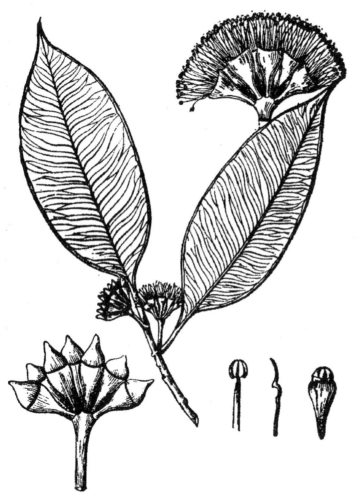

图6　大叶桉（桉叶）

生长环境　栽培于平地、山坡、路旁。

产地 广东、广西、福建、江西、湖南等省区。

采收加工 全年可采，洗净晒干，一般多鲜用。

化学成分 酚类、酸类、甾醇、三萜类、挥发油。从桉叶中分离得棓酸及黄绿色结晶(熔点332°C)。

制剂 片剂 水煎液浓缩，乙醇溶解，回收乙醇，制成浸膏片，每片含生药相当3克。日服四次，每次3～4片。

药理

1. 水煎剂及水煎醇溶物体外试验，对金黄色葡萄球菌、甲型溶血性链球菌、卡他球菌、绿脓杆菌、痢疾杆菌有抑菌作用。金黄色葡萄球菌更为敏感。

2. 大叶桉的两种结晶——棓酸、黄绿色结晶（熔点332°C)和水煎剂，在鸡胚试验中对流感病毒有直接灭活作用。

3. 水煎膏及水煎醇溶物以临床日用量10倍、20倍给犬灌胃不显示毒性反应，给50倍剂量时，灌水煎醇溶物，犬出现神态不振，不安现象。灌大叶桉水煎膏，犬出现呕吐等不良反应。

临床 一般服药2～3天即有效，但个别的需服药4天以上才见效。对感冒低烧有较满意的退烧作用（对中等度发烧也有良好的退烧作用，对高烧的退烧作用较差)。观察服用133例中少数病例有轻度腹痛、呕吐、皮下出血点（有肝炎史)、皮肤搔痒、耳鸣。除皮肤搔痒1例用抗过敏药物治疗外，其余停药症状均消失。

临床证明对轻、中型感冒疗效较好。

9 柴 胡

别名 硬苗柴胡（我国北部)，蚱蜢腿（东北)，韭叶柴胡（安徽），竹叶柴胡（西藏）。

来源 为伞形科植物北柴胡 Bupleurum chinense DC.。药用干燥根。

识别特征 (1)多年生草本，高40～100厘米；茎丛生或单生，上部多分枝；主根坚硬，细圆柱形，有时分枝，外皮灰褐色。(2)叶互生，宽线状披针形，长4～10厘米，宽0.6～1.3厘米，全缘，具平行脉。(3)复伞形花序多数，腋生或顶生，花小形，黄色。(4)双悬果长圆形或宽卵圆形，带褐色，分果具5棱。（图7）

生长环境 生于干燥草原或山坡、田野等处。

产地 我国大部分地区皆有分布；主产于辽宁、河北、陕西、湖北等省区。

采收加工 春秋采挖，除去秧苗及泥土，晒干。

化学成分 根含挥发油(为柴胡醇等)、脂肪油(为油酸、亚麻仁油酸、棕榈酸、硬脂酸等的甘油酯)、α-菠菜甾醇、侧金盏花醇、三萜皂甙、葡萄糖、芸香甙。

制剂

1. 注射液：柴胡蒸馏液，复方柴胡、细辛注射液，或柴胡、鹅不食草注射液（热可平）肌肉注射皆可退热。

2. 片剂：柴胡、黄芩做成柴黄片。

3. 复方煎剂：柴胡配葛根如葛根解肌汤，配银花、连翘或黄芩等。柴胡汤清热症后期的余热。

药理 动物实验证明有很好的解热作用。对流感病毒和脊髓灰白质炎病毒有抑制作用，能抑制结核杆菌生长和疟原虫的发育。有解毒作用。

临床 柴胡注射液为普通常用的退热药,对病毒性感染、感冒、流感等发热病有效。柴胡细辛复方注射液和柴胡、鹅

— 23 —

1949
新　中　国
地 方 中 草 药
文　献　研　究
(1949—1979年)
1979

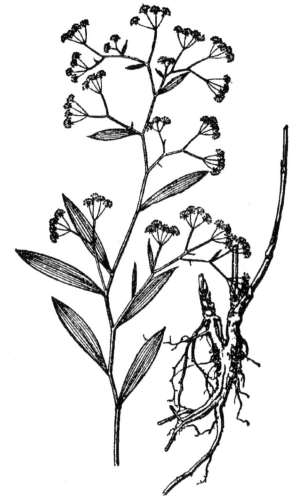

图 7　北柴胡（柴胡）

不食草注射液也可退热。柴黄片预防流感及感冒有一定效果。

　　附注　各地作柴胡入药的种类甚多，但均系柴胡属（Bupleurum）植物。现将使用地区较为广泛的种类列举 9 种作检索表如下：

— 24 —

1. 小总苞片广卵形至近圆形，绿色或带其他色
　　2. 植株通常单生；小总苞片通常5，花黄绿色——空心柴胡 Bupleurum longicaule Wall. ex DC. var. franchetii Boiss.（甘肃、湖北及西南地区）
　　2. 植株通常丛生，小总苞片5或6片以上
　　　　3. 叶线形或线状披针形；小总苞片通常5——坚挺柴胡 Bupleurum longicaule Wall. ex DC. var. strictum Clarke（青海、四川、湖北）
　　　　3. 叶窄披针形；小总苞片7～12——兴安柴胡 Bupleurum sibiricum Vest（黑龙江、辽宁和内蒙古）
1. 小总苞片多为窄披针形，少为卵状披针形，绿色
　　4. 主根表面红棕色
　　　　5. 叶线形；茎基部具毛刷状的叶鞘残留纤维；根表面红棕色——红柴胡（南柴胡）Bupleurum scorzonerifolium Willd.（我国北部地区及华东、湖北、四川）
　　　　5. 叶倒披针形或线形；茎基部无毛刷状的叶鞘残留纤维；根表面淡红棕色——银州柴胡 Bupleurum yunchowense Shan et Y. Li（陕西、甘肃、宁夏、山西、内蒙古）
　　4. 主根表面非红棕色
　　　　6. 网脉清晰，支脉末端有红棕色斑点；果棱槽中油管1条，合生面2条——小柴胡 Bupleurum tenue Buch-Ham. ex D. Don（西南各省）
　　　　6. 网脉不清晰，无红色斑点；果棱槽中油管1～3条，合生面2～4条。
　　　　　　7. 叶较大，茎中部叶长8～14厘米，宽1.5～3.5厘米——长白柴胡 Bupleurum komaro-

1949
新 中 国
地方中草药
文 献 研 究
(1949—1979年)
1979

vinum Lincz（东北各省）

7. 叶较小，宽 0.6～1 厘米，有时达 1.5 厘米

8. 叶近革质，长披针形，长 10～16 厘米，有白色软骨质边缘；根纺锤形，表面深红棕色——竹叶柴胡 Bupleurum marginatum Wall. ex DC.（中部和南部各省）

8. 叶较薄，广线状披针形，长 3～9 厘米，无白色软骨质边缘；根常分枝，表面非深红棕色——北柴胡 Bupleurum chinense DC.（我国大部分地区皆产）

10 鸭 跖 草

别名 竹叶菜（华南、东南、华东），蓝花菜（东北、湖北），竹仔草（福建），竹节菜（广西、福建、河南），蓝天鹅（陕西），蓝花姑娘（江苏），竹节草（甘肃），蛇竹菜（广东），三荚草（辽宁）。

来源 为鸭跖草科植物**鸭跖草** Commelina communis L.。药用全草。

识别特征 (1)一年生草本，高约 20～40 厘米；茎多分枝，下部匍匐状，绿色或带紫色。(2)单叶互生，宽披针形，似竹叶，叶面绿色或暗绿色，基部圆形，有短柔毛，叶鞘通常无毛。(3)花蓝色，有花 3～4 朵，着生在心状卵形苞片内，开花时 1 朵突出苞外。(4)蒴果，2 室，椭圆形，稍压扁；有种子 4 粒。(图 8)

生长环境 性喜阴湿，生于溪岸、山沟、田坎、路旁或屋旁。

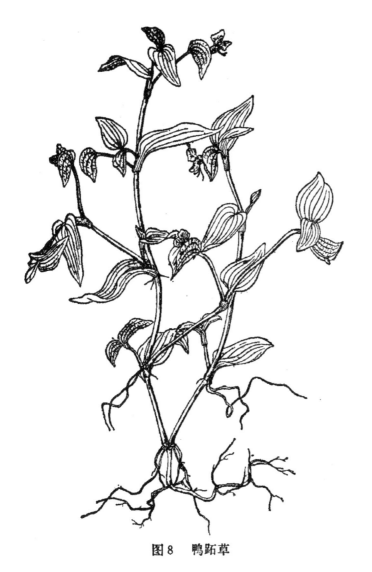

图 8　鸭跖草

产地　全国各地。

栽培要点　田边、溪边、村前屋后都可种植。种子、扦插及分株繁殖。播种，于春季育苗，条播，覆土 1～2 分。插条，每节都可生根，把植物的茎剪下，插入沙土中。分株，

1949

新　中　国
地方中草药
文　献　研　究
(1949—1979年)

1979

在春季，将根分开栽植，保持土壤湿润。

采收加工　夏秋季割取地上全草，以秋季采割最好，洗净，鲜用或切段晒干用。

化学成分　经分离提取得 11 个部分，水溶性部分有效。

制剂　干草 2～3 两水煎至 200 毫升，预防每天服 2 两、治疗每天服 3 两，分 2～3 次服。浓缩干燥制成冲剂，每包含鸭跖草 2 两，片剂每片含生药 10.3 克，日服 6 片，相当于 2 两。

药理　鸭跖草水煎剂和水溶性提取物体外试验，对金黄色葡萄球菌、绿脓杆菌和变形杆菌有抑菌作用；鸡胚试验有直接灭活流感病毒的作用；在组织培养中能抑制鼻病毒，但在动物体内尚未发现有保护作用。醇提物无抗菌抗病毒活性。

临床　某单位用鸭跖草煎剂预防感冒，日服 2 两，每十天连服三天，观察 3 个月。服药 356 人，41 人发病，发病率 11.52%，不服药对照组 365 人，发病 77 人，发病率 21.1%，有明显差别。另一组试验，给 1,025 人进行预防服药，4～5 个月内共发病 51 人，发病率 4.98%，不服药对照组 1,031 人，发病 84 人，发病率 8.15%，发病率降低。服药后发病的病人症状也较轻，服药的 927 人中发病 45 人，体温在 37.6℃以上的 6 人，占 13.3%。不服药的 908 人，发病 78 人，体温在 37.6℃以上的 33 人，占 42.3%，有明显差别。治疗感冒，流感 374 人，有效率 74.87%，24 小时内退烧的占 53.33%。用鸭跖草预防流感、感冒，重点观察 2,777 人，有一定的作用。治疗流感、感冒，退热作用较快，也较稳定，退热过程中很少出大汗。治疗最好在发病 24 小时内服药，对感冒疗效比流感更为明显。

11 满 山 香

别名 排香草(四川)，排草(四川、云南)。

来源 为报春花科植物细梗香草 Lysimachia capillipes Hemsl.。药用全草。

识别特征 (1)一年生草本，全株无毛，有香气；茎直立，高约 50 厘米，有四棱或狭翅。(2)叶互生，卵形至卵状披针形，先端渐尖，基部圆钝或渐狭。(3)花单生于叶腋，花柄细长，花黄色，花药顶孔开裂。(4)蒴果球形，种子多数，多角形。(图 9)

生长环境 生于较阴湿的草丛中及灌木林下。

产地 华南、西南及江西等省区。

采收加工 夏秋采集，鲜用或阴干备用。

化学成分 全草中含有挥发油、生物碱、鞣质、酚类、皂甙、有机酸和糖类。但挥发油、生物碱和鞣质的含量都很低。

制剂 全草切碎，加水浸没药面，煮沸后再煎一小时，共两煎，合并后浓缩至每 100 毫升含满山香一两，再加糖适量。治疗用每天 2~4 次，每次 50 毫升。预防用：每天服药 1 次，连服 5 天，14 岁以上每次 100 毫升，2~14 岁服 50 毫升，1~2 岁服 25 毫升。

药理 实验证明在鸡胚中有抑制流感病毒作用，并有解热作用，用茎叶醇提取液灌胃 5 克/公斤或肌肉注射 2~5 克/公斤，均有明显解热作用，去鞣质后效果更明显。急性毒性试验灌胃给药，水煎剂半数致死量为 72±4.14 克/公斤，茎叶醇提取液未去鞣质为 58.3±7.6 克/公斤，去鞣质静脉注射

1949
新 中 国
地方中草药
文 献 研 究
(1949—1979年)
1979

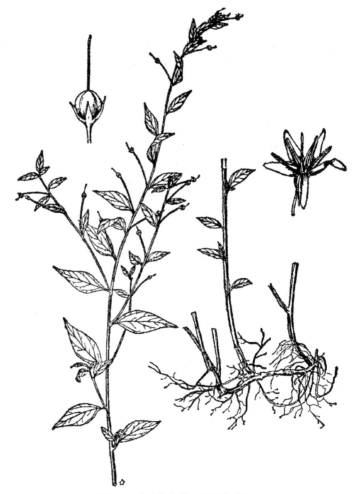

图9　细梗香草（满山香）

为2.24±0.17克/公斤。中毒表现为中枢神经抑制。

　　临床　某单位用满山香预防流感，服用5天的72人，服药前发病率23％，在服药期间未发现新病例，停药后3周发病率5.6％。与大青叶水煎剂比较，服用满山香期间预防流感效果明显。又与西药对照治疗流感114例，发病24～48小时

— 30 —

内隔离观察，4小时测体温观察一次，证明满山香治疗流感有一定效果，114例中有效者93例，有效率81.6%。西药对照组服用土霉素或四环素，磺胺类药并用安基匹林，50例有效者25例，有效率50%，满山香组比西药组好。24小时退热满山香组58.1%，西药组56%，二者相近，无明显差别。体温下降后其他症状也相继消失，但止咳作用较差，需并用止咳祛痰药。12例服药前分离病毒10例阳性，服用满山香后48小时，11例中只有2例阳性，说明可抑制流感病毒。副作用少，有咽部不适、恶心、大便次数增加等。

12 野 菊 花

别名 黄菊花(浙江)、路边菊(湖南、湖北)、野菊(陕西、甘肃、宁夏)。

来源 为菊科植物野菊花 Chrysanthemum indicum L.。药用花和全草。

识别特征 (1)多年生草本，高约60厘米，全株均被灰白色柔毛，茎下部常匍匐倾斜。(2)叶互生，有柄，形如菊花叶但较小，叶片羽状深裂，有3～5个裂片，两面均有细毛。(3)花黄色，有香气，头状花序呈伞房状排列，边缘有一列舌状花，中央有多数管状花。(图10)

生长环境 生于山野路边湿润草丛中，低山区丘陵地带常见。

产地 全国大部分地区有产。

栽培要点 一般土壤都可种植，空地、庭院均可零星栽种。分株繁殖，在清明前后，植株萌发前将母株刨出分成若干小株，株距1～2尺栽种，每穴栽2～3株，栽后覆土，压

1949

新　中　国
地方中草药
文　献　研　究
(1949—1979年)

1979

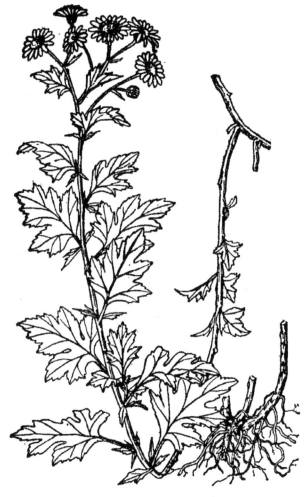

图 10　野菊花

实后浇水。

　　采收加工　秋季花盛开时，选晴天露水干后，采花或全草晒干。

　　化学成分　含有萜类化合物、内酯、挥发油、黄酮甙、香豆精类化合物。

— 32 —

制剂

1. 水煎剂：野菊花用沸水浸泡1小时，煎30分钟口服。预防剂量每日2錢。复方菊针煎剂，野菊花1錢，鬼针草2錢，煎20分钟服。

2. 滴鼻剂：按肌肉注射剂方法制成100%注射液，每次滴鼻3～4滴，预防每7～10天滴一次。

3. 片剂：野菊花140斤，水煎，水液浓缩成浸膏，另将野菊花10斤研成120目细粉。粉膏混合，干燥，制粒，压片。复方加朴尔敏、朴热息痛制片。

4. 针剂：野菊花、金银花制成注射液，用于治疗小儿支气管炎。

临床 某单位于1971年用野菊花煎剂，滴鼻剂预防感冒，使发病率比1970年有所降低。1972年用野菊花片剂和复方野菊花片剂预防感冒，每隔三天服一次，一次服6片，三个月观察1,051人，发病率22%，对照组968人，发病率40.9%，用于气管炎病人，发病率也有降低。用复方菊针煎剂预防感冒，一周一次，连服5个月，发病率比对照低。

13 紫 苏

别名 荏子（甘肃、河北），香苏（东北、河北、山西、江西、广东），赤苏（陕西、山西、福建、江西、广西），黑苏、红苏、红紫苏（江苏、广西、贵州），野苏、野紫苏（陕西、四川、江西、江苏），巴兰古（新疆），兴帕夏噶（西藏），鸡苏（福建、江西）。

来源 为唇形科植物紫苏 Perilla frutescens(L.)Britt. var. crispa Deene. 药用枝叶。

1949

新 中 国
地方中草药
文 献 研 究
(1949—1979年)

1979

识别特征 (1)一年生草本,高30～100厘米。茎四棱形,紫色或绿紫色,有紫色或绿色长柔毛。(2)叶对生,卵形或宽卵形,边缘有粗圆齿,两面紫色或仅下面紫色,两面均疏生柔毛。(3)总状花序,顶生或腋生;苞片卵状三角形,具缘毛;萼钟形,先端5裂,外面下部密生柔毛;花冠二唇形,红色

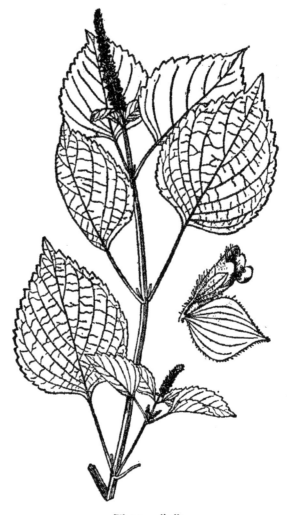

图11 紫苏

或淡红色。(4)果实倒卵形，灰棕色。（图11）

产地 全国各地均有栽培。

栽培要点 对土壤要求不严，房前、屋后、沟旁均能生长。种子繁殖，直播在春天4月中、下旬，在平整好的畦内，条播或穴播，播后注意浇水，苗高3～4寸时定苗。在干旱地区，无灌溉条件时，可采用育苗法，移植。

采收加工 夏秋可采，鲜用或阴干。

化学成分 叶、苏梗含挥发油（为紫苏醛、左旋柠檬烯、蒎烯等），氨基酸（精氨酸等），枯酸，色素等。种子含脂肪油、维生素B_1。

制剂 紫苏3钱，水煎服。或与忍冬藤、野菊花，板蓝根等配成复方煎服。

药理 能扩张皮肤血管，刺激汗腺神经而发汗，并可减少支气管分泌，缓解支气管痉挛。紫苏水浸液体外对葡萄球菌、大肠杆菌、痢疾杆菌有抑制作用。

临床 紫苏能发表散寒，适用于风寒感冒，民间常在感冒初起畏寒，服用紫苏水煎剂发汗，表散风寒，预防感冒，效果良好。中医治风寒咳嗽，用杏苏二陈汤，在二陈汤中加入苏叶、杏仁。福建三明地区用忍冬藤5钱，紫苏叶2钱，水煎服，预防感冒。

附注 同本种相近的**野生紫苏** Perilla frutescens Britt. var. acuta (Thunb.) Kudo 的枝叶，与紫苏同样入药。

14 鹅不食草

别名 球子草(广东)、小二郎箭(四川绵阳)。

来源 为菊科植物**石胡荽** Centipeda minima (L.)

— 35 —

1949

新 中 国
地方中草药
文 献 研 究
(1949—1979年)

1979

A. Br. et Asch.。药用全草。

识别特征 (1)一年生匍匐草本，高5～20厘米，揉之有气味。(2)叶互生，无柄；叶片小，匙形或倒卵形，顶端边缘有1～2个疏齿。(3)头状花序单生于叶腋，近无梗，扁球形，黄色，径约3毫米，全为管状花。(4)瘦果长约1毫米，具4棱。(图12)

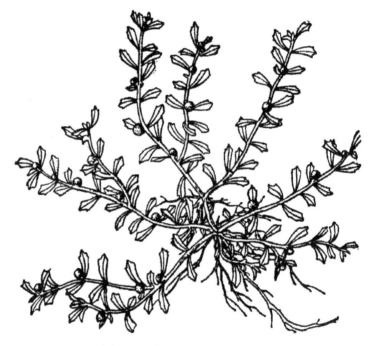

图12 石胡荽（鹅不食草）

生长环境 生于路边、湿田、荒野及阴湿地方。

产地 分布于我国大部分地区。主产于广东、江苏及湖北等省区。

栽培要点 以砂质壤土和壤土为好。种子及分株繁殖，宜春季播种。注意旱季浇水。

采收加工 在5～10月花前期或花期采收全草，晾干备用。

化学成分 全草含三萜成分（为蒲公英赛醇等）、甾醇（为β-固甾醇、豆甾醇等）、挥发油、黄酮类、氨基酸、有机酸。

制剂

1. 嗅剂：鲜鹅不食草焙干研末、装入消毒洁净空瓶中，塞紧备用，用时打开闻嗅。

2. 复方滴鼻剂：天津流感1号用大青叶2斤，鹅不食草1斤，贯众2斤，水煎两次去渣，浓缩加95%乙醇沉淀，过滤，回收乙醇，所得浸膏加水1万毫升，配成含生药25%药液，高压灭菌，供滴鼻用。

3. 复方涂鼻油膏：天津流感2号油膏剂，大青叶3斤，鹅不食草1斤，黄连根2.5斤，甘草半斤。水煎两次，浓缩成膏约1斤左右，加凡士林8～9斤制成涂鼻油膏，使用时每日2～3次，涂鼻。

4. 复方吸入剂：无锡流感散2号，用鹅不食草、薄荷、白芷、细辛、牙皂制粉吸入。

药理 鹅不食草水煎剂在鸡胚和组织培养中，可以抑制流感病毒，在组织培养中可以抑制腺病毒。体外试验对肺炎球菌有明显抑制作用。

临床 某单位用鼻嗅药粉预防流感，用药1个月，观察预防效果，嗅药组184人，一天嗅药3次，1个月，发病16人，发病率8.7%，对照组不嗅药200人，1个月发病85人，发病率47.5%，嗅药组发病率显著下降。用复方滴鼻剂流感1号，预防感冒、流感，滴药490人，20天内发病38人，发病率7.7%，对照组不用药394人，发病68人，发病率

1949

新 中 国
地 方 中 草 药
文 献 研 究
(1949—1979年)

1979

17.2％，有预防效果。用复方涂鼻油膏流感2号，涂药1,167人，发病207人，发病率17.7％，不用药500人，发病112人，发病率22.4％。用鹅不食草、薄荷、白芷、细辛、牙皂制成流感散2号鼻吸，每天2次，每周三天，预防流感有一定效果。

15 糙 苏

别名 蜂窝草、白丹参(河南)，续断①(四川、山西)，接骨、龙豆(山西)。

来源 为唇形科植物糙苏 Phlomis umbrosa Turcz.。药用枝叶。

识别特征 (1)多年生直立草本，根肥粗，肉质，茎多分枝，全株均被柔毛和星状毛。(2)叶对生，近圆形、卵圆形至宽卵形，两面被柔毛和星状毛。(3)轮伞花序生于枝顶，苞片线状钻形，花萼萼齿顶端有小刺尖，花冠粉红色，上唇边缘有不整齐小齿，下唇3圆裂。(4)小坚果卵圆形。(图13)

生长环境 生于疏林下，山坡草地或山沟等处。

产地 辽宁、河北、山东、河南、山西、陕西、甘肃、四川、贵州、湖北、广东等省区。

采收加工 夏季采收，鲜用或晒干用。

化学成分 含有挥发油、黄酮类、甾体类、酚类化合物、氨基酸、香豆精、醋、无机盐。根部含生物碱，从地上部分分离出三种白色结晶及总黄酮部分。

制剂

---

① 常用中药续断为山萝卜科植物，而在四川和山西个别地区将糙苏的块根误作续断。

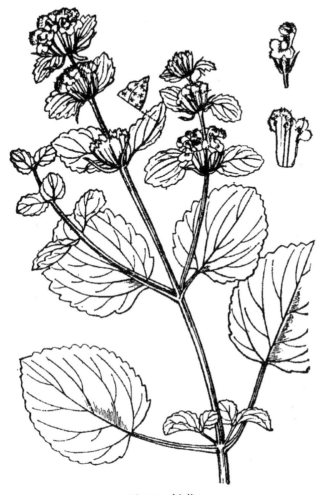

图 13　糙苏

　　1. 糙苏茶：糙苏茎叶 3～5 錢，加水煮 5～10 分钟，**体**积约 300 毫升，日服二次。十天內服三天停七天。

　　2. 片剂：水浸膏糖衣片，每片重 0.35 克，相当原生药 2 克。治疗感冒：日服三次，每次 6 片；预防：日服二次，每次 6 片，连服三天停药七天，十天为一疗程，连续 6 个疗

1949

新　中　国
地方中草药
文　献　研　究
(1949—1979年)

1979

程预防。

3. **喷雾剂**：糙苏全草提取液制成喷雾剂，每十天喷雾三天，每天一次为一疗程。

4. **糙苏冲剂(干糖浆)**：每袋 10 克，治疗感冒日服三次，每次 5 克，预防：日服二次，每次 5 克。

药理　糙苏制剂体外敏感性试验能抑制流感杆菌、奈氏球菌、肺炎球菌；体内外实验对金黄色葡萄球菌皆有抑制作用。水煎液、氯仿-醇部分、酚性部分和残留部分，在组织培养和鸡胚实验中，对流感病毒有直接灭活作用。黄酮类物质有较明显的祛痰和镇咳作用。 1:1 水煎醇沉淀后的溶液，能降低由菌苗引起的家兔发烧反应。小鼠口服急性半数致死量为 244.2 克生药/公斤，家兔、犬以水煎剂 12.22 克/公斤灌胃或 1:1 水煎醇沉注射液 0.2 克/公斤，给犬肌注（为人用量的 5 倍），连续 28 天，对非蛋白氮、转氨酶、血象皆无明显影响，内脏组织未见明显病理变化。

临床　某单位经验，茶剂：给药组 4,099 例，发病率 3.51%，对照组 3,467 例，发病率 8.36%。 片剂：给药组 735 例， 发病率为 12.92%， 对照组 699 例， 发病率为 28.04%。喷雾剂：给药组 1,426 例，发病率 5.19%，对照组 1,380 例，发病率 13%。各种剂型，用药后皆能明显降低感冒发病率。

二、防治气管炎中草药

1 三 棵 针

别名 酸狗奶子，刺溜溜（河北、东北）。

来源 为小檗科植物细叶小檗 Berberis poiretii Schneid.。药用根或根皮。

识别特征 (1)落叶灌木，高1米左右，茎内皮和木质部为黄色。(2)单叶互生，叶下具三针刺，长4～9毫米，叶狭倒披针形，长1.5～4.5厘米，宽5～10毫米，全缘或下部叶边缘有锯齿。(3)总状花序，花黄色。(4)浆果矩圆形，长约9毫米。果熟后红色。（图14）

生长环境 生于向阳山坡灌丛中。

产地 辽宁、吉林、黑龙江、河北、山西、内蒙古、陕西、山东等省区。

采收加工 四季可采，趁鲜刮去外层粗皮，切碎，晒干备用。也可供提取黄连素用。

化学成分 含小檗碱、小檗胺、双苄基异喹啉碱及巴马亭、药根碱等。

制剂 复方三棵针片剂：三棵针1两、桑皮5钱、麻黄4钱、桔梗3钱，制成浸膏压片，一日三次分服。

复方三棵针制剂配方见43页表。

1949

新 中 国
地方中草药
文 献 研 究
(1949—1979年)

1979

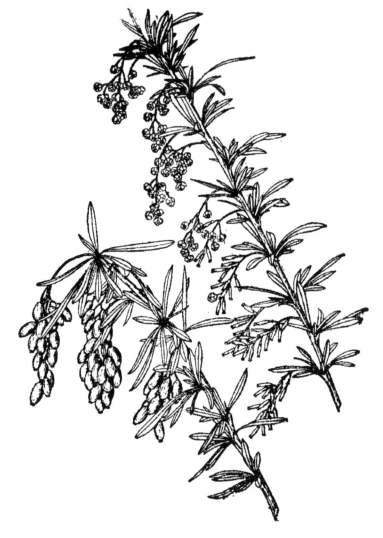

图 14　细叶小蘖（三棵针）

Ⅰ～Ⅵ 配方成分（一日量）

配方	中 草 药 （单位：钱）							西药（单位：毫克）		
	三棵针	桑皮	麻黄	桔梗	牛蒡子	穿山龙	鸭跖草	东莨菪碱	麻黄素	苯海拉明
Ⅰ	15	3	3	3	3	3				
Ⅱ	15	5	4	3		5				
Ⅲ	20		3	3		5	3			
Ⅳ	10	5	4	3						
Ⅴ	10	5		3			4	1.08		
Ⅵ	10	5		3					80.0	30.0

药理 Ⅳ号复方三棵针浸膏有镇咳（小鼠氨雾法①）、祛痰（小鼠酚红法②）作用。

临床 六种复方三棵针对慢性气管炎咳、痰、喘均有较好的疗效，其配方如表所示，其中以Ⅵ号方效果最好。痰细胞病理学检查见治疗后细胞总数、炎细胞及变性、坏死细胞减少。治疗后心电图、肝功能均未见异常改变。服用Ⅵ号方后有轻度心慌、无力、失眠、食欲减退等副作用，但不影响继续服药。

附注 我国三棵针种类很多，分部很广，此类植物几乎都含有小蘖碱。现将常见种区别如下：

---

① 小鼠氨雾法：寻找对咳有效药物的一种常用药理方法。用喷雾器将氨水喷成雾状，小鼠吸入一定量氨雾后，因刺激呼吸道而引起咳嗽，有镇咳作用的药物能使小鼠对氨雾刺激的耐受性增强。

② 小鼠酚红法：寻找对痰有效药物的一种常用药理方法。将一定量的酚红注入小鼠体内后，酚红能自小鼠呼吸道排泌，有祛痰作用的药物，能使酚红自小鼠呼吸道排泌量增加。

— 43 —

1949
新　中　国
地 方 中 草 药
文 献 研 究
(1949—1979年)
1979

1. 叶常绿，厚革质或革质，花通常丛生，果实黑色，常被白粉。

  2. 枝圆形，红黑色，果无宿存花柱（四川、湖北）…………………………刺黑珠 Berberis sargentiana Schenid.

  2. 枝具棱或槽，黄色，果有明显花柱或短花柱。

    3. 胚珠 2～3 枚，叶较窄，宽与长之比为 1:5～8，叶脉少而不明显，侧脉几与中脉垂直，花 8～20 朵丛生（四川、湖北、甘肃、陕西）………………拟蠔猪刺 Berberis soulieana Schneid.

    3. 胚珠 1 枚，叶较宽，宽与长之比为 1:3～4，叶脉羽状，侧脉少数，花 15～30 朵丛生（四川、湖北西部）………………蠔猪刺 Berberis julianae Schneid.

1. 叶为落叶，罕为半常绿，质地较薄。

  2. 叶半常绿，较小，通常长不及 2 厘米或稍超过，全缘（西藏、湖北、西南地区）…………………金花小蘖 Berberis wilsonae Hemsl. et Wils.

  2. 落叶，叶多长于 2 厘米。

    3. 花 2～5 朵丛生，叶片广椭圆形至近圆形，叶缘具 20～40 枚刺状齿（陕西、甘肃、青海、四川、河南）………………………秦岭小蘖 Berberis circumserrata Schneid.

    3. 花为总状或圆锥花序。

      4. 花为总状花序。

        5. 叶狭长，宽与长之比为 1:3～6，全缘（东北、华北、山东、陕西）…………………………细叶小蘖 Berberis poiretii Schneid.

5. 叶较宽，宽与长之比为 1:1.2～2，边缘通常有
　　齿，叶脉网状，显著而隆起（四川、云南、西
　　藏）·····································
　　··········川滇小檗 Berberis jamesiana Forrest et
　　W. W. Sm.

4. 花为圆锥花序，果实先端渐狭，有宿存花柱，长
　　1～1.5 毫米（四川、西藏）··················
　　·········刺黄花 Berberis polyantha Hemsl.

2　山　豆　根

别名　黄条狗、狗葡萄秧子（东北），马串铃、狗骨头
（陕西），金葛子、光光叶根（山东），防己（四川）。

来源　为防己科植物蝙蝠葛 Menispermum dahuricum
DC.。药用根茎。

识别特征　(1)多年生缠绕落叶木质藤本，茎细长，根茎
横走，浅黄色，断面淡黄色，中有髓，四周有放射纹，味极
苦。(2)叶互生，盾状着生，叶片圆肾形或卵圆形，近全缘或
5～7 浅裂。(3)花单性，雌雄异株，圆锥花序腋生，花小，黄
绿色。雄花花萼约 6 片，花瓣 6～9 片。(4)核果，圆肾形，
成熟时黑紫色。（图15）

生长环境　生于山坡，路旁或灌木丛中或攀援于岩石
上。

产地　东北、华北、华东及陕西、青海、甘肃、四川等
省区。

采收加工　夏秋采挖根茎，晒干。

化学成分　含生物碱，主要为山豆根碱，总生物碱在根

1949

新　中　国
地方中草药
文　献　研　究
(1949—1979年)

1979

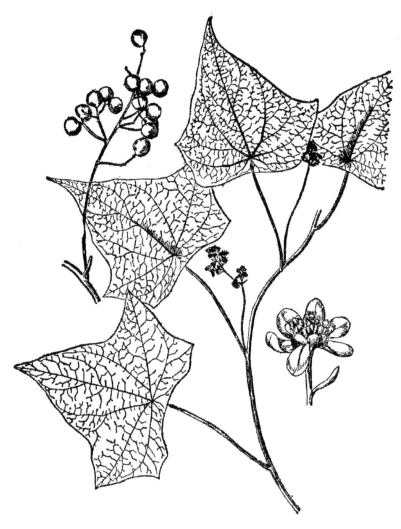

图 15　蝙蝠葛（山豆根）

及根茎中含量为 0.8～2%，茎中为 1%，叶中为 0.35%。

制剂

1. 水煎剂：山豆根干品，每日量为5錢至1两，水煎分早晚两次服。

2. 山豆根针剂：取粗制生物碱① 1克，加适量注射用水调节 pH4～5，搅拌溶解，过滤，灌装，熔封，以100℃流通蒸汽灭菌 30 分钟，即得（每毫升含山豆根碱 10 毫克），每次注射 3～6 毫升，每日一次。

3. 粉片剂：将山豆根干品粉碎后装入胶囊或打成片剂

---

① 山豆根粗粉

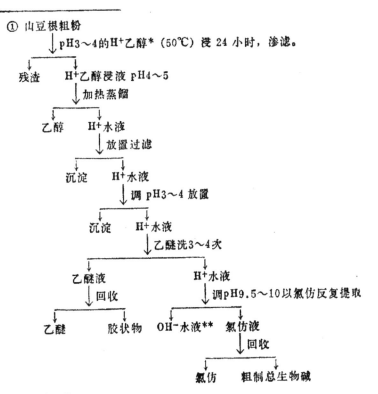

* 酸性乙醇
** 碱性水溶液

1949

新 中 国
地 方 中 草 药
文 献 研 究
(1949—1979年)

1979

（每胶囊或片为 0.25 克）。日服 2～3 次，根据年龄和病情，每次服 1～2.5 克。

药理　山豆根总生物碱有镇咳（小鼠氨雾法）、祛痰（小鼠酚红法）和平喘作用（豚鼠组胺性喘息模型①）。

临床　煎、片、针三种制剂对喘息型慢性气管炎有较为满意的效果，具有平喘、止咳、祛痰作用。个别病人在初服水煎剂时有轻度恶心、呕吐、头晕等副作用。服粉剂反应不明显。

3　千　日　红

别名　千年红（上海），粗糠花（福建），百日红（华南）。

来源　为苋科植物千日红 Gomphrena globosa L. 。药用干燥花序或全草。

识别特征　(1)一年生草本，高 20～60 厘米；茎直立，分枝，有灰色长毛。(2)叶对生，长椭圆形至长圆状倒卵形，两面均有白色长柔毛。(3)头状花序顶生，通常 1 个，或有时 2 至 3 个，紫红色，球形。(4)果实为胞果，近球形。（图 16）

生长环境　我国南北各地皆有栽培。

产地　我国各地均产。

采收加工　9～11 月采收开放的花序 或去花序的全草，晒干或阴干。

化学成分　含有油脂类、糖类、挥发油、黄酮、皂甙、

---

①　豚鼠组胺性喘息模型：寻找对喘有效药物的一种常用药理方法。豚鼠对组织胺很敏感，让它吸入一定量组织胺后气管产生痉挛，使豚鼠窒息缺氧，乃至抽搐，有平喘作用的药物则对组织胺的耐受增强。

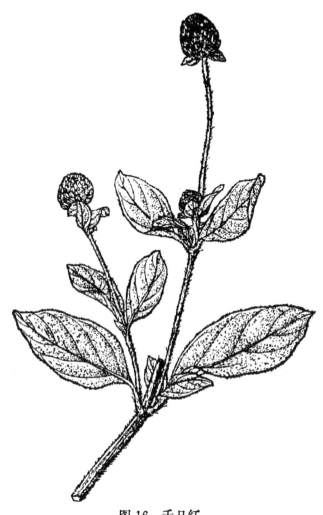

图16 千日红

生物碱及氨基酸类。花序中含花青素。全草用95%乙醇热提，提取物用乙醚、甲醇和水三种溶剂分别进行系统萃取，分成三个部分，并得到千日红皂甙元、结晶0-32a（初步鉴定为3-表-齐墩果酸。在总氨基酸中分离出0-16部位（初步鉴定为精氨酸），在总生物碱的水提取物中含有胆碱。

1949
新　中　国
地方中草药
文　献　研　究
(1949—1979年)
1979

制剂

1. 千日红花序片：取千日红花序加水煎二次，每次30分钟，合并煎液过滤，浓缩制成糖衣片，每片重0.35克，日服三次，每次服2片。

2. 千日红全草（去花序）片：同上制法。每片重0.35克（相当生药3.2克），日服三次，每次服3片。

3. 千日红全草（去花序）胶囊：每粒重200毫克，日服三次，每次服1粒。

药理　初步试验结果认为，千日红中提出的挥发油、总黄酮和含皂甙成分的0-17提取物均有祛痰作用（小鼠酚红法）。自总氨基酸分离所得的0-16部位及总生物碱用正丁醇所得提取物，对离体气管链有明显扩张作用。总氨基酸及正丁醇提取物有平喘作用（豚鼠组胺性喘息模型）。

临床　千日红对慢性气管炎病人以平喘、祛痰作用为主，也有镇咳作用。对支气管哮喘病人平喘效果较好，大部分病人在服药5天内起效，服药后副作用总出现率仅5%，多为口干、恶心。

4　石　韦

别名　大石韦

来源　为水龙骨科植物**庐山石韦** Pyrrosia sheareri(Bak.)Ching。药用全草。

识别特征　(1)多年生草本，高25～45厘米；根茎粗壮，短而横走，密被金黄色披针形鳞片，具多数须根。(2)叶同型，亚簇生，叶片革质，广披针形，长20～40厘米，宽3～5厘米，先端渐尖，基部宽楔形、戟形或两侧呈不等的亚耳

形，上面绿色，下面密生浅褐色星状毛，并密生褐色孢子囊群。（图17）

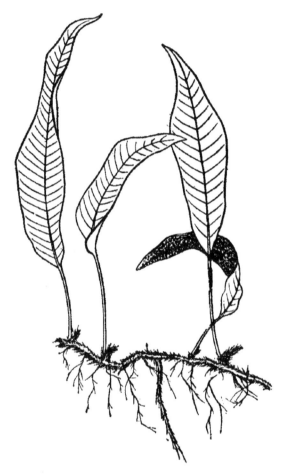

图17 庐山石韦（石韦）

生长环境 生于岩石上或树干上。

产地 长江以南各省区。

采收加工 四季均可采集，抖去泥沙，晒干备用。

1949
新　中　国
地方中草药
文　献　研　究
(1949—1979年)
1979

化学成分　石韦含有皂甙、蒽醌类、黄酮类、鞣质，并分离得结晶(4)为异芒果甙、延胡索酸、咖啡酸。

制剂

1. 石韦（410）糖浆：石韦水煎浓缩液，通过离子交换树脂，得到（410）部位，制成（410）糖浆。每日剂量相当于石韦（410）固体9克。

2. 石韦冲剂：水煎，浓缩，加乙醇，滤液浓缩，加水至1克生药/毫升，加明胶，取上清液浓缩成膏，制成冲剂。每天服量等于生药三大两，分三次服。

3. 石韦结晶(4)：用聚酰胺柱层析得到结晶。每天480毫克，分二次服。

药理　有镇咳（小鼠二氧化硫引咳法）、祛痰作用（小鼠酚红法）。石韦（410）和结晶（4）均毒性小。

临床　石韦冲剂：对镇咳和祛痰疗效较好，大多数病人在3～5天起效。副作用为极少数病人出现胃疼、胃纳差、头昏、口干、小便增多，但均不影响治疗，数天后自行消失。

石韦结晶（4）：起效时间较冲剂为快，疗效也稍高。

石韦（410）糖浆：化痰止咳较好，平喘较差。一般3～5天起效。

附注　同属多种植物在不同地区均作石韦入药。现将常用的几种列检索表如下：

1. 叶线状披针形，宽6～15毫米……北京石韦（石背柳）Pyrrosia davidii Ching〔Pyrrosia pekinensis (C. Chr.) Ching〕（广布于华北和西北，南至湖南均有产）

1. 叶非线状披针形，一般宽3厘米以上。

  2. 根状茎细弱，长而横走；叶远生，距离2～4厘米，叶

— 52 —

片矩圆形或椭圆形，基部渐狭或不延至叶柄。

3. 叶片一般呈矩圆形，卷曲，先端钝，叶柄较叶片为长，侧脉不明显……有柄石韦 Pyrrosia petiolosa (Christ) Ching（东北、华北、华东、西南地区及陕西、河南等地）

3. 叶片一般呈椭圆形，不卷曲或稍卷曲，两端渐尖，叶柄与叶片稍等长，侧脉明显……石韦 Pyrrosia lingua(Thunb.) Farw.（华东、华南、西南地区及湖北）

2. 根状茎粗壮，斜行或横走；叶亚簇生或近生，叶片广披针形，基部心形至圆形，两边呈不等的亚耳形……庐山石韦 Pyrrosa sheareri(Bak.) Ching（分布于长江以南各省）

5 艾 叶 油

别名 艾蒿叶、艾蒿、香艾蒿（东北），香艾、蒿子叶、家蓬头（江苏），野艾、五月艾、艾绒（陕西），白艾（陕西、四川、辽宁、吉林），艾叶（通称）。

来源 为菊科植物艾 Artemisia argyi Lévl. et Vant.。药用叶。

识别特征 (1)多年生草本，高 1.5～2 米，全株被灰白色绵毛。(2)叶互生，基生叶三出羽状深裂或浅裂，近顶部叶披针形，表面散生白色小腺点，叶背面密被灰白色茸毛。(3)头状花序组成圆锥花序，花黄褐色，全部为管状花。无冠毛。(图18)

生长环境 家种或生于草地路边。

产地 全国大部分省区均有产。

1949
新 中 国
地方中草药
文 献 研 究
(1949—1979年)
1979

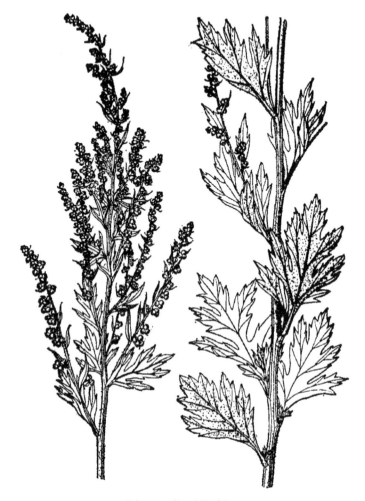

图18 艾（艾叶）

采收加工 4～7月花未开放前割取全草，摘下叶片晒干或阴干，但以端午节前后采收最好。

化学成分 艾叶用水蒸汽蒸馏所得的挥发油，含有桉叶素、樟脑、龙脑、α-侧柏醇及倍半萜烯、醇类化合物等。

制剂

1. 胶囊剂：每颗胶囊含 0.1 毫升艾叶油。日服三次，每次 1 颗。

2. 气雾剂：每瓶含艾叶油 5.5 毫升，每次连续喷三次，吸入油量约为 0.1 毫升。

药理 豚鼠口服（0.5 毫升/公斤）或喷雾吸入艾叶油对组织胺及乙酰胆碱引起的喘息性抽搐有抑制作用，喷雾吸入艾叶油的作用强度与吸入异丙肾上腺素（0.5 毫克/毫升）相近，而前者作用时间略长。

豚鼠口服艾叶油 0.05 毫升/100 克能使丙烯醛引起的豚鼠咳嗽次数减少。

口服艾叶油 1 毫升/公斤有祛痰作用（小鼠酚红法）。

本药对球菌及大多数革兰氏阴性杆菌（除绿脓杆菌外）有体外抑制作用，其最低抑菌浓度在 $2 \times 10^{-3} \sim 4 \times 10^{-3}$ 之间。

临床 艾叶油治疗慢性气管炎对咳嗽、喘、炎症均有不同程度疗效，对喘息型和肺气肿患者，能暂时使症状得到缓解，对心率、血压无明显影响。

副作用：有恶心，胃部不适等胃肠道反应，原有胃肠道疾病患者尤为明显。偶见头昏。出现副作用与剂量有关，成人每日服 0.3 毫升，分三次服，基本无副作用，若剂量增至 0.5～0.6 毫升时，出现副作用机会显著增加。

6 龙 葵

别名 天茄子、野辣椒（各地通称），黑天天（东北、西北），老鸦眼睛草（山东），水茄子、小灯笼（云南），乌疔草（华南），乌点规、纽仔草（广东），七粒扣（福建）。

1949

新　中　国
地方中草药
文　献　研　究
(1949—1979年)

1979

来源　为茄科植物**龙葵** Solanum nigrum L.。药用干燥全草。

识别特征　(1)一年生草本，高0.3～1米；茎直立，有纵棱，多分枝。(2)叶互生，颇似辣椒叶，卵形至卵圆形，全缘或有不规则的波状齿，有叶柄。(3)花数朵集生成伞形或聚伞花序，有总花梗，花白色，花冠五裂，中央有5个雄蕊。

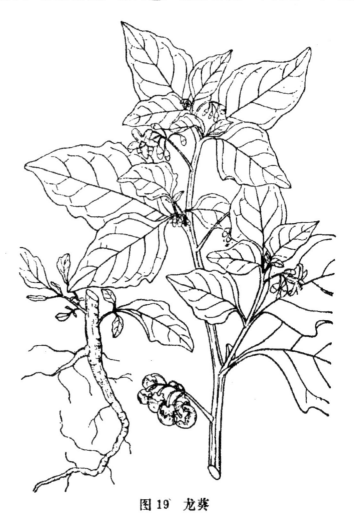

图19　龙葵

(4)果实为浆果，球形，成熟时黑色。（图19）

生长环境 生于村旁、田间、路旁、山坡等地。

产地 全国各地均产。

采收加工 在植物生长期间均可采收，采集后洗净，切段，晒干备用。

化学成分 全草含龙葵碱、澳州茄碱和澳州茄边碱等多种生物碱。

制剂

1. 复方龙葵1号：龙葵全草（干）1两5錢、洋金花叶（干）2分5、甘草1錢、氯化铵0.6克，前三味药合并一起，加水适量，煎取40毫升，然后加入氯化铵，以上为成人一日量，每日分两次饭前服用，十天为一疗程，连服三疗程。

2. 复方龙葵2号：组方同上，但洋金花叶改为洋金花（干花）1分。服法也同上。

药理 龙葵果浸膏、氯仿提取物、石油醚提取物、水溶部分均有祛痰作用，其中水溶部分祛痰作用非常明显（小鼠酚红法）。

龙葵果的60%乙醇提取物有显著镇咳作用（小鼠氨雾法）。

临床 复方龙葵及单方龙葵对慢性气管炎均有止咳、平喘、祛痰作用。单方龙葵服药后咳嗽减轻，痰变稀易咳出，但平喘作用差。复方龙葵服药一天后，约有½病人开始症状减轻，对止咳、祛痰的疗效比龙葵较高，平喘作用也较好。

大多数患者服复方龙葵后，口干占90%左右，其次是头晕、尿频和眼花，口干在服药半小时后出现，2～3小时消失。其它副作用，多在服药几天后出现，时间很短，不需

1949
新 中 国
地方中草药
文 献 研 究
(1949—1979年)
1979

处理。这些副作用均为复方中的洋金花毒性反应。

7 白毛夏枯草

别名 白花夏枯草（河南、浙江），散血草（广西、四川），退血草、活血草（四川），雪里草（浙江）。

来源 为唇形科植物**筋骨草** Ajuga decumbens Thunb.。药用全草。

识别特征 (1)草本，平卧或斜上升，有匍匐茎，全体被白色长柔毛。(2)叶对生，叶片匙形或倒卵状披针形，两面被毛，叶柄有狭翅。(3)轮伞花序多花，排成假穗状花序，苞片大，匙形或披针形，花萼漏斗状，外被毛，花冠淡蓝色或淡红紫色，少有白色，花冠筒长8～10毫米，近基部有毛环，雄蕊4，2长2短，伸出花冠外。(4)小坚果倒卵状三棱形，背部有网状皱纹。（图20）

生长环境 生于路旁、河边、草坡荒湿地。

产地 长江以南及河南、甘肃等省区。

栽培要点 路边湿润处可以种植。种子播种或分株繁殖宜在春季进行。

采收加工 夏秋均可采收，以开花期为好，鲜用或晒干。

化学成分 主要成分为黄酮、甾体化合物、皂甙、生物碱等。从黄酮类化合物分离得到木犀草素。（木犀草素现已人工合成）。

制剂

1. 煎剂：水煎剂为白毛夏枯草1两（鲜草药2两）加水煎至60毫升，为一日量，分三次服。

2. 糖衣片：为白毛夏枯草粗提取液配制而成，每片含原

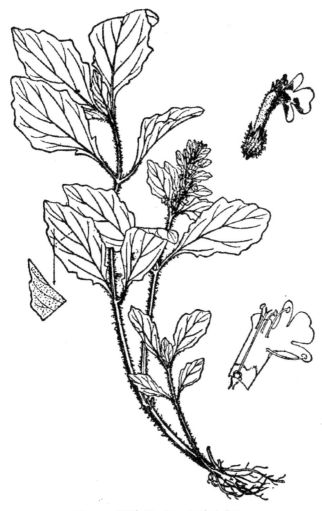

图20　筋骨草（白毛夏枯草）

生药2.5克，每天12～18片，相当于生药1.5两。

3．黄酮类为白毛夏枯草提取的有效部分。胶囊每颗含20毫克，日服60～160毫克。

药理　酸、乙醇提取物和白毛夏枯草黄酮有中枢性镇咳作用，可能直接作用于脑干咳嗽中枢，其作用强度约为可待因

1949

新中国
地方中草药
文献研究
(1949—1979年)

1979

的⅙（按药物重量计算）。连续给黄酮 8 天，其镇咳作用不产生耐受性。黄酮还具有较好的祛痰作用（大鼠气管引流法[①]及小鼠酚红法），作用方式可能是直接刺激呼吸道粘膜的分泌细胞。黄酮还具有一定平喘作用（豚鼠组胺性喘息模型及离体气管[②]）、抗感染（试管法和整体法）、降压和中枢安定作用，并能对抗非特异性炎症渗出。

豚鼠每天服相当于成人用量 50 倍的黄酮和 30 倍的糖衣片，连服 20 天，未见明显毒性。

临床 各种剂型治疗慢性气管炎均有较稳定的疗效，以止咳、祛痰、消炎效果较好，平喘较差。黄酮对急性发作期、慢性迁延期疗效都好。白毛夏枯草无严重副作用，仅见口干、胃肠道不适、头晕等；对肝、肾、心血管系统无明显毒性。

8　白皮松塔

别名 松球、栝树（山西），白果松（北京）、三针松（河南）、虎皮松（山东）。

来源 为松科植物 **白皮松** Pinus bungeana Zucc.。药用球果。

识别特征 (1)常绿乔木，树皮灰绿色或灰褐色，内皮白色，裂成不规则的薄片脱落；一年生枝灰绿色、光滑。(2)叶三针一束，粗硬，长 5～10 厘米，宽 1.5～2 毫米；叶鞘早

[①] 大鼠气管引流法：寻找对痰有效药物的一种常用药理方法。自大鼠气管中插入一玻璃毛细管，收集气管内分泌物，有祛痰作用的药物能使气管内分泌物增加。

[②] 离体豚鼠气管法：寻找对喘有效药物的一种常用药理方法。取豚鼠气管连接于一毛细管上，在气管及毛细管的空腔中充有液体，有平喘作用的药物能使气管平滑肌松弛，则毛细管中的液面下降。以毛细管中液面升降的程度来衡量药物对平滑肌的作用。

落。(3)球果通常单生，卵圆形，长5~7厘米，成熟后黄褐色；果鳞先端背部宽后隆起，鳞盾多为菱形，有横脊，鳞脐生于鳞盾中央，具刺尖。(4)种子倒卵形，长约1厘米，种翅长5毫米，有关节，易脱落。(图21)

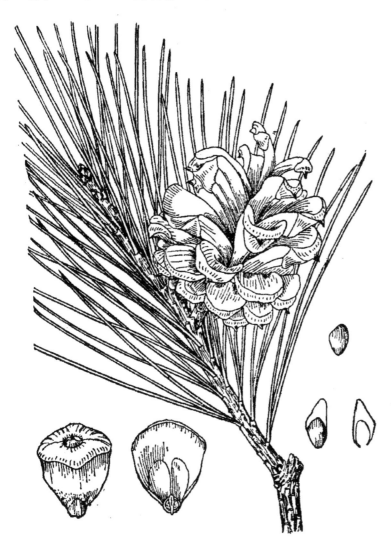

图21 白皮松（白皮松塔）

1949

新 中 国
地 方 中 草 药
文 献 研 究
(1949—1979年)

1979

生长环境 多生于山坡和油松形成的混合林中或形成纯林；庭院村落附近也见零星栽培。

产地 山西、河南、陕西、甘肃、四川北部和湖北西部。辽宁、河北、山东和江苏习见栽培。

采收加工 秋季白露前后采摘，晒至果鳞开裂，去掉松子，晾干备用。

化学成分 含有效成分挥发油 0.2～1%（新采下的含量高，其中主要成分为柠檬烯）、松醇 0.1%；其它尚含松香酸和鞣质等。

制剂

1. 松塔煎剂：取白皮松塔 3 两，加适量水煎煮二次，第一次 4 小时，第二次 3 小时，过滤，合并二次滤液，浓缩至 50 毫升。每日服两次，每次 25 毫升。

2. 松塔片：粉碎白皮松塔加适量水煎煮二次，第一次 4 小时，第二次 3 小时，过滤，合并二次滤液，文火浓缩至流浸膏状，加 80%乙醇适量反复提取两次，合并滤液，再文火浓缩成流浸膏状，最后放在 80～90℃ 高温条件下干燥，粉碎。压片，每片 0.35 克。日服二次，每次 5 片。

3. 松塔油丸：①溶胶的制备：配料用骨胶 1 份、常水 1.3 份、甘油 2.0%。方法是先加常水在蒸汽夹套锅中加热，边搅边加入骨胶，待骨胶基本溶解后，加入甘油，温度控制不超过 80℃，使骨胶完全溶解，降低温度，放置约 2 小时，使气泡完全浮起，除去上层气泡胶过滤，滤液放在保温锅中待用。②滴丸的制备：以 3:1 比例，即 3 份花生油、1 份挥发油混合均匀后放入滴丸机的盛胶器中，从溶胶保温锅中取出溶胶加进盛胶器中，然后滴丸。③滴丸的洗油和干燥：将上述滴丸低温吹风干燥，待具一定硬度后，倒进糖衣锅中，加入适量汽油洗涤数分钟，放去洗油，取出丸剂，干燥药用。

每丸含挥发油 0.1 克，每日三次，每次 1 丸。

4. 松醇片：每片 60 毫克，每日三次，每次 1 片。

5. 白松塔丸：将白松塔晒干，粉碎，过 120 孔箩筛两次，即成白松塔药粉。以 1 市斤白松塔药粉，加炼蜜 1 斤 8 两，白糖 2 两混合制成面团状。将此药团 3 两，分为十等分，揉成丸状即成。每丸 3 钱，每天二次，每次 1 丸。

药理 松塔挥发油有镇咳作用（小鼠氨雾法），祛痰作用（小鼠酚红法），平喘作用（豚鼠组胺性喘息模型）及抑菌作用（试管法及平板挖沟法）。此油进一步分离提纯，获得单一物柠檬烯也保持上述作用。

松塔水煎液有祛痰作用、平喘作用及轻微抑菌作用。经进一步分离提纯得单一物松醇，仍有止咳和祛痰作用。大白鼠实验治疗证明水煎液及松醇对病变组织有一定的康复作用。

以小白鼠作半数致死量测定，挥发油为 2.3320 克/公斤体重，柠檬烯为 4.3320 克/公斤体重；松醇 350 毫克/20 克灌胃观察三日，全部存活，且未见异常反应。

松醇（36 毫克/公斤体重）、柠檬烯（0.08 毫克/公斤体重），给戊巴比妥钠麻醉犬静脉注入，发现两药于注射前后的血压和呼吸均无显著改变。

临床 根据 863 例临床观察总结，单味白皮松塔对单纯型慢性气管炎患者的止咳和祛痰的疗效较好，55% 病人在服药 7 天内起效，多数在服药 1/2～2 月内出现最高疗效。副作用以口干、头晕、上腹不适为多见。松醇的副作用极微。

1949
新中国
地方中草药
文献研究
(1949—1979年)
1979

9 白 屈 菜

别名 土黄连（山东），小人血七（陕西）。

来源 为罂粟科植物**白屈菜** Chelidonium majus L.。药用全草。

识别特征 (1)多年生草本，高 30～60 厘米，有黄色汁液。(2)叶互生，长达 15 厘米，有 2～3 对羽状全裂片，边缘具不整齐的缺刻，叶背有白粉。(3)花数朵，近伞形排列；花瓣 4 枚，黄色，雄蕊多数。(4)蒴果长圆形。（图 22）

生长环境 多生于潮湿山坡，沟边，路边草丛中。

产地 华北、东北、四川、新疆等省区。

采收加工 夏秋采割全草或地上部，鲜用或晒干备用。

化学成分 全草含生物碱、皂甙等。

制剂

1. 流浸膏片：取全草干品，切碎，水煎，浓缩成流浸膏，加淀粉，压片，每片 0.5 克（相当于生药 2.5 克），日服三次，每次 2 片，饭后服。

2. 复方：白屈菜 20 克，蒲公英 30 克，贯众 15 克，水煎，滤液浓缩至 60 毫升，加入适量糖浆及防腐剂。以上为一日量，分三次服，10 天为一个疗程，服药两个疗程。

药理 流浸膏对麻醉豚鼠有镇咳作用。小鼠酚红法显示轻度的祛痰作用。煎剂（10^{-3}浓度）能对抗组胺引起的气管收缩作用，其作用强度不如氨茶碱，但较持久。本药静脉注射对豚鼠心脏有抑制作用，使窦性心律减慢，T 波高耸或倒置，室性期前收缩，直至停搏。静脉注射致死量为 24.5 克/公斤。

— 64 —

344

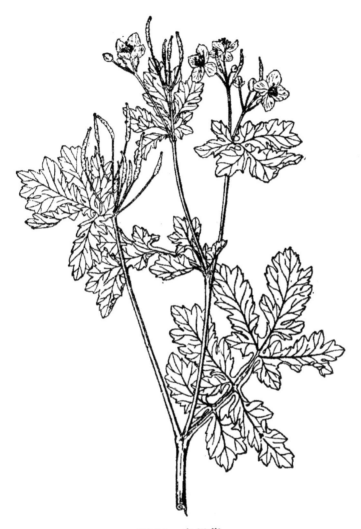

图 22 白屈菜

临床 有较好的祛痰、镇咳作用和一定的平喘效果。服药后三天内止咳有效率为46%，第七天开始痰量明显减少。日服相当于生药15克，连服一个月未见明显毒副作用和成瘾现象。

1949
新中国
地方中草药
文献研究
(1949—1979年)
1979

10 丝 瓜 藤

别名 布瓜（江西）、荣瓜（福建）、水瓜（广东、广西）、余固其（新疆）、絲瓜瓢（山东）、絲瓜瓢子（辽宁）、蛮瓜（山西）。

来源 为葫芦科植物絲瓜 Luffa cylindrica (L.) Roem.。药用藤、叶。

识别特征 (1)一年生藤本。茎细长、具纵棱，缠绕于他物生长，有卷须，通常3裂。(2)叶互生，掌状3～7深裂，粗糙无毛，边缘有波状浅齿。(3)花雌雄同株，雌花单生，雄花为总状花序；花冠黄色，5裂。(4)瓠果圆柱状，具纵条纹。子房和果实无棱角。种子扁平，黑色，有狭翅。

生长环境 栽培。

产地 全国各地。

栽培要点 喜温暖气候，以湿润的沙质土壤较为适宜。种子繁殖，直播，于4月中旬进行人工催芽，然后在整好的地中，每穴3～4粒种子，穴深0.5～1寸，播后盖土并浇水；育苗，在三月间将种子播入阳畦，待幼苗生长健壮后移栽大田，穴深3寸，覆土使成凸形，以利排水。

采收加工 夏季采叶，秋末采藤，切断，晒干即可。

化学成分 从絲瓜藤（叶）中分得下列化学成分：齐墩果酸-3-葡萄糖甙，熔点231～233℃；齐墩果酸-28-三葡萄糖甙，熔点217.5～219℃；常春藤皂甙元，熔点326～331℃；十六烷酸，熔点61～62℃以及数种尚未搞清的三萜类皂甙元；此外，尚有β-谷甾醇和多种氨基酸等成分。

制剂

1. 煎剂：絲瓜藤（干）3～8两，切碎浸泡煮1小时以上，滤去药液后，再煎煮一次，合并药液，浓缩至100～150毫升，加糖适量。日服2～3次，每次50～100毫升，十天为一个疗程。

2. 提取物：絲瓜藤（叶）的乙醇提取物经碱皂化而得的非皂化部分主要是皂甙，制成片剂，每片含50毫克。口服，每日三次，每次4片，连服1～2个疗程（10～20天）。

药理 絲瓜藤（叶）的乙醇提取物经碱皂化而得的非皂化部分，小白鼠口服5毫克/只，对镇咳（小鼠氨雾法）、祛痰（小鼠酚红法）均有非常显著的作用，对平喘（离体豚鼠气管法及豚鼠喷雾法）无明显作用。

小白鼠急性毒性试验，口服LD_{50}（半数致死量）为3.09 ± 0.44克/公斤体重，按成人每日用量的50倍和100倍，分别给予大白鼠口服，连续30天，对体重抑制不明显，未见血象、肝、肾功能、心电图有明显改变。

临床 絲瓜藤（叶）的乙醇提取物经碱化而得的非皂化部分作成片剂，每片含50毫克，口服，每天三次，每次4片，连服10～20天（1～2疗程），止咳、祛痰有效率在75%左右，显效率在20%上下，疗效随着疗程延长而递增。经血、尿、肝、肾功能、心电图检查未见有异常改变；副作用小，常见的有口干、嘈心、头昏等，但程度轻微，大多自行消失，无须处理。

附注 与本种相近的植物有粤絲瓜 Luffa acutangula Roxb. 原产热带，各地栽培，其区别点是粤絲瓜雄蕊2～3枚，子房或果有纵棱，叶有角或浅裂种子无翼。用途同絲瓜。

1949

新 中 国
地 方 中 草 药
文 献 研 究
(1949—1979年)

1979

11 全叶青兰

来源 为唇形科植物**全叶青兰** Dracocephalum integrifolium Bge.。药用枝叶。

识别特征 (1)多年生草本,直立,茎分枝或不分枝,被贴生灰白色短柔毛,叶腋有短缩小枝。(2)叶对生,无柄或有不明显的短柄,叶片披针形或长卵状披针形,全缘,无毛或边缘有睫毛。(3)花轮生于枝顶,集成穗状,苞片每侧有2～3小齿,花萼二唇形,上唇3裂,下唇2裂,萼齿有短芒,花冠蓝紫红色,长约15毫米,被短柔毛,上唇2裂,下唇3裂,雄蕊无毛。(4)小坚果卵形,暗褐色。(图23)

生长环境 生于石质或砂质的山坡草地,林间阳处。

产地 新疆、甘肃等省区。

采收加工 夏秋可采,鲜用或干用。

化学成分 全叶青兰地上部分含挥发油及黄酮类化合物,从总黄酮中分离出木犀草素、青兰甙Ⅰ、青兰甙Ⅱ、青兰甙。(木犀草素现已人工合成)。

制剂

1. 片剂:取全叶青兰地上部分干草,切碎,水煎浓缩成浸膏,烘干,加1%滑石粉,1%硬脂酸镁混匀压片。每片相当于生药1.33克。日服三次,每次5片。十日为一疗程。

2. 胶囊剂:全叶青兰全草用水蒸气蒸馏提取挥发油,加淀粉装成胶囊,每丸含青兰挥发油33毫克。日服四次,每次1粒。十天为一疗程,共治疗两个疗程。

药理 青兰酒浸膏、青兰挥发油和全叶青兰黄酮总甙Ⅱ均有祛痰作用(小鼠酚红法)。青兰挥发油、青兰甙和全叶青

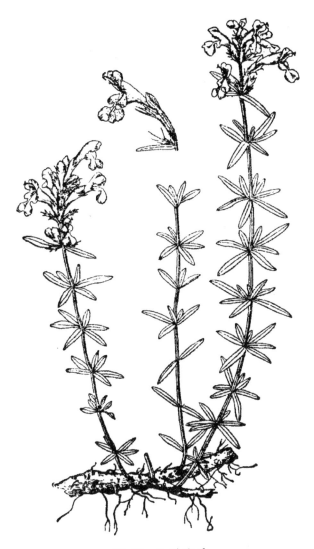

图 23　全叶青兰

兰结晶Ⅰ号有一定的镇咳作用（小鼠氨雾法）。全叶青兰粗提物、青兰挥发油、黄酮总甙Ⅰ-1均有一定平喘作用（豚鼠组胺性喘息模型）。

1949

新 中 国
地方中草药
文 献 研 究
(1949—1979年)

1979

临床 青兰油有祛痰、平喘及镇咳作用。大多数患者在服药后2~3天内见效。未发现严重的副作用,仅有少数病例服药后有恶心、反酸、口干、嗳气、头晕等不适,均不影响治疗。

全叶青兰片有镇咳、祛痰、平喘及消炎作用,副作用极小。全叶青兰浸膏片:镇咳、祛痰、平喘作用都较好,无明显副作用。

12 异叶青兰

别名 祖帕尔、白甜密密草(新疆),夏枯草①、白花夏枯草、白甜蜜蜜(青海)。

来源 为唇形科植物**异叶青兰** Dracocephalum heterophyllum Benth.。药用枝叶。

识别特征 (1)多年生草本,平卧或有时平铺地面,茎单一或上部分枝,苞片,花冠均密被短柔毛。(2)叶对生,广卵形或卵形,基部浅心形,边缘有浅圆齿。(3)轮伞花序顶生,集成穗状花序,苞片倒卵形,每侧有3~8个长刺齿,花萼二唇形,上唇三浅裂,齿小,三角形,下齿二深裂,齿大,披针形,花冠白色或黄白色。(4)小坚果长卵形。(图24)

生长环境 生于高山阳坡草地。

产地 内蒙古、宁夏、山西、甘肃、青海、新疆、西藏、四川等省区。

采收加工 夏秋可采,鲜用或晒干。

化学成分 药理、临床等参考11全叶青兰。

---

① 中药用的夏枯草为唇形科夏枯草属植物夏枯草 Prunella vnlgaris L.,花紫红色,苞片心形密集成麦穗状,长约2~5厘米。

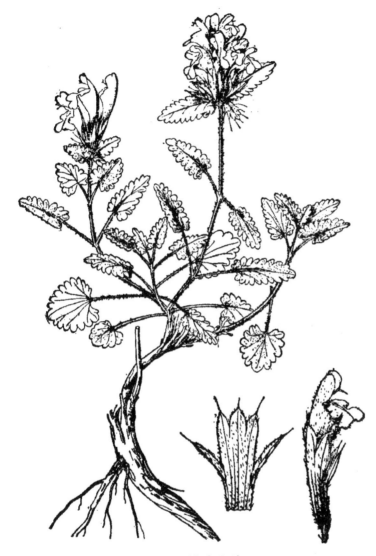

图 24　异叶青兰

13　买　麻　藤

别名　山花生（两广、福建）。

来源　为买麻藤科植物小叶买麻藤 Gnetum parvifolium

1949

新　中　国
地方中草药
文　献　研　究
(1949—1979年)

1979

(Warb.) C. Y. Cheng。药用根和茎。

　　识别特征　(1)木质大藤本,常缠绕在大树上;茎节膨大。(2)叶对生;叶片卵圆形或卵状长圆形,长4～10厘米,宽2～3.5厘米,质地较厚。(3)穗状花序,雌雄同株;雄球花序短小,有总苞5～10轮。(4)种子成熟时假种皮红色,呈窄长椭圆形,长2厘米以下。(图25)

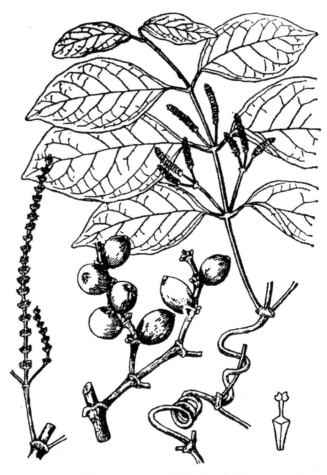

图25　小叶买麻藤（买麻藤）

生长环境　多生于山野树林中。

产地　福建、两广及湖南南部。

采收加工　全年可采，鲜用或晒干。

化学成分　买麻藤根茎中含有生物碱（有效成分）、油脂和酚性物质等。

制剂

1. 买麻藤煎剂：生药加水煎煮，加适量防腐剂和糖，制成每毫升相当生药1克，日服三次，每次10毫升，十天为一疗程。

2. 复方买麻藤：买麻藤茎或根粉，以70％乙醇渗滤，收集渗滤液，减压浓缩成膏。先用水抽提，后用0.1％盐酸多次溶解，过滤，水提取液与滤液合并，调至微酸性，过滤，滤液备用。盐肤木茎粗粉，以70％乙醇渗滤，收集渗滤液，减压浓缩至干，加热水溶解过滤，滤液经苯脱脂后，以乙酸乙酯多次提取，至乙酸乙酯无色为止，合并乙酸乙酯提取液，减压浓缩，除尽乙酸乙酯。将所得膏状物加热水溶解，备用。

合并上述两种溶液，浓缩至干，制成糖衣片，每片含量相当买麻藤5.2克，盐肤木3.5克。

3. 气雾剂：将买麻藤生物碱做成雾化剂，每毫升含生物碱10毫克，相当于原生药15克，每天雾化吸入二次，每次1～1.5毫升，10天为一疗程，用药二个疗程的总有效率80.2％，显效以上为47.7％。

药理　复方买麻藤有一定的平喘作用（豚鼠组胺性喘息模型及离体气管和整体支气管肌张力试验）其有效部分是买麻藤生物碱。它有一定的降压，扩张血管和松弛肠管平滑肌的作用。

1949
新中国
地方中草药
文献研究
(1949—1979年)
1979

毒性：复方买麻藤、买麻藤生物碱、盐肤木总黄酮毒性较低，给兔和大鼠服药剂量相当临床用量10～25倍，连服40天，未见心、肝、肾功能损害。

临床 复方买麻藤对镇咳、祛痰、平喘均有较好的疗效，一般在5天内起效。并有促进慢性气管炎病理改变的修复作用。痰细菌培养，治疗后肺炎球菌、流感杆菌检出率与检出量明显下降。

副作用：多数病人服药后无不良反应，部分病例在1～3天出现口干、头昏、心悸、上腹疼痛，持续5～6天，不需处理可自行减轻消失，仅个别病例需服用制酸解痉剂。服药后多数病人有睡眠改善，食欲增加现象。肝、肾功能、心电图检查无损害作用。

14 红 管 药

别名 换肺草、红梗草（江西），小野菊（河南），泥鳅串、兰菊花（湖南）。山白菊（江西、贵州）。

来源 为菊科植物三脉叶马兰 Aster ageratoides Turcz.。(Aster trinervius D. Don)。药用全草。

识别特征 (1)草本，须根红色，高50～140厘米，茎直立，基部有时略带红色。(2)单叶互生，叶椭圆形或长椭圆披针形，边缘有粗锯齿，叶脉为离基三出脉，叶表面粗糙，两面均有短毛。(3)头状花序多数，排成伞房花序，边缘为舌状花，由白色变成蓝紫色，中央为黄色管状花。(4)瘦果有淡红色冠毛。(图26)

生长环境 常生于低山丘陵草丛中。

产地 江西、安徽、河南、湖南等省区。

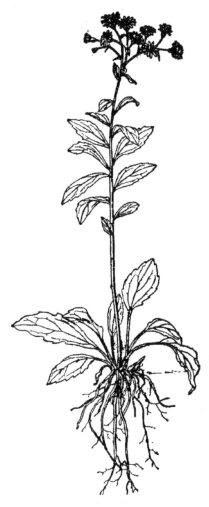

图 26　三脉叶马兰（红管药）

采收加工　9月采收有效成分最高，此时采收最合适，采下全草晒干备用。

化学成分　地上部含黄酮甙类，根部含皂甙类。前者具有一定的镇咳作用，后者祛痰作用较强。经分离由黄酮部分

1949
新中国
地方中草药
文献研究
(1949—1979年)
1979

得三个有效单体,均有一定的镇咳作用,其中之一也有一定的祛痰效果。从红管药花期乙醇提取物中经分离得到六种黄酮成分(经鉴定为山奈酚-3-鼠李糖-葡萄糖甙、异槲皮甙、芦丁、槲皮甙、黄酮甙元及槲皮素、山奈酚及抑菌有效成分红管素。

制剂

1. 煎剂:红管药根每日一剂3～5錢(鲜1两),煎后分两次服。

2. 片剂:红管药茎、叶乙醇提取物,压片,每片含黄酮甙80毫克,日服三次,每次400毫克。

3. 糖浆:红管药全草乙醇提取物,每百毫升含黄酮甙1.165克及皂甙相当原生药2两。每日100毫升分三次服。

4. 复方:(1)红管药,醉鱼草片剂。红管药日服三次,每次3片,醉鱼草每日三次,每次1片。(2)红管药,周效磺胺。红管药每日三次,每次5片(每片含黄酮甙58毫克),周效磺胺第一周一次1克,以后第二、三周各一次0.5克。

药理 红管药煎剂及乙酸乙酯提取物(Ⅰ)、乙醚提取物(Ⅱ)均有一定镇咳作用(小鼠二氧化硫引咳法)。提取物(Ⅰ)(0.64克/公斤腹腔注射),能提高电刺激豚鼠喉上神经所致的咳嗽反射的阈值。

煎剂及提取物(Ⅰ)、遗留母液(Ⅳ)有一定祛痰作用(小鼠酚红法)。

口服煎剂1毫升/100克体重,连服5天有平喘作用(豚鼠组胺性喘息模型)。

煎剂200% 0.2毫升及提取物(Ⅰ)对兔回肠有抑制作用,能对抗乙酰胆碱及组胺的作用。

小鼠口服煎剂相当成人用量192倍未见死亡,表现安静、俯卧不动,呼吸变慢,皮毛松湿,12～24小时后恢复。

临床 对止咳、祛痰效果较好，特别是祛痰作用快，病人反应服药2～3天后，黄脓痰及粘稠痰逐渐变稀，痰量逐渐减少，容易咳出，说明此药有消炎及排痰作用。平喘作用差，故对单纯型疗效好。

患者普遍反应服药后胃纳增加，有开胃健脾的功能，副作用较轻，除部分患者在服药初期有口干、胃部不适、腹胀、便结等胃肠反应外，对心血管系统、肝、肾功能似无损害。

15 杜 香

别名 喇叭茶（吉林）

来源 为杜鹃花科植物**宽叶杜香** Ledum palustre L. var. dilatatum Wahl.。药用叶。

识别特征 (1)常绿小灌木，高50～80厘米，分枝细密，幼枝密生褐色绒毛。(2)叶互生，芳香，革质，披针形，边缘略反卷，背面有黄褐色厚绒毛。(3)伞房花序，有多数花，生于去年枝顶；花小，白色，花梗细长。花柱宿存。(4)蒴果卵形，有褐色细毛，由基部向上开裂。（图27）

生长环境 生于水甸子、林内、林缘及湿草地。

产地 黑龙江、吉林、辽宁和内蒙古等省区。

采收加工 鲜叶由水汽蒸馏所得黄色油状液体（挥发油）。

化学成分 叶中含有挥发油，经分离证明单萜烃在原油中含量为58.3%，其中成分主要是，对-伞花烃，桧烯，β-蒎烯，α-蒎烯，松油精，小茴香精。（对-伞花烃现已人工合成）。

制剂

1949
新 中 国
地 方 中 草 药
文 献 研 究
(1949—1979年)
1979

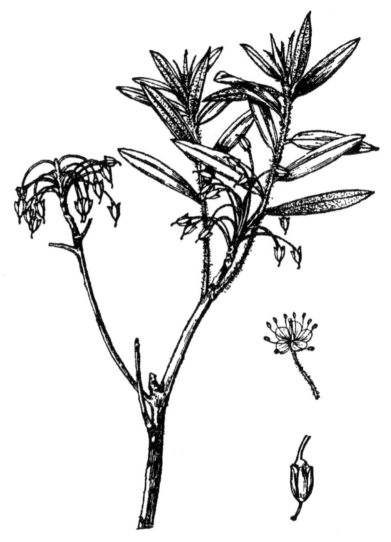

图 27　宽叶杜香（杜香）

　　1. 挥发油胶囊，每丸含原油 50 毫克，日服 2～3 次，每次 100 毫克。

　　2. 杜香油单萜烃馏份胶囊丸，每丸含单萜烃馏份 50 毫

— 78 —

克，日服三次，每次 2 丸。

药理　杜香油有一定镇咳作用（小鼠氨雾法）和较好的祛痰作用（小鼠酚红法）。杜香油馏份 A 的祛痰效果尤为明显。

临床　杜香油胶囊（宽叶杜香挥发油馏份 A）祛痰作用较好，镇咳作用次之，平喘作用差。患者反应痰变稀，初期痰量增多，易咳出。有些患者服药后主诉头晕、无力现象，但在继续服药中多能自行消失。杜香叶水煎剂镇咳、祛痰作用较好，多数患者服药 3～5 日后开始见效。宽叶杜香挥发油（原油）祛痰作用最好，镇咳作用次之。对肝、肾无明显毒性，服药初期部分病人有嗳气、胃部不适的反应，但较轻，多能自行消失。

16　芸　香　草

别名　筋骨草（陕西），细叶茅草（云南），香茅筋骨草（四川）。

来源　为禾本科植物芸香草 Cymbopogon distans(Nees) A. Camus. 药用全草。

识别特征　(1)多年生簇生草本，高 40～160 厘米，全株揉之有柠檬气味；茎基部稍膨大，杆直立，不分枝。(2)叶扁平，具白粉；叶片长达 70 厘米，宽 2～5 毫米，基部抱茎，边缘粗糙。(3)总状花序成对，排列成窄狭的圆锥状，成熟后叉开，外有一明显的舟状佛焰苞。（图 28）

生长环境　多生于海拔 1,000 米以下的山坡草地。

产地　云南、四川、陕西、甘肃等省区。

采收加工　夏秋收割全草，晾干备用。若用作煎剂，以随采随用为好。

1949

新 中 国
地 方 中 草 药
文 献 研 究
(1949—1979年)

1979

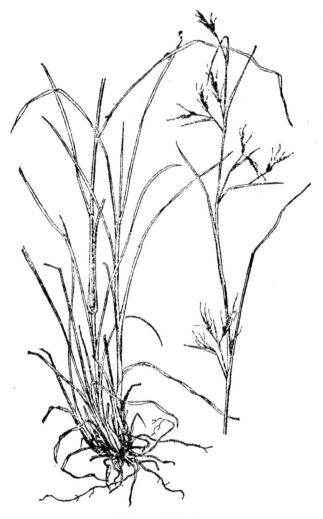

图 28　芸香草

化学成分　挥发油中含有胡椒酮（为主要有效成分）、蒈烯、香叶醇、乙酸香叶酯、柠檬烯等。

制剂　芸香草气雾剂：含胡椒酮 1.5 毫升，糖精、乙醇 5.5 毫升，抛射剂 7 克。每天给药三次，每次吸入胡椒酮 10

毫克。

药理 芸香油和胡椒酮有平喘作用（豚鼠组胺性喘息模型）及对豚鼠离体气管平滑肌有直接扩张作用（豚鼠离体肺脏灌注实验）。

芸香油和胡椒酮对电刺激豚鼠喉上神经所致咳嗽反射均有明显抑制作用。

毒性：

用挥发油饱和水溶液：给家兔2只皮下注射1.5毫升/公斤和2只耳静脉注射2.5毫升/公斤，分别经两周或一周的观察，对家兔未产生明显的影响，不损伤内脏器官。

胡椒酮：小鼠10～12毫升/20克灌胃，48小时内全部正常。

临床 芸香草气雾剂吸入疗法，较芸香草其它制剂疗效有所提高，给药后症状缓解较快，呼吸畅通，咳嗽、吐痰、哮喘、气憋及哮鸣音都有不同程度的减轻。平均112.5秒，最长600秒钟起效。维持时间平均4小时，最长可达16小时。

芸香草气雾剂副作用较小，对呼吸、心率及血压无影响。

17 佛 耳 草

别名 清明荣，棉荣、白身翁（福建），棉絮头、绵艾（江西），酒曲绒、田艾（广东），绒毛草（山东），打火草（河南）。

来源 为菊科植物鼠曲草 Gnaphalium multiceps Wall. (Gnaphalium affine D. Don)。药用全草。

识别特征 (1)一年生草本，全株密生白色绵毛；茎通常

1949

新 中 国
地 方 中 草 药
文 献 研 究
(1949—1979年)

1979

于基部分枝，呈丛生状，高 15～40 厘米。(2)叶互生，无柄，在基部的叶匙形，上部的叶逐渐变狭，呈线形至倒披针形，基部抱茎，全缘。(3)头状花序许多朵簇生在枝顶，成密集伞房状或 3～4 个簇生，花黄色，全部为管状花。(4)果实为瘦果，细小，具冠毛。(图29)

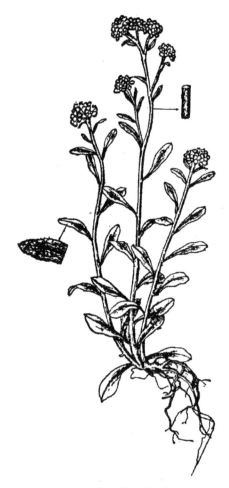

图 29　鼠曲草（佛耳草）

生长环境　生于向阳的荒坡、田边、路旁以及田野的湿地。

产地　山东、河南、西南、华东、中南、华南等省区。

采收加工　4～5月间采集全草，洗净，鲜用或切段晒干备用。

化学成分　含黄酮甙5%、挥发油0.05%、有机酸、酚性化合物、微量生物碱及甾醇，还有维生素B、胡萝卜素、叶绿素、树脂、脂肪等。

制剂

1. 佛耳草1两2錢，连翘2錢（一天量），水煎服，日服二次（早晚各一次），十日为一疗程。每二疗程中间休息三天。

2. 佛耳草黄酮片：每片含量200毫克，日服二次，每次2片，十天为一疗程，共服两个疗程。

临床　佛耳草全草制剂治疗老年慢性气管炎213例，对咳痰疗效较好，平喘作用差。

一部分病人服药后的副作用多为上腹部不适，嘈杂感，恶心，胃口差，甚至有胃痛，个别患者有头晕、腹泻等。

佛耳草黄酮治疗慢性气管炎，对咳、痰、喘三方面均有一定疗效。

18　牡　荆

别名　黄荆（江西、四川、浙江、湖北），埔姜、埔香、蚊香草、小荆、五指柑（福建），午时芋（福建、江西），黄荆柴（江西、湖南），小荆（江西），黄荆条，荆条根（江苏），龙钟（浙江）。

1949
新中国
地方中草药
文献研究
(1949—1979年)
1979

来源 为马鞭草科植物**牡荆** Vitex cannabifolia Sieb. et Zucc.。药用叶、宿萼、果实；根和茎亦可药用。

识别特征 (1)落叶灌木或小乔木，高2～4米，多分枝，小枝方形，绿色，密被灰褐色细毛，枝叶有香气。(2)叶对生，为掌状复叶，具长柄；小叶通常5片，有时3或7片，椭圆形或椭圆状披针形，边缘有粗锯齿，上面光滑或稍被毛，下面沿叶脉有短毛。(3)圆锥花序顶生或腋生，开多数唇形淡紫色小花。(4)核果球形，黑褐色。（图30）

生长环境 生于向阳山地、路边或灌木丛中。

产地 河北、华东、华南、中南、西南各省区。

采收加工 每年6～8月份，采集鲜叶提取挥发油（含油量为0.1%）。10～11月份采收种子（保留宿萼），无须晒干即提取挥发油；或将种子晒干贮存备用（干燥种子中挥发油含量约为0.05%）。根、茎全年可挖采或晒干备用。

化学成分 牡荆子和根均含有黄酮甙、强心甙、生物碱、氨基酸、中性树脂。而牡荆子中尚含有少量的挥发油、油脂、腊状物。鲜叶和宿萼中的挥发油含量较多，为治疗慢性气管炎主要有效成份之一。

叶和种子（宿萼）中的挥发油，其化学成分基本一致。叶中挥发油含有17个以上成分。主要含有α-蒎烯、柠檬烯、1,8-桉叶素、对-伞花烃；酚性物质中含有丁香酚；倍半萜部分中含有β-丁香烯、丁香烯氧化物、β-榄香烯。

制剂

1. 挥发油胶丸：每丸含挥发油17毫克。日服三次，每次1～2丸。

2. 牡荆子挥发油乳剂：挥发油与吐温-80为1:0.25研磨使成一定容量中含17毫克的乳剂。日服三次，每次17～

34毫克。

3. 牡荆子（或根）单方水煎剂：用根（或种子）2～4两水煎，一日两次分服。

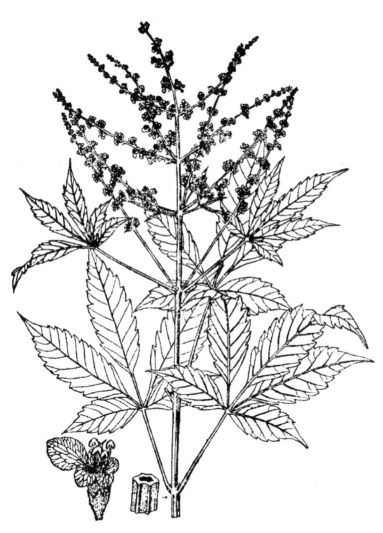

图 30　牡荆

1949

新 中 国
地方中草药
文 献 研 究
(1949—1979年)

1979

4．牡荆子（根）复方水煎剂：牡荆种子（或根）2～4两、淮山药3錢。日服二次，水煎服。同时加紫河车粉3錢。

5．牡荆子单方蜜丸：牡荆子烘干研末炼蜜为丸，每丸含生药1.66錢。日服三次，每次1丸。

6．牡荆子复方丸剂：牡荆子粉5錢、紫河车和淮山药粉各3錢、混合炼蜜为丸，成人于一天內分三次服完。

药理　牡荆子挥发油具有较好的祛痰作用（小鼠酚红法）。牡荆子挥发油、牡荆子乙醇提取物醚溶部分、牡荆子石油醚提取物均有镇咳作用（电刺激猫喉上神经法，小鼠氨雾法）。

临床　应用单复方牡荆子挥发油，半数病人都在12小时內出现止咳、祛痰、平喘作用，三天基本上达全部起效。75例病人仅8例病人感口、鼻轻度干燥，未见其它不良反应。复方牡荆子片，单、复方牡荆子丸祛痰、止咳效果较好，平喘效果稍差。服药后72小时內起效。本方对单纯型、病程短、无肺气肿的病人，疗效显著。有头昏、腹部不适、口咽干燥等副作用，不经处理2～4天可自行消失。绝大部分患者反应服药后睡眠好，食欲显著增加，劳动能力也有一定增强。

19　鸡树条子果

别名　鸡树条、荚蒾（东北），糯米条（四川、山东）。

来源　为忍冬科植物鸡树条荚蒾 Viburnum sargentii Koehne。药用果实。

识别特征　(1)落叶灌木，高2～3米，树皮灰褐色。(2)叶对生，卵形至阔卵圆形，通常三浅裂、具掌状三出脉，叶柄上部有两腺体。(3)伞形聚伞花序顶生，紧密具多花，能孕花在中央，外围有不孕的辐射花，花乳白色，花药紫色。(4)核果球形，鲜红色；种子圆形，扁平。(图31)

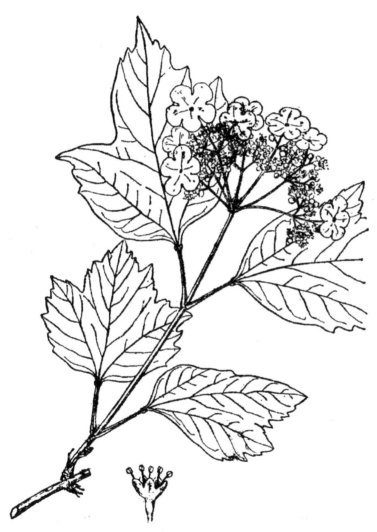

图31 鸡树条夹蒾（鸡树条子果）

1949

新 中 国
地 方 中 草 药
文 献 研 究
(1949—1979年)

1979

生长环境 性喜阳光，常生于森林地区的山坡或林缘，生在海拔 1,200～2,200 米的杂木林中。

产地 东北、内蒙古、山东、河北、湖北、四川、浙江等省区。

采牧加工 秋采果实，鲜用或晒干备用。

化学成分 含有皂甙，黄酮类化合物，维生素C，香豆素等。

制剂

1. 鸡树条子果用酒浸泡，制成酒剂，日服三次，每次45 毫升，相当生药一两。

2. 冲剂：洗净的鸡树条子果，水煎二次，浓缩成糖浆状，加三倍量 95% 乙醇沉淀 24 小时。醇溶液减压回收乙醇，浓缩成糖浆状，制成颗粒。60～80℃干燥。日服三次，每次服相当生药 5 钱。

临床 水剂及醇浸液对慢性气管炎的咳、痰、喘三个症状均有效，以止咳、祛痰较好，平喘稍差。服药 20 天后，患者 24 小时痰量比服药前减少 55%，减痰效果与复方满山红相近。痰的偏光显微镜检查显示酸性粘多糖纤维断裂、溶解，表明药物有一定化痰作用。

口服冲剂相当鲜品 1.5～2.25 两/日，除个别伴有慢性胃炎病人有胃不适外，未见其它副作用。对肝肾功能及心血管系统、血象等均无不良影响。

20 虎杖 （阴阳莲）

别名 花斑竹（河南、湖南、四川、两广），大叶蛇总管（华南、湖北），酸筒杆（湖南、四川、贵州、江西、浙江、甘肃)，土大黄(华南、华东)，搬倒甑(西北)，斑杖(云南、湖北)，黄地榆 (贵州、广东)，紫金龙(华东)，活血丹 (江苏、江西)，黄药子(甘肃)。

来源 为蓼科植物**虎杖** Polygonum cuspidatum Sieb. et Zucc.。(Polygonum reynoutria Makino, Reynoutria japonica Houtt.)。药用干燥根茎。

识别特征 (1)多年生草本，高 1～1.5 米；根茎木质，粗壮，黄色；茎分枝，中空，散生红色或紫色斑点。(2)叶互生，有紫红色的短柄，叶片卵状椭圆形或阔卵形，全缘，有棕色膜质托叶生在节上。(3)总状花序顶生或腋生，开多数白色或黄绿色小花。(4)果实三角形，具三棱，红褐色，包在增大的翅状宿存花被内。(图 32)

生长环境 生于山沟、溪旁、山脚、林缘的湿润地上。

产地 除东北、新疆、青海、西藏外，我国大部分省区均产。

栽培要点 对土壤要求不严。用种子繁殖，直播或育苗。直播于 4 月中旬播种，穴播，覆土约 1 寸，播后浇水。育苗于 3 月中、下旬至 4 月初进行，在苗床上先浇水，然后撒播，覆细土 3～5 分，保持土壤湿润，苗高 2～3 寸时，移到地里。分株繁殖，于早春植物萌发前，将母株刨出，将根茎截成 5～6 寸的小段，开沟 2～3 寸，覆土，镇压，保持土壤湿润。

采收加工 四季都可采挖，但以秋季采挖质量较好，花期采的质量较次，挖出根茎，除去须根，洗净泥土，晒干或切片晒干。

化学成分 含黄酮类、大黄素、大黄素甲醚、蓼甙、虎杖甙、葡萄欧鼠李甙及刃藜芦醇。

1949

新　中　国
地方中草药
文　献　研　究
(1949—1979年)

1979

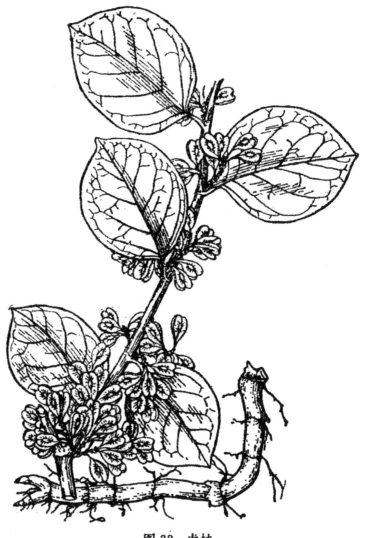

图32　虎杖

制剂　水煎浓缩制成流浸膏、糖浆、浸膏片等。

药理　阴阳莲结晶Ⅰ号(大黄素)，Ⅱ号(黄酮)，Ⅳ号(虎杖甙)有一定镇咳作用(小鼠氨雾法)。

枇杷叶醇提液，枇杷叶乙酸乙酯提取液有祛痰作用（小

－ 90 －

鼠酚红法)。

复方阴阳莲煎剂，阴阳莲煎剂，枇杷叶乙酸乙酯提取液有一定平喘作用(对抗组胺引起豚鼠离体气管收缩作用)。阴阳莲结晶Ⅳ号(猫静注25毫克/公斤～60毫克/公斤)有降压作用。

阴阳莲结晶Ⅰ号对金黄色葡萄球菌有抑菌作用。

阴阳莲结晶Ⅳ号连续给药42天可引起大鼠白细胞减少和部分动物肝细胞坏死。

临床 复方阴阳莲粗提片，十天为一疗程，一疗程后间隔三天，共五个疗程，有止咳、祛痰及消炎作用，平喘作用差。服药后多在2～5天内见效。治疗单纯型慢性气管炎疗效好，多数病人服药后食欲增进，精神、睡眠、体力等也逐渐改善。

副作用：毒性小，近、远期观察对肝、肾功能未发现异常改变。部分病人出现稀便、口干、上腹部不适等，不需处理，可自行消失。

21 夜关门

别名 铁扫帚(各地通称)，铁马鞭、公母草、疳积草(江西)，夜合草(江西、福建、陕西)，泥鳅串(广东)，串鱼草(两广、湖南、云南)，赶公鞭(湖南)，三叶公母草(陕西、浙江、江西)，千里光(福建)，铁杆蒿(河南)，箐鸡尾(云南)，蛇脷草(广西)。

来源 为豆科植物截叶铁扫帚 *Lespedeza cuneata* (Dum. Cours.) G. Don。药用全草。

识别特征 (1)直立小灌木，高0.3～1米；茎分枝，有细

1949
新 中 国
地方中草药
文 献 研 究
(1949—1979年)
1979

棱和短毛。(2)叶互生，小叶3，长圆形至线状楔形，顶端有一短尖，上面无毛，下面密生白色柔毛。(3)总状花序腋生，花序由2~4朵花组成，花黄白色至淡红色，蝶形。(4)荚果斜卵圆形，长宽近相等，被丝状毛，含种子1粒。(图33)

生长环境 多生于向阳坡地，原野。

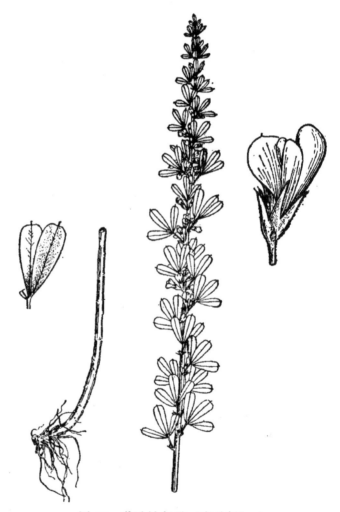

图33　薇叶铁扫帚（夜关门）

产地 除东北、西藏、新疆、青海等省区外，我国大部分省区均产。

采收加工 夏秋采集，洗净，切段，晒干备用。

化学成分 从全草中分离出松醇(咳宁醇)，β-谷甾醇和黄酮部分（707）及酚性物质部分（607）。

制剂

1. 水煎剂：夜关门干全草 2 两，或鲜草 3 两，加水 600 毫升，煎成 200 毫升。日服二次，每次 100 毫升。

2. 松醇片：每片含 0.1 克，日服三次，每次 2 片。

药理 咳宁醇，β-谷甾醇，707，607，都有较好的镇咳作用（小鼠氨雾法）。β-谷甾醇（100 毫克/公斤腹腔注射）能明显提高咳嗽阈值（电刺激豚鼠迷走神经引咳法)并有祛痰作用（250 毫克/公斤）（小鼠酚红法）。707 有平喘作用(豚鼠组胺性喘息模型)，能对抗组织胺引起的豚鼠气管平滑肌收缩作用。β-谷甾醇高浓度混悬液能部分对抗乙酰胆碱收缩大鼠离体气管和回肠的作用。

亚急性毒性试验：每天给狗喂服咳宁醇 360 毫克/公斤即 100 倍的临床用量，连服 30 天对心、肝、肾、血象等无明显毒性反应。

临床 夜关门及其提取物镇咳、祛痰作用较好，平喘次之，半数人在服药后 4～5 天起效。

副作用 服夜关门煎剂及提取物仅少数病人有头晕、胃不适、口干等，均不影响服药。对心、肝、肾、血象未发现有明显毒性反应。

1949
新 中 国
地 方 中 草 药
文 献 研 究
(1949—1979年)
1979

22 泡桐果（泡桐）

别名 桐树(河南)，泡桐木(广西)，白桐、水桐、桐木树(湖北)，梧桐(山东)。

来源 为玄参科植物绒叶泡桐 Paulownia tomentosa (Thunb.)Steud.。药用果实，此外茎、叶、花也药用。

识别特征 (1)落叶乔木，高达 10 余米；幼枝密被绒毛，后渐无毛。(2)叶对生，有柄，叶片宽卵形至卵形，全缘或 3～5 浅裂，上面被短柔毛，下面密被星状绒毛。(3)圆锥花序；花萼钟形，5 裂；花冠漏斗状钟形，外面淡紫色，里面白色，有暗色点及黄色斑纹。(4)蒴果卵形，长 3～4 厘米，成熟后黑褐色。(图 34)

生长环境 多为人工栽培，为固沙造林之树种，亦作行道树。

产地 主要分布于长江流域，其它省区亦有栽培。

采收加工 八、九月采果，鲜用或晒干备用。

化学成分 含有黄酮、皂甙、不饱和甾醇、酚性物质、脂肪油、芝麻素和泡桐素。从泡桐的木材部分，可分离出泡桐素（熔点 84℃）和芝麻素（熔点 122.5℃）等成分。

制剂

1. 平喘 3 号流浸膏和片剂 流浸膏：鲜泡桐果 4 大两，制成流浸膏 30 毫升，日服三次，每次 10 毫升。片剂：鲜泡桐果 6 大两，加水煎液浓缩后，加乙醇沉去不溶物，浓缩成膏，制成片剂，片重 0.5 克。日服三次，每次 6 片。

2. 平喘 4 号流浸膏和片剂 流浸膏：泡桐果 4 两，桔梗 2 钱半，青果 2 钱半，百部 3 钱。制成流浸膏 30 毫升，日服

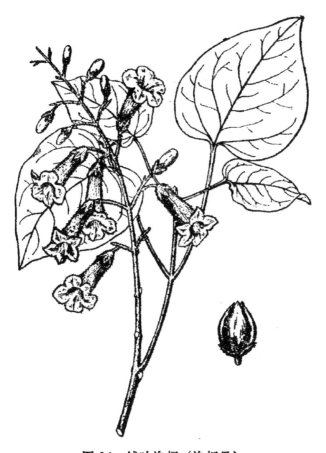

图 34 绒叶泡桐（泡桐果）

三次，每次 10 毫升。片剂：组方同上，加水煎煮，浓缩后加乙醇沉去不溶物，浓缩成膏。制片，片重 0.5 克，日服三次，每次 6 片。

3. 复方泡桐果片：泡桐果 150 克、糙苏 50 克、徐长卿 25 克，粗提加工成片，为一日量，分三次服。

4. 芝麻素片：片重 0.3 克，日服二次，每次 2 片。

5. 泡桐素片：片重 0.3 克，日服二次，每次 4 片。

1949

新 中 国
地 方 中 草 药
文 献 研 究
(1949—1979年)

1979

6. 混合结晶（芝麻素与泡桐素之比为 1:3）：日服二次，每次 0.45 克。

药理 泡桐果煎剂、乙醇粗提物均有止咳、平喘作用。从泡桐木屑中提取到的混合结晶（芝麻素、泡桐素）有止咳作用（猫喉上神经刺激法），认为是抑制中枢神经系统引起的中枢性镇咳作用。以金黄地鼠造成气管炎和肺气肿模型后，用泡桐混合结晶治疗，认为有减轻咳嗽，增加肺呼吸量，减轻肺气肿发生率的作用。

临床 泡桐果对慢性气管炎病人的止咳、祛痰作用较平喘作用强。大多数在服药5天内起效。部分病人痰细胞检查，见治疗后痰中炎细胞减少。副作用以恶心、腹胀、腹痛、腹泄为主。检查部分病人治疗前后的肝、肾功能，无明显改变。值得注意的是部分病人服药后有降压作用，不仅高血压降低，也能使正常血压降低。

从泡桐果中提取出的芝麻素，对咳、痰、喘也有较好疗效，有三分之二的病例在服药 48 小时内起效，且无副作用。

另外，泡桐的花、枝、叶对慢性气管炎的疗效亦与果近似。

23 青 海 杜 鹃①

别名 茅香柴（青海）。

来源 为杜鹃花科植物**青海杜鹃** Rhododendron tsinghaiense Ching, mss.。药用叶和带叶嫩枝。

---

① 杜鹃属 (Rhododendron) 植物，经测定表明，有的杜鹃含有毒素，有的不含，因此，在就地利用本地区的杜鹃时，一定要慎重。须去除毒素以后，方可应用，以免发生中毒事故。

识别特征 (1)常绿灌木，高0.4～1米，嫩枝密生褐色鳞片，老枝黑褐色。(2)叶椭圆形或卵形，芳香，长5～12毫米，宽2～6毫米，两面密生鳞片。(3)花1～3朵生枝顶；花萼不整齐5深裂，边缘有睫毛；花冠钟状，蓝紫色，筒长约

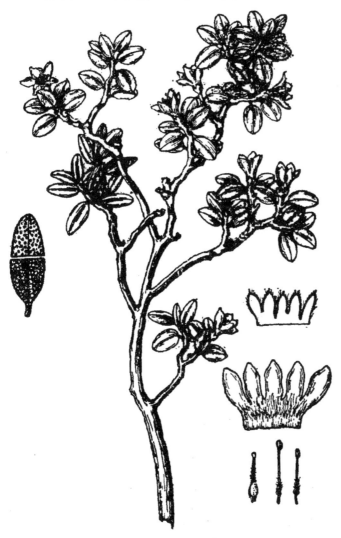

图35 青海杜鹃

1949

新 中 国
地方中草药
文 献 研 究
(1949—1979年)

1979

6毫米，裂片长7～8毫米；雄蕊10枚，不等长，花丝蓝紫色，基部有白色长绒毛；子房近球形，长2～3毫米，有鳞片；花柱长6～7毫米，血红色或紫红色，下部有白色毛。(4)蒴果。(图35)

生长环境 生于海拔4000～4500米以上之高山地、阴坡、灌木丛中或成片生长。

产地 青海玉树藏族自治州。

采收加工 鲜叶和带叶嫩枝经水蒸汽蒸馏提取挥发油。

化学成分 从挥发油中分离出四苯基丁酮-2为止咳有效成分。

制剂 复方杜鹃油：杜鹃油0.09克,硫酸氢黄连素0.25克，苦杏仁甙0.02克（为一胶囊或一片的含量）。每天服5片。

药理、临床部分请参考本书125～128页烈香杜鹃一节。

24 岭 南 杜 鹃

别名 紫花杜鹃（广东），假吊钟（广东肇庆）。

来源 为杜鹃花科植物岭南杜鹃 Rhododendron mariae Hance。药用叶和带叶嫩枝。

识别特征 (1)半落叶灌木，高1～3米，分枝密,幼枝密生黄褐色糙伏毛。(2)叶互生，有二型：春天发出的叶，椭圆状披针形，长约4～15厘米，冬天落叶；夏出叶较小，椭圆形或倒卵形，长约1.2～3.5厘米，常绿。(3)顶生伞形花序，有花7～14(22)朵，丁香紫色；雄蕊5个，伸出，花丝无毛；子房密生毛；花柱无毛。(4)蒴果椭圆形，密生糙伏毛。

（图36）

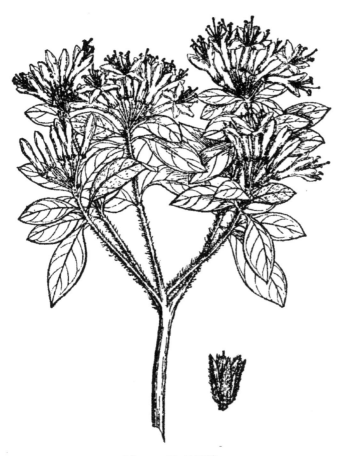

图 36　岭南杜鹃

生长环境　生于丘陵地灌丛中。

产地　广东、江西、湖南等省区。

采收加工　全年均可采收，摘取叶和带叶嫩枝，晒干或阴干备用。

化学成分　花叶含有挥发油、黄酮类、酚类、有机酸、三萜及鞣质。目前从黄酮部分已分离出槲皮素、紫花杜鹃素甲、乙、丙、丁。甲素已鉴定为麦土西醇，乙素为麦土西醇

1949

新 中 国
地 方 中 草 药
文 献 研 究
(1949—1979年)

1979

的 7 位双糖甙，其糖的部分可能为木糖和阿拉伯糖，丙素为
槲皮甙，丁素为金丝桃甙。紫花杜鹃甲素已人工合成。

制剂

1. 紫花杜鹃黄酮片：每片 50 毫克。日服二次，每次 2
片。十天为一疗程。

2. 煎剂：取花、叶、嫩枝制成煎剂。每日 40 毫升（相
当生药鲜品 2 两），分两次，饭后服。十天为一疗程。连服
1～3 疗程。

3. 片剂：煎剂浓缩后压片。每日 12 片（相当生药鲜品
2 两），分二次饭后服，疗程同上。

药理 紫花杜鹃煎剂，黄酮与挥发油有一定镇咳作用
（小鼠氨雾法）。黄酮有一定的祛痰作用（小鼠酚红法）。煎
剂和黄酮能对抗乙酰胆碱对豚鼠离体肠段的兴奋作用。紫花
杜鹃黄酮每天给狗服，相当成人剂量的 40 倍（按公斤体重
计算）。除个别狗血色素下降外，未见其它异常改变。

临床 紫花杜鹃黄酮片、紫花杜鹃甲素等镇咳作用明显，
祛痰作用次之，平喘作用差。注射液祛痰作用较好，镇咳作
用次之，平喘作用差。复方紫花杜鹃镇咳、祛痰效果较好，
平喘作用次之。服药后多在 2～6 天内起效。对心、肝、肾功
能及血液循环系统无明显毒性作用。

副作用：头晕、口干、腹痛等出现率为 16.90%。

附注 本种与广东杜鹃 Rhododendron Kwangtungense
Merr. et Chun 近似，主要区别在于岭南杜鹃的嫩芽深褐
色，叶背面和枝上的毛紧贴，无腺毛；广东杜鹃的嫩芽淡紫
色，叶背面和枝条上的毛多而松弛，有腺毛，花白色或白粉
红色。

25 金龙胆草

别名 矮脚苦蒿、蒿支龙胆草、苦龙胆草、龙胆蒿、劲直假蓬（云南）。

来源 为菊科植物**金龙胆草** Conyza blinii Lévl.。药用全草。

识别特征 (1)草本，茎少分枝，高30厘米左右，全株被白毛长粘毛。(2)叶互生，长4～6厘米，宽2.5～3厘米，叶片羽状分裂至全裂。(3)头状花序排成长的圆锥花序，直径约6毫米，花黄色，全部为管状花。(4)瘦果扁平，极小，有一列冠毛。(图37)

生长环境 生于阳光充足的干燥山坡上。

产地 四川、云南等省区。

采收加工 7～8月采收全草，阴干备用。

化学成分 含皂甙、生物碱、酸性物质、鞣质、无机盐、还原糖、挥发油等成分。

制剂

1. 水泛丸：金龙胆草除去根部及老茎，碾粉水泛为丸，上滑石衣，20丸约重1克。日服三次，每次1克。饭后服。

2. 醇浸膏片：每片含浸膏0.1克，约相当于金龙胆草1克，日服三次，每次2片。

3. 水浸膏片：取金龙胆草，去根水煮，提取三次，过滤，滤液静置，水浴蒸发浓缩近干，加淀粉烘干，研粉，加乙醇，拌合，再烘干，制成糖衣片。每片含浸膏0.15克，相当于金龙胆草1克，日服三次，每次2片。

药理 有明显祛痰作用(小鼠酚红法)，能促进气管粘液

1949

新　中　国
地方中草药
文　献　研　究
(1949—1979年)

1979

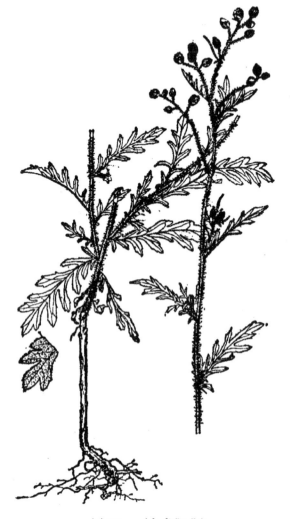

图 37　（金龙胆草）

纤毛运动。水煎液有一定平喘作用（豚鼠组胺性喘息模型）
和对离体平滑肌有一定解痉作用。

亚急性毒性试验（家兔口服 3～5 克生药/公斤/天，共
30 天）未见异常变化。

临床 有祛痰、消炎、平喘等作用，尤以祛痰效果为佳。副作用有腹胀、恶心、呕吐、腹泻等，较轻，多在第 1~2 天出现。醇浸膏片的疗效较水泛丸有所提高，副作用有所降低，多为口干腹痛等，约占 15%。服药 50 天对心、肝、肾等未见影响。

26 侧 柏 叶

别名 香柏、扁柏（通称），片柏、柏树（陕西），掌柏、板柏、长青树（江西），扁柏枝（湖南），片松（东北），喜柏（广州），阿欠恰（新疆）。

来源 为柏科植物侧柏 Platycladus orientalis (L.) Franco 〔Biota orientalis (L.) Endl.; Thuja orientalis L.〕。药用嫩枝和叶。

识别特征 (1)常绿乔木，高可达 10 米以上，有时呈灌木状。(2)叶鳞片状，交互对生，排成四行紧密贴生在小枝上，绿色或绿褐色。(3)花单性，雌雄同株，黄色或紫色，生于枝端；雄花序卵形；雌花序由 4 对珠鳞组成。(4)果卵状球形，嫩时粉绿色，肉质，有白色蜡粉和钩状突起，成熟后转为木质，深褐色，先端开裂。（图 38）

生长环境 多为栽培。生于低山阳坡，耐寒，耐旱，抗碱。

产地 全国大部分地区都产。

采收加工 全年可采，将嫩枝叶剪下，阴干或晒干。

化学成分 含有挥发油、黄酮类、酚性化合物、鞣质等，已分离了挥发油及一个黄酮化合物。

制剂

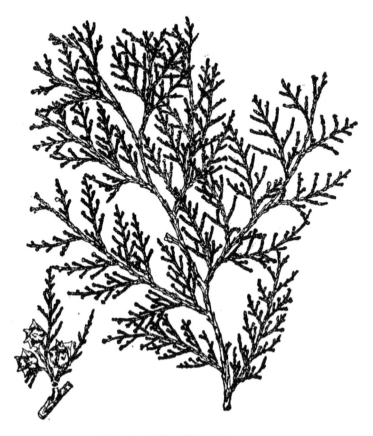

图 38　侧柏（侧柏叶）

　　1. 侧柏叶片：水煎剂用乙醇处理沉淀，制成浸膏片。日服三次，每次 4 片（日剂量 1 两 5 錢）。

　　2. 复方侧柏叶片：侧柏叶，鼠曲草各 1 两 5 錢（日剂量），制剂方法同上。日服三次，每次 6 片。

　　3. Ⅰ号复方侧柏叶：侧柏叶 1 两 5 錢，白毛夏枯草 1 两，地龙 3 錢（日剂量），制剂方法同上。日服三次，每次 6 片。

　　4. Ⅱ号复方侧柏叶：侧柏叶 1 两 5 錢，白毛夏枯草 1

两，盐肤木 3 两（日剂量），制剂方法同上。日服三次，每次 15 片。

5. Ⅲ号复方侧柏叶：侧柏叶 6 錢，鱼腥草 1 两，盐肤木 3 两（日剂量），制剂方法同上。日服三次，每次 12 片。

药理 侧柏叶煎剂及有效成分（黄酮、挥发油、202 等）有明显镇咳作用（小鼠二氧化硫引咳法及氨雾法）和祛痰作用（小鼠酚红法）。

电刺激猫喉上神经，初步观察到 202 的镇咳作用可能与中枢神经系统有关。

侧柏叶的提取部分毒性低，202 提取物小鼠半数致死量为 6 克/公斤。大鼠以 24 克/公斤，48 克/公斤，每日喂服一次，连服四周，体重增长，谷丙转氨酶、血象等方面与对照组无明显差别。

临床 侧柏叶单、复方制剂治疗慢性气管炎具有镇咳、祛痰作用，但平喘、消炎较差。

副作用：服药期间少部分患者出现腹部不适，腹胀，恶心，呕吐，胃纳不佳，口渴，咽干，大便干燥或腹泻，头晕，头痛，胸痛等，不需处理，可自行消失。但有少数患者出现全身皮疹搔痒或眼睑、面部及下肢浮肿，可能系药物过敏反应，停药后数天内自行消失。

27 鱼 腥 草

别名 臭荥、猪鼻孔（四川），侧耳根（四川、云南、贵州、湖南、湖北、广西），狗贴耳（福建、广东、广西、江西），壁虱风荥（云南）。

来源 为三白草科植物鱼腥草 Houttuynia cordata Th-

1949

新 中 国
地方中草药
文 献 研 究
(1949—1979年)

1979

unb.。药用全草。

识别特征 (1)多年生草本，高10～30厘米左右，全株有鱼腥臭味，匍匐茎有节，节上生不定根。(2)单叶互生，心形，全缘，表面绿色，背面有时为紫色，托叶基部抱茎。(3)穗状

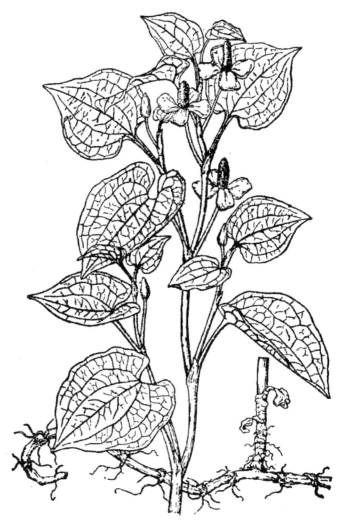

图 39 鱼腥草

— 106 —

花序生于茎顶，花序下有 4 片白色的花瓣状苞片。(4)果实卵圆形，熟后开裂。(图 39)

生长环境 生于田埂、阴湿山坡或墙边。

产地 长江以南都有产，此外，陕西、甘肃、西藏、台湾等省区也有。

采收加工 夏秋两季采收全草，鲜用或晒干，或采后用热水浸泡数分钟捞取晒干，放于干燥通风处。

栽培要点 土壤以肥沃的砂质壤土及腐植质土壤生长最好，忌干旱。用根茎繁殖，每年清明前后在植株未萌芽前，将根茎挖出，剪成 3～4 寸小段，开浅沟，将根茎按半尺株距放在沟内，覆土 1～1.5 寸，稍镇压后浇水。

化学成分 有效成分为鱼腥草素(现已人工合成)。

制剂

1．复方鱼腥草合剂：鱼腥草 1 两（蒸馏液）、千里光、盐肤木各 1 两、地龙 3 钱、甘草 2 钱（一天量），水煎剂，分三次服。

2．鱼腥草注射液：1000 克鱼腥草水蒸汽蒸馏，取 1000 毫升，消毒制成。

药理 复方鱼腥有镇咳（电刺激猫喉上神经引咳法），平喘（豚鼠组胺性喘息模型及对离体气管平滑肌有一定解痉作用）和祛痰作用(小鼠酚红法)。本方中的千里光对金黄色葡萄球菌、肺炎球菌、痢疾杆菌有较强的抑菌作用。人工合成的鱼腥草素，对金黄色葡萄球菌、肺炎双球菌、甲型链球菌有较强抗菌作用。

临床 鱼腥草和千里光均为清热解毒抗炎药物，对呼吸道感染有显著效果。

28 穿 山 龙

别名 穿地龙、狗山药（陕西、甘肃、宁夏、青海、辽宁），地龙骨、串地龙（东北），狗骨头（陕西）。

来源 为薯蓣科植物**穿龙薯蓣** Dioscorea nipponica Makino。药用根茎。

识别特征 (1)多年生缠绕草本；地下根茎横生，为不规则圆柱形，长而肥，生有须根，外皮黄棕色，易脱落，断面白色。(2)单叶互生，掌状心形，通常3～9浅裂，茎上部叶近全缘，基出叶脉7～9条。(3)花单性，雌雄异株；雌花序为穗状花序。(4)蒴果长倒卵形，有三翅，成熟后枯黄色。（图40）

生长环境 多生于山坡林边、灌木林下，沟谷两侧，沟边及疏林也常见。

产地 多数省区有产。

栽培要点 适应性强，耐寒。土壤以结构疏松砂质壤土生长最好。用根茎繁殖，每年2～3月，将母株根茎挖出，切成2～3寸的小段，每段有芽1～2个，开沟5～6寸深，按1尺株距放在沟内，覆土2～3寸。浇水。也可用种子繁殖。

采收加工 春秋采挖根茎，去掉茎、叶及须根，洗净泥土，晒干即可备用。

化学成分 从根茎中提出总皂甙，从总皂甙中分出水溶甾体皂甙和水不溶性皂甙两部分。从水不溶甾体皂甙中分得两种单体，其中一种初步认为是薯蓣皂甙。水溶甾体皂甙中也分得一个单体。

制剂

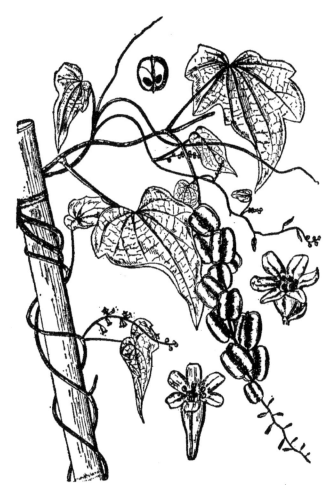

图 40　穿龙薯蓣（穿山龙）

1.煎剂：穿山龙 1 两，黄芩、紫苑、贯众各 5 錢。日服两次，每次半剂。

2.片剂：将煎剂浓缩制成 0.5 克片剂。日服三次，每次 2～3 片。相当于煎剂的生药量。

3.针剂：每毫升含穿山龙、紫苑、黄芩、贯众生药各

1949
新 中 国
地方中草药
文 献 研 究
(1949—1979年)
1979

1克。每日一次，每次2毫升，肌肉注射。

药理 穿山龙总皂甙有明显镇咳作用，水不溶性皂甙、水溶性皂甙及复方穿山龙片亦有一定镇咳作用（小鼠氨雾法）。穿山龙总皂甙有一定祛痰作用（小鼠酚红法）。从水溶部分提出的"分子筛I号"有平喘作用（豚鼠组胺性喘息模型）。

临床 复方穿山龙及穿山龙总皂甙有一定镇咳、祛痰、平喘作用。一般对单纯型效果较喘息型为好，大多数在服药5天内见效。

副作用：少数病人服药后胃不适，个别病人有头晕、口干，部分病人胆固醇升高，对短期服用或两年来间断服用复方穿山龙的病人，检查心电图、肝功能及尿常规，未发现不良反应。

附注 与穿山龙相近的植物有蜀葵叶薯蓣、山萆薢，其区别特征和产地见以下检索表：

1. 雄花无柄，叶掌状心形……穿山龙 Dioscorea nipponica Makino

1. 雄花有柄，叶心形，掌状心形。

  2. 叶片心形，全缘；花药背生（江苏、安徽、浙江、江西、福建）…………山萆薢 Dioscorea tokora Makino

  2. 叶片心形，掌状浅裂；花药横生（西南地区、西藏）………………蜀葵叶薯蓣 Dioscoren althaeoides R. Knuth

29 洋 金 花

别名 曼陀罗（我国北部），刺疙瘩（西北），风茄儿（山东、辽宁），喇叭花、闹羊花（华南、湖南），醉仙桃（我国南部)。

来源 为茄科植物**毛曼陀罗** Datura innoxia Mill 或**白花曼陀罗** Datura metel L.。药用干燥花。

识别特征 **毛曼陀罗**：(1)一年生草本，高1～2米；全株密生白色细腺毛和短柔毛；茎直立，粗壮，带灰白色。(2)叶互生或有时近对生，宽卵形，全缘或微波状，有叶柄。(3)花单生于叶腋或分枝处，较大，漏斗状，白色，下半部带

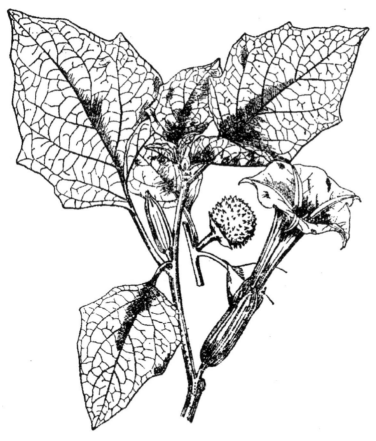

图41 白花曼陀罗（洋金花）

1949

新 中 国
地方中草药
文 献 研 究
(1949—1979年)

1979

淡绿色。(4)蒴果近球形，表面密生许多较粗的针刺，成熟时由顶端4瓣裂。

白花曼陀罗：与毛曼陀罗十分近似，但叶无毛，植物体较矮，果实表面的刺较稀疏而且更短。(图41)

生长环境　栽培或野生于山坡、路旁、地埂。

产地　我国南北各地均有分布，或者栽培。毛曼陀罗以北方栽培较多，白花曼陀罗以南方栽培较多。

栽培要点　白花曼陀罗我国各地都可生长。种子繁殖，多用直播，在3月下旬或4月初把种子撒在畦内，覆盖细土。育苗，宜选向阳的地方，翻耕耙细土壤，施熟肥，整理成苗床，3月中下旬播种，覆细土，土面再盖一薄层稻草，保持湿度。

采收加工　7～8月间花盛开时，采摘花部，阴干备用。

化学成分　主要含东莨菪碱和莨菪碱（在提取过程中，部分转化为其消旋体阿托品）。同时含有少量其它生物碱。

制剂

1．片剂：取洋金花粗粉，以70%乙醇渗漉，收集约为10倍生药量的渗漉液，至生物碱反应阴性，减压回收乙醇，浓缩液置水浴锅上，蒸发至稠膏状，每公斤生药约得200克，测定每克浸膏中东莨菪碱和阿托品游离基的含量，并折算成氢溴酸东莨菪碱和硫酸阿托品的含量。

根据临床要求，为配制氢溴酸东莨菪碱和硫酸阿托品含量比例为3:1的浸膏片，如以每克浸膏中含10.3毫克氢溴酸东莨菪碱和8.13毫克硫酸阿托品为原料时，可按下列比例投料，制成片重0.1克，每片含0.5毫克氢溴酸东莨菪碱的浸膏片。

洋金花浸膏　　　　　1938克

— 112 —

氢溴酸东莨菪碱	16.5克
淀粉	3000克
糖粉	1000克
糊精	700克
硬脂酸镁	适量

用适量淀粉与浸膏混合均匀，过筛，在60℃以下烘干，再通过60～80目筛，得浸膏粉。精确称取氢溴酸东莨菪碱，溶于适量水中，按等量递升法先与剩余赋形剂混合，再与浸膏粉混合均匀，先过100目筛，后过60～80目筛2～3次，得药膏粉。用喷雾器将70%乙醇均匀地喷洒在药膏粉上，制成软材，通过18～20目筛，60℃以下烘干，制成颗粒。压片。

治疗方法：采用小剂量开始，逐渐增加的方法给药。首剂约0.6毫克，渐增至疗效明显时为"合适量"，以此量维持，每晚睡前服一次，连服，疗程20至60天不等。平均约30天。临床控制后继续服小量5～7天，以巩固疗效。

2. 注射液：按氢溴酸东莨菪碱和硫酸阿托品比例为10:1计算，制成注射剂，采用从小剂量开始逐渐增加的方法给药，根据年龄、体质、体重计算预计量。计算方法是根据体质弱、中、强，50岁以上的分别给每公斤体重0.003毫克（按氢溴酸东莨菪碱计算，以下同），0.004毫克，0.005毫克，简称3、4、5。50岁以下的分别给每公斤体重0.004毫克、0.005毫克、0.006毫克，简称4、5、6。首次量为预计量减去0.1～0.2毫克，以后逐渐增加，达到明显效果时，维持该量，直到临床控制。如遇反应则稍减量，临床控制后继续注射2～3次，以巩固疗效。每隔2～3天注射一次，十次为一疗程，注射不满十次，而疗效已达临床控制，并连续

1949

新中国
地方中草药
文献研究
(1949—1979年)

1979

三次达临床控制者可以停药。

内蒙古自治区医院曾用复方曼陀罗制剂治疗慢性气管炎640例。

气管炎片1号：制成每片0.4克的片剂，含曼陀罗0.0128克，地龙、百部、黄芩各0.256克。日服三次，每次4片，饭后服。十天为一疗程。主要用于单纯型病例。

气管炎注射液1号：制成每2毫升含曼陀罗0.1克，地龙2克、百部、黄芩各0.5克的注射剂。穴位注射气管炎注射液1号2毫升，加10%葡萄糖2毫升，每天交叉注射于左定喘、右肺俞或右定喘、左肺俞。每天一次，十次为一疗程。主要用于单纯型合并肺气肿病例。

气管炎1号复合组：同时用以下两种药物治疗，十天为一疗程。主要用于喘息型及喘息型合并肺气肿病例。

(1) 口服气管炎1号。日服三次，每次4片。

(2) 穴位注射地龙注射液2毫升及抗菌1号注射液2毫升，加10%葡萄糖2毫升。用法和疗程同上。地龙液制成2毫升含生药干地龙2克的针剂，抗菌1号液制成每2毫升含生药黄芩、银花、连翘、地丁各0.25克。

药理 洋金花能防止及减轻用二氧化硫刺激大鼠形成的实验性慢性气管炎的局部组织病变的发生和发展，且对其血真胆碱酯酶活力似有下降趋势。对刨花烟熏大鼠形成的慢性气管炎，能使其支气管腺体总面积、腺泡平均面积、腺体厚度与粘膜下厚度的比值降低。

临床 对慢性气管炎病人的咳、痰、喘均有一定疗效。祛痰效果明显，用药后不仅痰量明显减少，且易咳出，大部分病人首次注射即显效。治疗后血真胆碱酯酶水平普遍升高，痰中免疫球蛋白A（IgA）及溶菌酶均有不同程度升高，丙种球蛋白含量亦有增高趋势，皮内变态反应试验转阴或转弱，血中嗜酸细胞减少。

注射药物的副作用：治疗当时副作用为注射后睡眠过程中引起的精神反应（如躁动、抓空、谵语），胃肠反应，排尿困难。病人清醒后自然消失。运用"三、四、五""四、五、六"计算方法后，治疗当时副作用已降至 7.2%，精神反应为 0.93%。后续副作用系指病人睡眠清醒后仍有口干、视力模糊、头晕、无力，治疗当日发生率最高为 82%，最低为 45.8%。治疗次日发生率最高为 21.9%，最低为 15.9%。少数病人治疗过程中有暂时的记忆力减退，停药后可自然恢复。药物口服后副作用轻微，口干为 20% 以下，极个别的病人出现头晕、视力模糊、心慌，不影响睡眠、出工、学习等。检查部分病人的肝、肾功能及心电图、脑电图，证明药物对肝、肾、心、脑无损害。为慎重起见，青光眼、心脏病、肾脏病、肝脏病、肺结核、美尼尔氏症、前列腺极度肥大、体质极度衰弱、出血素质、高热患者暂均列为禁忌症。

附注　此属植物其他种的花也常混用。另本品有一定毒性，应慎用。

30　拳参（紫参）

别名　倒根草（我国北部），石生蓼（东北），刀枪药、刀剪药（西北、东北），白三七、猛斩七（陕、甘、宁），草河车①（中药名）。

来源　为蓼科植物拳参 Polygonum bistorta L.。药用

---

① 在江西、福建、湖南、广东、广西、云南、湖北、河南等省的有些地区把百合科的重楼属（Paris）植物七叶一枝花的根茎叫做草河车。

1949

新　中　国
地方中草药
文　献　研　究
(1949—1979年)

1979

根茎。

　　识别特征　(1)多年生草本；茎直立，高30～80厘米；根茎肥厚，盘曲似虾状，外皮黑褐色，内粉红色。(2)根生叶有长柄，长圆形至披针形，茎生叶互生，稍狭，基部抱茎，稍革质，全缘，但叶缘常外卷成细齿状，叶细脉隆起，较明

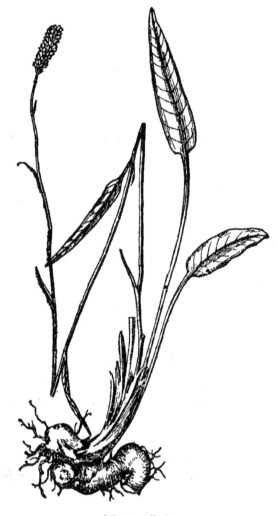

图 42　拳参

显。(3)穗状花序顶生，花淡红色或有时近白色，花小，密集。(4)果实为坚果，三棱形，黑褐色而有光泽。(图42)

生长环境　生于山坡的野草丛、荒地和丘陵坡地。

产地　我国北部及江苏、浙江等省区。

栽培要点　对土壤要求不严，而以向阳、排水良好的疏松肥沃土壤为好。种子繁殖，直播，在北京宜在4月上、中旬，开浅沟，种子撒入沟内，覆土1～3分；育苗，温床宽3～4尺，播后浇水。分根繁殖，秋季或早春萌芽前进行。

采收加工　春秋采挖，除去茎叶及泥土，洗净，晒干，撞去须根备用。

化学成分　含有鞣质、没食子酸、酚类、黄酮类、蒽醌、香豆精、内酯、中性树脂、挥发油和色素等。

制剂　注射剂：按黄酮量计算每毫升含2.2～2.5毫克，pH5.0～5.5。每次2毫升，每日二次。十天为一个疗程，肌肉注射。

药理　紫参注射液、紫参提取物Ⅱ（蒽醌）均有明显镇咳作用（小鼠氨雾法）。

腹腔注射紫参注射液（2克生药/1毫升）4毫升/公斤，紫参提取物Ⅰ（40毫克/公斤），紫参提取物Ⅱ（100毫克/公斤）都有较好的"平喘"作用（豚鼠组胺性喘息模型）。

紫参注射液能对抗戊四氮引起的小鼠惊厥作用。

本品毒性小，小鼠静脉给紫参注射液（1克生药/1毫升）1毫升，无毒性反应。

亚急性毒性实验表明，大鼠每日肌注相当临床剂量的50～100倍，连续23日，一般表现及各脏器组织切片均无异常发现。

临床

1949

新 中 国
地 方 中 草 药
文 献 研 究
(1949—1979年)

1979

紫参具有止咳、祛痰作用，对单纯型慢性气管炎疗效好，注射液的疗效优于片剂。

副作用是部分人有轻度头昏，脸部发热，口唇发麻等，不需处理自行消失。

31 秦皮(花曲柳)

别名 白蜡树(通称)，大叶梣、大叶苦、曲柳树、苦枥白蜡树(东北)。

来源 为木犀科植物大叶白蜡树 Fraxinus rhynchophylla Hance。药用干皮和枝皮。

识别特征 (1)落叶乔木，高达10米余；树皮光滑有皮孔和块状白斑，放水中显蓝色萤光。(2)单数羽状复叶，小叶8～7片，顶端小叶较大，边缘有锯齿，下面脉上有褐色短柔毛。(3)圆锥花序生于小枝顶端及叶腋，花只有花萼而无花瓣。(4)翅果倒披针形，先端凹或有小尖。(图43)

生长环境 生于山地阳坡林内及山沟旁等处。

产地 全国大部分地区均产。

采收加工 春、秋二季砍伐树枝或剥下干皮和枝皮，晒干或切断晒干备用。

化学成分 从茎皮中分离出秦皮乙素、秦皮乙素葡萄糖甙和甘露醇。

制剂

1. **浸膏片**：秦皮浸膏3公斤，制成1万片，每片含浸膏0.3克，相当原生药1.2克。日服三次，每次服4片。

2. **气雾剂**：秦皮内皮5公斤，经水、醇提取，提取液用蒸馏水调至5000毫升，灭菌备用。每天一次，每次气雾

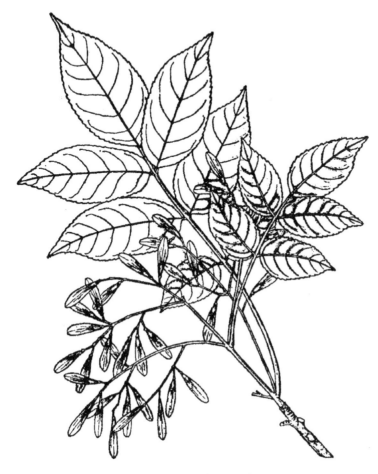

图 43　大叶白蜡树（秦皮）

吸入30分钟，十天为一疗程，每人每次用2毫升。

　　3．注射液：秦皮提取物100克，苯甲醇10毫升，蒸馏水加至1000毫升，溶解后过滤，分装灭菌备用。每日一次，每次2毫升肌肉注射。

　　药理　秦皮全提物具较好止咳（小鼠氨雾法）、祛痰（小鼠酚红法）和平喘作用（豚鼠组胺性喘息模型）。对奈氏双

1949
新 中 国
地方中草药
文 献 研 究
(1949—1979年)
1979

球菌、肺炎双球菌、甲型链球菌，具有较好的抑菌作用。

急性、亚急性毒性实验，肝、肾功能实验，心、血管等毒性实验，均未发现毒性反应。

临床 单、复方秦皮对止咳、祛痰、平喘均有较好作用和一定的消炎作用。大部分人在服药 3 天内生效，副作用小。

32 热 参

别名 秦参(陕西)，山烟、醉汉草、白毛参(河南)，漏斗泡囊草。

来源 为茄科植物华山参 Physochlaina infundibularis Kuang. 药用根部。

识别特征 (1)多年生草本，高 20～60 厘米，根肉质，锥状圆柱形，茎直立，单一或数茎丛生，被白色长柔毛。(2)叶互生，卵形，宽卵形或三角状宽卵形，基部楔形，有时近截形或浅心形，全缘或浅波状。(3)伞房花序顶生或腋生，花黄色，有时带紫色，花萼在果期膨大成球状的囊。(4)果实为蒴果，包于球状的宿存萼中。(图 44)

生长环境 生于海拔 800～1200 公尺的山坡、沟谷、林下或草地。

产地 陕西、山西、河南等省区。

采收加工 秋季采挖根部，洗净，晒干备用。

化学成分 根中有效成分为生物碱和莨菪亭。其中脂溶性生物碱有莨菪碱、东莨菪碱、山莨菪碱等七种；水溶性生物碱有五种，以胆碱为主。其余还有莨菪甙、甾体化合物、有机酸、蔗糖、油等。

— 120 —

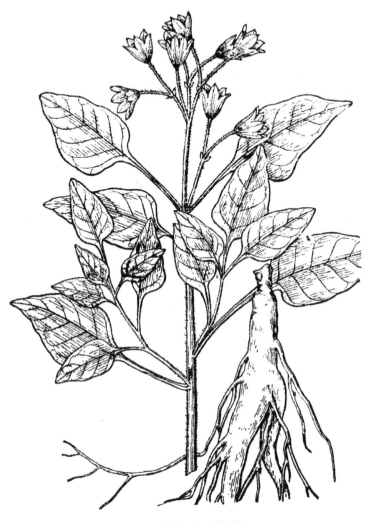

图 44 华山参（热参）

制剂

1. 热参片：将热参去皮，洗净晒干，磨粗粉，压片，包糖衣。每片含生药 0.1 克。日服三次，每次 1～2 片。十日为一疗程。

1949
新中国
地方中草药
文献研究
(1949—1979年)
1979

2. 热参浸膏片：每片含总生物碱以莨菪碱计为 0.23 毫克。日服 2～3 次，每次 1 片，十日为一疗程。

3. 热参气雾剂：每毫升药液含总生物碱以莨菪碱计算应为 4.5～5.5 毫克。一日 3～4 次，每次喷吸 3～4 次。十日为一疗程。

药理 有平喘（豚鼠组胺性喘息模型）、镇咳（小鼠氨雾法）、祛痰（小鼠酚红法）作用。热参能扩大家兔瞳孔，并能解除用毛果芸香碱所致大鼠、家兔、离体肠平滑肌痉挛，阻止盐酸毛果芸香碱所致狗唾液分泌，能对抗电刺激家兔迷走神经离中端或注射氯化乙酰胆碱、盐酸毛果芸香碱所致的降压反应。对抗组织胺所致的豚鼠支气管痉挛。对家兔肠管子宫及狗的胃肠活动有抑制作用。热参碱对中枢神经系统表现为先兴奋后抑制，在中毒剂量时，除瞳孔恢复较慢外，未发现对其他脏器有损害作用。

临床 热参各种剂型对咳、痰、喘都有一定的疗效，而对喘尤为显著。在治疗过程中46％的患者饮食增加，体力增强。服药后的不良反应主要为消化道的症状口咽干、腹泻、腹胀，偶见视力模糊和排尿困难。副作用不需治疗，几天后就自行消失。对血压、血象、心脏无不良影响。

热参气雾剂的临床观察除对咳、痰、喘有较好的疗效，平喘速效较为突出，还可使痰中酸性粘多糖纤维有明显减少，有调节植物神经功能和改善部分气管炎患者肺通气功能和甲皱微循环的作用。

33 翅茎香青

别名 四轮风、四棱锋、白冷风（浙江）。

来源 为菊科植物香青 Anaphalis sinica Hance。药用全草。

识别特征 (1)多年生草本，高40厘米左右，具特殊香气，全株密被白色绵毛。(2)叶互生，倒披针形或线状披针形，基部下延成翼，使茎呈棱角状或翅状。(3)头状花序，多数，排列成伞房状，总苞片干膜质，银白色；花白色，全部为管状花。(图45)

生长环境 高山丘陵地皆有生长。

产地 浙江省南部较多。

采收加工 一般在霜降前后采集全草，以霜降后采集好，过早因种子未脱落，影响翌年产量。采集后，勿用水洗，去掉泥土，晒干后扎把打捆贮藏。防霉蛀变质。

化学成分 含有总甙、内酯、香豆精、挥发油、鞣质、酚类和有机酸等。

制剂

1. 翅茎香青1～2两，水煎制成糖浆，一日量。

2. 翅茎香青1两，水煎乙醇处理，制成糖浆，一日量。

3. 复方Ⅰ：翅茎香青1两，马蹄金5钱，苡米根4钱，水煎成100毫升，一日量。

4. 复方Ⅱ：翅茎香青1两，筋骨草5钱，南沙参5钱，水煎成100毫升，一日量。

药理 翅茎香青的水煎液和乙醇提取物具有镇咳作用（小鼠二氧化硫致咳法）。水煎液、乙醇提取物及挥发油均有祛痰作用（小鼠酚红法）。另外，翅茎香青挥发油还有舒张离体豚鼠支气管的作用（离体豚鼠气管灌流法）。

临床 对慢性气管炎的镇咳、祛痰作用强于平喘作用，前两作用一般在服药3～4天起效，后一作用约6天起效。

－123－

1949

新 中 国
地 方 中 草 药
文 献 研 究
(1949—1979年)

1979

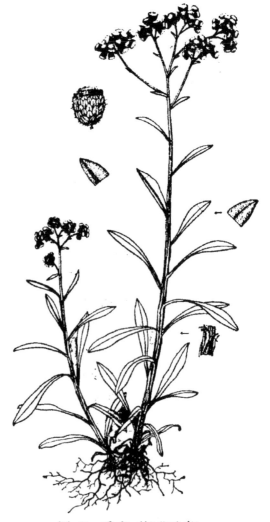

图 45　香青（翅茎香青）

部分病人痰液检查见纤毛柱状上皮细胞变性和坏死程度减轻，粘多醣纤维减少。

翅茎香青的副作用以咽干为主。抽查 17 例服药 40 天病人的心电图、血、尿及 14 例肝功能，治疗前后未见明显改变。

附注 有将鼠曲草属（Gnaphalium）植物混作翅茎香青使用。该属植物的茎上无翅，头状花序中央的两性花结实；总苞片黄色或褐色，很少为白色。

34 烈 香 杜 鹃

别名 黄花杜鹃（青海），小叶枇杷、白香柴、野枇杷（甘肃）。

来源 为杜鹃花科植物**烈香杜鹃** Rhododendron antho-pogonoides Maxim.。药用叶及带叶嫩枝。

识别特征 (1)常绿灌木，高 1～2 米，枝直或呈弯曲状，老枝灰黑色，当树皮片状剥落后则呈灰黄色或灰白色。(2)叶互生，有强烈香气，卵形或椭圆形，背面有棕色疏鳞片。(3)顶生头状花序，有花约 10～19 朵；花萼不整齐 5 裂，裂片边缘有长睫毛；花冠狭筒状，黄绿色，顶端 5 裂，内面密生长柔毛；雄蕊 5 个，内藏，有疏毛；子房近球形，有鳞片，花柱短，宿存。(4)蒴果。（图 46）

生长环境 生于海拔 2700～4000 米的高山地区，常见于山腰阴坡、灌木丛或林中。

产地 甘肃、青海、四川北部等省区。

采收加工 鲜叶或干叶经水蒸汽蒸馏提取挥发油、水浸膏和酒浸膏。

化学成分 含有挥发油、黄酮类化合物及香豆精等。从挥发油中分离得到 4-苯基丁酮-2，大牻牛儿酮，松樟脑，α-芹子稀等。黄酮类化合物已经分离的有金丝桃甙、棉子皮亭、棉子皮亭 3-半乳糖甙及槲皮素等。

1949

新　中　国
地方中草药
文　献　研究
(1949—1979年)

1979

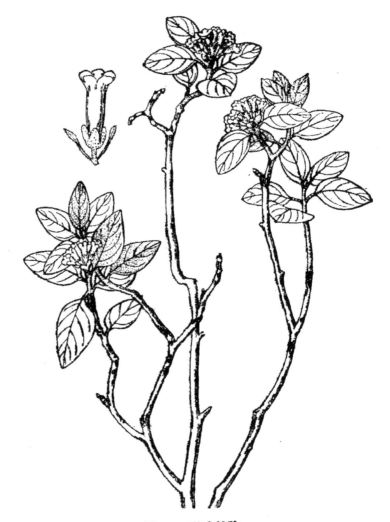

图46　烈香杜鹃

制剂

1. 复方小叶枇杷片：烈香杜鹃46克，黄芪4.6克，蒲公英4.6克（每日量），烈香杜鹃用乙醇提取，黄芪和蒲公英用水煎，分别成浸膏，制成糖衣片。日服三次，每次3片。

— 126 —

2. 胶囊：挥发油制成胶囊或糖衣片，每粒或每片含挥发油 50~100 毫克。日服三次，每次 3 粒（片）。

药理

1. 乙醇提取物：有祛痰作用（小鼠酚红法）。给犬灌胃（按体重计算相当成人用量的 10~20 倍） 30 天，剂量大时可引起呕吐，便软，体重减轻 1~1.5 公斤，血象、肝、肾功能无明显改变。

自乙醇提取物中分离出的小叶枇杷素（总黄酮甙）直接作用于呼吸道粘膜，起祛痰作用。对二氧化硫刺激形成的大鼠慢性气管炎模型能使其杯状细胞数减少，粘液腺向浆液腺转化，气管粘膜柱状上皮损伤减轻，纤毛脱落有所恢复，气管各段炎症减轻。对非特异性炎症有抗炎作用。能使末梢血管收缩。对离体气管平滑肌有缓慢松弛作用。给犬灌胃小叶枇杷素为成人用量 40 倍（按体重计算），连续 10 天，未见不良反应，肝、肾功能、血象均在正常范围内。

2. 挥发油：有平喘作用（豚鼠组胺性喘息模型），但对离体气管无效。对血管有扩张作用。从挥发油中分离出的烯烃及酸酚部分有祛痰作用（小鼠酚红法）。酸酚部分及 4-苯基丁酮-2 有镇咳作用（小鼠氨雾法）。4-苯基丁酮-2 还有平喘作用（豚鼠组胺性喘息模型）。挥发油本身及从中分离出的烯烃、酸酚部分及 4-苯基丁酮-2 均有祛痰作用。给犬灌胃 4-苯基丁酮-2 （按体重计算相当人用量 8.6 倍） 10 天，除第 1、2 天内有呕吐外，肝、肾功能、血象均正常。

临床 乙醇提取物及小叶枇杷素有较好的祛痰、止咳作用。小叶枇杷素消痰作用较明显，一般在服药 3~7 天起效，副作用小，以口咽干为主（发生率占 8%）。用 1% 小叶枇杷素气雾吸入，除有祛痰、止咳作用外，气短气喘也明显改

— 127 —

1949

新　中　国
地方中草药
文　献　研　究
(1949—1979年)

1979

蓍。

挥发油有止咳、祛痰作用，服用2～4天起效，少数病人服药后有口干、口苦、胃部不适、恶心等现象。

4-苯基丁酮-2有止咳、祛痰作用。副作用以胃部不适为主。

35　铁　包　金

别名　老鼠勒(广东海南岛)，大叶铁包金(广西、广东)，铣谷子、扁担树(湖南)。

来源　为鼠李科植物光枝勾儿茶 Berchemia polyphylla Wall. var. leioclada Hand.-Mazz.。药用根、茎和叶。

识别特征　(1)落叶半藤状灌木，幼枝褐色，光滑无毛；根皮黑色，中心金黄色，故有"铁包金"之称。(2)单叶互生，近革质，有光泽，卵形或卵状椭圆形，顶端有小芒尖，全缘，叶背通常浅绿色，羽状叶脉明显，侧脉7～9对。(3)花小，白色，单生或2～3朵束生于叶腋或排成总状花序；花序和花梗均无毛。(4)核果近圆柱状，有宿存的花萼，熟时紫黑色。(图47)

产地　西南地区、广西、广东、湖南和浙江等省区。

生长环境　生于阴湿近水处或山坡灌丛中。

采收加工　全年均可采茎叶或挖根，洗净，切段或切片，晒干备用。

化学成分　从茎叶中分离出有效成分芦丁、槲皮素、和 β-谷甾醇。经预试尚含有蒽甙、皂甙及鞣质等。

制剂

1. 糖浆：铁包金茎叶100克，制成糖浆100毫升。每

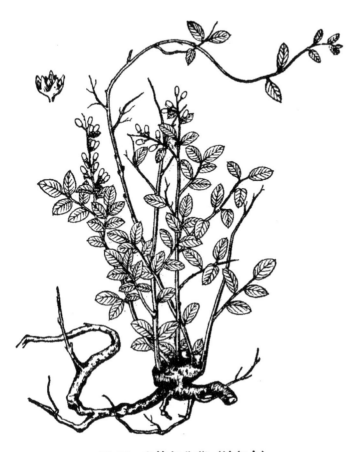

图 47　光枝勾儿茶（铁包金）

日分三次服，连服十五日为一疗程。

2. 芦丁片：每片含芦丁 140 毫克，日服三次，每次 2 片。

3. β-谷甾醇片：每片含量 100 毫克。日服三次，每次 2 片。

4. 槲皮素片：每片含量 100 毫克。日服三次，每次 2 片。

1949
新中国
地方中草药
文献研究
(1949—1979年)
1979

5. 三合片：芦丁 140 毫克，β-谷甾醇、槲皮素各 100 毫克。日服三次，每次 1 片。十天为一疗程。连服三个疗程。

药理　铁包金水煎剂有祛痰（小鼠酚红法，大鼠气管引流法）和止咳作用（小鼠氨雾法），毒性较小。从铁包金叶分离提纯得槲皮素、芦丁、β-谷甾醇三个单体，均有止咳作用。

临床　糖浆或合剂对慢性气管炎患者有较好的祛痰、镇咳作用和一定平喘作用，⅓～⅔的患者于服药三天内起效。本药毒、副作用较轻。

芦丁（每次口服 280 毫克，每天三次）和"三合单体"（每片含芦丁 140 毫克，β-谷甾醇及槲皮素各 100 毫克，每天 3 片）也有类似效果，但单用芦丁组效果略差。

附注　本属中还有小叶铁包金（老鼠耳）Berchemia liuenta (L.) DC. 的根也有止咳祛痰作用。它和本品的主要区别在于：叶小，一般不超过 1 厘米，侧脉 5～7 对，小枝、叶柄、花柄都有短柔毛。分布于广西、广东、福建和台湾等省区。旷野、山坡、沟谷和路边的灌木丛中极常见。

此外，湖南省在收购本品时发现渗入了同属植物多花勾儿茶（牛鼻角秧、皱纱皮、牛鼻拳）Berchemia floribumda Brongn.。一般认为质量较差。此种叶较大，长于 4 厘米，宽于 2 厘米，叶背灰白色，托叶明显，侧叶 8～12 对，花序为宽圆锥花序。分布于华东、中南、西南和陕西等省区。常生于山谷、山坡、林缘、林下、灌丛中或阴湿近水处。

36 通 光 散

别名 乌骨藤、大骨藤、地甘草(云南)。

来源 为萝藦科植物**通光散** Marsdenia tenacissima (Roxb.) Wight. et Arn.。药用藤 (茎)。

识别特征 (1)攀援藤本，幼茎密被锈色柔毛，各部折断均有白色乳浆。(2)叶对生，宽卵形，基部心形，两面密生短茸毛或上面近无毛。(3)聚伞花序腋生，花小，花冠黄紫色，裂片 5，副花冠裂片 5。(4)骨葖果纺锤形，成对生长，密被灰黄色绒毛；种子顶端具白绢质种毛。(图 48)

生长环境 生于向阳山坡杂木林中，或攀援于岩壁上。

产地 云南、贵州等省区。

采收加工 秋冬采收，刮去外层栓皮，切片，晒干备用。

化学成分 从茎中提取得甾体皂甙部分，从中分离得沙柯士汀。预试含有生物碱。

制剂

1. 粗提物：生药用乙醇提取，加中性醋酸铅沉淀杂质，或用石油醚、乙醚、氯仿、正丁醇相继提取，再用氯仿抽提，提取液滴入石油醚中，析出黄色沉淀，即为粗提物，日服三次，每次 0.2～0.6 克。

2. 总甙：生药以 95% 乙醇提取，提取液浓缩后以石油醚脱脂，用氯仿提出总甙。日服三次，每次 0.2 克。

3. 复方通光散片剂：通光散 45 克、石椒草 21 克,制成浸膏，加灯台树粉 3 克，混合压片，每片 0.5 克。日服三次，每次 5 克。另方加桉叶粉 5%。

1949

新　中　国
地方中草药
文　献　研　究
(1949—1979年)

1979

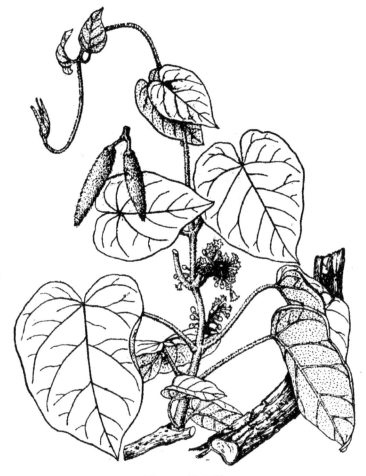

图 48　通光散

4. 复方通光散针剂：通光散 25%，灯台树 10%，臭灵丹 15%，款冬花 7%，前胡 7%，混合制成针剂。每次肌注 2 毫升（含生药 1.2 克）。每日一次。

药理　复方通光散及通光散总甙有镇咳作用（小鼠氨雾法）。通光散总甙有平喘作用（豚鼠组胺性喘息模型）及对豚鼠离体气管平滑肌有直接扩张作用（豚鼠离体肺脏灌注实

— 132 —

验）。通光散能增强小鼠炎性细胞的吞噬机能，对蛋清性关节炎有消肿作用，并对抗组胺引起家兔毛细血管的通透性增加。

家兔静注通光散总甙最大安全量（162毫克/公斤）未见毒性反应，当给于最大安全量2～4倍时，出现明显毒性症状，开始躁动不安，抽搐，继而昏迷，呼吸变慢变浅，心跳快而后心律失常。用通光散总甙Ⅱ 3.75克/公斤灌胃10天亚急性毒性实验，中毒症状为精神萎靡，食欲减退，消瘦，共济障碍，震颤，频死前有惊厥，病理检查心脏未见明显病理变化，肝、脾有少许灶性坏死，肾脏有透明性变。

临床 通光散总甙及复方通光散南北交叉验证，对咳、痰、喘、炎均有一定的效果，尤其对喘息和哮鸣音效果较好。

通光散总甙对止咳、祛痰，消炎均有一定的作用，服药后15～30分钟即有平喘作用，但两小时后有所降低，由于剂量小，无副作用，所以病人乐于接受。

复方通光散，副作用也小，服药后多数病人食欲增加，睡眠好，少数病人出现口、鼻、咽干，头晕，恶心，腹部不适，一般不需处理，4～5天自行消失，外周血象、肝、肾功能检查未见明显变化，心电图长期观查个别病例出现第一度房室传导阻滞，停药后自行消失。

37 淫羊藿

别名 仙灵脾（江西、湖北、湖南、广东），三叉骨（湖南），三枝九叶草（江西、湖南、湖北）。

来源 为小檗科植物箭叶淫羊藿 Epimedium sagittatum

1949
新 中 国
地 方 中 草 药
文 献 研 究
(1949—1979年)
1979

(S. et Z.) Maxim.。药用全草。

识别特征 (1)多年生草本，高30～50厘米，根状茎质硬多须根。(2)叶为二回三出复叶，小叶片卵状披针形，叶基部呈不对称的箭状心形。(3)花黄色，排成总状花序。(4)果卵圆形，有黑色种子2枚。(图49)

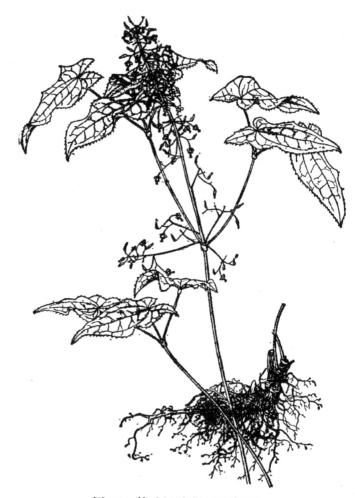

图49 箭叶淫羊藿（淫羊藿）

— 134 —

生长环境 生于山坡、竹林下或路旁、沟边、岩石缝中。

产地 江苏、江西、安徽、福建、广东、广西、台湾、湖南、湖北、四川、陕西等省区。

采收加工 四季均可采收全草，干后备用。

化学成分 含淫羊藿素，淫羊藿甙，甾醇，黄酮甙，生物碱等。

制剂

1. 煎剂：全草水煎剂制成浸膏片，每片相当生药1.51克。

2. 淫羊藿全草糖衣片：每片相当1.51克生药。日服三次，每次7片。

药理 甲醇提取物有中枢性镇咳作用，能增强小鼠白细胞吞噬机能，并有一定抗炎作用。小鼠按生药450克/公斤灌胃，未见毒性反应。

临床 用全草糖衣片治疗慢性气管炎181例，有一定止咳、祛痰、平喘效果，但生效时间较慢，平均为五天左右。服药后病人反映食量增加，夜尿减少，体力增强，男性病人尿中17酮类固醇明显增加。停药后，病情波动及反复较大。约½病人服药后有胃部嘈杂，腹胀，咽干等副作用，但较轻。对血尿常规、肝功能、心电图无损害性影响。

附注 除箭叶淫羊藿供药用外，还有相近的两种也供药用，区别如下：

1. 叶片较大，长4～9厘米，花梗无腺毛

　2. 叶为一回三出复叶，花直茎6～8毫米，花序具多数花，花瓣黄色……

　……箭叶淫羊藿 Epimedium sagittatum (S. et Z.)

1949
新中国
地方中草药
文献研究
(1949—1979年)
1979

Maxim.

2. 叶为二回三出复叶，花直茎20毫米，花序具4~6花，花瓣白色（山东、江苏、江西、湖南、贵州、四川、广西）……大花淫羊藿 Epimedium grandiflora Morr.

1. 叶片较小，长2.5~5厘米，花梗具有明显的腺毛（陕西、甘肃、宁夏、青海、四川）………………………………………………心叶淫羊藿 Epimedium brevicorum Maxim.

38 商陆（野萝卜）

别名 山萝卜（西南、西北、江西、广西），水萝卜（西北、山东），见肿消（西南），金七娘、猪母耳（福建），娃娃头、乌鸡婆兜（江西），莪羊荣（云南），土冬瓜（湖北）。

来源 为商陆科植物**商陆** Phytolacca acinosa Roxb. (Phytolacca esculenta Van Houtte)。药用为经加工炮制后的根部。

识别特征 (1)多年生草本，高1~1.5米；全株光滑无毛；根肥厚，肉质，略呈圆锥形；茎直立，绿色或紫红色。(2)叶互生，较大，卵状椭圆形至长椭圆形，有叶柄。(3)总状花序顶生或侧生，有多数白色或淡粉红色的小花。(4)浆果，扁球形，由8个分果排成一圆轮，熟时紫红色或黑紫色，多汁。（图50）

生长环境 常生于林下、路旁或宅旁阴湿和较肥沃的土壤，有时栽培。

产地 我国绝大多数省区均产。

栽培要点 喜温暖气候，不耐严寒。低湿和粘土生长不良，常引起根部腐烂；种子繁殖，北京地区多在4月中下旬

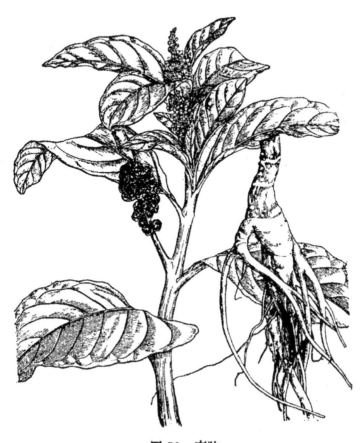

图 50　商陆

播种，每穴播种 3～5 粒，覆土 2～3 分，播后浇水。育苗移栽也可，苗床应保持湿润。

采收加工　夏秋采挖鲜根，洗净，切片，放入蒸笼内蒸 1 小时，然后晒干或烘干。

化学成分　主要成分为皂甙及甾体化合物，并有少量生物碱。进一步分离皂甙，得商陆酸和商陆酸甲酯二个皂甙元，经药理实验，证明为祛痰有效成分。

制剂

1949

新 中 国
地 方 中 草 药
文 献 研 究
(1949—1979年)

1979

1. 蜜丸Ⅱ号：鲜根在蒸笼內蒸一小时，然后晒干或烘干，粉碎成粉，炼蜜为丸，每丸重三钱（含纯粉1錢3）。日服三次，每次1丸。

2. 健陆片：中药商陆加水煮沸20分钟，去水，将沉淀渣烘干，打粉，过筛，加微晶纤维和1%硬脂酸镁混合压片，每片含野萝卜干粉0.38克，微晶纤维0.04克，1%硬脂酸镁0.01克。第一周日服三次，每次3片。第二周服4片。

3. 乙醇浸膏片：野萝卜根清水洗净，切片，晒干，粉碎成小块，加入2倍量95%乙醇，加热回流二小时，回收乙醇，浓缩烘干后压片上糖衣。每片0.3克。日服三次，每次2片。

4. 粗总甙元片：乙醇浸膏加硫酸水解，用70%乙醇提取，经活性炭脱色，干燥压片，每片30毫克。日服三次，每次1片。

药理 野萝卜的四种剂型（浸剂、煎剂、酊剂及浸膏）皆有明显的祛痰作用（小鼠酚红法），其中乙醇浸膏作用最强，系直接作用于气管粘膜，而引起腺体分泌增加，致使粘痰稀释。从祛痰、气管纤毛运动[①]，毛细血管通透性实验证明，该浸膏能促进痰液祛出，增强纤毛运动，并能降低毛细管通透性，减少渗出，使炎症减轻，从而痰液生成减少并易于咳出。支气管內痰液减少，且排痰功能增强，因而咳嗽相应减轻。煎剂和酊剂（20克/公斤，皮下注射）有轻度镇咳作用（小鼠氨雾法），并对流感杆菌、肺炎双球菌有一定的抑制作用。

---

① 气管的纤毛运动模型：寻找对痰有效药物的一种常用药理方法。气管上的纤毛可将异物和分泌物通过气管纤毛运动而排出，药物如能增加纤毛运动速度，则表明有促进痰液排出的作用。

乙醇浸膏能使幼年大、小白鼠胸腺萎缩，能对抗大鼠甲醛性"关节炎"，能明显降低大鼠肾上腺内维生素C的含量，因而认为该浸膏对动物垂体——肾上腺系统有兴奋作用。经动物实验证明作用部位在脑干，即通过影响中枢神经系统（脑干部位）而兴奋垂体——肾上腺系统。该浸膏对正常动物的性腺无明显影响。

毒性 对小白鼠灌胃给药时，野萝卜水浸剂与煎剂的毒性（LD_{50}）无显著差别，都比酊剂的毒性高，按体重计算，约为临床用量的 100 倍。乙醇浸膏毒性最低，其半数致死量为临床用量的 327 倍。

猫、狗对野萝卜较敏感，比兔易引起中毒症状，其急性中毒症状主要是阵发性呕吐、活动降低、少食或不食，严重者可致死亡。

野萝卜煎剂给大白鼠灌胃，5 克/公斤/天，连服三周未见明显毒性反应。乙醇浸膏给大鼠灌胃，相当临床用量的 100 倍，连服一个月，对动物的体重、食欲、活动状况、肝功、肾功、血象等皆未见明显影响，且对大鼠和家兔因四氯化碳引起的转氨酶升高现象无明显影响。无论是煎剂还是浸膏灌胃给药对麻醉猫血压、呼吸皆无明显影响。

临床 野萝卜主要作用为祛痰，次为镇咳，有一定的消炎作用。对单纯型疗效较好。大部分病人 3～5 天后见效，痰先变稀，易咳出，进而痰量减少，咳嗽减轻，另外多数病人服药后食量增加，睡眠好转，耐寒力增强。部分病人经治疗前后尿 17-羟类固醇对比检查，证明该药有提高肾上腺皮质功能作用。

少数病人有鼻咽干，轻度腹泻，上腹部不适，头昏等副作用，但一般于 2～3 日后自行消失。

1949

新　中　国
地方中草药
文　献　研　究
(1949—1979年)

1979

附注　商陆生用或未加工用，有较大的毒性，因而必须慎用。

39　萝　藦

别名　赖瓜瓢、蛤蜊瓢(东北)，羊角瓢、大羊角瓢（山东），白环藤(福建、江西)，天将壳(江西、上海)，飞来鹤、奶奶藤(江西)，鹤光瓢(江苏)。

来源　为萝藦科植物**萝藦** Metaplexis japonica(Thunb.) Makino。药用全草。

识别特征　(1)多年生草质藤本，具乳汁。(2)叶对生，卵状心形，长5～12厘米，宽4～7厘米，无毛，上面绿色，下面粉绿色；叶柄长，顶端丛生腺体。(3)总状花序式聚伞花序腋生，具长总花梗；花冠白色，5裂，内面被柔毛，副花冠环状、5短裂。(4)骨葖果角状，叉生；种子多数，扁卵形，具一束白色绢毛。(图51)

生长环境　生荒地、河边、山坡、灌丛中。

产地　西南、西北、华北、东北及东南部等省区。

采收加工　夏、秋采收全草，洗净泥土，切段晒干备用。

化学成分　预试含生物碱、皂甙、甾醇、多萜类化合物。

制剂

1. 煎剂：5钱生药水煎日服1剂。

2. 丸剂：5钱生药做成浓缩丸，每晚1丸。

3. 酊剂：5钱生药,50％乙醇10毫升浸泡。日服二次，每次10毫升。

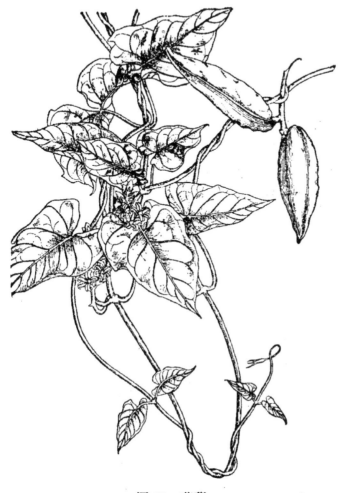

图 51　萝藦

4．2号方浸膏：萝藦5錢，甘草3錢，马兜铃3錢，水煎成500毫升。每日一次，每次服10毫升。

5．7号针剂：每安瓿2毫升，用萝藦6克，百部3克，甘草0.76克制成。每日肌注2～4毫升。

6．8号针剂：每安瓿2毫升，在7号方的基础上加洋金

1949

新 中 国
地 方 中 草 药
文 献 研 究
(1949—1979年)

1979

花 0.06 克制成。每日肌注 1～2 毫升。

药理 口服萝藦煎剂 25 克生药/公斤有止咳作用（小鼠二氧化硫引咳法）。

腹腔注射 100% 煎剂 10 毫升/公斤有祛痰作用（家兔的酚红法）。

萝藦煎剂毒性小，但萝藦注射液有一定溶血作用。

临床 各种剂型的单方中，以酊剂效果较好。止咳，祛痰，兼有改善肺部体征的效果，对气喘也有一定疗效。复方针剂的疗效优于其它剂型。副作用小，2 号方浸膏偶见消化道症状及浮肿，可能与甘草有关。8 号针剂有轻度口干及瞳孔散大，可能与所含洋金花有关。

40 野 马 追

来源 为菊科植物**轮叶泽兰** Eupatorium lindleyanum DC. var. trifoliatum Makino。药用全草。

识别特征 (1)多年生草本，高 1 米左右，茎上散生紫色斑点，幼嫩时无毛。(2)叶对生，叶片 3 全裂似轮生，稀不分裂或深裂，线状披针形，边缘有疏锯齿，两面有毛，叶脉 3 出。(3)头状花序多数，呈伞房状排列，总苞钟状，内有 5 朵管状花，紫色。(4)瘦果黑色，近光滑。(图 52)

生长环境 生于潮湿山坡、草地或溪边。

产地 除西北地区外，其他省区几乎都有分布。

采收加工 夏季茎叶生长茂盛、花尚未开时采收，割取地上部分，除净泥土，晒干或阴干备用。

化学成分 初步确定有黄酮类及生物碱，此外还有挥发油、香豆精。从总黄酮中分离得到金丝桃甙，熔点为 235～

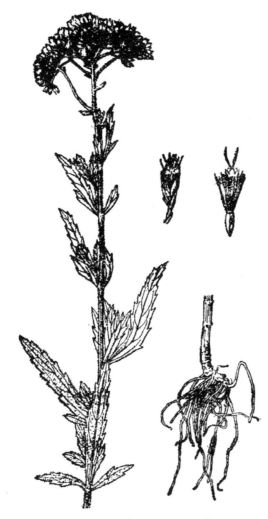

图52 轮叶泽兰（野马追）

237℃。

制剂

1. 水煎剂：生药全草4～7錢，加水适量，煎服。每日
2～3次。

1949

新 中 国
地 方 中 草 药
文 献 研 究
(1949—1979年)

1979

2. 糖浆剂：生药全草，切碎加水适量煎煮，过滤，加明矾适量，沉淀过滤去杂质，另加糖适量，加开水溶化过滤与药液合并浓缩成1毫升：1克（糖浆：生药），加2%苯甲酸钠防腐。

3. 片剂：(1)全草片剂相当于生药每天2两。十天为一疗程，连服二个疗程。(2)自全草提取黄酮类物质和生物碱分别制成片剂，供临床用，剂量相当于生药每天2两。

药理 生物碱部分与黄酮类物质均有不同程度的镇咳、平喘作用(小鼠氨雾法，离体豚鼠气管试验)。

临床 生物碱及黄酮类对咳、痰、喘均有一定疗效，以镇咳作用为主。检查部分病人，见治疗后横膈活动度有所改善。副作用以口干为主(占总例数22.1%)，少数病人有上腹不适，偶见头昏等。

41 猫 眼 草

别名 猫儿眼、猫眼棵、肿手棵(山东)，打碗花、打碗棵(河北)。

来源 为大戟科植物猫眼草 Euphorbia lunulata Bge.。药用全草。

识别特征 (1)多年生草本，高达40厘米，通常多分枝。(2)单叶互生，叶线状披针形，两面无毛。(3)花序基部的苞叶扇状半月形至三角状肾形，花序顶生，通常有5～6伞梗，每伞梗又有2～3分枝，杯状聚伞花序，腺体新月形，两端有短角，无花被。(4)蒴果扁球形，无毛；种子光滑无毛，无网纹及斑点。(图53)

生长环境 生于山坡、山谷、河岸向阳处。

— 144 —

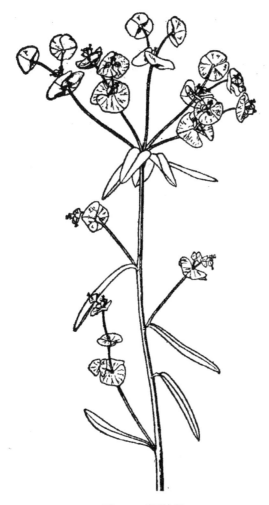

图 53　猫眼草

产地　东北、内蒙古、河北、山东等省区。

采收加工　4～6月割取全草，去净杂草，晒八成干，捆小把，再晒干。

化学成分　黄酮甙、生物碱、香豆精、酚类、甾类及挥发油等。经分离得二种黄酮甙（山柰酚鼠李糖甙、槲皮素鼠

1949
新　中　国
地 方 中 草 药
文 献 研 究
(1949—1979年)
1979

李糖甙)、二种甙元（山萘酚、槲皮素）、柰皮乙素和猫眼草素Ⅵ。（山萘酚现已人工合成）。

制剂　1. 猫眼草糖衣片：取干猫眼草3斤，加水煎40分钟过滤，煎二次滤液浓缩成3500毫升，加糖2斤煮沸5分钟，取面粉8两调匀，加猫眼草细粉7斤调匀过筛，压成2万片，每片含生药0.25克。日服三次，每次6片，饭后服。

2. 猫眼草总黄酮片：猫眼草用乙醇提取，回收乙醇后用聚酰胺柱吸附总黄酮。以乙醇洗脱，所得总黄酮，干燥，压片，每片含总黄酮100毫克。每日服三次，每次1～2片。

3. 猫眼草酒浸膏片：猫眼草酒浸膏，干燥、压片，每日服三次，每次1～2片，每片含浸膏200毫克。

4. 猫眼草水浸膏片：猫眼草水浸膏，干燥压片。

药理　从猫眼草中提出酒浸膏，总黄酮，猫眼草素Ⅰ、Ⅱ，均有一定止咳作用（小鼠氨雾法）。

总黄酮有一定的祛痰作用（小鼠酚红法）。

总黄酮酒浸膏250毫克/公斤腹腔注射有一定的平喘作用（豚鼠组胺性喘息模型）。

给正常狗每天喂服相当于临床用药量的25～50倍，4周无不良反应。

注射液对肺炎双球菌及甲链球菌抑菌作用较好，1：280无菌生长。猫眼草素Ⅴ原液7.27毫克/毫升对肺炎双球菌及甲链球菌地方株抑菌较好，1：64无菌生长。

临床　猫眼草有明显止咳祛痰作用，而平喘消炎作用较差，生效一般在两天左右。

副作用：个别病例有较轻微腹泻，腹部不适，恶心呕吐和头晕，连服几天后症状自然消失。

— 146 —

附注 与猫眼草一起入药的植物还有乳浆大戟，此外叫猫眼草的还有京大戟、甘遂、狼毒。其区别特征和产地见以下检索表：

1. 聚伞花序基部的苞叶轮生，上叶4～5个轮生，下叶鳞片状（东北、河北、内蒙古）………………………………………………狼毒 Euphorbia fischeriana Steud.

1. 聚伞花序的苞叶轮生，上叶互生，下叶通常不为鳞片状。

  2. 根肥大。

    3. 蒴果上的疣多数，圆锥形（中南、两广、吉林、辽宁、河北、山东、江苏、安徽、江西、福建）………京大戟 Euphorbia pekinensis Rupr.。

    3. 蒴果无疣………甘遂 Euphorbia sieboldiana Morr. et Decne。

  2. 根细小。

    4. 短枝或营养枝上的叶密生，花序基部叶通常不具耳，种子有棕色斑点（辽宁、河北、山东、江苏、浙江、安徽、湖北、湖南、西南地区）………乳浆大戟 Euphorbia esula L.。

    4. 茎上叶稀疏，多分枝，每分枝长出一花序，花序基部叶具耳，种子无网纹及斑点………猫眼草 Euphorbia lunulata Bge.。

42 棉 花 根

别名 棉根（江苏），大陆棉、高地棉。

来源 为锦葵科植物陆地棉 Gossypium hirsutum L.。药用根部。

1949

新　中　国
地方中草药
文　献　研　究
(1949—1979年)

1979

识别特征　(1)一年生草本，幼嫩部常被疏长毛。(2)叶互生，宽卵形，通常3裂，裂片深达叶片的一半；裂片宽三角状卵形，下面有长柔毛；托叶早落。(3)花单生，小苞片3，分离，顶端边缘撕裂状，被长疏毛；萼杯状，5裂；花冠白色或淡黄色，后变淡红或紫色。(4)蒴果卵形，有喙；种子被有白色的绵毛及浓密的灰色的、不易剥离的纤毛。

产地　栽培于全国各地。

采收加工　秋季摘收棉花后，采集其根，洗净，切段或切片，晒干备用。鲜根亦可入药。

化学成分　棉花根含有树脂、酸、鞣质、皂甙、多糖、甙类、蛋白质、天门冬酰胺、棉酚等成分。

制剂

1. 咳宁膏：取新鲜棉根皮300公斤，以十倍水煮三小时，过滤、沉淀减压浓缩至膏状。

取炼蜜100公斤，过滤，再与等量棉根皮浸膏混合搅拌均匀，熬炼半小时，过滤，冷后灌装于干燥灭菌瓶中，密封，每瓶2两。日服三次，每次1～2錢。孕妇忌用。

2. 咳宁片：将棉花根流浸膏经烘干，压制成红色糖衣片，每片相当于原生药4.6克。日服三次，每次5片。孕妇忌用。

3. 复方咳宁片：本品用棉花根500市斤（若用根皮即166.8市斤），黄芩62.8市斤，穿山龙62.8市斤，北沙参37.8市斤，制附子6.4市斤，制成流浸膏，经烘干后压制成杏黄色糖衣片，每片相当于原生药以棉根皮计为2.55克。日服三次，每次5片。孕妇忌服。

药理　口服棉花根水煎剂100克生药/公斤及其提取物天门冬酰胺2克/公斤，或棉酚5毫克/只，均有镇咳作用

— 148 —

（小鼠氨雾法）。

口服棉花根提取物树脂 0.8 克/公斤，有祛痰作用（小鼠酚红法），但其作用不如远志；口服棉根水浸膏及醇提取物等亦均有一定祛痰作用（大鼠气管引流法）。

口服棉花根提取物树脂 0.4 克/公斤及天门冬酰胺 1 克/公斤，均有平喘作用（豚鼠组胺性喘息模型），但树脂较天门冬酰胺作用为强。

临床 以棉花根水煎剂及其提取物治疗慢性气管炎，对咳、痰都有一定疗效，对喘、炎疗效不够明显。单纯型的疗效较喘息型明显。部分病人服药后头晕、口干、胸闷、腹胀、胃部不适。

棉酚对治疗慢性气管炎也有一定的疗效，但毒性较大，服药后个别病人出现尿蛋白、心悸及心电图示室性心动过缓和频发性室性早跳，完全右束枝传导阻滞，故宜慎用。

附注 本属还有草棉（阿拉伯棉、火楷儿小棉）Gossypium herbaceum L. 的根和种仁也有止咳平喘作用。本种不同点在于叶通常 5 裂，花黄色，内面基部紫色，小苞片宽三角形，顶端边缘非撕裂状，有6～8齿。广东、云南、四川、甘肃和新疆等地都有栽培。

43 蛤蟆草

别名 雪见草（江苏、浙江、福建、江西、广西、贵州），青蛙草（陕西、四川），虾蟆草、臭荆芥、蛤蟆酥（山东），癫子草、齐苧（四川、山东），消炎草（广西），蛤蟆棵、野辣菜（河南），野荆芥（云南），灯盏窝（陕西）。

来源 为唇形科植物荔枝草 Salvia plebeia R. Br.。药用

1949

新　中　国
地方中草药
文　献　研　究
(1949—1979年)

1979

全草。

识别特征　(1)直立草本，高 15～90 厘米，全株被疏柔毛。(2)叶对生，有短柄，叶片椭圆状长卵形或卵状披针形。(3)轮伞花序密集成顶生的假总状或圆锥花序，花萼钟状，上唇顶端有 3 个短尖头，下唇 2 齿，花冠红色至蓝紫色，少有

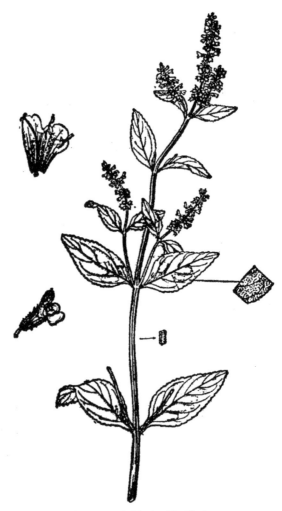

图 54　荔枝草（蛤蟆草）

白色，长约4.5毫米，筒内有毛环。(4)小坚果倒卵圆形，光滑。(图54)

生长环境 生于山坡、路旁、田边或湿地上。

产地 除新疆、甘肃、青海、西藏外，其它地区均产。

采收加工 夏秋可采，鲜用或晒干。

化学成分 含有挥发油、皂甙、黄酮甙、酚性物质、甾体等成分。已分离出淡黄色针状结晶形皂甙，溶点264～266℃。高车前草甙、高车前草甙元、原儿茶酸、对羟基苯乳酸，还有总挥发油和酚性部分。

制剂

1. 片剂：用一半蛤蟆草去根粉碎，过筛得粉，另一半煎取浓汁，混合搓粒压片，合每人每天干草1大两（或鲜草2大两），分两次服。

2. 针剂：鲜蛤蟆草蒸馏煎煮混合，过滤澄清，分装灭菌，制成针剂，每毫升含生药1.4克，肌肉注射每天二次，每次5毫升。

3. 挥发油制剂：将提取之挥发油加入适量淀粉，装入胶囊，挥发油0.5毫升，相当于原生药（干全草）2大两，分装8个胶囊，分两次服。十天为一疗程。

4. 粗提物糖衣片：片重0.3克。日服三次，每次4片，相当于生药1大两。

5. 鲜草蒸馏煮沸剂：将鲜蛤蟆草（去根）先蒸馏，后煎煮，再将二次药液混合而成，每人每天鲜草2大两（或干草1大两），分二次服。

药理 口服蛤蟆草水煎剂60毫克生药/20克体重，有祛痰作用（小鼠酚红法）。

口服蛤蟆草水煎剂1克生药/20克体重，有镇咳作用（小

— 151 —

1949

新　中　国
地方中草药
文　献　研　究
(1949—1979年)

1979

鼠二氧化硫引咳法)。

腹腔注射蛤蟆草结晶Ⅰ号25毫克/公斤,有平喘作用(豚鼠组胺性喘息模型)。

口服蛤蟆草结晶Ⅱ号1毫克/只,有镇咳作用(小鼠氨雾法)。及口服1.5毫克/只,有祛痰作用(小鼠酚红法)。

临床　有一定的止咳、化痰、平喘作用,5%的病人第一天即见效,以后药效逐步增高。服药10天与服药20天疗效基本相同。

44　满山红（附：杜鹃素）

别名　达子香（东北）。

来源　为杜鹃花科植物 **兴安杜鹃** Rhododendron dauricum L.。药用叶。

识别特征　(1)半常绿灌木,高1~2米,多分枝,小枝细而弯曲,有鳞片和柔毛。(2)叶互生,长圆形或椭圆形,长约1~5厘米,近革质,芳香,背面密生鳞片。(3)花1~4朵,生于枝顶,红紫色;先开花后长叶。(4)蒴果长圆形,红紫色,有鳞片。(图55)

生长环境　生于石质山坡或林中。

产地　黑龙江、吉林和内蒙古等省区。

采收加工　秋冬采收叶,晒干备用。

化学成分　从满山红叶中分离出多种化学成分,如杜鹃素、去甲杜鹃素、萹莒亭、伞形酮,从水溶性总黄酮中分离得到槲皮素、杨梅酮、山萘酚、金丝桃甙和异金丝桃甙等成分。自挥发油中得到杜鹃酮、松樟脑、烯烃部分等;此外还分离出毒性成分梫木毒素Ⅰ,由于采集期不同,有的生药中

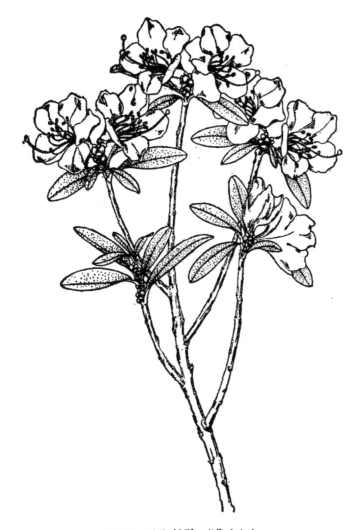

图 55　兴安杜鹃（满山红）

则不含此种毒素。

制剂

1. 水提物片剂：水煎后浓缩成膏，压片。每日量相当于
50 克生药，分三次服。

— 153 —

1949

新 中 国
地方中草药
文 献 研 究
(1949—1979年)

1979

2. 酒提物片剂：70%乙醇提取，浓缩成膏，压片，每日量相当12克生药。分三次服。

3. 去樫木毒素制剂：90%乙醇提取，浓缩成膏,用热水处理三次，水液通聚酰胺柱，水洗去毒素,后用90%乙醇洗脱，蒸去乙醇后，烤干压片。测定杜鹃素含量，使每天服用杜鹃素的剂量为100毫克,总黄酮1.2克左右。分三次服用。

4. 满山红挥发油胶丸：每丸含挥发油15～20毫克。日服三次，每次1片。

5. 糖浆：（商品名"消咳喘"）每100毫升糖浆相当于100克生药，以40%乙醇冷浸，加糖适量制成。

6. 多种复方：如满山红、远志、刺五加。满山红、黄芩、暴马子等。

药理 目前已知满山红叶的有效成分（或部分）有下列各种：

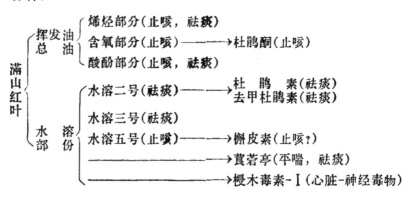

杜鹃酮：有较强的中枢止咳作用，160毫克本品相当于60毫克可待因（小鼠氨雾法）。能抑制呼吸中枢，并延长巴比妥类及眠尔通引起的睡眠时间。药物迅速被胃肠道吸收，分布在肝、脾、心、肾等组织较多，并在肝脏被破坏。急性中毒症状为镇静、肌肉松弛、呼吸抑制。

杜鹃素：见附"杜鹃素"一节。

莨菪亭：见本书"照山白"中所述。

梫木毒素-Ⅰ：见本书"照山白"中所述。梫木毒素在满山红中的含量较低（收率为 0.03‰）。

临床 以各种剂型（包括水煎剂、醇提物、去梫木毒素制剂等，有的加挥发油；有的不加）治疗 3904 例，证明满山红对咳嗽、喀痰生效快，疗效高，治疗 20 天可使痰量减少 $\frac{1}{3}$～$\frac{1}{2}$，但平喘较差，抗感染作用不明显。副作用有胃不适，恶心呕吐、肠鸣腹痛及头晕头痛等，大多为一过性，不影响继续服药。减小剂量（如粗提物，日用量从相当于 100 克生药加 1 毫升挥发油减半，或改用醇提物相当 12 克生药加挥发油 0.3 毫升），撤去挥发油或将药物配复方应用，可减轻副作用。

本药对心、肾功能无明显影响，对肝功能是否有轻度影响，各单位看法不一致，但多数认为，在限制剂量的情况下（粗提物或水煎剂日用量相当生药 50 克以下，或酒剂及醇浸膏日用相当生药 12 克），使用本药是安全的。对伴有肝病的气管炎患者禁用或慎用。

附注 本种与**迎红杜鹃** Rhododendron mucronulatum Turcz. 近似。主要区别在于：迎红杜鹃冬季落叶，叶质薄，卵状披针形，长 3～8 厘米，两端尖。

附：杜 鹃 素

杜鹃素是从满山红（黑龙江省用以治疗慢性气管炎的一种草药）叶水浸液中分离到的一种祛痰有效成分。为淡黄色长方形片状结晶，熔点 229～232℃。杜鹃素在化学上属于双氢黄酮类，其化学结构与文献报导的 Farrerol 相同。杜

1949

新 中 国
地 方 中 草 药
文 献 研 究
(1949—1979年)

1979

鹃素已经人工合成。

制剂和剂量 片剂，每片含杜鹃素50毫克。日服三次，每次1～2片。

药理 有祛痰作用，表现在：⑴通过直接对呼吸道起作用，明显地促进呼吸道排泌酚红；⑵轻度促进呼吸道液体的排出；⑶促进气管粘液——纤毛运动。杜鹃素还使呼吸道分泌物中蛋白质含量下降，并减轻非特异性炎症渗出。

给大鼠喂服杜鹃素后，约有¼的药物随粪排出，其余的药物在6～12小时内被吸收。药物在体内被肝脏迅速破坏，仅1.6%的药物自尿排出。

合成杜鹃素与天然杜鹃素的作用和毒性基本相同。

临床 对389例迁延期慢性气管炎患者进行了杜鹃素（口服50～100毫克/次，每天3次）与必消痰（口服12毫克/次，每天3次）的临床对比观察30天，认为100毫克组的祛痰效果优于必消痰，50毫克组的疗效与必消痰无显著差别。服杜鹃素过程中，痰量递减，病人自觉痰易喀出，生效时间比必消痰晚，但疗效较稳定。副作用有口干、胃不适等，较轻，出现率约为10%。

分析服药过程中个别患者出现的肝功能波动，初步认为与杜鹃素或必消痰无关，但为慎重计，对有肝病的患者在使用过程中宜密切观察。

45 照 山 白

别名 烧达香（河北），达子香（辽宁）。

来源 为杜鹃花科植物**照山白** Rhododendron micranthum Turcz.。药用叶，要去毒后应用。

识别特征 (1)灌木,多分枝,高约0.5~2米,当年新枝有短柔毛和鳞片。(2)叶集生枝顶,长圆状倒卵形或倒披针形,边缘稍反卷,背面密生黄褐色鳞片。(3)花芽大,外有褐色鳞片;短总状花序,有花10~30朵,生于去年枝顶;老枝有残存花序柄,长1~2.5厘米;花小,白色,花柄细;雄蕊10个,伸出;子房有鳞片,花柱比雄蕊短。(4)蒴果长圆形,褐色,长约3~7毫米,有鳞片,成熟时顶端5裂;花柱宿存。

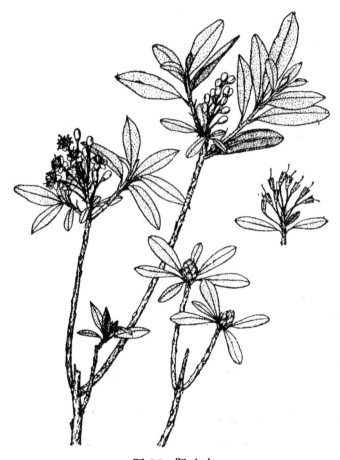

图56 照山白

1949

新 中 国
地 方 中 草 药
文 献 研 究
(1949—1979年)

1979

（图56）

生长环境　生于海拔200～2300米的干山坡、灌木丛中、山顶或岩石缝，多长在山之阴坡。

产地　吉林、辽宁、河北、山西、陕西、河南、山东、甘肃、四川、湖北等省区。

采收加工　采收鲜叶，晒干或阴干供提取用。

化学成分　叶中含挥发油、多羟基酸、酚性化合物、三萜类、甾类等。挥发油含量约为0.1～0.4%，经初步分析有烯烃、酸酚及中性含氧萜类。黄酮部分分离得金丝桃甙、黄芪甙及一种双氢黄酮的甙类和山奈酚、槲皮素两种黄酮甙元、香豆精部分分离得莨菪亭，另外还有梫木毒素-I是有毒的成分。（莨菪亭现已人工合成）。

制剂

1. 总黄酮片（照山白去毒制剂）：

取照山白叶50斤加水70升，煮1小时，共煮4次，前两次提取液通聚酰胺柱（25斤），用水洗至无毒素反应（取洗液10滴，滴在滤纸上，干后喷三氯化锑饱和氯仿液，并在105℃加热显色，出现红色斑点为阳性），聚酰胺柱用乙醇洗至无黄酮反应，减压回收乙醇，浓缩物烘干得总黄酮。收率2～3%。总黄酮粉碎后加少量赋形剂压片，每片含总黄酮0.1克。日服三次，每次1～2片。

2. 金丝桃甙片：每片含0.025克。日服三次，每次1～2片。

3. 莨菪亭片：每片含0.1克。日服三次，每次1～2片。

4. 三萜片：每片含0.1克。日服三次，每次1～2片。

药理　照山白叶的有效成分（或部分），目前已知者有下列各种：

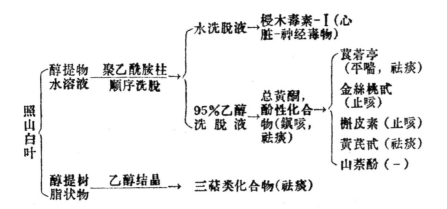

金丝桃甙：有较强的止咳作用（小鼠氨雾法），口服 1
克/公斤,本品的作用大于口服 200 毫克/公斤和腹腔注射 60
毫克/公斤可待因的作用。

莨菪亭：主要作用为平喘。在豚鼠整体实验中本品作用
不如氨茶碱，但离体气管实验中，两者有效浓度相等。本品
还对抗乙酰胆碱和组织胺对平滑肌的收缩作用，对抗非特异
的炎性渗出。狗亚急性毒性试验（每天按每公斤体重服 140
毫克，连服 10 天）未见异常改变。本药口服后吸收迅速，以
肝和肺中分布较高，自尿和粪分别排出 2% 左右，其余的药
物在体內被迅速破坏。

三萜部分：有一定祛痰作用（大鼠气管引流法，小鼠酚
红法）及轻度止咳作用。毒性甚小，狗每天服 0.5 克/公斤,
连服 20 天未见中毒现象。

梫木毒素-I：为照山白叶中含有的剧毒物质，其小鼠口
服半数致死量为 4.5 毫克/公斤，静脉注射半数致死量为
0.345 毫克/公斤。给狗静脉注射 0.025 毫克/公斤，动物立
即倒地呻吟，呼吸抑制，心跳微弱，血压剧降，口吐大量粘
稠液体，神志迟钝。大鼠静脉注射 0.1 毫克/公斤后,出现一

1949
新 中 国
地方中草药
文 献 研 究
(1949—1979年)
1979

系列病理心电图改变。大鼠每天口服小剂量（0.9毫克/公斤）连服½～1个月，未见积蓄中毒。

此外，挥发油及其中烯烃部分有镇咳作用。

临床 水煎剂治疗慢性气管炎疗效满意，但由于含棵木毒素-Ⅰ，成人口服每次相当生药15克以上即有中毒危险，患者头晕、出汗、麻木、视物障碍、心率变慢、血压下降，甚至神志不清。总黄酮部分已不含棵木毒素，故服用安全，仅有5%左右患者出现口干、恶心等轻度副作用。总黄酮的主要作用为止咳祛痰，亦有一定平喘作用，大多1～6天见效。金丝桃甙有明显的止咳作用，服后无胸闷、吐痰困难等感觉，几无副作用。蓑莙亭对喘息性气管炎有一定平喘作用，但生效较慢。三萜部分有明显的祛痰作用，1～3天起效，5天后可使痰量减少50%左右。

46 矮 地 茶

别名 矮脚樟（江西），矮茶、平地木（通称），不出林（广西）。

来源 为紫金牛科植物**紫金牛** Ardisia japonica (Hornst.) Bl.。药用全株。

识别特征 (1)常绿小灌木，高10～30厘米，一般不分枝，匍匐生根，有微柔毛。(2)叶互生，通常3～4叶集生茎梢，椭圆形，长3～7厘米，边缘有锯齿，有腺点。(3)聚伞花序，通常有花2～6朵，腋生或近顶生，花小，白色。(4)核果球形，熟时红色；花萼及花柱宿存。（图57）

生长环境 生于山坡、林下阴湿处。

产地 长江以南各省区、陕西南部及河南等省区。

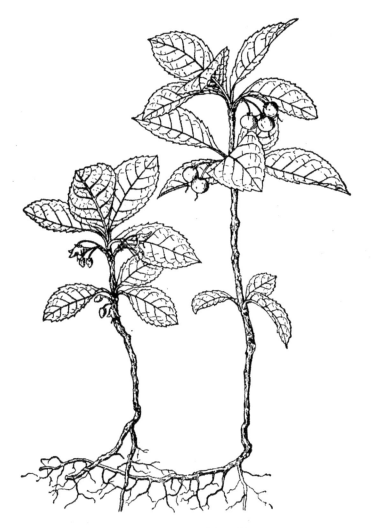

图 57　紫金牛（矮地茶）

采收加工　秋季采收全株，拣去杂质，洗净切段，晒干备用。

化学成分　全草中含有矮茶素（岩白菜素，熔点 137～140℃）、三萜类、挥发油、槲皮甙、杨梅甙、鞣质等。（矮茶

1949

新 中 国
地 方 中 草 药
文 献 研 究
(1949—1979年)

1979

素现已人工合成)。

制剂

1. 矮茶素的提取：矮地茶的粗粉，加六倍的水煎煮一小时，乘热过滤，残渣依上法再煎二次，水煎液合并，常压浓缩成粘糊状流浸膏。取此膏倒入适量乙醇中搅拌浸出有效物质，共浸取3次，过滤，合并浸出液加浓氢氧化铵，调节pH9～10之间，有棕色沉淀析出。过滤，沉淀用少量乙醇洗涤。洗液与滤液合并，减压浓缩，得棕色流浸膏，加适量水溶解，过滤，置锥形瓶中，用玻棒磨擦内壁后，室温放置过夜，有白色结晶析出，过滤，母液放置仍有结晶析出，反复4～5次，将粗结晶合并，溶于乙醇中，用少量活性炭脱色，得白色结晶，熔点235～238℃，收率为0.1～0.2%。

2. 挥发油的提取：取植物全株，清水洗后，装入有垫板的蒸气夹套锅中，加入四倍量的水，锅顶装有挥发油测定器，通蒸气加热，可在测定器中分离出油层。挥发油的含量约为1～2‰，呈淡黄色，有香味，25℃时折光1.5025，比重0.9084，旋光度+0.5°，沸点218～220℃,紫外吸收在335毫微米，有最大吸收峰，化学预试呈酮的正反应。

3. 矮茶素片：每片125毫克。日服三次，每次1片。

4. 矮地茶醇提片：日服三次，每次2片,日服药相当生药1两。

5. 复方矮茶素片：每片含矮茶素125毫克、朴尔敏2毫克。日服三次，每次1片。

药理 水煎剂有中枢性镇咳及祛痰作用（小鼠酚红法）。从其中分离出的矮茶素（岩白菜素）有中枢性镇咳作用，无明显耐受性。黄酮甙有祛痰作用（小鼠酚红法、大鼠气管引流法），能促进气管粘液——纤毛运动。

— 162 —

矮地茶及其分离出的矮茶素和黄酮甙毒性均很小，将矮地茶煎剂或矮茶素给大白鼠连续灌胃30天（按体重计算前者相当临床用药量的60倍；后者为330倍），对动物生长发育无影响。未见心、肝、肺、脾、肾、胃、肠、脑等脏器有组织学病理改变。给小鼠灌胃黄酮甙至最大限度剂量（16克/公斤），也不引起中毒。

矮茶素吸收及排泄均快，成人口服1小时后在尿中即出现原形药。大鼠灌胃黄酮甙可部分吸收，尿中多以代谢物排出。

临床 矮地茶及矮茶素对慢性气管炎的止咳、祛痰作用较明显。三分之二的病人在服药3～4天内起效，重复治疗无耐药性。毒副作用很小。日服矮茶素375毫克，连服20天，及日服600毫克连服10天，对心、肝、肾未见明显毒性作用。

47 蔊 菜

别名 江剪刀草（浙江、上海）。

来源 为十字花科植物**印度蔊菜** Roripa indica (L.) Hiern 和**蔊菜** Roripa montana (Wall.) Small.。药用全草。

识别特征 **印度蔊菜**：(1)一年生草本，高15～50厘米，茎直立，较粗壮，有时带紫色。(2)叶片通常作大头羽状，裂片较多；根出叶和生在茎下部的叶有柄，上部的叶无柄。(3)总状花序顶生；花小，黄色，花萼和花瓣均4枚。(4)长角果圆柱形，长1～2厘米，宽1～1.5毫米，稍弯曲。（图58-1）

蔊菜与印度蔊菜相似，但本种体态柔弱，下部叶分裂少而薄，长角果长在2.5厘米以上，线形。（图58-2）

— 163 —

1949

新 中 国
地方中草药
文 献 研 究
(1949—1979年)

1979

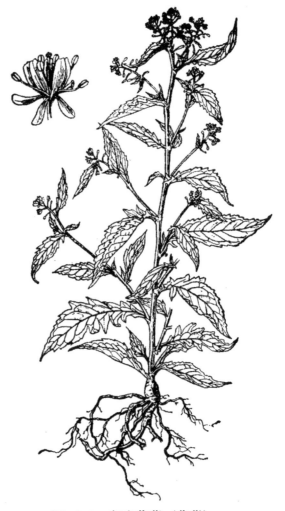

图 58-1　印度薄荷（薄荷）

生长环境　生于路旁草丛、田边及园圃荒地和湿地中。

产地　华东、河南、陕西、甘肃、湖南及广东诸省区。

采收加工　夏秋采收全草，晒干备用。

化学成分　已分离出薄荷素（甲基-9 氰基-4 基砜），为

— 164 —

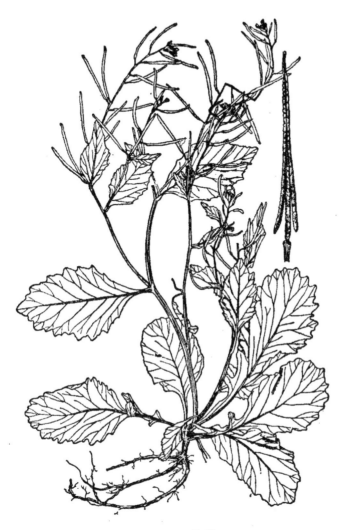

图 58-2　葶荭

主要有效成分。此外还分离得到四个有机酸，两个中性化合物。（葶荭素现已人工合成）。

制剂　葶荭素片：配方：葶荭素（精品）100 克，微晶纤维 200 克，糊精 2.8g，硬脂酸镁 7.5 克。干法压片。每片含蔊菜素25毫克。每天服蔊菜素200~300毫克。

药理 蔊菜素有祛痰作用（小鼠酚红法）和一定的平喘作用（豚鼠组胺性喘息模型）。

毒性反应：蔊菜素对小鼠、家兎的急性中毒表现与氰基中毒类似。如口服中毒剂量的蔊菜素后半小时左右，呼吸先变快再逐渐转慢，共济失调，惊厥，最后因呼吸停止而死亡，当刚出现轻度中毒症状时，立即静脉注射硫代硫酸钠（15毫克/公斤），则可以有效地对抗以上毒性。

亚急性毒性：狗口服蔊菜素50毫克/公斤三十天，肝、肾功能、血象、心电图均正常，病理切片未发现有器质性病理变化。认为蔊菜素在体内积蓄中毒的可能性不大。合成蔊菜素和天然蔊菜素的疗效与毒性均无明显差别。

代谢：动物口服蔊菜素后，在血液、尿液中均发现有分解产物硫氰酸盐存在，亦有完整的蔊菜素分子由尿中排出。口服后约6~8小时在血液中达到高峰，组织中分布以胃最高，肾次之，脑最低。该药主要从尿中排出，大部分在第一天排出。

临床 蔊菜素治疗慢性气管炎主要作用为祛痰，多数病人服药后痰量明显减少，痰易咯出，痰中酸性粘多糖纤维明显减少。蔊菜素仅有近期疗效，不能防止复发。10天为一疗程，共服30天，以200~300毫克/日口服。

副作用：无明显毒副作用，仅有短暂口干，不影响治疗。

48 暴马子

别名 跑马子（东北）、白丁香（吉林）。

来源 为木犀科植物暴马丁香 Syringa reticulata (Bl.)

Hora var. mandshurica (Maxim.) Hora。〔Syringa amurensis (Rupr.) Rupr.〕。药用树干和枝条。

识别特征 (1)灌木，高可达 8 米。(2)叶对生；叶片卵圆形或宽卵形，质地薄。(3)圆锥花序大，长 10～15 厘米；花冠白色，雄蕊 2 枚，长约为花冠裂片的 2 倍。(图 59)

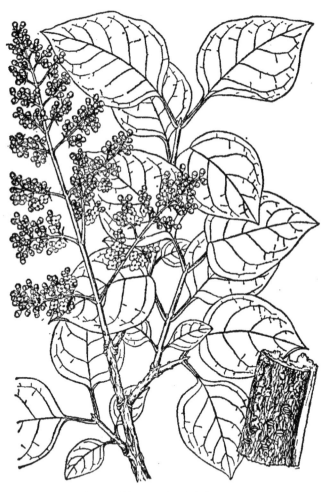

图 59　暴马丁香（暴马子）

1949
新　中　国
地方中草药
文　献　研　究
(1949—1979年)
1979

生长环境　生于山坡混交林或林缘。

产地　东北、内蒙古、河北、河南、山西、陕西、甘肃等省区。

采收加工　秋天采树干或枝条，切碎，晒干备用。

化学成分　含有还原性物质、酸、酚、甙、酸性树脂、挥发油、三萜成分等。

制剂

1. 暴马子水浸膏片：每片相当5克生药，日服三次，每次3片。

2. 复方暴马子Ⅰ号：暴马子皮（粗粉）120克，暴马子（细粉）10克，黄柏（粗粉）22.5克，桔梗（粗粉）22.5克，甘草（细粉）10克，681粉25克，将上迷药混合后制成150片。日服三次，每次6～8片。十天为一疗程。

3. 复方暴马子片2号：暴马子皮9600克，黄柏皮1800克，桔梗1800克，共13200克制成浸膏3300克，再加暴马子皮（细粉）1600克，共制成8000片，每片0.5克。日服三次，每次3～4片，十天为一疗程。

4. 复方暴马子3号：暴马子皮14克，白芷2克，黄芪5克，黄芩5克，黄连素0.1克，均匀混合制成片剂，每片重量0.5克。适用于单纯型慢性气管炎。日服三次，每次量4～5片。

5. 复方暴马子片4号：

	一次量	一日量	每片量
暴马子	13.3	39.9	1.33
桔　梗	3	9	0.3
地　龙	3	9	0.3
黄　柏	5	15	0.5

每片 0.5 克，日服三次，每次 10 片，十天为一疗程。

6. 复方暴马子片 6 号：暴马子皮 45 克，麻黄 3.12 克，附子 0.31 克，细辛 0.36 克。以上为每日用生药量，制成片剂。日服三次，每次 6 片，十天为一疗程。

7. 复方暴马子片 7 号：处方 I ：暴马子 1.33 克，桔梗 0.3 克，黄芩 1 克，以上为每片含生药量。处方 II ：喘通 1 片含量 5 毫克。日服三次，每次处方 I 6 片加处方 II 1 片，十天为一疗程。

8. 复方暴马子片 8 号：处方 I ：暴马子 13.3 克，桔梗 3 克，苯海拉明 8.33 毫克，以上三种药物制成片剂，每片 0.5 克。处方 II ：新诺明 Sinnomin （S.M.Z.）、抗菌素增效剂 Trimethoprim （T.M.P.），S.M.Z. 与 T.M.P. 用量如 10:1，每次处方 I 服 4 片，加新诺明 1 克及抗菌素增效剂 0.1 克。日服三次，十天为一疗程。

药理 暴马子全皮水煎剂（腹腔注射 2.5 克生药/公斤体重）有显著镇咳作用（小鼠氨雾法）。暴马子全皮水煎剂及其提取物有显著祛痰作用（小鼠酚红法），和有非常明显的平喘作用（豚鼠组胺性喘息模型）。全皮水煎剂按成人剂量的 20～40 倍（20 克生药/公斤体重/日）给豚鼠灌胃连服 20 天，除体重生长受到抑制外，其它脏器未见病理改变。

临床 单、复方暴马子，对单纯型慢性气管炎的疗效高于喘息型。对咳、痰、喘等症状均有较好的效果，镇咳、祛痰的疗效高于平喘的疗效，痰易略出，黄痰可变白痰，稠痰可变稀痰，痰量可由多变少或无痰。暴马子制剂起效慢，大约服 20 天才起效，但再延长时间也不能增加其疗效。

副作用：暴马子水煎剂浓缩浸膏副作用小，少数病人有轻度胃不适、恶心、口干等，均为一时性的，不影响治疗。

眼科临床药物

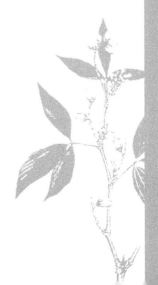

提　要

杨维周编著。

1977 年 12 月出版。共 382 页，其中总目、前言、目录共 30 页，正文 330 页，索引 22 页。纸质封面，平装本。

眼科用药，中医、西医各有专长，当前还远不能做到融会贯通，将二者糅合归类在一个系统内。因此，本书分编两章，即眼科常用中药、眼科常用西药，并选录中医眼科历代方剂 500 余个附于书后，作为前人用药拟方的示范。

第一章眼科常用中药部分，按中医眼科辨证用药的原则分为明目药、退赤药、消肿药、止痛药、退翳药、止痒药等 9 节，每一节下又按药物详细功效进一步分类，如明目药又分补气明目药、滋阴明目药、固精明目药等 16 目，退赤药又分散风清热退赤药、祛风解毒退赤药、化瘀退赤药等 8 目。第一章共分为 9 节、62 目，计收录药物 311 味，基本囊括了眼科常用中药。

每味药物下分列性味、归经、功用、主治、鉴别、禁忌、用量、注等项。归经项可基本说明该药与某脏腑的内在联系，即此药对该脏腑有较大的调整治疗作用。这是前人通过实践总结出来的规律，本书予以保留，以便于理解与应用药性。功用和主治项除介绍该药对全身的功用和主治外，还列举其在眼科方面的应用，二者并行不悖，予以并存。鉴别项对药性相近但又有区别的药物加以对比论述，以便临床辨证选用。注项则包括药物配伍、相反、相畏等，补述其不同制法，药性、用途之差异，以及其他项内不能包括的内容。

第二章眼科常用西药部分，按药理作用分为抗菌（生）素类药、磺胺类药、散瞳药、血管扩张药、止血药等 34 类，共计收录药物 167 种。

1949

新　中　国
地 方 中 草 药
文　献　研　究
(1949—1979年)

1979

　　书末附有中药笔画索引、西药笔画索引和方剂主治索引，以便检索和选方。正文中中药、西药名称后括号内的数字及方剂前面的数字为该药与该方的编号，与索引中的数字对应，以便于读者查阅。

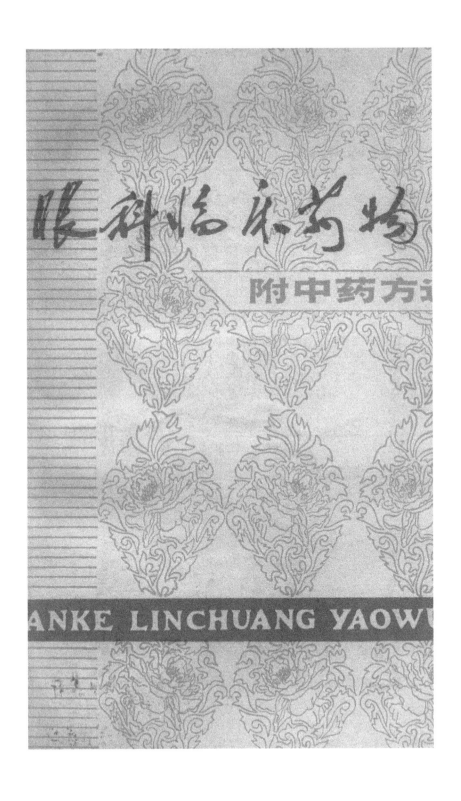

总　目

Ⅰ

1949
新 中 国
地方中草药
文 献 研 究
(1949—1979年)
1979

Ⅱ

Ⅲ

· 白 页 ·

目　录

1949

新 中 国
地 方 中 草 药
文 献 研 究
(1949—1979年)

1979

2

3

1949

新 中 国
地方中草药
文 献 研 究
(1949—1979年)

1979

4

1949

新　中　国
地方中草药
文 献 研 究
(1949—1979年)

1979

6

7

1949

新　中　国
地方中草药
文　献　研　究
(1949—1979年)

1979

8

9

1949

新　中　国
地方中草药
文　献　研　究
(1949—1979年)

1979

10

1949

新 中 国
地 方 中 草 药
文 献 研 究
(1949—1979年)

1979

12

1949
新中国
地方中草药
文献研究
(1949—1979年)
1979

14

1949

新 中 国
地 方 中 草 药
文 献 研 究
(1949—1979年)

1979

16

1949
新中国
地方中草药
文献研究
(1949—1979年)
1979

18

19

1949
新 中 国
地 方 中 草 药
文 献 研 究
(1949—1979年)
1979

20

1949

新　中　国
地方中草药
文　献　研　究
(1949—1979年)

1979

22

1949

新 中 国
地 方 中 草 药
文 献 研 究
(1949—1979年)

1979

24

第一章　眼科常用中药

第一节　明　目　药

明目药是能治疗中医所谓"目昏"的药物总称。关于目昏，前人有不少描述。内经云："目眽眽如无所见"，刘河间曰："目眛不明"，伤寒论中谓，"目中不了了"。都是指视力减退视物不清之意。

目昏在中医领域内包括三类，一类是"目内外并无障翳气色等病，只自不见者"，另一类是"有翳在黑睛内，遮瞳子而然"者，再一类是"瞳仁有大小之变"者。显然前二者是指眼底病与晶体病，后者是指瞳孔病（虹膜病）与眼压病。

实际目昏还包括"目盲"，二者只是轻重之别。目盲都有目昏的前期病史，但目昏并不一定都走向目盲之结局。

眼底病之由目昏而至目盲，其变化有速有缓，因此有急剧突发的"暴盲"与隐渐而降的"青盲"之分。晶体病则据其混浊形态而有园翳、枣花、敛脊、鱼鳞等称的区别。瞳仁病以其初发和晚期病变不同而有"紧小"、"干缺"的差异。眼压高则以其头痛轻重与部位而给以"大小雷头风""与"左右偏头风"等名称。

因此目昏实包括视网膜、脉络膜、视神经、虹膜、睫状体、晶状体疾病以及高眼压等各种原因所造成的视力损害，其涉及的范围较为广泛。中医的辨证自然随之而复杂，所使用的药物也就较为繁多。对这众多的药物，从眼科角度如何分类，古人并无可循的定则，也无明显的先例。只能以症寻因，按因求药，依此将之勉为归类，分为补气明目、温阳明目、补血明目、滋阴明目等十六项。

按中医眼科对目昏病因的记载有神劳、血少、元气弱、元精亏、苦思、劳形、纵味、好酒、忧郁、哭泣、伤损经络、寒热过伤、络不活畅、气滞、火壅、久患头风、恣食热燥等等，针对这些病因，所应

1949

新 中 国
地方中草药
文 献 研 究
(1949—1979年)

1979

选用的药物，基本可以包括在上述诸类范围之内。

只是中药药性并非单一，只能按其主要作用为依据来进行分类，要想取得一个完全确当的归类是很难作到的。

一、补气明目药

这里所谈的气是指元气、正气、真气之气，是脏腑组织的活动动力。若此气不足（虚弱）则人体得赖以生存的物质，不能上荣于目，则视物昏蒙，就需以补气药来调治。

五脏均各有气，而以中州脾气为主，此处之气亦专指后天之本的脾气而言。脾气不足，表现为语言无力，气短喘促，四肢酸乏，胃纳不香，大便溏薄等。舌苔薄白，脉象细缓。可在下药中选用。

但中医之气血相关，故于补气之时，常配用补血药，效果比单用为好。

若脾胃有湿痰者，此类药应慎用或伴用化痰逐湿药。

若因脾虚而致中满者(症如上述且腹部胀满)，需先以少量轻剂来醒脾，脾胃已开始推动健运，才可加力调补。

本类药多性温，有实邪或阴虚火动之重者不用。

人 参 (1)

性味：味甘微苦，性温。大补。

归经：入脾肺二经。主入气分。

功用：气血两亏俱能补，尤能大补元气。生津止渴，聪耳明目，宁神定惊。通血脉。退翳膜。举眼睑。

主治：胎前产后亏损，脾虚泄泻，消渴少津，惊悸不安等一切男女气虚诸症。气虚目暗，甚或暴盲。陷羽不起。气虚上睑不能抬举。

鉴别：本品一般指人参之产于吉林者，故其全名应为吉林人参；产于朝鲜者即为高丽参，产于辽东者名为辽参；产于日本者名为东洋参；产于美洲者名为西洋参。国内人参按生长地点主要可分三种，一是野生于深山密林中，名野山参，补气作用强而无燥性；一是生于山中移植园中，名移山参，作用略同野山参而具燥性；一是人工培植者，

2

名养参，现市售者以此为多。

西洋参、高丽参及人参，均系补气之品，而西洋参性苦寒，生津泄热力大，虚而有火者宜；高丽参性温，补气助阳力大；人参则居其间。

本品与黄芪亦均为补气药，而本品甘寒，生津，不助阳；守而不走，主内脱多泻者；黄芪甘温，助阳，不生津，走而不守，主外脱多汗者。

禁忌：肺气不利，肠胃有实邪而正气未虚者忌；阴虚火动太盛者亦忌。

用量：1～3钱；独用3钱～1两。

注：本品除复方煎服外，亦可单煎，然后冲服或单服。

本品反藜芦(藜芦内服治中风痰涌，外敷疗疥癣)。并与五灵脂相畏。

党　参（2）

性味：味甘，性平。补。

归经：入肺脾二经。主入气分。

功用：补中益气，生津除烦。补虚明目，升举退翳。

主治：脾肺气虚，语声低微，肢体无力。目珠隐痛，昏暗不明，胞废不举及一切体虚患目，色白坑陷，旋螺翳膜等。

禁忌：非气虚而有实邪者忌。

用量：2～5钱，多至1～2两。

注：市售按产地种类较多，如台党参、潞党参、西党参、东党参和川党参等，其中以前二者为佳。

本品可代人参。本品反藜芦。

高　丽　参（3）

性味：味甘，性温。补。

归经：入肺脾二经。主入气分。

功用：补肺气，温脾阳。

主治：肺气不足，脾胃虚寒，体乏无力，脘腹虚痛。气虚目昏。

3

1949
新中国
地方中草药
文献研究
(1949—1979年)
1979

禁忌：气血凝结及因虚致热者忌。

用量：1～3钱。

注：本品原为白色，经蒸煮加工成红色。本品宜另煎冲服。

黄　芪（4）

性味：味甘，性温。补。

归经：入脾肺二经。主入气分。

功用：生用固表以托里排脓，举陷退翳，炙用温中以健脾生血，益气明目。

主治：生用走表主阳虚自汗，疮疡久溃，陷而不起。黑睛坑陷白净，旋螺翳膜，炙用走里主里虚气陷，子宫出血。气虚目痛，目昏，睑不提举等。

鉴别：本品与人参，都能补气，而本品兼能扶阳，走而不守，气虚欲外脱者可用；人参兼能养阴，守而不走，气虚欲下脱者为宜。

禁忌：本品极滞脾胃，胃脘闷胀者忌；因其实表，故表有实邪者忌；又能助气，故气实者亦忌；阴虚肝旺者忌用或少用，因恐升气于表，里将愈虚。

用量：2～5钱，多至1～4两。

注：本品于阳虚而无热者最宜；如用盐水炒之，可制其升，使降以入肾。

白　术（5）

性味：味甘苦，性微温。燥补。

归经：入脾胃二经。主入气分。

功用：补脾化湿，益气明目。定痛安胎。

主治：脾虚泄泻，呕吐痞满，肢体浮肿。气虚目昏及一切虚症目疾，色白坑陷，旋螺翳膜疼痛等。

禁忌：血燥无湿或便秘痢疾均忌。

用量：1.5～3钱。

注：本品生唯补脾而不燥；炒则燥湿力强；土炒则补脾止泻，用米泔水制宜于脾虚肝旺。安胎需与黄芩同用。

4

本品能发胃气，配合清热逐湿之品，可治眵多眵燥，紧涩羞明，赤脉贯睛诸症。

黄　精（6）

性味：味甘，性平。补。润。

归经：入肺肾胃三经。

功用：补中益气，强身健骨。养阴明目，退翳。

主治：久病体虚，筋骨酸软。目暗不明。陷翳不起。

鉴别：本品与玉竹均为平补，而本品滋味薄，补力小，养胃兼能补肾阴；玉竹滋味厚，补力大，养阴兼能祛风湿。

本品与熟地，功相类似，而本品补而不腻；熟地补而多腻。

禁忌：肺胃湿重之有湿痰便滑者忌。

用量：3～5钱，多至1两。

白扁豆(见 84)　**甘草**(见 85)　**大枣**(见 86)

二、温阳明目药

此处所谈的阳是指阳气，原有脾阳、心阳、肾阳等的区分，本节偏指肾阳。肾是先天之本，诸阳之首。阳不足则清气不能上升，浊阴不能下降，清浊不分，视物昏蒙。需益阳以调治之。

肾阳亏损，五脏六腑俱不能受其温养，一衰百衰。生活机能败退，可现一派寒象：手足阴冷，面色苍白，动则出汗，出汗以头面上体为主，腰膝冷痛，大便稀溏，有时五更腹泻，小便清长或频数。舌苔淡白，脉象沉细。

上述症状虽有属脾虚者，但脾肾每可并治，补肾阳也可复其脾阳。因此本节专述温肾补阳以明目之药物。

本类药性多温热而燥，故实证或阴虚有热者忌用。妊妇亦忌。

肉　桂（7）

性味：味甘辛，性大热。大燥。补。

归经：入肝肾二经。

功用：补命门火衰，祛痼冷沉寒。纳气归肾，引火归元。温阳止泪。

5

1949
新 中 国
地 方 中 草 药
文 献 研 究
(1949—1979年)
1979

主治：四肢逆冷，腰膝寒痛，少腹冷痛。下利清谷。从治虚火上炎，目赤目昏，肿痛泪出以及内障青盲等症。

鉴别：本品与附子都能温补命门之火，但本品直入下焦，守而不走，能引火归元；附子通行十二经，走而不守，回阳力大而速。

禁忌：一切实症及孕妇忌。

用量：3分～1钱。

注：虚火上炎，虽有目赤肿痛，却是真寒假热，故本品仍宜。本品可研末为丸吞服。又本品与赤石脂相畏。

干　姜（8）

性味：味辛，性温。燥，宣。

归经：入心肺脾胃肾大肠六经。

功用：发表逐寒，燥湿消痰。通关节。开脾胃。止泪消翳。

主治：脾寒水泻，呕吐腹痛，痰饮喘咳，寒痹肢重。冷泪纷纷，年久白翳，内障寒症。

鉴别：干姜辛温之力大，长于温中祛寒；生姜（鲜姜）辛散之力大，长于发表散寒；姜皮行水，长于消皮肤水肿；生姜汁长于开痰止呕。

禁忌：阴虚内热，胃实者忌。

用量：5分～3钱。外用适量。

注：眼科外用需去筋研制。

胡　芦　巴（9）

性味：味苦，性温。燥。补。

归经：入肾肝二经。

功用：培补肾阳，驱逐寒湿。益精明目。

主治。少腹冷痛，牵及睾丸，寒湿瘕疝，肾阳不足，目昏或见闪光。

鉴别：本品与肉桂均能温散下焦之寒，且温而不燥，但肉桂尤能引火以归元，本品则无此作用。

禁忌：相火积盛，阴虚血少者忌。

用量：1～3钱。

6

茴　香 (10)

性味：味辛，性温。燥。补。

归经：入心肝脾肾膀胱五经。

功用：助阳散寒，调中止呕。

主治：少腹冷痛，寒疝阴肿，脐下火衰，胃呆食少。肝肾虚损，目昏视渺。

鉴别：本品与胡芦巴均能温散少腹冷痛，而本品是辛温散寒，治新寒卒疾；胡芦巴是苦温散寒，治陈寒痼疾。

禁忌：少腹无寒或阴虚火旺者忌。

用量：8 分～1.5 钱。

注：本品有大、小之分，今多以小茴香入药；本品过多使用，反能致目昏。

丁　香 (11)

性味：味辛，性温。燥。

归经：入肺胃脾肾四经。

功用：温寒止呃，益阳明目。

主治：胃寒呃逆呕哕，肾寒疝瘕奔豚。肾阳不足，目花闪光。

禁忌：非属虚寒者忌。

用量：6 分～2 钱，或 4～10 枚。

注：本品有公丁香与母丁香之分，公者力大。又本品与郁金相畏。

肉 苁 蓉 (12)

性味：味甘咸酸，性微温。补。滑。

归经：入肝肾二经。

功用：滋润兴阳，滑润通肠。生精明目。

主治：男女不育。大肠寒结或老年阴枯便秘。阳虚目暗。视物昏花，以此可补水中之火。

禁忌：阴虚有热，便秘之由热结者或由气虚者均忌。

用量：3～5 钱。

注：一般补药，补阳则燥，滋阴则腻，只有本品无燥腻之弊。

鹿　茸 (13)

1949

新 中 国
地方中草药
文 献 研 究
(1949—1979年)

1979

性味：味甘咸，性温。大补。

归经：入肾经。兼入心肝心包三经。

功用：大补肾阳，益精明目。散瘀活血，逐寒祛冷。

主治：腰肾虚冷，阳萎精滑，四肢酸楚。崩漏带下，头晕目暗，或因阳虚，入夜视渺。以及一切病后虚损。

禁忌：阴分有热者忌。

用量：不入煎剂，研细另冲服3分～1钱，鹿角1.5钱，胶、霜均用1.5～3钱。

注：鹿茸是鹿初生的嫩角，补阳益血之功最大；鹿角是长成的老角，补阳益气，养血填精，其功较茸为差；鹿角胶是鹿角截成寸段，加水煎熬，点滴成珠后凝结而成，也能温补精血；鹿角霜是取角之寸段，置小坛中，酒水相和，盆盖其口，用泥封固，慢火煨煮，角软，用竹刀刮取上结之霜，亦均能温补精血。若能受腻补的可用胶，不受滋补的则用霜。

本品与人参合用，可峻补虚损，本品补性大，不可多用久用，总以得宜为度。

仙　茅（14）

性味：味辛，性温。燥。补。

归经：入肾经。

功用：助阳益火。补虚明目。

主治：阳萎精冷，腰膝寒痛。阳虚目暗。

禁忌：相火旺肾阴亏者忌。

用量：1～3钱。

注：本品不可久服，中病宜止。

仙　灵　脾（15）

性味：味甘辛，性温。补。

归经：入肝肾二经。

功用：壮肾阳，逐寒湿，强筋骨，明目。

主治：虚寒之阳萎不举，湿痹之腰膝痿弱。肝肾虚损，视瞻昏茫。

禁忌：相火易动者忌。

8

用量：1～3钱。

注：本品一名淫羊藿。

巴 戟 天 (16)

性味：味甘辛，性微温。补。

归经：入肾经。

功用：温肾祛风，壮阳明目。

主治：行经腹冷，风寒湿痹，阳萎早泄，头晕目暗。

禁忌：阴虚相火炽盛者忌。

用量：1.5～3钱。

高 良 姜 (17)

性味，味辛，性大温。燥。宜。

归经：入脾胃二经。

功用：暖胃消食，散寒止痛。

主治：胃脘寒痛，噎膈吐泻，少食不化，脾虚目花。

鉴别：本品与生姜均能止呕，而本品走里，散胃寒而止呕；生姜主走表，祛外寒而止呕。本品与干姜均能制泻，而本品暖胃寒以制泄，干姜系化脾寒以制泄。

禁忌：胃火作呕，肠热致泻者忌。

用量：8分～1.5钱。

附 子 (18)

性味：味辛甘，性大热。大燥。补。

归经：入肾命门，通行十二经。

功用：补肾阳，逐寒湿。

主治：肢体寒冷，下利清谷，大汗亡阳。阴寒水肿，风寒湿之关节疼痛。阳虚神光自现，青盲。血翳坑陷，旋螺突睛，暴盲脉软。

鉴别：生附子性味猛烈，长于回阳；熟附子（制附子、盐附子、白附片）性较缓和，长于壮阳。

禁忌：一切实症或阴虚内热者忌。孕妇亦忌。

用量：8分～3钱，重寒者可用至1两或更多。

注：本品（尤其生者）含有毒性极大的生物碱，需久煎（一小时

9

1949

新中国
地方中草药
文献研究
(1949—1979年)

1979

或更长的时间）以减低毒性，并应与干姜、甘草、蜂蜜等配伍，以解其毒。

锁　阳（见76）

三、补血明目药

血是人体得以生存的物质之一。"目得血而能视"。血不足则视物昏花。

血随气行，灌注全身，循流表里，而与五脏六腑尤其心肝脾三脏关系最为密切。因心主血，肝芷血，脾统血故也。因此调补时，需与有关药物配用。但有者一味而归三经，如当归便是，故补血以当归为主。

血虚可见面白或萎黄，唇色和翻睑查视均呈淡红或白。头晕目昏，心烦失眠，心悸气短，月经不调或色淡量少，体弱纳减，精神不振。舌质淡，苔白薄或净，脉软，突然大出血可现扞脉。

补之之法，可单用补血之品，也可有所侧重地气血双补，因"气为血帅"、"血随气行"之故。有时与滋阴药配用，以助其力。

补血药多有活血之作用，有者少用为补，多用或久用即现活血。应注意不使有偏。

丹　参（19）

性味：味苦，性微寒。补。

归经：入心肝二经。

功用：活血补血，散结定痛。去瘀明目。

主治：心血不足，月经不调，癥瘕积聚，肿疡疼痛。目赤痛楚，睑生丹毒，或血虚血瘀所致之目赤目昏。

鉴别：本品与当归同为补血去瘀之药物，而本品去瘀力大于补血，宜于血分偏热者；当归补血力大于去瘀，宜于血分偏寒者。

禁忌：无血瘀停滞者忌。

用量：1.5～3钱。

注：本品与当归，可相互代用。古有"丹参一味，功同四物"之说。本品反藜芦。

10

鸡 血 藤（20）

性味：味甘、性平。补。

归经：入肝肾二经。

功用：补血行血，通经活络。

主治：手足麻木瘫软，腰膝跌扑酸痛。血虚目视不明。

禁忌：血不虚者不用。

用量：3～5钱；胶1～2钱。

注：本品行血力大于补血力，取汁熬胶，名鸡血藤胶，补血力大于行血力。胶用时以开水冲服。

龟板(见 30)　**阿胶**(见 59)　**当归**(见 197)　**白芍**(见 111,158)

四、滋阴明目药

本类是滋补阴虚以明目的药物。按阴虚有心阴虚、肝阴虚、肺阴虚与肾阴虚之不同。心阴虚者有怔忡心悸，烦燥失眠，或夜多恶梦，午后潮热颧红，目昏等。肝阴虚者有头晕头痛，目昏干涩，耳鸣耳聋，夜盲等。肺阴虚者有干咳呛逆，痰少质稠，潮热咽干，颧红盗汗，手足心热，目视昏花等。肾阴虚者有腰膝酸软，肢体无力，遗精早泄，头目昏花，口干，耳鸣，五心烦热，舌质绛，苔少，脉细等。其中以**肾阴虚与肝阴虚**者为最多见，重者还可引起相火妄动与肝 阳 上 亢 之症，相火与肝阳动则二者之阴愈虚而目愈昏。

治需滋阴平肝降火，水火相对平衡，目得养而光明。

此类之药，有者性温热，质滋腻，有热者禁用，脾胃弱者不用。有者性寒凉而腻，气虚者不用，脾胃有寒，湿重者不宜，纯虚无火者禁用。另有者可滑肠，也有者可致便秘，只在临床斟酌选用。

熟 地 黄（21）

性味：味甘，性微温。补。

归经：入心肝肾三经。

功用：益肾水，补真阴，填骨髓，生精血。明目。

主治：胫股痠痛，脐腹寒痛，早年发白。肾虚眼前如烟，目昏耳

1949

新 中 国
地 方 中 草 药
文 献 研 究
(1949—1979年)

1979

鸣等一切肝肾阴亏虚损之病。

鉴别：鲜地黄性寒凉，血热者用之，生津力大，无补阴之力；熟地黄性甘温，阴亏者用之，补阴力大，无清火之力；干地黄（或生地黄）性微寒，功效居两者之间。

禁忌：有热者禁。气虚者不宜。

用量：3～8钱，可多至1～2两。

注：本品系干地黄与砂仁拌合，蒸晒多次而成，古法九蒸九晒。

干 地 黄（22）

性味：味甘苦，性微寒。补。降。

归经：入心肝肾心包小肠五经。

功用：凉血退热，养阴明目。

主治：阴虚发热，男子劳伤，女子崩中血晕。肾亏目暗。

禁忌：脾胃虚寒有湿浊者。

用量：3～5钱。

注：本品系鲜生地晒干而成。

西 洋 参（23）

性味：味苦微甘，性寒。补。降。

归经：入肺胃二经。

功用：补肺降火，养胃生津，退赤明目。

主治：肺虚咳嗽。胃枯津少口渴。阴虚目赤昏暗。

禁忌：中虚阳衰，胃有湿浊者忌。

用量：8分～1.5钱。

沙 参（24）

性味：性微寒。清。补。北沙参味甘苦；南沙参味甘淡。

归经：入肺胃二经。

功用：北沙参养胃阴补肺虚，滋阴明目；南沙参清肺火宣肺邪，消头面肿。

主治：北沙参主久病胃阴不足，无热而咳，目视不明；南沙参主久咳肺痿有热之咳。

12

禁忌：非肺虚而系寒咳者或系肾实挟痰湿重者均忌。

用量：1.5～4钱。

注：本品反藜芦。

枸 杞 子 (25)

性味：味苦微甘，性微寒。补。润。

归经：入肺肝肾三经。

功用：滋阴壮水，助阳去风。填髓明目，平肝止泪。

主治：腰膝酸软，虚劳遗精。目眩昏暗，当风泪出。

禁忌：脾虚便滑者禁。

用量：1.5～4钱。

注：本品为枸杞之子。枸杞之根为地骨皮。

天 冬 (26)

性味：味甘苦，性寒。泻。润。补。

归经：入肺肾二经。

功用：滋肾水，润肺燥，清肺热，除目昏。

主治：肺痿虚劳，久咳吐血，燥火炽盛，伤阴目花或肺热目疼外障。

鉴别：本品与麦冬作用相似，唯本品补阴力大，而麦冬补阴而不粘腻，又能养胃，为本品所不及。

禁忌：脾胃虚寒泄泻恶食者忌。

用量：1.5～3钱。

注：本品肥厚多脂，气薄味厚，故于咳嗽暴起，或肺有邪火，而阴液尚未亏损时，过早应用本品，反足恋邪。

麦 冬 (27)

性味：味甘微苦，性微寒。润。泻。

归经：入心肺胃三经。

功用：润肺清心，养胃生津。泻热明目。

主治：午后咳重吐血，口燥舌干，阴虚目昏。亦退目黄。

禁忌：肺胃邪热内炽者忌。

用量：2～5钱。

13

1949

新 中 国
地 方 中 草 药
文 献 研 究
(1949—1979年)

1979

青 蒿 (28)

性味：味苦，性寒。泻。

归经：入肝胆二经。

功用：清热透邪，补虚明目。

主治：骨蒸潮热，产后有热，久疟久痢。虚烦盗汗，阴虚目暗。

禁忌：阴分无热及脾胃虚寒作泄者忌。

用量：1.5～3钱。

鳖 甲 (29)

性味：味咸，性寒。补。

归经：入肺肝脾三经。

功用：养阴退热明目，攻坚散结止痛。

主治：骨蒸劳热，阴虚目花，胁下坚块，血瘕痔核。

鉴别：本品与龟板，功用略同，而本品主除肝热，龟板主补肾阴。对肝肾阴虚有热者，多同用。唯本品另有攻坚散结之特长，而龟板则无。

禁忌：虚而无热者及脾弱者均忌。

用量：3～8钱。

注：本品入汤剂宜先煎，滋阴退热宜生用，软坚散结宜醋炙。

龟 板 (30)

性味：味甘咸，性寒。补。

归经：入肾心肝脾四经。

功用：益肾滋阴，生血补心，益营明目。

主治：久病阴虚，骨蒸劳热，阴血不足，久泻久痢，症瘕崩漏，肓盲昏暗。

禁忌：虚而无火者忌。

用量：3钱～1.5两。

注：本品熬胶，名龟板胶，补阴方大。但味腥败胃，宜酒纱烊化服用。

何 首 乌 (31)

性味：味苦甘涩，性微温。补。涩。

14

归经：入肝肾二经。

功用：滋补肝肾，乌发明目。

主治：腰膝酸软无力，妇女产后带下，早年白发。阴虚目昏，视不见远或老年不能视近。

禁忌：邪实痰湿重者忌。

用量：3～5钱。

注：本品一般处方均用制首乌，另有生首乌能解疮毒，鲜首乌可润大便。

本品之藤即夜交藤，能祛风湿，舒经络，镇静安眠。

菟　丝　子（32）

性味：味甘辛，性平。补。

归经：入肝肾脾三经。

功用：补肝肾，退翳膜。益阴精，除昏暗。

主治：腰膝软痛，肾阴不固，阴虚头眩目昏，多见黑花，或生障翳，迎风有泪。

鉴别：本品与补骨脂均为多液之补品，而本品气味甘平，肝肾虚者均宜；补骨脂气味辛温，偏宜于肾阳虚者。

禁忌：肾家多火，强阳不痿，大便燥结者忌。

用量：1～5钱。

狗　　脊（33）

性味：味苦甘，性微温。补。

归经：入肝肾二经。

功用：补肾阳，坚脊骨，利关节，明目聪耳。

主治：腰膝虚痛，肢节不利，酸软无力。肾虚眼花，云雾移睛。

鉴别：本品与杜仲均治腰痛，而本品主治痛在正中，杜仲主治痛在两侧。

禁忌：肾虚但有火者忌。

用量：3～5钱。

杜　　仲（34）

性味：味甘微辛，性微温。补。

15

1949

新　中　国
地方中草药
文　献　研　究
(1949—1979年)

1979

归经：入肝肾二经。

功用：补肾强筋骨止痛，益肝除目昏止泪。

主治：肾亏腰膝痠痛，下肢痿软。肝虚目昏泪出，眼前如烟。

禁忌：非肝肾虚者或虽虚而火炽者均忌。

用量：3～4钱。

注：本品以盐水炒黑存性，入肾力大。

续　　断 (35)

性味：味苦辛，性微温。

归经：入肝肾二经。

功用：养肝血，补肾阴，活血脉，续筋骨。

主治：肝肾亏虚，眼目昏暗疼痛，筋骨损伤，血脉瘀滞。

禁忌：凡无风寒湿滞及瘀阻者禁忌；阴虚而火旺者不宜。

用量：1.5～3钱。

注：本品补而不滞，温而不燥，行中有止，配杜仲，白术，当归等可安胎，予防流产。

本品处方多用川断(即川产续断)。

女　贞　子 (36)

性味：味苦，性平。补。

归经：入肝肾二经。

功用：补肾阴，强腰膝。清肝胆火，明目止泪。

主治：腰膝酸楚，齿摇发白。虚损目昏头晕，泪出。亦用于风热目赤。

禁忌：非肾虚者勿用。

用量：1.5～3钱。

注：本品功类何首乌而价廉。

旱　莲　草 (37)

性味：味甘酸，性寒。

归经：入肝肾二经。

功用：补肾益阴，凉血止血。

主治：肾阴亏损，目暗不明，阴虚火旺，血热妄行，以及其它吐

16

血、衄血、咳血、便血、尿血等症。兼有补肾乌发固齿之功。

用量：1～3钱。

注：本品亦可外敷以治创伤出血。内服治便血时，以配地榆炭、炒槐花为好，治咯血时，以配白芨、阿胶为佳。

石　斛（38）

性味：味甘淡微咸，性平。补。

归经：入肺胃肾三经。

功用：养阴，生津，明目。

主治：病后胃中虚热，纳食不香，口干舌燥，阴虚目昏。

禁忌：虚而无火者或有实邪者忌。

用量：2～4钱。多至1两。鲜者加倍。

注：鲜石斛清热生津之力尤大；干石斛较差。所以热病伤津，舌绛烦渴，当用鲜者，一般之阴虚舌干，可用干者。

玉　竹（39）

性味：味甘，性平。补。润。

归经：入肺胃二经。

功用：养阴润燥止咳，补中祛湿止泪。益气住痛举睑。

主治：肺热咳嗽，口渴易饥。目眦湿烂。气虚目痛，胞废垂闭。

鉴别：本品与黄连均能清心火，而本品甘平，偏于泻虚火；黄连苦寒，偏于泻实火。

禁忌：有痰滞者忌。

用量：1.5～3钱。

牛　膝（40）

性味：味苦酸，性平。补。通。

归经：入肝肾二经。

功用：滋补肝肾，强健筋骨。明目，退翳。

主治：肝肾亏损，腰膝疼痛，足痿筋软，虚损目暗，翳膜遮睛。

鉴别：怀牛膝，滋肝肾，强腰膝，止虚痛；川牛膝，祛风湿，除湿热，消痹痛；鲜牛膝与土牛膝，降实火，清咽喉，消肿痛。

禁忌：气虚下陷及梦遗滑精，妇女崩漏，以及孕妇均忌。

1949
新中国
地方中草药
文献研究
(1949—1979年)
1979

用量：1～3钱。

注：眼科均用怀牛膝（怀庆产）。

胡　麻（41）

性味：味甘，性平。

归经：入肝肾大肠三经。

功用：益肝益肾，聪耳明目。润燥滑肠。强筋坚骨。逐风去湿。凉血解毒。

主治：肝肾亏损，目昏耳鸣。风湿瘫软，小儿头疮。

禁忌：大便滑泻，精关不固者不宜。

用量：1.5～3钱。

注：本品即芝麻，一名巨胜子。黑者良。

锁阳（见76）　山萸肉（见79）　复盆子（见80）
紫河车（见252）　凤凰衣（见253）

五、安神明目药

安神之药有宁心安神，定志益智之功。人体之康健，固有赖于先天、后天所本之脾、肾，但若劳逸失序，肢体不得息，神志不得守，或暴怒、或忧思、或悲痛、或哭泣、或惊恐，势必耗散精气，脏腑之生机已乱，一败俱败，即使平素体壮，也不能久。

神不宁者，可现夜不能睡，或睡而不实，并有烦躁易怒。久则可发心悸、健忘，纳谷不馨，肢体疲弱，虚汗，喘促，目昏，耳鸣，头晕，眩转等症。

对此，初期不必调其脏腑，但用安神宁志之品，即可渐复健康。日久者，可併治脏腑。

虚烦者可佐以养阴药。至于高热神昏惊痫者，需用镇静熄风而安神，不属此类。

益　智　仁（42）

性味：味辛，性热。燥。补。

18

归经：入脾心肾三经。

功用：暖肾健脾，宁心明目。

主治：阴精不固，命门火衰，心血虚损，心悸眼花。

禁忌：血燥有热，小便淋漓及崩带梦遗之致水涸者忌。

用量：1～3钱。

柏 子 仁（43）

性味：味甘。性平。补。

归经：入心脾二经。

功用：安神润肠，聪耳明目。

主治：恍惚失眠，肠枯便秘，耳目不明。

鉴别：本品与酸枣仁均疗失眠，而本品能养血补心，故主心血虚之失眠，酸枣仁能酸敛补肝，故主肝胆虚之失眠。

禁忌：失眠而有便溏者忌。

用量：3～4钱。

注：本品于气虚津涸之老年人最宜。本品拌以硃砂，则安神力强。

酸 枣 仁（44）

性味：味酸，生者性平，炒者性温。补。润。

归经：入心肝胆脾四经。

功用：安神敛汗，醒脾止渴，宁心明目。

主治：怔忡盗汗，虚烦眼花。生者泻肝胆，主胆热好眠；炒者补肝胆，主胆虚不眠。

禁忌：肝胆有实邪者炒者不宜。

用量：3～4钱。

茯 神（45）

性味：味甘，性平。通。

归经：入心胃肾三经。

功用：安神益智，心虚目昏。

主治：失眠，善忘，惊悸，目暗。

禁忌：心火旺者忌。

1949
新 中 国
地方中草药
文 献 研 究
(1949—1979年)
1979

用量：3～4钱。

注：本品拌以硃砂名硃茯神，安神力强。

远　　志（46）

性味：味苦，性温，宜。

归经：入心肾二经。

功用：安神益智，聪耳明目。利窍化痰。

主治：心肾不交，惊悸不寐，善忘目昏，咳嗽源于虚寒，或肤热目黄。

禁忌：纯虚无滞及有实火者忌。

用量：1～3钱。

龙 眼 肉（47）

性味：味甘，性平。补。

归经：入心脾二经。

功用：补心脾，除昏眩。安神志，止怔忡。

主治：多思伤脾，健忘不寐，目昏头晕。虚羸怔忡。

禁忌：表寒里热中满者忌。

用量：1～3钱。

注：本品补脾胃之气而不壅，滋阴养血而不腻。老弱病后中虚者，可以之代茶。本品即桂园肉　亦名元肉。

硃　　砂（48）

性味：味甘，性微寒。重。镇。

归经：入心肝二经。

功用：镇心定魄安神，清肝益气明目。

主治：惊悸失眠，癫痫发作，目黄目赤，胬肉翳膜，内障目昏。

禁忌：独用、多用，令人呆闷。

用量：1～3分。

制作：水飞去油，以除其致呆之弊。

注：本品多拌合他药服用，如硃茯神，硃灯心。作丸剂多用以为衣。本品见火，其毒如砒，能杀人，可以生羊血，童便解之。本品亦名丹砂、辰砂、朱砂。

20

夜 交 藤（见 31）

六、行血明目药

本类是推动血行，使血流畅通的药物。目得血而能视，血泣不行，血滞气亦滞，则发目昏，当化瘀推滞以为治。但血之不能如常运行，又因其原因不同与程度之差异，用药也有区别，如血分有寒者应温化祛瘀，若瘀滞成块者需破血行瘀，有些药物小量行血大量则破血。应在分量上斟酌。若因气滞而及于血者，因气行血亦行，故需于行血活血药中，加用理气之药。

有些药短期应用起活血化瘀之作用，使用时期长者，即显破血作用，这在临床上应当很好的掌握。

本类药物在行经期间应暂时停用。妊娠妇女不用。血崩者忌用。

三 棱（49）

性味：味苦，性平。泻。

归经：入肝经之血分，脾经之气分。

功用：破血行气，消积散结，行血开障。

主治：症瘕积聚，血瘀气结。目生障翳。伤目瘀血。

禁忌：无食积血瘀者禁，虚者慎用。

用量：8 分～1.5 钱。

注：本品能泻正气，不可久用。对虚中挟实之患者宜与健脾补气药同用。本品与牙硝相畏。

莪 术（50）

性味：味辛苦，性温。泻。

归经：入肝经，主入血分。

功用：同三棱。

主治：同三棱。

鉴别：莪术、三棱主破陈旧之瘀血，红花主破新鲜之瘀血。莪术、三棱为气中之血药，主气滞后之瘀血；延胡索、郁金、姜黄为血中之气药，主瘀血后之气滞。

禁忌：同三棱。

21

1949

新 中 国
地 方 中 草 药
文 献 研 究
(1949—1979年)

1979

用量：同三棱。

注：如体虚有积，应与参、术同用。

红　花（51）

性味：味辛，性温。通。

归经：入肝经。

功用：活血通经散结，破血行瘀，明目退翳。

主治：产后瘀血攻心，腹内恶血，结块硬痛，胎死腹中。跌扑瘀血，血翳冷翳，瘀血贯睛。

禁忌：无瘀滞恶阻及孕妇忌。

用量：8分～3钱。

注：本品少用养血活血，多用破血，过用则血行不止。西藏红花（简称藏红花)破血力大，与桃仁同用能坠胎。

血　竭（52）

性味：味甘咸，性平。补。

归经：入心肝二经。

功用：补血破血明目，散瘀退翳，止痛生肌。

主治：跌扑折伤，金疮瘀血，血翳包睛，或目被重物所伤，血瘀目暗生翳。

禁忌：无血之瘀积者忌，无痛者鲜用。

用量：内服3～5分，外用适量。

注：本品一味，功兼当归、地黄之补血，桃仁、红花之破血及三七，蒲黄之止血，唯力小。

桃　仁（53）

性味：味苦甘，性平。泻。

归经：入心肝二经。

功用：行血，破血。去瘀明目退赤。

主治：经闭蓄血，跌扑瘀血。目昏目赤。

鉴别：本品与红花均能消散瘀血，而本品能散局部之瘀血；红花能散经络各处之瘀血。

禁忌：无瘀或痈肿已溃者忌。

22

用量：1.5～3钱。

注：本品少用行血，重用破血。又本品若用于瘀而虚者，需与补气药配伍。

蒲　黄（54）

性味：味甘，性平。生滑，炒涩。

归经：入肝脾二经。

功用：生用行血消瘀明目；炒用及外用止血。

主治：生者主经痛及跌扑损伤所致之痈肿血瘀疼痛，炒者主吐血、衄血、崩漏、肠血等。生、炒均主眼内外之出血。

鉴别：本品能破血又能止血，但破血之力不及红花、桃仁；止血之力不及三七、白芨。本品对体虚患血病者最宜。

禁忌：阴虚无瘀血者忌。

用量：1.5～4钱。

注：本品不拘生、炒，均需包煎。本品炒黑名蒲黄炭。

益　母　草（55）

性味：味辛微苦，性寒。通。

归经：入心肝二经。主入血分。

功用：去瘀生新，益阴明目。

主治：月经不调，崩中漏下，产后恶露未尽。经行发烧，可防热入血室。阴虚或血瘀目暗。

禁忌：血虚无瘀者，经行不止者或瞳仁散大者忌。

用量：1.5～3钱。

茺　蔚　子（56）

性味：味辛甘，性微寒。

归经：入心肝二经，主入血分。

功用：活血调经，行血明目。

主治：月经不调，血滞目暗，瞳仁缩小。

禁忌：血崩者忌，瞳仁散大者忌。非血滞血热者勿用。

用量：1.5～3钱。

注：本品即益母草之子。二者功相类似，本品略偏于行血调经；

23

1949

新 中 国
地 方 中 草 药
文 献 研 究
(1949—1979年)

1979

益母草略偏于活血去瘀消肿。

苏　木（57）

性味：味甘咸辛，性平。

归经：入心肝脾三经。主入血分。

功用：活血止痛，破血行瘀。

主治：产后恶露不尽及月经不调腹痛。躯体及眼部打扑损伤，瘀胀肿痛。目中瘀血昏暗。冷臁凝定。

鉴别：本品与益母草、茺蔚子作用相似，而本品药力较大。本品与红花也相类似，少用活血，多用破血，只是红花能消散在性之瘀血。本品能去固定性之瘀血，故子宫有瘀血者用之较多。

七、止血明目药

血如因某些原因，不能如常在脉内运行，而溢于脉外，则此血在眼即非正常之血，不能维持其功能，反致目昏。凡能止其出血以保留视力或恢复视力的药物，即为止血明目药。

但止血只是治疗的第一步，并非最后目的，在止血之后，继之以活血化瘀的药物，才能真正达到明目的目的。

造成出血的原因有多种。有者系血热妄行，有者系气虚不能摄血，有者是外伤所致。应分别以凉血、补气和收敛固涩等法来治疗。

但眼内之出血，不同于其它部位的出血，因出血本身可遗留与出血类似的机化物，仍然影响视力。止血还不能达到真正的明目，应进一步将已出之血，尽快使之吸收，所以在止血之后，甚至在止血之同时，就应佐以活血化瘀的药物。但不能过于"活"或"化"，这又会造成新的出血。这是应当辨证地对待，恰当的用药。

止血之药，多有滞留之弊。长期使用又可致血瘀不行。所以中病即止。

三　七（58）

性味：味甘微苦，性温。泻。

归经：入肝胃二经。

功用：止血、散血、消肿、止痛，明目。

24

主治：内服主吐衄崩痔之出血，外用去跌扑损伤之瘀血。目赤，眼花，障翳。

禁忌：血虚无瘀者禁。

用量：3分～1.5钱。吞服3～5分，外敷适量。

注：本品不作煎剂，可入丸散，或单研为末吞服。

阿　胶（59）

性味：味甘，性平。补。

归经：入肺肝肾三经。

功用：养血滋阴，润肺止血。明目。

主治：吐血、衄血、下血、崩漏，月经不调等一切血症。尤以虚劳咳嗽咯血，血溢目暗，血虚眼花痛痒最宜。

禁忌：肠胃薄弱，呕吐溏泻者忌。

用量：1.5～3钱。

注：本品多烊化服用，也可用蛤粉或蒲黄炒之成珠，名阿胶珠，前者主能润肺，后者主能止血。

血　余　炭（60）

性味：味苦，性微温。补。

归经：入心肝肾三经。

功用：补阴消瘀，通利水道，止血明目。

主治：止一切全身及眼部出血，亦主瘀积而致之小便不利。

禁忌：胃弱或内有郁热者忌。

用量：1.5～3钱，研末冲服5分～1钱。

注：本品为成人头发火煅成炭存性而成。

侧　柏　叶（61）

性味：味苦涩，性微寒。

归经：入肺肝大肠三经。

功用：生用清血分湿热，凉血退目赤；炒用止血除目暗。

主治：吐血、衄血、崩漏、便血、肠风，痔漏。眼内外之出血，赤脉贯睛，胬肉攀睛。

禁忌：血无湿热者忌。

1949

新中国
地方中草药
文献研究
(1949—1979年)

1979

用量：1.5～3钱。

注：本品对寒热之吐血，均可使用，唯因寒而吐血可与干姜同用，因热而吐血可与生地黄同用。另本品炒用，处方名侧柏炭。

仙 鹤 草 (62)

性味：味苦涩，性微温。

归经：归心肝脾三经。主入血分。

功用：收涩止血，补虚，杀虫。

主治：各种出血，如衄血、吐血、咯血、便血，尿血、子宫出血、内脏以及牙龈和眼内外出血等。亦治体虚目昏。又能驱绦虫。

鉴别：本品与旱莲草均能止血，而本品收涩以止血，旱莲草凉血以止血。

禁忌：非血症少用。

用量：3～5钱，多至1两。

注：本品止血以配用藕节炭、侧柏炭等为佳。

槐 花 (63)

性味：味苦，性凉。泻。

归经：入肝大肠二经。

功用：止血去瘀明目，凉血退赤止泪。

主治：吐血，衄血，牙龈出血等。风热目赤，目痛热泪。瘀血贯睛。恶血不散。

禁忌：非血热者忌。

用量：1.5～3钱。

注：本品为在花未开放时收采者。其成熟之果实为槐角（或称槐实），功用与槐花相似，唯性味苦寒，非实火者不用。

藕 (64)

性味：味甘，生性寒，泻；熟性温，补。

归经：入心肝脾胃四经。

功用：生用除热清胃，凉血止血；熟用健脾开胃，益血补心。

主治：生用主吐血、衄血、血淋，眼内出血等一切血热之病；熟用主产后、病后、老年等一切体弱之病。

26

禁忌：非血热不用生者，非体虚少用熟者。

用量：3钱～1两。

注：止血多用藕节。藕节炒黑称藕节炭止血力大，且兼能消瘀。

地　　榆（65）

性味：味苦酸，性微寒。涩。降。

归经：入肝肾胃肠四经。

功用：凉血清火，止血明目。

主治，久痢下血，肠风便血，崩漏赤带。血眼昏暗。

禁忌：气血虚寒，血病初起及气虚下陷者忌。

用量：1.5～3钱。

注：下焦湿热所致之血症，本品最为适宜。本品炒炭，处方名地榆炭，收敛止血力大。

白　茅　根（66）

性味：味甘，性寒。泻。

归经：入心脾胃三经。

功用：清热止血，明目，利溺。

主治：血热妄行，吐衄崩中，水肿，便淋。内热烦渴，目赤目暗，血眼昏昧。

禁忌：吐衄之因虚寒者忌。

用量：3～5钱。鲜者1～2两。

百　草　霜（67）

性味：味辛，性温。

归经：入肺胃大肠三经。

功用：止泻，止血，散瘀，消积，明目。

主治：全身及眼部诸般出血瘀血等症。

禁忌：非出血或血瘀者鲜用。

用量：1～3钱。

注：本品系杂草经燃烧后附于锅底之余烟残存物。

五　灵　脂（68）

性味：味甘，气腥臊，性温。

1949

新 中 国
地方中草药
文 献 研 究
(1949—1979年)

1979

归经：入肝经。

功用：生用活血通经，行瘀止痛，炒用止血明目。

主治：血滞经闭，痛经。吐血、衄血，崩漏。眼之内外血症。

鉴别：本品与蒲黄主血中之气滞，以行血来行气；三棱、莪术主气中之血滞，以行气来行血。

禁忌：血虚而无瘀滞者忌。

用量：1.5～3钱。

注：本品为鼯鼠类之干燥粪便。另本品与人参相畏。

旱莲草（见 37）　**蒲黄炭**（见 54）　**白茇**（见 159）

茜草（见 191）　**大小蓟**（见 192）

八、清热明目药

此处所论之热，并非泛指全身热症实症而言，系专指肝肺二经之热。肝热多见烦闷，口苦口干，手足发赤，目视昏花，小便黄赤，重者不能安卧。肺热可有面颊发热而赤，咳嗽脓痰，胸痛、喘促、目昏，咽红咽痛等。

这里所谈的目昏，不包括肝肺火旺，黑睛生翳所致者。

本类药多用于实热，少数用于虚热。

此类药物性味多属苦寒、咸寒或甘寒，总之属寒，可伤脾胃，不可久服。苦寒药又能化燥伤阴，更应注意。

决 明 子（69）

性味：味咸、性平。泻。

归经：入肝胆二经。

功用：除风散热，清肝明目，止泪退赤。

主治：风热头痛，青盲内障，肝旺目昏。翳膜遮睛，赤肿眦烂，泪出羞明。

鉴别：本品与青葙子均能退赤，而本品长于宣散，宜于风热外袭之目赤；青葙子偏于下降，宜于肝火内炽之目赤。另本品与谷精草均能散风热，而本品主热重于风；谷精草主风重于热。

禁忌：风寒外邪之目疾者忌。

28

用量：1～3钱。

注：古人以本品作枕，能去头风以明目。

射　干（70）

性味：味苦，性寒。泻。

归经：入肺肝二经。

功用：开通肺气，泄降顽痰，益肝明目。

主治：咽喉红肿疼痛声哑，呃逆上气痰涎壅盛。肝旺目花。

禁忌：肺无实火或肝血不足而属虚者忌。

用量：8分～3钱。

竹　茹（71）

性味：味甘，性微寒。泻。

归经：入肺肝胃三经。

功用：清肺热，利痰涎，降胃浊，止呕吐。清肝明目。

主治：痰热呕吐，呃逆吐血，崩中胎动，产后烦热，肝旺眼花。

鉴别：本品与半夏均能化痰止呕，而本品性寒能利热痰而止呕；半夏性温能化湿痰而止呕。

禁忌：胃寒呕吐或非痰作呕者忌。虚寒目昏者亦忌。

用量：1.5～3钱。

款　冬　花（72）

性味：味辛，性温。泻。

归经：入肺经。

功用：润肺下气，化痰止咳。泻热明目。

主治：寒咳气逆，痰多喘息，咳吐脓血，肺热目昏。

鉴别：本品与紫菀均去风痰，而本品宜风热轻而兼寒之痰喘；紫菀宜风寒轻而兼热之痰喘。

禁忌：肺有湿热者忌。

用量：1.5～3钱。

贝　母（73）

性味：浙贝母味苦，性微寒；川贝母味辛，性平。

归经：入肺肝二经。

1949

新　中　国
地方中草药
文献研究
(1949—1979年)

1979

功用：浙贝母清肺化痰,清热退赤；川贝母润肺化痰,清肝明目。

主治：浙贝母主外感新发多痰之咳嗽,肺痿肺痈,赤眼翳膜；川贝母主虚劳久病少痰之咳嗽,烦热目昏。

禁忌：肺胃有湿痰者忌。

用量：1.5～3钱。

注：本品与乌头相反。

枇 杷 叶 (74)

性味：味苦,性平。泻。

归经：入肺胃二经。

功用：清肺化痰,降气止呕。消热明目。

主治：咳嗽多痰,粘腻难出。胃热气逆,呕吐不止。气瘀血眼,肺热目昏。

禁忌：湿痰寒咳,肺胃无火者忌。

用量：1.5～3钱。

紫 草 (75)

性味：味甘咸,性寒。

归经：入肝肾心包三经。

功用：清热凉血,化瘀消痈,通利二便。化瘀明目。

主治：一切瘾疹痈疡之血热毒盛之病及痘疹余毒。血热瘀积目昏。

禁忌：大便滑泄或热在气分者忌。

用量：1～3钱。

注：本品可单用或与甘草併用以予防麻疹。

柴 胡 (见 103)

九、固精明目药

固精即涩精,精关不固,需涩止之,此类药物称固精药。

精出而不知,或梦遗或滑精,久则肾阴亏损,症状有体乏无力,腰膝痠软,头晕耳鸣,目眩目昏,口干咽痛,两颧潮红,五心烦热。

此属虚症,固涩即补。但有些药物在固涩精关的同时,尚有涩肠

30

止泻的作用，必要时需适当配伍以纠偏。

此类药只用于虚症，不必无端滥用。

锁 阳 (76)

性味：味甘，性温。补。滑。

归经：入肾经。

功用：滋补肾阴，兼扶肾阳，固精明目。润肠。

主治：阳萎不举，大便阴结，精亏目花。

禁忌：泄泻及阳易举者禁。

用量，2～3钱。

注：本品与肉苁蓉功效类同，可以互相代用。

芡 实 (77)

性味：味甘濡，性平。补。涩。

归经：入脾肾二经。

功用：益肾固精，补脾去湿。聪耳明目。

主治：梦遗滑精，腰膝痠痛，久病带下，小便失禁。虚损目昏。

鉴别：本品与莲子均可补涩，而本品不腻，以肾虚遗精为主；莲子性腻，以脾虚泄泻为主。

禁忌：小便不利者忌。

用量，1.5～3钱。

注：本品力缓，久服见功。

金 樱 子 (78)

性味：味酸涩，性平。

归经：入脾肺肾三经。

功用：涩精止遗，固肠止泻。缩小便，敛瞳人。

主治：肾虚滑精，脾虚泄泻，真阳不固，夜中遗尿。肾气亏损，瞳仁散大。

禁忌：小便不利，泄泻初起及有实火邪热者忌。

用量：1.5～3钱。

山 萸 肉 (79)

性味：味甘涩，性微温。补。涩。

1949

新　中　国
地 方 中 草 药
文　献　研　究
(1949—1979年)

1979

归经：入肝肾二经。

功用：补益肝肾，固精敛汗。明目。

主治：腰膝寒痛，阳萎遗精，耳鸣眼花，青盲，目黄。月经不调，虚汗不止。

禁忌：有湿热者忌。

用量：3～5钱，可多至1～2两。

复　盆　子 (80)

性味：味甘酸，性微温。补。涩。

归经：入肝肾二经。

功用：补益肝肾，固精明目。

主治：多尿，遗精，早泄。虚损目昏。

禁忌：小便不利者忌。

用量：1.5～3钱。

注：古谓以叶绞汁，滴目中，出目弦虫(眦缘赤痒)。

潼　蒺　藜 (81)

性味：味甘苦，性温。补。

归经：入肝肾二经。

功用：疏理肝气，益精明目。疏风止痒，去瘀退翳。

主治：胸胁牵痛，肝风目昏，风寒目痒，红肿生翳。肾虚目痛，瞳神昏暗。

鉴别：本品即沙苑蒺藜，与白蒺藜(即刺蒺藜)为两个品种，本品偏入肾主目昏；白蒺藜偏入肝主目翳。

禁忌：肝肾火旺，血虚气弱者忌。

用量：3～4钱。

桑　螵　蛸 (82)

性味：味甘咸、性平。补。

归经：入肝肾二经。

功用：补肾固窍，填精明目，平肝退翳。

主治：遗精，尿频，老幼夜尿。肾亏目暗，肝热翳膜。

禁忌：阴虚有火，膀胱实热，小便短赤者忌。

32

用量：1.5～3钱。

注：本品即螳螂产卵于桑枝上坚凝而成。

十、健脾明目药

脾为五脏之中州，主运化。人体生命活动就是依靠脾的消化功能，将饮食的精华输布到全身才得以维持。所以称脾为"后天之本"。

脾气足，脾的运化功能正常，五脏六腑之气皆足，人则精力充沛，肢体有力，肌肉壮实。

脾气不足则饮食不化，胃脘胀满喜按，大便溏薄，头晕目昏，体乏无力，面色萎黄。则需用健脾药以复其运化而明目。

本类药多配用补气药，则力量更强。

本类药性多温而补，故有湿热实邪或脾胃有积滞者忌。

山 药（83）

性味：味甘，性平。补。涩。

归经：入脾肺肾三经。

功用：补益脾土，培补肺气，收涩肾阴，补虚明目，退翳消障。

主治：脾虚泄泻久痢，肺虚咳嗽气喘。肾虚遗精带下。陷翳不起，气虚目暗。

鉴别：本品与芡实，功相类似，而本品之甘补胜于芡实；芡实之涩固胜于本品。且本品兼补肺阴，芡实则只及于脾肾。

禁忌：有湿热实邪者忌。

用量：3～5钱，可多至1两。

白 扁 豆（84）

性味：味甘，性微温。补。

归经：入脾胃二经。

功用：补脾化湿浊，清暑止吐泄。明目。

主治：脾虚泄泻，头昏眼花。湿重浊滞及中暑呕吐水泻。

禁忌：肠胃有积滞者忌。

用量：1～4钱。

注：本品味甘能补脾胃而不滞腻，性温能化湿而不燥烈，对脾胃

33

1949

新　中　国
地方中草药
文　献　研　究
(1949—1979年)

1979

虚而有湿或大病后，先用本品调复正气，可无饱闷之弊，最为适宜。

甘　草（85）

性味：味甘，生者性平，炙者性温。有补有泻，可升可降。

归经：入十二经。

功用：生用清热解毒，炙用补益脾肺。生、炙均可调和百药。

主治：生用疗痈肿疮疡，炙用补脾肺不足。能治一切虚症目疾。色白坑陷，旋螺翳膜。

禁忌：中满及酒家忌。

用量：5分～1.5钱，可多至1两。

注：本品能入和剂以补益，入宣剂以解肌，入凉剂以泄热，入峻泻剂以缓正，入润剂以养阴。本品能生发胃气，配合清热逐湿之品，可治眵多眊燥，紧涩羞明，赤脉贯睛等症。

本品与大戟、芫花、甘遂、海藻相反。

大　枣（86）

性味：味甘，性温。补。

归经：入十二经。

功用：调营卫，实阴阳，补脾胃，和百药。

主治：伤寒表邪不解，营卫不和。津液不足，脾虚目暗。

禁忌：中满者忌。

用量：3～10枚。

注：本品与皮硝，黄连合用，可洗治年久烂弦风眼。

本品似参而不寒不滞，似术而不温不燥；似苓而不渗利，似芪而不升发，性味中和。

蜂　蜜（87）

性味：味甘，生者性凉，熟者性温。

归经：入心肺脾胃大肠五经。

功用：润燥止咳滑肠，补中缓痛，明目，去滞消红退肿。

主治：咳嗽便秘（因虚不秘，不宜攻下者尤宜）。胃腹虚痛。虚损目昏，肤翳赤障肿痛。

禁忌：大肠虚滑者禁。

34

用量：3钱～1两。

注：本品补中功同甘草，润便优于麻子仁。本品可作丸剂之佐药或调和外疡之敷药。

白术（见5）　龙眼肉（见47）

十一、散寒明目药

此处之寒，系指里寒，并非辛温可解之表寒。

里寒源于脾胃阳虚。症见饮食不化，呕吐清水，大便水泻，胃脘痉痛，目视昏花，不能久视。此系寒凝气滞，目不得养而昏，需用温中之品，温通气血，气血通达于肢体头面，归明于目。

此类药性多温热，不可久服，有表邪实热者不用。阳虚火动，大便秘结者忌。

吴 茱 萸（88）

性味：味辛酸涩，性微温。燥。有小毒。

归经：入肝肾脾胃四经。

功用：宣散风寒，燥湿疏肝，温中下气。止呕，明目。

主治：厥阴头痛，目花目痛。痞满噎膈，呕逆吞酸，食积泻痢。

鉴别：本品与黄连、半夏均可止呕，而本品偏主胃虚之呕；黄连偏主胃热之呕；半夏偏主胃寒之呕。本品与桑叶、菊花均可止头痛，而本品主头痛之因寒而起，桑叶、菊花主头痛之因热而起。

禁忌：病非寒滞有湿者忌。

用量：3分～1钱。

注：本品多用，反致目昏。

补 骨 脂（89）

性味：味辛苦，性大温。燥。补。

归经：入脾肾2经。

功用：纳肾气，补相火，缩小便，止寒泻，明耳目。

主治：腰膝冷痛，早泄遗尿，五更肾泻。阳虚眼花。

鉴别：本品与附子均能补阳，附子通十二经，遍温全身；本品则独温下焦。

35

1949

新 中 国
地 方 中 草 药
文 献 研 究
(1949—1979年)

1979

禁忌：阳虚火动，大便秘结者忌。

用量：1.5～3钱。

五 味 子（90）

性味：味酸，性温。补。涩。

归经：入肺肾二经。

功用：收敛肺气，宁嗽定喘，摄纳肾气，明目止泪。

主治：咳嗽喘息，五更肾泻。肾虚目昏泪出，瞳子散大。

禁忌：外有表邪，内有实热者忌。

用量：5分～1钱。

草 果（91）

性味：味辛，性温。

归经：入脾胃二经。

功用：燥湿祛寒，破气除痰，截疟化积，逐湿明目。

主治：寒湿气郁，瘴疠疟疾，腹胀呕吐。脾胃湿浊，目泪昏暗。

鉴别：本品与草豆叩为二个品种，本品主治寒湿气郁，腹胀呕吐；草豆叩主胃弱呕吐，胸腹满痛。

禁忌：胃燥，无寒湿实邪者忌。

用量：8分～2钱。

十二、理气明目药

人体之气，与血併行，通达全身，作为全身活动的活力。气生源于脾，出入升降，周流往复。其为病不外气虚气滞，虚者需补，滞者需理，本类药即属后者。

若气机滞而不利，轻则中满，稍重脘胀，最重为痛。并有胸胁胀闷，暴燥易怒，呃逆呕吐，头晕眼花。需行气以调理之。

至于肝气滞结需疏解，肺气上逆需镇降，脾气聚结成痞又需破气等，虽也属理气范畴，但不包括在本节之内。

此类药多温，久服致热，反能耗阴，故不可过用或久用。

砂 仁（92）

性味：味辛，性温。香窜。宜。

36

归经：入肺胃脾三经。主入气分。

功用：和中行气，醒脾消食。去滞明目。

主治：腹痛痞胀，宿食不消。呕吐泄泻，一切脾胃虚冷，寒凝气滞，以致目昏。

鉴别：本品与砂壳同功，而本品气厚，调中散寒力大，胃寒呕吐者最宜；砂壳气薄，醒脾理气力大，肝旺胃弱者最宜。

禁忌：阴虚有实热者忌。

用量：5分～1.5钱。

注：本品因产地不同而名称各异，产于越南者名缩砂仁；产于广东阳春县者名阳春砂仁；产于广西者名西砂仁。其中以缩砂仁为最好，阳春砂仁气味俱薄，西砂仁力最弱且偏燥。

厚 朴（93）

性味：味辛苦，性温。泻。

归经：入脾胃大肠三经。

功用：破积滞，泻痞胀，散湿满，调中气。

主治：胸腹痞满作痛，呕吐下痢下泻。咳嗽喘逆上气，一切寒湿壅滞肠胃及脾胃积滞，眼目昏花等症。

鉴别：本品与枳实枳壳均治气结气滞，但本品行气调和力大，实者或虚中兼实者均宜；枳实枳壳破气消导力大，实者最宜。

禁忌：脾胃虚弱，正气已现不足者忌。过服脱人元气，妊妇尤当注意。

用量：1～3钱。

注：本品以肉厚紫润者佳。本品与枳壳、大黄、芒硝共用，能泻阳明积热，治睛赤肿痛，生翳目昏。

木 瓜（94）

性味：味酸涩，性温。涩。

归经：入肝脾二经。

功用：和气滞，化湿浊、利筋骨，健腰足。

主治：湿痹脚气，水肿泻痢，腰足无力。气滞目昏。

禁忌：无湿浊及脾胃有积滞者忌。

1949
新中国
地方中草药
文献研究
(1949—1979年)
1979

用量：1.5～3钱。

十三、渗湿明目药

此处所谓之"湿"，并非专指脾胃之湿，而是泛指一切湿邪，且偏于全身者。

按水不运化，聚则为痰，散则为湿，停则为水。

水湿不能通行，滞留体内，可现浮肿，胀满、喘咳，癃闭，目昏等症，轻者可用泽泻 茯苓等通利小便之药，重者需用甘遂芫花等重剂，后者眼科少用。本节所述属于前者。

此类药能伤阴液，体虚较重者慎用。孕妇不用。

泽　泻（95）

性味：味甘咸，性寒。通。

归经：入肾膀胱二经。

功用：清利湿热，聪耳明目。

主治：膀胱停水，小便不利，气肿淋沥。脾湿头晕，湿重壅闭头晕目昏。

鉴别：猪苓、茯苓与本品功能泻水，而本品泻少腹胀满之肾水；猪苓泻上脘胀满之胃水；茯苓泻脐腹胀满之脾水。

禁忌：无湿热，滑精及目昏之由虚寒者忌。

用量：2～4钱。

萆　薢（96）

性味：味甘苦，性平。通。

归经：入肝肾胃三经。

功用：去浊分清，淡渗湿热，祛风逐湿，益精明目。解毒疗痈。

主治：腰膝冷痛，茎痛遗浊，瘀血白滞，小便频数，肾虚遗泄，以淋浊或梅毒所致之目昏目赤。

鉴别：本品与瞿麦、萹蓄均主湿热所致的尿淋不止，而本品主治湿重于热，小便不清，状如米汤；瞿麦主治热重于湿，茎中尿痛或尿血，萹蓄主治湿热并重，小便不爽而短赤。

禁忌：阴虚火炽，溺有余沥，及无湿而肾虚腰痛者皆禁。

38

用量：1.5～5钱。

注：本品有黄白二种，白者良。

牵 牛 子 (97)

性味：味苦，性寒。有毒。

归经：入肺脾肾三经。

功用：通利二便，逐水消肿。杀虫，消痰。

主治：热结便秘尿少，瘀滞白睛壅肿，水肿痰饮，虫积腹痛。

禁忌，本品对胃肠刺激性大，故胃肠炎者忌，孕妇亦禁。非体与症均实者不用。

用量：1～3钱。眼局部配药外用极少量。

注：古有白牵牛(白丑)与黑牵牛(黑丑)之分，功效实际并无明显差异，只是白牵牛其力稍逊。本品用于逐水可单味研末冲服，驱虫需与槟榔、大黄同用。眼科用极细末配药，外用以消退胬肉瘀肿。

猪苓(见 95,172) 茯苓皮(见 142,171) 木通(见 156)

车前子(见 154) 大腹皮(见 173) 瞿麦(见 174,96)

佩兰(见 202) 甘遂(见 85,294) 草果(见 91)

十四、潜阳明目药

人体之阴阳需相对稳定，所谓"阴平阳秘"。若阴虚而阳亢是阴不足而阳有余之症。有头晕头痛，耳鸣目昏，面热易怒，口舌干燥，烦燥不眠等。需养阴以治本，镇坠以治标，前者已有专节，后者是谓"潜阳"。

磁 石 (98)

性味：味辛，性寒。重。补。

归经：入肝肾二经。

功用：潜纳肾阳，补肾明目。

主治：虚阳上炎，耳鸣耳聋，喘逆头痛，肾虚内障，目昏，生翳，神水散大，渐睹黑花，以至神水淡绿炎白者。

禁忌：脾胃虚寒泄泻者忌。

用量：3钱～1两。

1949

新 中 国
地方中草药
文 献 研 究
(1949—1979年)

1979

注：本品宜先煎。另本品能伤气、碍胃、不可久服过服。

龙　骨（99）

性味：味甘涩，性平。

归经：入心肝肾三经。

功用：内服平肝潜阳明目，镇惊安神，敛汗固脱，固精，止血，外用生肌敛疮，退翳。

主治：神志不安，惊悸不眠，遗精带下。崩漏不止。眼目昏暗。肌肤疮疡不愈，目有老年翳膜。

禁忌：有实热积滞者忌。

用量：5钱～1两，外用适量。

制作：眼科用以湿纸包煨，不可焦枯，砸碎，研至无声。

注：本品质古代脊椎动物骨骼之化石，并非专指古龙者。

本品与牡蛎（海产牡蛎之贝壳）功用相似，多配合使用，用量亦同。唯牡蛎尚可制胃脘嘈杂泛酸。

牡蛎（见99,233）　**石决明**（见233,228）　**代赭石**（见189）

十五、开窍明目药

此处所谈之窍，并非"七窍"、"九窍"之窍，乃指治疗神昏所开之"心窍"。尤多用于小儿，当高热神乱、狂燥目昏，或气粗抽搐，人事不省，所谓"痰迷心窍"。"心窍不通"治之以开窍。也含有开窍以明目之意。

天　竺　黄（100）

性味：味甘，性寒。泻。

归经：入心肝二经。

功用：涤痰开窍，清热宁神，开郁明目。

主治：热病神昏谵语，小儿惊风抽搐。肝郁痰闭目暗。

鉴别：本品与胆南星均能 涤痰开窍，清神明目，而本品性寒力大；胆南星性温力弱。

禁忌：非痰重窍闭者忌。

用量：1.5～3钱。

40

菖　蒲（101）

性味：味辛、性温。宣。

归经：入心经。

功用：利孔开窍，逐痰消积，聪耳明目。

主治：痰迷神昏，诸窍不利，视近怯远，夜视昏盲，头风泪下。

禁忌：阴血不足者，精滑、汗多者均忌。

用量：8分～1.5钱。

注：本品有石菖蒲、鲜菖蒲、九节菖蒲之分。产地不同，新陈有别，功用相类。

冰片（见162）　**南星**（见308）　**麝香**（见256，291）

琥珀（见261）

十六、升提明目药

升提是指升提中气，使之上行，以之明目。用于脾虚气陷者。脾气下陷可见面白易汗，头眩晕，目昏花，气短，倦怠，食少，便溏以至脱肛等。此系脾虚较重者，使用本类药之同时，仍应着重健脾，标本兼治，升清降浊，健身明目。

升　麻（102）

性味：味甘苦，性微寒。轻。宣。

归经：入脾胃肺大肠四经。

功用：炙用升提中气，生用透邪解毒。明目。

主治：炙用主中气下陷，少腹坠胀，虚痢，脱肛，目昏。生用主风邪初袭，麻疹不出，咽喉肿痛，目赤。

鉴别：本品与柴胡均轻清上升，常相并用，而本品偏于升举脾胃之气陷，宜发腠理之邪；柴胡偏于疏解肝胆之抑遏，宜发半表半里之邪。

禁忌：阴虚火旺，吐衄，气逆，癫狂等均忌。

用量：1～2钱。

桔梗（见212）　**柴胡**（见103，102，104，123，211）

葛根（见108）

41

1949
新　中　国
地 方 中 草 药
文 献 研 究
(1949—1979年)
1979

第二节　退　赤　药

目赤为血滞所致，且为血滞之可直接查看者。以发于白睛为主，可波及胞睑与黑睛。

目赤之病因多端，可因风、因湿、因内热，也可为损伤所致。其中以风热为多见，外邪风热初袭肌表，入里首先犯肺，肺因风热之煎灼而不舒，肺气不畅，气瘀血亦滞，血滞则赤。故白睛血丝缕缕，轻者尚明晰可辨，重者虬脉盘绕，甚至作赤红一片，紫胀高起，此为瘀热成毒，每致多轮併病。

肺喜清肃，若清阳不升，浊阴不降，是为湿邪为害，湿蕴久可化热，则目睛赤或赤而兼黄。

里热重者多发于肝胆，亦可发于胃经积热，上于头面，发为目赤，多兼身热便结。

若为外物所伤，或白睛作鲜红一片，或胞睑呈青肿难睁。

同为目赤而治法则或祛风或清热，或泻热或解毒，或利湿或化瘀，需以症求因，据因立法，按法选药，庶可中的。

一、散风清热退赤药

风邪初入，发为目赤，多有头痛、眶痛、寒热、鼻塞、多泪、口渴等。需表散其风热，热退赤亦退。

此类药物多兼汗法，对虚人应慎用，有时也可配以补养药，此所谓"扶正祛邪"。但体不虚者或虚而不重者，不取此法，因反可恋邪，风热不得发越。

此类药物既是以汗法以解风热，则春季夏季气候由寒变暖或暑热时，原易出汗，药量要小，秋冬不妨稍大，总以汗出而不多为宜。

柴　胡（103）

性味：味苦，性微寒。宣。和。

归经：入肝胆心包三焦四经。

功用：少阳引经，疏肝升清，泻肝明目。

42

主治：寒热往来，胸胁苦满。或肝胆风热上攻，目赤肿痛。或生翳膜，口苦咽干，耳聋。七情郁结，胸胁胀满，中气下陷，腹胀脱肛，目珠坠痛，目昏。

鉴别：本品与桂枝、葛根均主寒热，而本品主邪热在半表半里，寒热往来；桂枝主邪在营卫，发热恶寒；葛根主邪在肌表，但热不寒。

禁忌：阴虚火旺者忌。

用量：1～3钱。

前　胡（104）

性味：味苦，性微寒。宣。泻。

归经：入肺肝脾三经。

功用：解表散寒，清热退赤，下气，降火，消痰。

主治：外感风寒咳嗽，目赤泪下，痰满，喘咳，呕逆。

鉴别：本品与柴胡均为风药，而本品宣肺气，散外感风邪；柴胡舒肝气，息胸胁胀痛，本品与杏仁均主痰喘，而本品偏开肺气以祛痰息喘；杏仁偏降肺气以祛痰定喘。

禁忌：外无风寒，内无实热者不用。

用量：1～3钱。

桑　叶（105）

性味：味苦甘，性寒。

归经：入肝肺二经。

功用：散风热，清头目，降肝火，清肺燥。

主治：风热头痛，目赤目痛，暴发火眼，涩痛下泪。发热眩晕咳嗽。

禁忌：风寒在表或热病汗多者忌。

用量：1.5～3钱，外用适量。

鉴别：本品与菊花，功相类似，而本品解表之力强；菊花清肝之功著。

注：本品可伴用菊花，煎汤外洗以退目赤。本品为桑树之叶，其果实名桑椹子，味甘，性温，养血祛风，聪耳明目。其嫩根之白色嫩

43

1949

新　中　国
地 方 中 草 药
文 献 研 究
(1949—1979年)

1979

皮为桑白皮，主泻肺火，清水道。桑寄生为桑树寄生的植物的带叶茎枝，主痹痛，能安胎。

菊　花 (106)

性味：味甘苦，性微寒。宜。

归经：入肺肝脾三经。

功用：发散风热，平肝退赤，退翳止泪。

主治：风热目痛，头痛眩晕，肝热目赤，羞明目昏，泪出涩痛，陷翳障膜。

禁忌：头痛恶寒及脾胃虚寒者忌。

用量：1.5～3钱。

注：菊花有白菊花（即滁菊花）与黄菊花（即杭菊花）之分，前者多用以平肝明目，后者多用以疏风散寒。

附：野菊花，味甘苦，性寒。偏泻热解毒，消肿疗疮。清利头目，风热目赤肿痛，流泪。可内服，亦可用酒炒，隔纸熨之，以疗偷针眼以及眼丹等外症。

豆　豉 (107)

性味：味苦，性寒。宜。解。

归经：入肺胃二经。

功用：解表除寒，退赤。

主治：伤寒寒热头痛无汗，烦躁满闷，懊憹不眠，烦热目赤。

禁忌：无外感，无伏邪或表虚自汗者忌。

用量：2～4钱。

注：本品为黑大豆加工制成。

葛　根 (108)

性味：味辛甘，性平。轻。宜。

归经：入脾胃膀胱三经。

功用：阳明引经。发散风热，宣解目赤。升发阳性。

主治：邪在阳明，但热不寒，项背强直，肌热目赤。下痢。

禁忌：阴虚火旺，上盛下虚者忌。

用量：1～3钱。

44

注：本品升散力大，多用伤胃。本品有生、煨之分，生用解肌热而生津，煨用升胃气而止泻。又本品通行脾胃，佐以清心和血散风清热之药，可治眦睑赤烂，羞涩难开，眵泪稠粘。

白　　前 (109)

性味：味辛苦，性微寒。泻。

归经：入肺经。

功用：宣肺退赤，下痰止嗽。

主治：外感风热咳嗽，肺实胸膈逆满，白睛红赤。

禁忌：肺无客邪者忌。

用量：1.5～3钱。

羌活(见165)　　**蝉蜕**(见221)　　**独活**(见209)
升麻(见102)　　**薄荷**(见117，299)

二、祛风解毒退赤药

因风而热，因热而成毒者，其症较重，易有风轮等部的变症，但亦有风寒而致目赤者，亦可积而成毒，此者全身之发热轻，恶寒重，虽也有头痛、眶痛，体重，目赤，流泪等，但口不干渴是与风热有别之处。二者一为风热，一为风寒，需分别以辛凉或辛温之药以祛风治本为主。但风热而错用辛温，则必耗津伤阴，或使病情稽留，或使病情恶化。若风寒而错用辛凉，则风寒不能发散，也易引起变症。

使用本类药除应注意季节外，还应注意个体差异，因每人对之反应并不完全一致，无妨先用少量，无效再加，以免大汗亡阳。

此处专述辛温以解风寒者（辛凉药见上节）。

麻　　黄 (110)

性味：味辛微苦，性温。轻。

归经：入肺膀胱心大肠四经。

功用：发散风寒，解表开窍，退热平喘，祛风消肿。

主治：太阳无汗，风寒咳嗽，皮肉不仁，水肿风肿。白睛风寒，肿起赤痛。用节可治旋螺突睛。

禁忌：非寒邪在表，或表虚多汗，肺虚喘咳者忌；白睛赤痛之属

45

1949
新 中 国
地 方 中 草 药
文 献 研 究
(1949—1979年)
1979

风热者忌。

用量：5分～3钱。

注：煎剂宜去上沫，发汗宜温服，止汗用根节。又本品虽表虚多汗者忌用，但与石膏等寒凉之药配伍，可用于汗出之由实热所迫者。

本品常与桂枝并用以发汗，发汗量与二者用量有关。本品用量大于桂枝则发汗量大，若不需大汗则二者用量相等。根据病情，本品用量亦可少于桂枝。

桂　枝 (111)

性味：味甘辛，性微温。轻。

归经：入心肺膀胱三经。

功用：解肌肤，表风寒，温经络，通血脉，退目赤，温化膀胱蓄水，暖阳却冷。

主治：伤风头痛，伤寒自汗，小便胀满，下焦蓄血，四肢寒冷，风寒目赤。

禁忌：阴虚火炽者忌。

用量：5分～3钱。

注：本品配麻黄可发汗，配白芍可止汗。又本品佐祛风表散之药，可治左右偏头风症。

荆　芥 (112)

性味：味辛苦，性微温。轻。宣。

归经：入肺肝二经。

功用：发表外邪之风寒，清散血分之伏热。利咽喉，清头目，祛风消肿，散寒退赤。

主治：伤寒头痛，中风口噤，产后痉厥，吐衄崩漏。目赤眼花。目痛睑肿。肝虚眼中黑花，乌珠坠痛。鼻塞流泪。

鉴别：本品与麻黄均发散去寒，而本品性缓，麻黄力猛。本品药效类似紫苏，故名假苏，而本品微辛而不烈，微温而不燥；紫苏辛温力强。

禁忌：阴虚表虚无外感者忌。

用量：1～3钱，发汗可多至3～5钱。

46

注：本品治血病(吐、衄)，需用荆芥炭。荆芥穗发汗力较本品尤大。

生　姜 (113)

性味：味辛，性温。宣。

归经：入肺脾胃三经。

功用：散寒发表退赤，开痰去壅止呕。

主治：伤寒头痛，伤风鼻塞，目赤泪下，胃寒呕吐，胸壅痰膈。

鉴别：生姜因部分与炮制而作用有所差异：生姜皮性辛凉，治皮肤浮肿，行皮水；生姜汁辛温，散胃寒力强，止呕吐，干姜辛温，温中祛寒，助脾阳，回阳通脉；炮姜辛苦，温下焦之寒；炮姜炭性温，偏温血分之寒；煨姜苦温，偏温肠胃之寒。

禁忌：阴虚有热者忌。

用量：5分～4钱，或1～3片。

紫　苏 (114)

性味：味辛，性温。宣。

归经：入肺脾二经。

功用：发散风寒，疏散肺闭，宣通肌表，消退目赤，开胃宽中。

主治：外感初起，风寒在表，恶寒发热，咳嗽多痰，鼻塞身重，脾湿闷胀，风寒目赤眵泪。

禁忌：气虚表虚无外感者忌。

用量：1～3钱。

注：本品之梗(苏梗)能理气安胎；子(苏子)可降气镇咳。又本品不但能发散风寒，且能理气宽中，外感表症兼胸闷呕吐者最宜。另本品能解蟹毒，煮蟹时可入少许。

葱　白 (115)

性味：味辛，性温。轻。宣。

归经：入肺肝胃三经。

功用：发汗解肌，通行阳气，宣尿道，退目赤。

主治：伤寒头痛，阴盛格阳，小便闭胀，目眩目赤。

禁忌：温病、感冒及表虚多汗者忌。

用量：1～2钱，或2～5枚。

47

1949

新 中 国
地 方 中 草 药
文 献 研 究
(1949—1979年)

1979

杏 仁 (116)

性味：味苦，性温。泻。润。

归经：入肺大肠二经。

功用：解肌，平喘，祛痰，通便。退目赤，消肿痛。

主治：风寒喘咳，咳逆上气，上焦风燥，目睛红丝肿痛，大便燥结。

鉴别：本品有苦、甜之分，均主咳喘，而苦杏仁味苦性温，治肺实之咳喘；甜杏仁味甘性平，治肺虚之咳喘。

禁忌：阴虚咳嗽，痰热不喘者忌。

用量：3～4钱。

注：本品一般多打作泥再入煎剂，便溏者不打。

薄 荷 (117)

性味：味辛，性温。（一谓其用则凉）。轻。宜。

归经：入肺肝二经。

功用：发散风热，疏肝明目，祛风止泪。

主治：感冒发热，头痛头昏。风热目赤目眩，赤烂肿痛，哆泪羞明。胸闷胁痛，咽喉口齿肿痛。

禁忌：无外感风热及表虚自汗或肝阳偏亢者忌。

用量：5分～1.5钱。

注：本品文献记载为性辛温，但临床应用于发散风热有特效，故又谓其用则凉。

旋 复 花 (118)

性味：味咸，性温。泻。

归经：入肺大肠二经。

功用：降气，消痰。去头目风。

主治：胸中气闷，噫气不除，膈中痰结，粘如胶漆。目中哆赤。

禁忌：无实邪，或外邪之早期者忌。大便泻者亦忌。

用量：1.5～3钱。

注：本品一名金沸草。按一般花体多轻，其性上行，唯此花反而下降

48

细　辛（见 208，217）

豆　豉（见 107）

三、泻热退赤药

此热专指里热而言，或源于肝胆，或来自脾胃，也有上焦心肺之火上炎于目者。却不包括风热在表之热。

里热之症可有目赤干涩，灼热疼痛，畏光怕热，眵多泪少，少有眶痛头痛等。大便干结，间日或数日一解，小便短赤，或有尿痛。总之症属一派热象，方用此类药物。

清里热之药物，可分三类，本节只述清热降火与清热凉血二者。至于清热解毒者归于下节。本类药性寒凉，多伤脾胃，一般只用于实证，若脾胃虚弱，食少泄泻者慎用。也可配用护脾药物。其中性苦寒者能化燥伤阴，尤应注意。

孕妇忌用。

大　黄（119）

性味：味大苦，性大寒。大泻。

归经：入脾胃大肠肝四经。

功用：峻下破积，清热解毒，泻热消肿退赤。

主治：肠胃积滞，宿食不消，吐衄瘀血，湿热发黄，痈肿火毒。目赤肿痛，血灌瞳人之属实火者。

禁忌：阴虚胃寒，无热郁食滞者忌；妊娠、经期亦忌；虚肿者不用。

用量：2～5 钱。

注：生者泻力猛，制者较缓，煎剂宜后下，另单泡汁服，亦可为末冲服。本品与芒硝为伍，则力更大。另外制大黄少量轻剂能健胃。

朴　硝（120）

性味：味苦咸，性大寒。大泻。

归经：入胃大肠三焦三经。

功用：润燥软坚，除热消食，荡涤三焦肠胃实热，退赤止泪。外点去瘀消肿止痛。

49

1949

新 中 国
地 方 中 草 药
文 献 研 究
(1949—1979年)

1979

主治：肠中燥屎，胃中实热，饮食积聚。目赤肿痛，障翳泪出。

禁忌：肠胃虚，无实滞者或妊娠者忌。

用量：1.5～4钱。

注：本品系硝盐经煎炼，下面凝成之块状者。上面结出细芒者名芒硝，效同。制就后在空气中再经风化成粉状者名风化硝（又分玄明粉或元明粉），力较缓和。本品可入煎剂，亦可冲服。又本品与硫黄相畏。芒硝之状如马牙者名牙硝，与三棱相畏。

黄 连 (121)

性味：味大苦，性大寒。泻。降。

归经：入心经，兼入肝胆脾胃大肠五经。

功用：泻心火，清湿热，去痞满，止呕吐，解毒消睑肿，凉血退目赤。

主治：心烦不眠，痞满呕吐，痈肿疔毒，口鼻生疮。胞睑瘀肿或眦烂，目暴赤疼，昼痛为重者，以及热泪眵多，实热目疾。

鉴别：本品与黄芩、黄柏均可清热，而本品偏主心火亢盛；黄芩偏主肺经实热；黄柏偏主下焦湿热。

禁忌：阴虚而冷，或产后烦热者忌。

用量：5分～2钱。

芦 荟 (122)

性味：味苦，性寒。泻。

归经：入心肝脾胃大肠五经。

功用：缓下杀虫，退赤明目，泻热消肿。

主治：积滞便秘，走马牙疳，肝热目昏，红赤肿痛，或生云翳。

禁忌：脾胃虚寒肠滑，或有痔血及孕妇忌。

用量：3分～1钱。

注：本品用于老年习惯性便秘者最宜。又本品味苦气秽，以入丸剂为好。

龙 胆 草 (123)

性味：味大苦，性大寒。泻。

归经：入肝胆二经，兼入膀胱肾二经。

50

功用：泻肝胆实火，除胃家湿热，清肝止泪，消瘀退赤。

主治：热痢黄疸，胁痛口苦，耳聋，咽痛，目赤目黄，肿痛泪出，胬肉攀睛。

禁忌：脾胃虚寒者忌；非气壮实热者不用。

用量：1～3钱。

注：本品治目疾，宜用酒浸，使其上行，且宜伴用柴胡。又本品大苦败胃，应以甘草娇其味。

知　母 (124)

性味：味苦，性寒。泻。

归经：入胃大肠肾三经。

功用：清热降火，止渴除烦，滋阴润肾，消痰止咳。滑大肠，消浮肿。退目赤。

主治：热病烦躁，肺火痰咳，骨蒸劳热，肢体肿胀，目赤肿痛。

鉴别：本品与黄柏均清热，而本品清胃家实热；黄柏清下焦湿热。

禁忌：脾虚便溏无实火者忌。

用量：1.5～3钱。

金　莲　花 (125)

性味：味苦，性寒。

功用：清热解毒，祛瘀消肿。

主治：白睛红肿，咽部肿痛，耳部作痛或溢脓。

用量：3～5钱。

芦　　根 (126)

性味：味甘，性寒。泻。

归经：入肺脾肾三经。

功用：清热退赤，生津除烦，祛痰排脓。

主治：胃热烦渴呕哕，肺痈倾咯臭痰脓血。白睛红赤多眵。

鉴别：本品与茅根均清热，而本品粗大，偏清气分之热；茅根细小，偏清血分之热。

禁忌：吐之由胃寒者忌。

51

1949

新 中 国
地方中草药
文 献 研 究
(1949—1979年)

1979

用量：5钱～1两，鲜者加倍。

石　膏（127）

性味：味辛，生者性大寒，煅者性微寒。泻。轻。

归经：入肺胃三焦三经。

功用：发汗解表，清胃降火，止渴除烦，退赤明目。拔毒生肌，敛疮。

主治：生者主肺热咳嗽，烦燥引饮，温病瘛疭。头目疼痛。目赤生眵。煅者外用主痈疽疮疡。

禁忌：体弱胃寒，无实热者忌。

用量：5钱～1两，可多至半斤。

注：本品入药，需用生者。治内热时，应先煎，温服，且以多次分服为好，以期药力在上焦中焦，免入下焦而致滑泻。

胡　黄　连（128）

性味：味苦，性寒。泻。

归经：入肺胃肝胆四经，兼入心脾二经。

功用：清热止痢，解毒消疳。凉肝退赤。

主治：小儿潮热，疳积热痢，肝旺目昏，目赤眵泪。

鉴别：本品与黄连均能清热，而本品清疳热，主骨蒸劳热；黄连清心火，主心经实热。

禁忌：脾胃虚弱者忌。

用量：1～2钱。

犀　角（129）

性味：味苦酸微咸，性寒。泻。

归经：入心肝胃三经。

功用：凉血解毒，定神镇惊。泻肝明目。

主治：热病瘛疭，吐衄下血，惊痫发狂，心肝火炎，目赤生翳。

禁忌：非热入血分者忌；中气虚弱，脉细无神，血虚及真阴不足者亦忌；非大热者不用。

用量：3～8分。

注：本品多磨汁冲服。本品与乌头（川乌、草乌）相畏。

52

鲜 地 黄 （130）

性味：味甘苦，性寒。大泻。

归经：入心肝肾三经。

功用：滋阴清热，散瘀生新，凉血退赤。

主治：热病伤阴，津少吐衄，溺血崩中。血热目赤，外障暴发。

禁忌：脾胃虚寒及有痰湿，或无血热阴伤者忌。白陷坑翳者不宜。

用量：3～6钱，可用至1～2两。

注：本品多洗净切片捣汁冲服。

槐花（见63） **天花粉**（见179） **瓜蒌**（见187）

石决明（见233） **蕤仁**（见234） **熊胆**（见237）

四、解毒退赤药

此类药也有清热作用，但更偏于泻热解毒，其力较强，用于热毒之重者。

症见白睛赤脉网络，肿胀高起，或见胞睑红肿拒按，形将成脓，或目赤而目睛前突，凝定不得转动且有剧痛，所谓"热毒"、"火毒"之类。

本类药用于眼病属实，但全身方面未见大便干结，小便短赤者。若有此等症状，需配用涤荡清泻之药，不能期望用本类药兼而解之，因本类药只力专解毒也。

本类药性多寒凉，故脾虚者忌用。虽有热但便溏者亦忌。若确需用者，则本诸"急则治其标"的原则，谨慎使用。

金 银 花 （131）

性味：味甘，性寒。泻。

归经：入肺胃心脾四经。

功用：清气分之热，解血分之毒，退赤明目。

主治：但热无寒，肠澼下痢，痈疽恶疮，目赤眵泪，外障之属实热者。

鉴别：本品与葛根均能解表清热，而本品清热力强；葛根解表力大。

1949
新 中 国
地方中草药
文 献 研 究
(1949—1979年)
1979

禁忌：脾胃虚者忌。

用量：3～5钱，可用至1两。

注：本品解毒多与连翘同用。生者较干者力大而速。

牛 蒡 子 (132)

性味：味苦辛，性平。泻。

归经：入肺胃二经。

功用：宣肺气，清咽喉，理痰嗽，解热毒。

主治：外感发热，咽喉肿痛，麻疹，痘症，疮疡肿胀。感受风邪，头面浮肿，胞睑赤痛。

鉴别：本品与金银花均能发散清热，而本品发散力大于清热力，用于表热重时；金银花清热力大于发散力，用于肌肉热重时。

禁忌：虽热而便溏或脾虚泄泻者忌。

用量：1.5～3钱。

注：本品别名鼠粘子、恶实、大力子。

马 齿 苋 (133)

性味：味酸，性寒。

归经：入心肝胃大肠四经。

功用：清热解毒，消肿止痛，通淋止痢，消赤退翳。

主治：睑肿赤痛，沙涩不开，眵泪稠粘。淋病痢疾，赤白带下。毒虫刺伤。

禁忌：大便溏泻者忌，非湿热停滞者忌。

用量：1.5～3钱，鲜者1～2两，外用适量。

注：眼科多用以捣烂外敷，或熬膏外涂。

大 青 (134)

性味：味苦咸，性大寒。泻。

归经：入心肝胃三经。

功用：内服清解心胃热毒，外用退赤消肿。

主治：内服主热病癍疹喉痹；外敷主痈肿疮疖丹毒。血热目赤睑肿。

禁忌：非心胃热毒者忌。

54

用量：2～3钱，外用适量。

注：本品有大青、小青两种，内服多用大青，处方称大青叶，外敷多用小青。

牛　黄（135）

性味：味苦，性寒。有小毒。泻。

归经：入心肝二经。

功用：清心开窍，镇心安神，泻热解毒。消肿退赤退翳。

主治：内服主热入心包，神志不清，癫狂惊痫。小儿惊风，痉挛抽搐。目赤肿痛。外敷主疔疮痈毒。目赤生翳，亦可外点。

禁忌：无热邪者忌。

用量：1～2分。外用适量。眼科外点微量。

注：本品系牛胆囊、胆管及肝管中之结石，是为天然牛黄。现已能由牛胆汁或猪胆汁提出，经人工制成。

白　蔹（136）

性味：味苦，辛，性微寒。

归经：入心脾胃肝四经。

功用：清热解毒，清肿退赤。

主治：恶疮疔毒，目赤肿痛。

鉴别：本品与地丁草、蒲公英均能清热消肿，而本品宜于疮疡末期，以消肿生肌；地丁草，蒲公英宜于疮疡初期，以清热定痛。

禁忌：虚人胃寒及阴性疮疽禁用。

用量：1～3钱，外用适量。

注：本品内服，外敷，均可有脓外排，无脓消肿。另外，本品与乌头相反。

蒲公英（见177）地丁草（见178）板兰根（见180）

败酱草（见182）赤小豆（见184）土茯苓（见250）

五、清热退赤药

本类药物既非解表清热，又非泻里清热，而偏于清解一般之热。其热或在上焦之心肺，或在中焦之脾胃，或在下焦之肝肾。或入血

1949

新　中　国
地方中草药
文献研究
(1949—1979年)

1979

分，或入气分。或属实热，或属虚热。而本类药物，有者主入心肺，有者主入脾胃，有者主入肝肾，也有主入诸腑者。有入气分，有入血分。有者泻实热，有者清虚热。只在临诊时，依据病情，斟酌选用。

此外，还需参照其它症状，或红或肿，或痒或痛，与有关药物配伍使用。

本类药物，总属寒凉之品，脾胃虚寒或便溏者慎用。

丹　皮 (137)

性味：味辛。苦。性微寒。泻。

归经：入心肝肾三经。

功用：清热凉血，和血生血。去瘀消肿，退赤止痛。

主治：热拥血瘀，瘫疹热毒，吐血衄血，下血肠痈。血瘀经闭。胞睑瘀肿，目赤目痛，热泪眵多。

鉴别：本品与白薇均能凉血清热，而本品专清血热于内，且兼活血散瘀；白薇透达内热于外，能除时邪温病。

禁忌：脾胃虚寒泄泻及热不在血分者忌。

用量：1.5～3钱。

注：本品既能凉血，又能活血，凉而不瘀滞，活而不妄行，是为其优点。

山　栀 (138)

性味：味苦，性寒。泻。

归经：入心肺胃三经。

功用：泻心肺之邪热，退珠睑之亦肿。

主治：虚热虚烦，心中懊憹，夜不安眠，下痢吐衄，口渴头痛。目赤目痛，睑肿泪出。

禁忌：脾胃虚寒，无热便溏者忌。

用量：1～3钱。

注：本品处方名栀子。炒炭名栀子炭，能止呕血。

连　翘 (139)

性味：味苦，性微寒。泻。

归经：入心肺胆大肠三焦五经。

56

功用：清心解毒，逐热消肿，散结排脓，退赤止痒。

主治：外感客热，痈肿恶疮，红痛烦燥。心经客热，白睛赤脉，瘀血胬肉，及血灌瞳仁，目赤睑肿等之实热症。

禁忌：阴虚内热，疽毒已溃者忌。

用量：3～5钱。

黄　柏（140）

性味：味苦，性寒。泻，燥。

归经：入肾膀胱二经。

功用：渗湿热，清相火。明目止泪，退赤消肿。

主治：下焦湿热，诸痿瘫痪，肠风热痢，带下赤白，小便不利。目赤睑肿，眦烂泪出。

禁忌：非湿热实火或火衰者忌。

用量：1.5～3钱。

注：本品以盐水炒可入肾。

黄　芩（141）

性味：味苦，性寒。泻。

归经：入肺心肝胆小肠大肠六经。

功用：泻中焦实火，除脾胃湿热。凉血安胎。降痰通淋。退赤消肿。

主治：肺热咳嗽，泄痢腹痛，痈疽疮疡。目赤肿痛，昼痛为重，热泪眵粘，胬肉瘀赤。

鉴别：本品体轻中空者名"枯芩"（即老而枯虚者，又名"片芩"）；其体重中实者名"子芩"（即新而细长者，又称"条芩"）。

本品与黄连、黄柏均能泻火，而枯芩主泻上焦肺火；子芩主泻大肠之火；黄连主泻中焦心之实火；黄柏主泻下焦肾之虚火。

禁忌：虚寒者忌。

用量：1.5～3钱。

注：本品安胎时宜与白术同用。

桑　白●皮（142）

性味：味甘、辛，性微寒。泻。

1949

新 中 国
地 方 中 草 药
文 献 研 究
(1949—1979年)

1979

归经：入肺经。

功用：泻肺火，散瘀血。消水去肿，利尿退赤。

主治：肺热咳嗽，唾血不爽，皮肤水肿。白睛赤脉，色似胭脂，水肿高起，白涩而痛。

鉴别：本品与地骨皮均可泻火，而本品泻气分卫分肺家之实火；地骨皮泻血分阴分肝肾之虚火。本品与茯苓皮均可利水，而本品治水之上源以利水；茯苓皮开水之下窍以利水。

禁忌：肺虚无火，及因风寒而咳者忌。

用量：2～5钱。

地 骨 皮 (143)

性味：味苦，性寒。泻。

归经：入肺肝肾三经。

功用：退骨蒸潮热，泻肺中伏火。消白睛瘀赤。

主治：阴虚内热，久嗽吐血，白睛赤脉，血翳包睛。

鉴别：本品与丹皮均能清热，而本品入阴分，退骨蒸劳热；丹皮入血分，清血分实热。

禁忌：脾胃寒而无热者忌。

用量：3钱～1两。

元 参 (144)

性味：味苦、咸，性微寒。泻。补。

归经：入肺肾二经。

功用：滋阴降火，退赤利咽，软坚散结，补肾明目。

主治：阴虚身热，目赤目昏。咽喉肿痛，颈下结核。

禁忌：阴虚无热者及脾虚便泻者忌。

用量：1.5～5钱。

注：本品亦称玄参。本品反藜芦。

竹 沥 (145)

性味：味甘，性大寒。泻。

归经：入心肝胃大肠四经。

功用：清痰润燥。泻肝明目。

58

主治：中风口噤不语，大便燥结烦闷，肝经实热。目赤眦烂，或生障翳。

禁忌：胃寒肠滑或有寒痰湿痰者忌。

用量：1～2 两，或 1～2 匙。

注：本品系将鲜竹劈开，火烧中段，由两端滴出之液体。

莲 子 心 (146)

性味：味苦，性寒。泻。

归经：入心经。

功用：清心，解热，退赤。

主治：心神烦燥，眼赤作痛。

禁忌：心阳不足者忌。

用量：5～8 分。

淡 竹 叶 (147)

性味：味甘，微苦，性寒。通。泻。

归经：入心胃小肠三经。

功用：清心涤热，解渴除烦，清利小便，退目赤肿。

主治：胸中烦热，夜不安寐，谵语神昏。小儿惊痫，胃热呕哕。目赤眵泪。

鉴别：本品与莲子心、黄连均能清心安神，而本品用于心火较轻者；莲子心用于稍重者；黄连用于心火重者。

禁忌：无热者鲜用，孕妇慎用。

用量：2～4 钱。或 15～20 片。

玄 精 石 (148)

性味：味咸，性寒。

归经：入心脾胃三经。

功用：养阴清热，退赤止痛。

主治：热而烦渴，目赤涩痛。

禁忌：脾胃虚寒，无邪热者禁。

用量：3～5 钱。

注：本品亦名元精石，太乙玄精石或阴精石。

1949
新 中 国
地 方 中 草 药
文 献 研 究
(1949—1979年)
1979

西 瓜 霜 (149)

性味：味甘，性寒。

归经：入心胃脾肺四经。

功用：清热退赤，消肿止痛，去湿祛瘀，退翳明目。

主治：咽喉肿痛，白睛赤脉，椒疮粟疮，沙涩眵泪。

禁忌：有寒湿者忌。

用量：本品可制成6％溶液洗眼，或制成10％溶液，并加4％月石点眼。

制法：将西瓜切盖去穰，如钵状，装满皮硝，仍以瓜盖盖牢，悬阴凉通风处，数日后瓜外渗白霜，收贮，再渗再收，至无霜为止。

青 鱼 胆 (150)

性味：味苦，性寒。

归经：入肝胆二经。

功用：退目赤，消肿痛。

主治：肝胆火炽，目赤肿痛，或生障翳。

禁忌：目赤之属虚者忌。

用量：外眼点用少许。

注：本品不宜内服，易中毒，甚致死亡。古谓以生汁点眼，能黑夜视物。

人 乳 (151)

性味：味甘咸，性平。

归经：入心肝二经。

功用：补虚润燥，清除心肝火旺。

主治：眼目赤热肿痛，涩泪眵粘。

禁忌：脾胃虚寒者不宜多服。

注：多外用点眼，热甚者亦可加黄连汁，亦可制成干粉点目。用新奶汁点治电光性眼炎之赤痛流泪甚效。

礞 石 (152)

性味：味甘咸，性平。重。泻。

归经：入肝经。

60

功用：坠痰，平肝，退赤。

主治：热痰、顽痰、痰积而狂，惊痫抽搐。肝旺血滞，目赤目痛。

禁忌：气弱血虚而非实症者忌。

用量：2～5钱。

注：本品可水飞，外用以消散浮翳。

粳　米（153）

性味：味甘，性平(一谓凉)。

归经：入胃肺二经。

功用：和胃生肌，补益气血，除烦清热，利便止渴。

主治：胃气不足，阴血亏损，体弱烦热，津少便燥，身热目赤。

禁忌：胃实有停滞者忌。

用量：5钱～1两，或1把。

注：本品有多种，性亦有异，北粳米、白粳米、陈粳米性凉；南粳米性湿，红粳米、新粳米性热。需按宜取用。

生地黄(见22)　天冬(见26)　麦冬(见27)　侧柏叶(见61)

地榆(见65)　瞿麦(见174)青黛(见168)　番泻叶(见167)

萹蓄(见181)　羊胆(见275)　绿豆(见232)

六、利湿退赤药

目赤之于湿，多为湿蕴日久，化热所致，但其根本在于湿，利其湿则热自除，热除目赤渐退。只对化热之重者，略兼以清热药即可。湿为阴邪，其性涩滞，可致气机不利，而血聚目赤。其人必体乏无力，肢体瘦倦。利湿即利气机，目赤退而肢体轻捷。若湿伤脾胃，中州不健者，应与健脾药并用，以健脾利湿。也可与祛风药配用，因祛风也能利湿。

本类药慎用于阴虚津亏、遗精者与孕妇。

水之由肾阳虚者，应从肾治，不用本类药。

车　前　子（154）

性味：味甘，性寒。通。

1949

新　中　国
地方中草药
文　献　研　究
(1949—1979年)

1979

归经：入肝肾小肠三经。

功用：通淋，止泄，利尿消肿，退赤明目。

主治：膀胱湿热，淋沥茎痛，暑湿泻痢，目赤星翳，胞睑肿痛，泪出眵粘。

禁忌：阳气下陷，肾虚无热及孕妇忌。

用量：3～6钱。

附：车前草能解肝与小肠之湿热以清头目。

灯　草 (155)

性味：味甘，性微寒。轻。通。

归经：入心肺小肠三经。

功用：通淋利水，清热安神，利湿退赤。

主治：小便淋沥，茎痛癃闭，心烦不安，小儿夜啼。眦角赤痛。

禁忌：中寒小便失禁者忌。

用量：3～8分。

木　通 (156)

性味：味大苦，性微寒。轻。

归经：入心肾小肠膀胱四经。

功用：泻火，行水，止痛，排脓，消肿，退赤。

主治：小便淋沥茎痛，湿热黄疸目黄，目眩，目肿，目痛，目赤。水滞胞肿。

鉴别：本品与泽泻均可泻火，而本品泻心火，心火下移小肠之淋症宜之；泽泻泻相火，相火下逼精液之遗精宜之。本品与龙胆草均能清热，而本品主下焦之热；龙胆草主上焦之热。本品与通草，功用相同，唯本品色黄，味极苦；通草色白，味极淡。

禁忌：精滑，气弱，内无湿热及孕妇忌。

用量：8分～1.5钱。

滑　石 (157)

性味：味甘，性寒。通。

归经：入胃膀胱二经。

功用：清暑热，通九窍，利小便，渗湿热，止泄泻。

62

主治：中暑积热，泻痢淋闭，目赤目黄，水肿泪出。

禁忌：脾虚下陷，滑精及孕妇忌。

用量：3～4钱。

注：本品六钱加甘草一钱，名六一散，清热渗湿力强。

桑白皮(见142) **茵陈**(见300) **猪苓**(见172,95)

泽泻(见95，156) **萹蓄**(见181，96) **防己**(见166)

薏苡仁(见175)

七、化瘀退赤药

本类药有祛除瘀血，调通血脉之作用。血脉之瘀滞，有血分本身之病，有气分之病而及于血分者，另有损伤所致，不拘何者均可以化瘀之法以调治。因气致血者，略佐气分药。

血瘀多伴有疼痛，亦或有肿，可于止痛、消肿药物中，选择配用。

损伤出血者，在最初期可稍配止血药。

此类药有者对孕妇有碍，应慎重。

芍 药 (158)

性味，味苦酸，性微寒，有赤白之分，前者泻。后者补。

归经：入肝脾肺三经。

功用：养血敛阴，柔肝定痛，清降虚热，通顺血脉。养肝血，泻肝火。

主治：月经过多或倒经，胸胁痞满疼痛，阴虚内热，瘀肿目赤，胬肉攀睛，目涩目痛。

鉴别：赤芍药偏散瘀而泻，能活血行滞，祛血瘀之赤痛；白芍药偏清补而收，能益阴养血，宜血虚之疼痛。白芍药与当归均为血分要药，而白芍药养血偏寒凉，宜血虚有热者；当归补血偏辛温，宜血虚有寒者。

禁忌：脾胃寒痛泄泻者忌。

用量：1.5～3钱。

注：本品反藜芦。

63

1949
新中国
地方中草药
文献研究
(1949—1979年)
1979

白　芨 (159)

性味：味辛苦，性平。涩。补。

归经：入肺经。

功用：补肺止血，化瘀生新。

主治：内服主咯血吐血，肺部伤损，血瘀目赤，出血目暗；外用主跌扑金疮，痈肿死肌。

禁忌：因其涩腻，故于肺胃邪热炽盛者不宜早用。

用量：8分～1.5钱。

注：本品反乌头。

白　豆　叩 (160)

性味：味辛，性温。

归经：入脾肺二经。

功用：温胃止痛，除呕消滞，退翳膜，消赤脉。

主治：噎膈宿食，翳膜遮睛，赤丝虬脉。

鉴别：本品与草豆叩、肉豆叩均主气滞，而本品主上焦气滞；草豆叩、肉豆叩主中、下焦之气滞。本品又能退翳；草肉二叩则无此功。

禁忌：热性呕吐者忌。

用量：5分～1钱。

注：捣碎用，入煎剂应后入。

丹参 (见19)　鸡血藤 (见20)　红花 (见51)

血竭 (见52)　延胡索 (见205)　苏木 (见57)

川芎 (见204)　桃仁 (见53，51，52，54)

五灵脂 (见68，1)　蒲黄 (见54，52，68)

鹅不食草 (见257)

八、外用退赤药

外用药固然属于治标，但是有时标重于本，标本同病时，则治标也是完全必要的。中医譬之"物秽当浣"、"镜垢需磨"。它与内治法是相辅相成的。中医还有"伐标仍审本，顾本勿忘标"的论述，说明外治

64

法与内治法不可偏废。

外治法所采用的剂形有多种，如点（散剂）、滴（水剂）、敷（生药捣敷）、洗、熏、贴（膏药）、涂（油膏）、插（捻药）等。

药物品种也较繁多，有来自动物，有取自植物，有选自矿物。此处但述以矿物药制成而外用者。

此类药物既系金石，不可草率入眼，配制时要有一定的要求，一般有三项标准。一是在乳钵内需研磨至无声（无磨擦之声），二是制成后以手捻之细致无粒。三是以舌试之化为无物。才算合格。

有者在研磨前还需炼制成丹，或先以其它药淬制后，再事研制。有者一般研磨，总嫌粗糙，需经"水飞"，系将药物放入水中研磨，这样细末不致飞散，且制后较细致洁净。（研时细末上浮，取出阴干即可）。这些都应注意。

有些外用药，易于挥发，制成后应密封保存。用量也需特别慎重。

明　　矾（161）

性味： 味酸涩，性寒。

归经： 入脾经。

功用： 收敛，杀虫。除湿止泪，住痛，退赤。

主治： 内服收涩肠胃，治久痢久泻，崩带；外用杀虫解毒，治疥癣，阴蚀恶疮，烂眩风眼，目痛泪出，目翳胬肉，目赤目肿。

禁忌： 阴虚无湿热者不用。

用量： 5分～1钱，外用少量。

注： 本品不可久服。本品又名白矾。

冰　　片（162）

性味： 味辛苦，性微寒（有作大寒；有作大热）。宣。

归经： 入肺心肝脾四经。

功用： 开窍醒脑，止痛生肌，散热赤退，去翳明目。

主治： 谵妄神昏，皮肤肿疡，喉痹齿痛，目赤障翳。

禁忌： 无实邪者忌。

用量： 3～5分。

注： 本品又名梅片、片脑、龙脑。多外用，内服宜入丸剂。本品

1949

新　中　国
地方中草药
文　献　研　究
(1949—1979年)

1979

之香为诸药之首，少用兴奋，多用麻痹，过量可致死。

密陀僧（163）

性味：味辛咸，性平。重。

归经：入肝经。

功用：止血，散肝，生肌，杀虫，除湿，退赤。

主治：金疮，冻疮。肿毒未溃收水消肿；已溃生肌收口。疥癣、汗斑。风赤烂眩。

禁忌：不作内服。

用量：外用适量。

注：只作胞睑及眦角外肤用药，不宜入眼。又本品畏狼毒。

制法：水飞晒干用。

腻　粉（164）

性味：味辛，性寒。燥烈有毒。

归经：入大肠经。

功用：外用杀虫消积，内服祛痰逐水，眼用收湿退赤，止泪退翳。

主治：风疮疥癣，痰涎积滞，水肿浮胀。烂眩风眼，翳膜遮睛，胞生菌毒。

禁忌：血虚者忌；小儿慎用；孕妇禁。

用量：内服每日 5～7 厘，分数次服。外用极少量。

注：本品即水银得盐、矾而成，亦名轻粉、汞粉。眼科多为外用。本品畏砒霜。

硼砂（见 296）　黄丹（见 298）　绿矾（见 270）
硇砂（见 299）　炉甘石（见 254）　铜绿（见 271）

第三节　消　肿　药

眼病之肿者，总不外三端，一为胞睑肿，二为白睛肿，三为眶内肿而眼球突出。

66

胞睑之肿，有虚实之分，虚者肿而不赤不痛，只有重坠感，质地柔软，按之可稍下，已而复肿如故。实者娇红高起，痛而拒按，质硬有碍睁眼。

白睛之肿者，轻症只显高起，重症作堤状，围埋黑睛。也有虚实之分。虚者色白或淡红，不痛不痒，实者色赤或暗紫，痛不可当。

眶内肿者，也有虚实之分。实症者不独白睛红肿，眶内及眼球作痛，且眼球前突，状似凶神，不能转动，形若鹘眼。其痛甚剧，连眶牵头，痛苦之大，有类充血性青光眼者（只是前房不浅，瞳孔不大，眼压不高，可借以区别）。是能毁珠之险症。虚症别无所见，只是眼球前突，此处不述（见消突睛药）。

此类肿胀之属实症者，均为阳邪所致，或因风热上攻，或为燥火客邪，或系湿邪为害，或由里热上蒸。或受颠扑。或已成脓。总以泻法正治为是。虚者多属气虚，偶见于气逆或气散。总以补法当先。

肿胀可涉及全部五脏六腑，而以肝肾脾肺为多。且肿胀多与目赤、目痛有关。治疗之法，就需多方综合，全面分析，既要捉其主症，有所针对地用药，又要多方策应，不使偏废，以收速效。

一、祛风消肿药

肿之因风者，多属表症，初起或有痒感，继则肿起，也有发即为肿者。

风肿之特点是发病快，变症多，所以为防范严重后果，应及早用药。

本类药物，只能发散风热、风寒，利水消肿。迨变症已起，即应随症选药。

风热、风寒之症状区分与有关使用祛风药之注意事项，可参阅前面有关章节。

羌 活 (165)

性味：味辛苦，性温。宜。燥。

归经：入膀胱肝肾三经。

功用：散风热，降肝气，祛风消肿退赤。

67

1949

新 中 国
地 方 中 草 药
文 献 研 究
(1949—1979年)

1979

主治：风寒挟湿之感冒，风邪头痛。头旋，目肿痒赤。

鉴别：本品与独活均能散风胜湿，而本品主上焦头面之风、湿，且能横达手臂；独活主下焦腰膝之风、湿，且能下至腿足。

禁忌：因肝虚血虚所致之头痛，或湿已化热者忌。

用量：8分～3钱。

防　　己（166）

性味：味辛大苦，性寒。通。

归经：入膀胱经。

功用：祛风逐水，消肿。

主治：大腹水气，水肿风肿，膀胱火邪，痈肿淋病，面目浮肿。

鉴别：本品分：汉防己（亦名粉防己，一般处方防己即指此）与木防己（亦名广防己、藤防己）二者，前者主利水清热，后者主祛风止痛。

禁忌：阴虚及湿热在上焦气分者忌。

用量：1.5～3钱。

麻黄（见110）　**防风**（见266）**桂枝**（见111，103，110）
　　　　葱白（见115）　**细辛**（见208，217）

二、清热消肿药

因热而肿者，风热为多，也可因里热实症，上蒸于眼部而发。好发部位以胞睑为主。因为肿是标，热为本，故需清解以消肿。

番　泻　叶（167）

性味：味苦，性寒。泻。

归经：入大肠经。

功用：消积通便，峻泻清热，消肿退赤。

主治：食积腹胀，睑肿眦缘赤烂。

鉴别：本品与大黄、巴豆均能下泻，而大黄偏于寒下；巴豆偏于热下；本品居其间。

禁忌：体虚者忌，孕妇或产后均忌。

用量：1～2钱，可多至4钱。

68

注：本品泡服泻下力大而速，煎服力小而缓。

青　黛（168）

性味：味苦咸，性寒。泻。

归经：入肝肺二经。

功用：泻肝清热，消肿退赤。

主治：温疫斑疹，惊痫疳热，咽喉腮肿，口舌生疮，眼肿眼赤。

禁忌：脾胃虚寒者忌。

用量：5分～1钱。外用适量。

注：本品即大青叶中干燥色素加工制成。多外用。

食　盐（169）

性味：味咸，性寒。泻。润。

归经：入肾大肠二经。

功用：泻热润燥通便，涌吐醒酒。消肿退赤。

主治：内服治大便热结，咽喉疼痛，酒醉。外洗治目肿赤痛，外点止泪出。

禁忌：肾有寒水者忌内服。

用量：4分～1钱。外用适量。

注：本品多用助水损人。

山　慈　菇（170）

性味：味甘，微辛，性寒。有小毒。

归经：入肝胃脾肺四经。

功用：清热解毒，消痈散结。

主治：瘰疬结核，痈肿疮疡。

禁忌：非痈肿结核者不用。

用量：内服1～2钱，外用适量。

注：本品因有小毒，故以醋磨外敷为主。

紫草（见75）　柴胡（见103）　桑叶（见105）芦荟（见122）

龙胆草（见123）　丹皮（见137）　山栀（见138）

连翘（见139）　黄芩（见141）　西瓜霜（见149）

赤芍药（见158）　冰片（见162）　青盐（见272）

1949

新 中 国
地方中草药
文 献 研 究
(1949—1979年)

1979

三、渗湿消肿药

湿为阴邪，性重浊粘腻而阻滞，常碍脾胃运化，是为内湿，多与外之风寒暑热兼挟併病而为肿。但湿浊困于中州是为根本，故主要需以淡渗利湿以为治。再配以祛风、清热、散寒，解暑诸药以为辅。

此类药多用伤阴，阴虚人慎用。或稍佐以养阴之药以纠偏。但后者也不能过用，因过于滋腻，又能恋湿。

茯 苓 (171)

性味：味甘，性平。通。

归经：入心脾胃肺肾五经。

功用：渗湿消肿，生津止渴，宁心安神。

主治：小便不利，腹胀水肿，心下烦满。口噪舌干，目赤肿痛，心悸不宁。

鉴别：本品有赤白之分，白茯苓主渗寒湿，微有补性；赤茯苓主渗湿热，并无补性。

禁忌：阴虚无湿者忌，体弱者不用。

用量：2～4钱。

注：本品补少利多，所以多服反能致人目昏。另本品之皮，处方名茯苓皮，利水力强。

猪 苓 (172)

性味：味甘，性平。通。

归经：入肾膀胱二经。

功用：渗利湿热，行水消肿。

主治：小便不利，肿胀淋浊，水泻。目胞水肿，目黄，夜视不明。

禁忌：脾胃虚无湿热者忌。

用量：2～4钱。

大 腹 皮 (173)

性味：味辛，性微温。泻。通。

归经：入脾胃二经。

70

功用：下气宽胸，行水消肿。

主治：中焦湿浊，腹皮胀满，泄泻，小便不利。胞睑浮肿。

鉴别：本品与槟榔均能泻水，而本品性缓，泄散布之水滞；槟榔性烈，泻有形之水滞。

禁忌：虚而无气滞湿浊者忌。

用量：1.5～3钱。

瞿　麦（174）

性味：味苦，性寒。通。

归经：入小肠心膀胱三经。

功用：逐湿热，利水道，破血淋。退翳明目，导赤消肿。

主治：小便淋闭，尿血茎痛，月经不通，目赤障翳，胞睑肿痛。

禁忌：下焦无湿热者忌，孕妇禁服。

用量：1.5～3钱。

薏苡仁（175）

性味：味甘，性微寒。补。

归经：入肺胃脾三经。

功用：健脾渗湿，排脓生肌，利尿消肿。

主治：泄泻水肿，肺痈肠痈，胞睑肿胀。

鉴别：本品生用则补脾渗利湿热；炒用则健脾逐湿化浊。

禁忌：大便燥结，无湿无脓者少用。

用量：3钱～1两。

注：本品一名苡米仁。

葶苈子（176）

性味：味辛苦，性大寒。大泻。通。

归经：入肺大肠膀胱三经。

功用：降肺气以止咳定喘，泻肺水以消肿除痰。

主治：肺热咳喘，或水气咳喘，气不得降，水积成痰。胞睑白睛肿胀。

禁忌：肺虚无实邪者忌。

71

1949

新 中 国
地 方 中 草 药
文 献 研 究
(1949—1979年)

1979

用量：1～2钱。

注：本品有苦甜两种，甜者力缓，处方多用苦者。

淡竹叶（见 147） **车前子**（见 154） **灯草**（见 155）

木通（见 156） **滑石**（见 157） **泽泻**（见 95，156）

四、解毒消肿药

凡属红肿热痛之症，未能内消，都将积热成毒。此类之肿，都属实症。

初红肿而硬，边界不确切，明显拒按，色鲜红，渐于红肿中部出现脓点，此时与正常组织之界限已较清晰。压痛减轻，色变灰黄。大者略显波动，小者也较初起明显变软。

此类药物于红肿各期都可使用，初起求其内消，中期促其成脓，脓汁未排者促其排出，已排出者，务期排尽。

此类药性多苦寒，脾胃虚弱者慎用。

非实症者不用。阴疽不红无头者禁用。

蒲 公 英（177）

性味：味甘苦，性寒。泻。

归经：入脾胃肾三经。

功用：清热解毒，散结消肿。兼可疏肝。

主治：乳痈肿硬，气结胁痛，血淋溺痛，疔疮走黄。睑肿红痛。

禁忌：无气滞热肿者忌。

用量：5钱～1两，可多至2两。

注：本品一名黄花地丁。

地 丁 草（178）

性味：味苦，性寒。泻。

归经：入肝脾心包三经。

功用：泻热解毒，退赤消肿。

主治：痈肿恶疮，热毒浊泪，目赤肿痛。

鉴别：本品与蒲公英均为泻热解毒药，而本品力专解毒，蒲公英兼可疏肝。

72

禁忌：阴疽不红无头者忌。

用量：5钱～1两，可多至2两。

注：本品一名紫花地丁。

天 花 粉 （179）

性味：味甘微酸，性微寒。泻。

归经：入肺胃大肠三经。

功用：润燥清热，降火解毒，排脓消肿。

主治：肺胃邪热，口燥唇干，肿毒发背，乳痈疮痔，胃热睑肿赤痛，血灌瞳人。

鉴别：本品与芦根功相类似，而本品生津之力胜于芦根；芦根清热之力胜过本品。

禁忌：脾胃虚寒者忌。

用量：3～4钱。

板 兰 根 （180）

性味：味苦，性寒。泻。

归经：入肝胃二经。

功用：清血热，解肿毒。

主治：腮肿红痛，湿热瘰疬，丹毒暑疖，眼丹。

禁忌：非血分实热者忌。

用量：1.5～3钱。

注：本品即大青叶的根。

萹 蓄 （181）

性味：味苦，性平。

归经：入心小肠二经。

功用：利尿通淋，解毒杀虫。退目赤，消肿痛。

主治：淋病，尿闭，湿热疮疡，目赤睑肿。女子阴蚀搔痒。

禁忌：无湿热，中气虚弱而尿不畅者忌。

用量：1.5～3钱。

败 酱 草 （182）

性味：味苦，性平。

1949
新　中　国
地 方 中 草 药
文 献 研 究
(1949—1979年)
1979

归经：入肺肾二经。

功用：清热解毒，消肿退赤，行血排脓。

主治：肠痈，眼丹，目赤或白睛高肿。妇女赤白带下。

禁忌：无实热瘀滞者忌。

用量：1.5～3钱。

寒　水　石（183）

性味：味辛、咸，性大寒。

归经：入肺胃大肠三经。

功用：清火泻热。

主治：胃火燥渴，睑肿赤痛。

禁忌：脾胃虚寒无实热者忌。

用量：1.5～3钱。

注：古人原将本品与石膏混为一物，后世分开。本品松软，入水即化，色微青黑，与石膏之纯白坚硬不同。

赤　小　豆（184）

性味：味甘，微酸，性平。通。

归经：入心小肠二经。

功用：清利湿热，通畅小便。消痈肿，解热毒。

主治：水肿脚气，溺赤泄泻。痈疽疮毒，郁血肿胀。胞睑壅肿，粟疮椒疮。

禁忌：阴虚无湿热者忌。

用量：3钱～1两。外用适量。眼局部外用极微量。

注：本品之粒小形长，腰有白纹者称北赤豆，以清利湿热为主。另有半红半黑者称相思子，以消肿解毒为主。眼局部外用者即后者，主治粟疮椒疮。

芙　蓉　叶（185）

性味：味微辛，性平。

归经：入肺经。

功用：解毒消肿，排脓止痛。

主治：皮肤疮疡，胞睑肿痛。

74

禁忌：非实证之肿痛不用。

用量：5钱～1或2两。外用适量。

注：内服干者为宜，外用新鲜者佳。外用需捣烂与蜂蜜调合。

   生甘草（见85） **野菊花**（见106） **升麻**（见102）

   大黄（见119） **黄连**（见121） **金莲花**（见125）

   鲜生地（见130） **马齿苋**（见133） **大青叶**（见134）

   牛黄（见135） **白蔹**（见136） **羚羊角**（见251）

      苦参（见279）

五、润下消肿药

眼病之属肿痛红赤者，都可泻下（峻下）以去瘀消肿。即使红痛明显而肿并不重者，也可暂用泻下药以退赤止痛。但对年老体弱，或病后不堪大泻者，可用本类药物，以润下缓泻。这样可消红肿而不损人体，止疼痛而不伤正气。

本类药对原有泄泻者不用。孕妇慎用。

郁 李 仁 （186）

性味：味辛苦微酸，性平。泻。

归经：入脾大肠小肠膀胱四经。

功用：润燥行水，下气消肿。

主治：津枯便秘，大腹水肿，四肢及胞睑浮肿，目张不开。

鉴别：本品与火麻仁（大麻仁、麻子仁）均主润降利便，而本品兼能利水；火麻仁功专润燥，二者多并用，火麻仁尤宜于病后产后，以及老年便秘。

禁忌：孕妇及肠滑腹泻者忌；肠胃有实滞者无效。

用量：1～3钱。

注：本品下后，令人津亏，是治标救急之品。

瓜 蒌 （187）

性味：味甘，性寒。泻。滑。

归经：入肺胃大肠三经。

功用：化热痰，润大便，通闭塞，消痈肿。

75

1949
新中国
地方中草药
文献研究
(1949—1979年)
1979

主治：热痰咳嗽，痰多便秘，胸中郁热，乳闭，肿胀，目赤睑肿。

鉴别：瓜蒌皮清热化痰；瓜蒌仁润燥滑肠；全瓜蒌化痰润便，兼能降气；其根为天花粉，治疮肿口渴。

注：本品与乌头相反。

冬 葵 子 (188)

性味：味甘，性寒。通。

归经：入大肠小肠二经。

功用：清利湿热，滑润大肠。催乳汁，消睑肿。

主治：小便不利，身重水肿，津枯便燥，产后乳少。胞睑浮肿。

禁忌：脾虚肠滑者忌。

用量：1～3钱。

注：本品虽能滑胎催生，但亦能固本，故孕妇有水气仍可用。

代 赭 石 (189)

性味：味苦，性寒。重镇。

归经：入肝心包二经。

功用：镇降逆气，清除痰涎。止呕吐，通燥结。

主治：噫气，呃逆，噎膈，反胃，呕吐痰血，热毒睑肿。

禁忌：正气虚者不可重用，且服时宜与补品配用。外感风寒，热病初起及妊娠者忌。

用量：3钱～1.5两。

火麻仁（见186） 芦荟（见122） 蜂蜜（见87,18,185）

六、化瘀消肿药

眼部瘀肿，或为肠胃瘀滞，或为血分瘀热，或为打扑瘀血，可用此类药或消积破瘀，或凉血止血；或化瘀除滞。化除病因以消肿。

本类药只用于实症，虚者慎用，无积滞瘀肿者不用。

槟 榔 (190)

性味：味苦辛，性温。泻。

归经：入胃大肠二经。

功用：散结破滞，降气驱虫，消退目肿。

主治：虫食积滞作痛，痰瘕症结，腹部气胀，水肿。痰积睑肿。

禁忌：气陷，及无虫或无气之积滞者忌。

用量：1.5～3钱。

茜　草（191）

性味：味酸咸，性寒。

归经：入肝经。

功用：凉血止血，行瘀通经，排脓消肿。

主治：血热失血，伤目瘀血，痈疮肿痛。

禁忌：无瘀滞者忌。

用量：1.5～3钱。

注：本品能止血热妄行，又能行血活血，故无因止血而成瘀之弊。又本品可生用亦可炒炭用，炭之止血力强。

大　小　蓟（192）

性味：味甘苦，性凉。

归经：入肝经。

功用：破血行滞，凉血止血，消瘀消肿。

主治：吐血，衄血，崩漏，下血，尿血，眼及全身之伤损出血瘀肿。

鉴别：本品实分大蓟和小蓟二种，因其性味功用均相类似，故多同用。唯大蓟力大，凉血行瘀之外，并消痈肿；小蓟则只清血分之热。

　　三七（见58）　泽兰（见206）　川芎（见204）

　苏木（见57）　益母草（见55,56）　茺蔚子（见56、57）

　　三棱（见49，50，68）　莪术（见50，68）

七、透脓消肿药

本类药在肿胀中期，病邪正盛，但尚未成脓溃破，正气虽未大虚，但迟迟不能排脓者，用之最宜。

有时需与补托正气之药物配用。但二者用量需斟酌。若正气尚无明显虚像，则仍应用透脓药为主，若脓已成而正又虚，则二者都应重用。若脓已排出，但未能排尽，仍不时排出清淡脓水，且较洁净，此

1949

新 中 国
地方中草药
文献研究
(1949—1979年)

1979

时邪已大退，只是因为正气不足，不能使用愈合，应大力补托，透脓解毒等药可不用或少用。

红肿初起，先应清热解毒以求内消，不必使用本类药物。

皂 角 刺（193）

性味：味辛，性温。宜。

归经：入肺大肠二经。

功用：溃痈疽，透脓肿，起痘疮。

主治：痈痈已成，疮头未破，痘浆已灌，顶陷不起。眼丹之已成脓头。目虚不明，或退翳后仍不明者，以之透其明。

禁忌：痈肿初起及已溃者忌，孕妇忌。

用量：1～3钱。

穿 山 甲（194）

性味：味咸，性微寒。

归经：入肝胃二经。

功用：去湿止痛，排脓消肿，通经下乳。

主治：痈肿赤痛，风赤疮痍。眦角湿烂，目生膜障。经闭不通，乳汁不足。

禁忌：痈疡已溃者忌。

用量：1.5～3钱。

注：本品多与皂角刺同用。

八、下气消肿药

病有气虚上逆喘咳而肿者，以本类药下气、敛气定喘以消之。实症不用。

蛤 蚧（195）

性味：味咸，性平。补。

归经：入肺肾二经。

功用：补肺润肾，定喘止咳。下气消肿。

主治：肺虚咳嗽，肾逆喘咳，致面目浮肿。

禁忌：喘咳之由风寒外邪痰饮者忌。

78

用量：用尾3～5分；用身1～2钱。

百　　合（196）

性味：味甘，性平。

归经：入心肺二经。

功用：润肺敛气，止咳消肿，清心安神。

主治：久病虚损之咳嗽脸肿，吐血，神志不宁。

禁忌：脾肾虚寒者忌。

用量：1.5～3钱。

第四节　止　痛　药

目痛原因较多，有属血分病，有属气分病，有属实症，有属虚症，有属外邪入侵，有属里热郁结。究其本气血为多，辨其性，虚实为主。

以疼痛部位而言，有白睛、胞睑、两眦痛与黑睛、目珠痛之不同，前在居外为轻，后者在里较重。尚有者连眶牵额，甚或上行抵头，下窜入项者。不拘哪种何类，"如痛久不止，则令人丧目"，故应及时医治，更应注意，防范变症。

本类药多与明目、退赤、消肿药有关，应参照使用。

一、养血止痛药

血虚而痛，此处血虚实际即为肝虚，肝血若有不足，气亦不能畅行，气血瘀滞，发为疼痛，因"不通则痛"也。且多伴有畏光羞明，目不能开等虚症，需养血以启转机，则痛可止，症可除。

本类药非虚或有热者不用。

当　　归（197）

性味：味甘辛、性温。补。

归经：入心肝脾三经。

功用：补血活血，调血通经，润燥滑肠。去瘀消肿，消障退翳。补虚止痛。

主治：诸病血亏，月经不调。肠枯便秘。痈疽金疮，冷翳遮睛，

1949

新中国
地方中草药
文献研究
(1949—1979年)

1979

血虚目昏，眼球隐痛，昼痛为重者。

鉴别：全当归，养血活血，可补可攻；当归身（中间部份），专于补血；当归尾（下部），偏于破血去瘀；当归须（旁生部份），通经活络；当归头（上部），用以止血；油当归（脂液丰富），滑肠润燥。

禁忌：脾虚湿郁及泻者忌；大便滑者少用；血热者不用。

用量：3～5钱，可多至1～2两。

丹参（见19） **鸡血藤**（见20） **阿胶**（见59）

白芍（见158） **地黄**（见21，22） **何首乌**（见31）

龟板（见30） **紫河车**（见252）

二、调气止痛药

此处是论气之不行而非虚者，故需调而非补。气与肝、肺、脾有关。诸脏之气不行，或为七情郁结，或为气机不利，或为湿热所困，总之多虚实症。需疏之、行之、破之，总之需调，气机通利，气血畅达，痛即可止。

此类药不可过服或久服，因可伤气。一般不用于虚症，尤其脾虚气陷或气弱有热者不用。

木　香（198）

性味：味辛苦，性微温。宣。

归经：入肺肝脾三经，主入气分。

功用：健脾宽中，调气止痛。

主治：泄肺气，疏肝气，和脾气。以治胸腹胀痛，呕逆泄痢。气滞诸痛或气逆胎动。

禁忌：阴虚不足，肝胃火盛津伤，或气弱有热者忌。

用量：5分～1.5钱。

注：本品不可过用，过则散气损人。本品配用其它益气补血之药，可治气血俱虚之头目疼痛；佐以清热退翳之品，可治疖伤积热，害目生翳。本品有广木香与川木香之分，作用相似，唯广木香气味浓烈，川木香气味不厚。

香　附（199）

性味：味辛，微苦微寒，性平。宣。

归经：入肝三焦二经，是血中之气药。

功用：调气止痛，解郁通经，去湿消肿，止泪退翳。

主治：下肢胀痛，肝胃不和，月经不调，痈疽初起，肢体齿目诸痛，目珠夜痛，头风睛痛。

鉴别：本品与延胡索均为气血药，本品理气行血；延胡索行血理气。本品与木香均为气药，本品偏理肝气；木香偏调胃气。

禁忌：阴虚躁热或气虚者忌。

用量：1.5～3钱。

注：本品生者轻清而升，上走胸膈；制者重浊而降，下入肝肾。本品童便浸炒则入血分而补血；盐水浸炒也入血分但润燥；青盐炒则补肾气；酒浸炒则行经络；醋浸炒则消积聚；姜汁炒则化痰饮；炒黑则止血。本品消除目珠夜痛需与夏枯草、甘草并用。

青　　皮（200）

性味：味苦，性温。泻。

归经：入肝胆二经。主入气分。

功用：疏肝解郁退赤，破气散积止痛。

主治：胸胁胀痛，乳痛疝痛。眼白赤涩。目珠胀疼。

鉴别：本品与陈皮均为气药，而本品为未成熟之桔皮，形小力猛，主入肝经，疏肝破气定痛；陈皮为成熟之桔皮，形大力缓，主入脾经气，行脾燥湿化痰。

禁忌：肝血虚无气滞或有气虚之象者忌。

用量：1～3钱。

枳 壳、枳 实（201）

性味：味苦酸，性微寒。泻。

归径：入脾胃二经。

功用：理气消滞，破气除痞，散结，退肿，止痛。

主治：食积痰滞，胸腹痞满，便结不畅。气郁目肿目痛。

鉴别：未成熟者为枳实，形小皮厚中实，性急，气坚者以之下达破气；已成熟者为枳壳，形大皮薄中空，性缓，气滞者以之上行理气。

1949

新 中 国
地 方 中 草 药
文 献 研 究
(1949—1979年)

1979

禁忌：脾胃虚虚寒无积滞者忌。

用量：1～3钱。

藿　香（202）

性味：味辛，性温。宜。

归经：入肺脾胃三经。

功用：解暑发表，芳香化湿，醒脾和中，宽解诸痛。

主治：暑湿发热，胸闷腹痛，呕吐泄泻，纳呆体倦，脾胃湿滞，目昏目痛。

鉴别：本品有广藿香与鲜藿香之分，广藿香芳香气厚，偏散寒，苔白者宜；鲜藿香芳香气薄，偏化湿，苔腻者宜。

本品与木香均能理脾化浊，唯本品气味俱薄，力较木香为小。

禁忌：阴虚无湿或胃有湿热者忌。

用量：广藿香1.5～3钱；鲜藿香3～5钱。

注：本品佐以清脾润燥解热之品，可治偷针眼。本品与佩兰功用相类，多配合使用。又本品之梗为藿梗，亦善于理气。

沉　香（203）

性味：味辛，性微温。宜。

归经：入脾胃肾三经。

功用：下气坠痰，理气调中，摄纳肾阳，降逆止痛。

主治：咳逆气喘，胸腹胀痛，眉棱酸痛。目珠刺痛。

鉴别：本品与木香俱为具有香气的气药，而本品偏于纳气，以降逆气；木香偏于调气，以散气郁。

禁忌：气虚下陷，阴虚火旺者忌。

用量：5分～1钱。细末吞服或冲服用1～2分。

注：本品行气不伤气，温中不助火，一切气滞下焦，胀满疼痛者均宜。

乌药（见219）　**砂仁**（见92,21）　**厚朴**（见93）

郁金（见214，11，50）

三、行血止痛药

血瘀不行，滞留而痛，因其不通，故需行之。

本节涉及打扑损伤所致之出血为多，但一般出血，均可选用。

但本类药物多能行血调经，故于妇女有月经不调，量过少，期延后者，与眼病同治，固无不可，但若月经本已提前，或量大者则禁用，若确需用者，其用量要仔细推敲。

本类药对血虚或有内热者不用。行血活血之药不可久用，久用则破血。

芎 䓖（204）

性味：味辛，性温。宣。行。

归经：入肝胆心包三经。主入血分，为血中之气药。

功用：助益阳气，活血补血，下行血海，开瘀化滞。破癥，止痛。

主治：经行错后，腹痛拒按，阴疽肿痛。风寒血凝，头痛目痛，目泪多涕。血虚目珠隐痛，或因伤目中瘀血疼痛。

禁忌：血虚有热及气旺者，或头痛之因肝阳上犯者均忌。

用量：本品不可单用或久用，多与当归、生地黄，芍药并用。处方多用川芎之名。

延 胡 索（205）

性味：味辛，性温。宣。

归经：入肺肝脾三经。

功用：活血止痛，散瘀消肿。

主治：气滞血瘀，腰腹胀痛，月经不调，腹中结块，跌打损伤，瘀肿疼痛。气血瘀滞，目赤目痛。

鉴别：本品与当归、芍药均可止痛，但本品主血滞之疼痛，取其行血；当归、芍药主血虚之疼痛，取其补血。

禁忌：月经提前，血热无瘀及血虚无瘀者均忌。孕妇亦忌。

用量：1～3钱。

注：本品能坠胎，独用力大，一般需与补益气血之药并用。本品酒炒行血力大，醋炒则止血。

1949
新 中 国
地方中草药
文 献 研 究
(1949—1979年)
1979

泽　兰 (206)

性味：味苦，微温。通。

归经：入肝脾二经。

功用：行血止痛，消水散肿，通脾散郁。

主治：月经不调，症瘕积聚，金疮痈肿，身面四肢浮肿。头风寒凝目痛，跌打损目血瘀疼痛。

禁忌：无瘀血停留者忌。

用量：1.5～3钱。

注：本品行血而不伤正气，为调经去瘀之佳品。

骨　碎　补 (207)

性味：味苦，性温。补。

归经：入肝肾二经。

功用：解寒补骨，行血定痛。

主治：温通肾阳，解化骨寒，行血止血，消散全身及眼部折伤之瘀肿疼痛。肾亏耳鸣，牙痛，目暗。

鉴别：本品与续断作用相似，均多用于伤科，唯本品主骨折，续断主筋伤。

禁忌：阴虚血虚，内热盛者忌。

用量：3～4钱。

丹参 (见 19)　三棱 (见 49)　莪术 (见 50)　血竭 (见 52)　桃仁 (见 53)　生蒲黄 (见 54)　三七 (见 58)　五灵脂 (见 68)　丹皮 (见 137)　当归尾 (见 197)

四、散风止痛药

风有挟湿挟寒之不同，风热多赤肿，风寒多疼痛，前者需辛凉以解，后者需辛温以散。

本节所述是以主治风寒疼痛为主者。风寒之痛，或目珠胀痛，或眼眶瘀痛，或太阳穴部跳痛，或偏头全头漫痛。不拘痛在何部，只要全身热轻，恶寒，口不干渴者均可选用。当然，按中医传统，某药主某部之痛，有针对性的选用更好。

84

此类药物都属性温，阴虚火旺及血虚者不用。

其它使用祛风药之注意事项，参阅前面有关章节。

细　辛（208）

性味：味辛，性温，宣。散。有小毒。

归经：入心肺肾三经。

功用：散风祛湿，止泪止痛，燥肾行水。

主治：发热恶寒，风寒痹痛，痰饮喘咳，头痛齿痛，眶痛目痛，风眼泪下。

禁忌：阴虚火旺，大便燥结及其它阳症均忌。头痛目痛之因血虚者不宜。

用量：3分～1钱，再多宜慎。

注：本品反藜芦。另本品含维生素甲，能消除夜盲。

独　活（209）

性味：味辛苦，性微温。宣。燥。

归经：入肾肝二经。

功用：散风止痛，逐湿去痹。

主治：风寒湿邪，头目疼痛。腰膝酸疼，足胫麻痹。风寒目赤。

禁忌：腰膝头目虚痛者忌。

用量：1～3钱。

秦　艽（210）

性味：味苦，性平。泻。

归经：入胃大肠肝胆四经。

功用：除湿散风止痛，活血舒筋除痹。

主治：风寒湿痹，肢体挛急，关节不利，骨蒸劳热。风寒珠痛，胞睑痉急。

禁忌：下虚致二便不禁及疼而不属风湿者忌。

用量：1～3钱。

藁　本（211）

性味：味辛，性温。宣。

归经：入肝膀胱二经。

85

1949

新 中 国
地 方 中 草 药
文 献 研 究
(1949—1979年)

1979

功用：祛风定痛。

主治：风寒湿邪，巅顶头痛，阴寒肿痛，腹中急痛。厥阴肝经，一切目痛，能载药上行。

鉴别：本品与羌活作用相似，唯本品可独达于巅顶，羌活则遍及上半身。

禁忌：阴虚火旺目痛，内风头痛者忌。

用量：1～3钱。

注：本品宜伴用升麻、柴胡，以助升达巅顶。

桔　梗（212）

性味：味辛苦，性微温。宣。泻。

归经：入肺经。

功用：宣开肺气，发散外邪，祛痰排脓。载药上行。明目，止痛。

主治：感冒咳嗽，肺痈咯脓，咽喉肿痛，鼻塞目赤刺痛。

禁忌：气上逆及肺无邪郁者忌。

用量：1～3钱。

注：本品有苦、甜2种，苦者力大。

威　灵　仙（213）

性味：味苦、辛，性温。

归经：入膀胱经。

功用：祛风燥湿除痹，通经活络止痛。

主治：肢体痹痛，腰膝不利。目络风邪，掣动珠斜。

禁忌：本品走散力强，能毫散气血，故气血虚者忌，无风湿实邪者不用。

用量：1～3钱。

注：本品通行十二经络，无处不到，为其它行气祛风药所不及。

麻黄（见 110，111，112）　**桂枝**（见 111，103，110）

荆芥（见 112）　**桑叶**（见 105）　**菊花**（见 106）

木贼草（见 222）

86

五、解郁止痛药

此处之郁系指肝郁而言，多为七情不舒所致，或气郁或血滞，可由气及血，亦可由血及气。治之都需疏解。

肝郁可现头痛、目痛，耳鸣、耳聋，口干面红，目花眩晕，口苦胁痛等。可用此类药疏解理散之。

本类药既用在疏散，故非肝之实证、非气血瘀滞者不用。

孕妇忌用。

郁　　金（214）

性味：味辛、苦，性寒。宣。泻。

归经：入心肝肺三经。

功用：宣行肺气郁滞，破解肝郁血瘀。

主治：肺胁腹部闷痛，肝胃不和，气郁目痛，及吐衄尿诸种血症。

鉴别：本品有川产、广产之分，川产行血力大；广产理气力强。

禁忌：阴虚无气血瘀滞者忌。

用量：1～3钱。

注：本品磨汁点眼可退瘀血。又本品与丁香相畏。

乳　　香（215）

性味：味苦、辛，性温。香窜。宣。

归经：入心肝脾三经。

功用：行气止痛，活血伸筋。

主治：胃腹诸痛，痈肿折伤。气郁目痛。

禁忌：无瘀滞及痈疽已溃者忌；孕妇亦忌。本品具臭气，胃纳不馨者不宜。

用量：1～2钱。

注：本品亦可外用。

没　　药（216）

性味：味苦，性平。宣。

归经：入肝经。

1949

新 中 国
地 方 中 草 药
文 献 研 究
(1949—1979年)

1979

功用：散瘀活血，消肿定痛，散血明目。

主治：金创，损折，恶疮肿痛。翳膜目赤，睑及目珠损伤，瘀肿疼痛。

鉴别：本品与乳香均能行气去瘀以止痛，本品偏于散血瘀，乳香偏于行气滞。

禁忌：凡痛非因瘀血停留者不用。孕妇忌服。

用量：1～2钱。

柴胡（见 103，102，104，123，211）**香附**（见 199，219）

青皮（见 200）**枳实、枳壳**（见 201，92，93）

六、散寒止痛药

气血温行而寒驻，驻即不通。寒为阴邪，阴重而阳衰，必须温阳散寒以治之，所谓"寒者温之"。

本类药物性温而燥，不可久用，津液不足者不用。实症与阴虚有热者禁用。

白　芷（217）

性味：味辛，性温。宣。燥。

归经：入肺胃大肠三经。

功用：发汗除湿，止痛排脓，散风退赤，定痛止痒。

主治：风寒湿所致之头痛、眶痛、牙痛。目痒泪出。风湿化热所致之痈疽疮疡，肠风痔漏，血崩带下。眼瘴刺痛。

鉴别：本品与细辛均能散风胜湿，本品主为燥湿；细辛主为祛风。

禁忌，有虚火者忌；痈疽或眼瘴已溃者慎用。

用量：8分～2钱。

半　夏（218）

性味：味辛，性温。燥。

归经：入肺脾胃三经。

功用：除湿化痰，散寒定痛，降逆利膈。

主治：湿痰，寒痰，痰饮。咳嗽，反胃，呕食。胸膈胀满。头晕

88

头痛，目痛，眉骨疼。痰湿睑皮宽解。

禁忌：无寒湿或阴虚津枯者忌。

用量：1.5～3钱。

注：本品多以姜汁炒用，名姜半夏，性较温。生者毒性大，临床少用。另本品与乌头相反。

乌　药（219）

性味：味辛，性温。宣。

归经：入脾肺肾三经。

功用：顺气宽胸，温寒止痛。

主治：胸胁逆气，少腹冷痛。寒凝气滞，头目疼痛。膀胱冷结，小便频数，老年遗溺。女子逆经上冲，目赤生翳。

鉴别：本品与木香、香附功用相类，而本品温寒止痛，偏主肝肾气滞，木香理气宽中，偏主肠胃气滞；香附开郁散结，偏主肝胆气滞。

禁忌：气虚有内热者忌。

用量：1.5～3钱。

潮　脑（220）

性味：味辛，性热。

归经：入脾胃心三经。

功用：开窍通闭，除湿杀虫，散风止痛。

主治：内服治霍乱吐泻腹痛，外用治疥癣虫牙；点眼治风寒目痛。

禁忌：气虚有内热者忌。

用量：1～2分。外用适量，点眼微量。

高　良　姜（见 17）

第五节　退　翳　药

目翳属外障，发于黑睛，多损视力，是为害较重的眼病。

目翳之病因，或为风或为热，或因热成毒，或由寒毒陷。有由内热则或发自肝或源于脾。其部位或在黑睛之浅表，或现于黑睛之深处，或居中央，或偏一侧。其变化或由高起而低陷，或由低陷而穿透，或

1949

新　中　国
地方中草药
文　献　研　究
(1949—1979年)

1979

侥倖而获愈，或不倖而毁珠。获愈者或留云翳遮蔽瞳子，或牵瞳子以致歪斜。不碍于视力者只十之一二，大多视物昏蒙甚致失明。其变化实为多端，但其为害之轻重有时却在人为，只在把握时机，正确辨证，及时与恰当的用药，以防范由小变大，由浅入深，由轻而重，是为重点。

已经遗留之云翳，其消退之难易，固在于位置之深浅，但病期短者，所谓新翳，尚有血脉与翳相连，此时气血尚通，退之较易，若迁延日久，翳色磁白，其气已定，所谓老翳者，退之较难。但亦应以外用药，激惹其气血，动摇之以求其有所消退。也是应当努力一试。

内障之翳，按目昏论治，不属此类。

一、散风退翳药

风邪入体，先居浅表，所以症轻翳小，此时若能获得妥善治疗，或可无害或小害于视力，这是有利的时机。

正因为此时位浅症轻，故可用此类药以表散之，若邪已入里，则此等轻宣之品，已不能为力。

此类药对肝虚火旺者不宜。但若病情需要，暂用亦无妨。

其它注意事项，参阅前面有关章节。

蝉　蜕（221）

性味：味甘咸，性寒。轻。

归经：入肝肺二经。

功用：散风热，退目翳，止泪出。镇惊痫，疗疮疥。

主治：风热头昏眼花，目生云翳，目赤泪出肿痛，小儿惊风天吊，皮肤疮疹，疔疮肿毒。

禁忌：虚人及无风热者忌。

用量：8分～1.5钱。

木　贼　草（222）

性味：味甘微苦，性平。轻。

归经：入肝胆经。

功用：祛风退翳，退赤止泪。

90

主治：迎风流泪，风热暴翳，目赤目痛。

禁忌：气血虚者忌。

用量：1.5～3钱。

注：本品去节者可发汗。

蔓 荆 子（223）

性味：味辛苦，性微寒。轻。宣。

归经：入膀胱胃肝三经。

功用：散风退翳，定痛止泪。

主治：上焦风热头痛，目珠坠疼，陷翳目赤，泪出头昏，身痛、齿痛。

鉴别：本品与藁本、白芷均去头风，而本品偏主头风之在太阳穴附近；藁本偏主头风之在巅顶；白芷偏主头风之在眉棱骨间。

禁忌：血虚无风邪者忌。胃虚人少用。

用量：1～3钱。

蚕 砂（224）

性味：味甘辛，性温。

归经：入肝脾胃三经。

功用：祛风明目，收湿退翳。兼利关节。

主治：目赤生翳，风眩赤烂，风湿痹痛，关节不遂。

禁忌：非属风湿者忌。

用量：1.5～3钱。

制作：炒黑为炭，以细绢淋滤，以所得汁煎药。

注：本品即蚕屎，以色黑、体坚实、干燥不霉、无杂质者为佳。一般用二眠或三眠后所排者为好，特称晚蚕砂。

蛇 蜕（225）

性味：味甘咸，性平。轻。宣。

归经：入肝经。

功用：解毒，祛风，退翳，收泪，止痒。

主治：疥癣恶疮，疔肿痔漏。风热目赤，目痒，生翳，泪出。

禁忌：肝虚火旺者忌。

1949

新 中 国
地方中草药
文 献 研 究
(1949—1979年)

1979

用量：8分～1.5钱。外用适量。

注：本品一名龙衣。可内服，亦可煎汤外洗。

白蒺藜（见81） **菊花**（见106） **桑叶**（见105，88，284）

冰片（见162）

二、清热退翳药

风邪重，入而化热，虽属初起，其翳大而变化快。目赤，珠痛，热泪如汤，痛苦万状，有时累及胞睑，肿胀以致不能睁眼。翳面低陷，且不洁净，附有脂状物，或白或微带绿色，是为热之重者。务需及时清解，以防变症。其热早得解除一日，其翳为害则浅一分。是需极力争取的。

在翳之较重期，可配用煎洗之剂，以标本兼理，但不可使用粉剂散剂等外用退翳药，因这类药多为矿物，性多克伐，每在病变的基础上，进一步损伤黑睛，反助病邪。

此类药多性寒，非风热不用。阴虚火旺者慎用。脾胃虚寒者忌用。

谷 精 草（226）

性味：味辛，性微温。轻。

归经：入肝胃二经。

功用：清热退翳明目。

主治：风热头痛，目赤作痛，肝虚生翳。涩泪雀目。疹后星翳，疳积目翳。

鉴别：本品与青葙子（草决明）均能清热明目，而本品辛以散风热；青葙子苦以清肝火。

禁忌：非风热者忌。

用量：1～3钱。

注：本品虽性微温，但目病用之，可散风热，且无寒凉遏抑之虞。

密 蒙 花（227）

性味：味甘，性微寒。润。

归经：入肝经。

功用：润肝退翳，止泪明目。

主治：肝虚有热，目中赤脉，血灌瞳仁，青盲肤翳，赤肿眵泪，目昏羞明。小儿疳眼，风热糜烂，云翳遮睛，青盲内障。

禁忌：非感风热较重之目疾不用。

用量：2～3钱。

青 葙 子（228）

性味：味苦，性微寒。泻。

归经：入肝经。

功用：泻肝退翳，清肝止泪，退赤止痛。

主治：肝热上冲，目赤红痛，热毒翳膜，昏花涩泪。

鉴别：本品与决明子、石决明均为明目之药，而本品主肝旺目昏；决明子主风热目昏；石决明主虚阳上炎之目昏。

禁忌：阴虚火旺者忌，瞳子散大者亦忌。

用量：1～3钱。

注：本品一名草决明。

地 肤 子（229）

性味：味甘苦，性寒。通。

归经：入脾胃肾膀胱四经。

功用：去湿杀虫，清热退翳。

主治：外用治风热丹肿，疥疮溃痒；内服治小便不通，夜盲星翳；洗眼除涩痛。

禁忌：虽阴虚而无湿热者忌。

用量：1～3钱；外用适量。

楮 实 子（230）

性味：味甘，性寒。

归经：入肝脾二经。

功用：补虚消肿，清肝退翳，益气明目。

主治：水气蛊胀，肝热生翳，气虚目昏，血亏目眩。

禁忌：脾胃虚寒者忌。

93

1949

新 中 国
地 方 中 草 药
文 献 研 究
(1949—1979年)

1979

用量：3～6钱。

荸　荠（231）

性味：味甘，性寒。

归经：入肺胃大肠三经。

功用：除翳膜，退火眼，止疼痛。

主治：风热生翳，火眼红筋，实热胀痛。

禁忌：虚寒者忌。

用量：外用适量。

制作：捣烂或研磨之，将汁滤过，澄清阴干，研末备用。亦可磨汁点用。

注：野荸荠最佳。

绿　豆（232）

性味：味甘，性寒。

归经：入十二经，主入胃经。

功用：解毒泻火，退翳明目。

主治：脏腑经络之草木金石腐肉中毒；外肤受染。夏令中暑，溲短泻痢。胃热目赤生翳。

禁忌：胃气虚寒者忌。

用量：3～5钱；单用解毒可达数两。

附：绿豆壳(或皮、衣)系本品发芽后脱退之皮，晒干取用，其性凉，可清热解渴。

浙贝母（见73）　**白蒺藜**（见81）　**西瓜霜**（见149）

三、平肝退翳药

此类药主治黑睛生翳而肝胆有热者，非在外风热所致者之可比。

肝胆里热重则烦燥郁闷，手足热，口干苦，小便短而黄赤。对此需重在平肝泻火，以退其翳。但此类之翳，多位深部，为害较大，退之却难。

此类药性多寒泄，非实热者不可用。脾弱者不可久用。

石　决　明（233）

94

性味：味咸，性平。泻。

归经：入肝肾二经。

功用：平肝熄风，泻热退翳，消障明目。

主治：风热头痛，掉眩筋惕。肝旺目赤，热痛生翳。青盲内障。

鉴别：本品与龙骨、牡蛎均能潜阳，而本品偏主肝阳上扰；龙骨、牡蛎偏主肾阳外越。

禁忌：正气虚，肝无实热者忌。

用量：3钱～1两，可多至2两。

制作：点眼外障者水飞用。

注：本品生用力大，可代羚羊角；煅用力缓。本品入煎剂需先煎。另本品古名千里光。

蕤　仁（234）

性味：味甘，性微寒。泻。

归经：入肺肝二经。

功用：清解风热，退赤消肿，燥湿止痒，消热退翳，益水明目。

主治：风热目赤，肿胀痒痛，迎风流泪，风弦睑烂，眦角红肿，肝热生翳，胬肉攀睛，赤脉贯睛。血虚内障昏暗。

鉴别：本品与谷精草，均能熄风明目，而本品偏熄内生之风热；谷精草偏祛外袭之风热。

禁忌：眼病之非风热者忌。

用量：1.5～3钱。

制作：纸包捶去油。

空　青（235）

性味：味甘酸，性寒。重。

归经：入肝胆膀胱三经。

功用：益肝明目，清热退翳，通窍利水。

主治：肝旺目昏，赤热生翳，小便不利。

禁忌：血虚者忌。

用量：1～2钱。外用少许。

注：本品产铜矿中，大块中空有水者良，现已少用。

1949

新 中 国
地方中草药
文 献 研 究
(1949—1979年)

1979

石　胆 (236)

性味：味酸辛，性寒。有毒。

归经：入肝脾二经。

功用：益肝明目，退赤消肿，退翳止痛，通窍止泪。

主治：肝虚青盲内障，目视眈眈，目赤肿痛生翳。

禁忌：体虚弱者忌。

用量：6厘～1.5分。

注：本品即胆矾。

熊　胆 (237)

性味：味大苦，性寒。泻。

归经：入心肝胆三经。

功用：泻心火，平肝胆，清热去翳，止痛，明目。

主治：神昏谵语，口舌生疮，咽喉疼痛，目赤生翳。惊风癫狂，四肢拘急。

禁忌：非实热而虚寒者忌。

用量：3～8分。

注：本品于眼科多为外用。

青鱼胆（见150）　**秦皮**（见274）

四、消疳退翳药

疳积为小儿慢性长期消化不良以致营养障碍之总称。患儿面黄肌瘦，精神不佳，好哭闹，性急躁，大便溏泄，酸臭，久而必致"疳积害目"。则眼干涩喜揉，黑睛混蒙不清，白睛污黄，雀盲，夜不见物，若失治，必遗终生之蒙。

病因除伤食伤饮，脾胃不健外，多有虫积为害，故本节包括驱虫药在内。

神　曲 (238)

性味：味甘辛，性温。宣。消。

归经：入脾胃二经。

功用：化食散积，消疳明目。

96

主治：食滞胃满，腹痛泄痢，脾气郁滞，生翳目昏。

禁忌：脾阴虚，胃火盛，无积滞者不用。

用量：2～4钱。

注：本品合麦芽、山楂，称焦三仙，为消积之佳品。本品消谷食，麦芽消面食；山楂消肉食。

麦　芽 (239)

性味：味甘，性温。宣。泻。

归经：入脾胃二经。

功用：行气消积，化食除胀，散结断乳，消疳退翳。

主治：胃气积滞，宿食不化，胃呆痞闷，乳胀疼痛，食积脾疳，目生云翳。

禁忌：无积滞者忌，孕妇不用。

用量：2～5钱。

注：本品炒焦消导力大。

附：浮小麦系麦粒之浮于水面者，功能敛汗。

山　楂 (240)

性味：味酸甘，性温。泻。

归经：入脾胃肝三经。

功用：破气消积，行瘀化滞。消疳，止痛。

主治：油腻奶食肉积，小儿疳积害眼。疝气坠痛，产后诸痛。

禁忌：胃中无滞者忌。

用量：1～5钱。

注：本品多食，令人易饥。

谷　芽 (241)

性味：味甘，性温。宣。

归经：入脾胃二经。

功用：化米食，开脾胃，消疳积。

主治：胃呆食积，脾不运化，小儿疳积害目生翳。

禁忌：肠胃无积滞者不用。

用量：1.5～5钱。

1949
新 中 国
地方中草药
文 献 研 究
(1949—1979年)
1979

注：本品消滞而不剋伐中气，为健脾消疳之佳品。

莱 菔 子 （242）

性味：味甘辛，性平。宣。

归经：入肺脾二经。

功用：生用散风除痰；炒用止喘定咳，消疳化食。

主治：生主风寒风痰，痘疹不发；炒主胸腹胀满，下痢腹痛，疳伤害目，涩痒羞明，生翳目昏。

禁忌：气虚者忌。

用量：1.5～3钱。

注：本品能消退人参、熟地黄等之补力，不可併用。

鸡 内 金 （243）

性味：味甘，性涩。

归经：入肝脾胃三经。

功用：磨水谷，健脾胃。消疳眼。

主治：水谷不消，食积烦热，泻痢便数，肠风反胃，小儿疳积害目生翳。

禁忌：胃无积聚者忌。

用量：1.5～3钱。

注：本品为鸡胃内面之薄膜。

夜 明 砂 （244）

性味：味辛，性寒。泻。

归经：入肝经。

功用：活血消积，退翳明目。

主治：血气腹痛，目盲障膜，血翳，雀目。一切小儿疳毒入眼。

禁忌：眼病无瘀积者忌。

用量：8分～1.5钱。

制作：水淘去屎留砂。

注：本品一名天鼠矢，即蝙蝠矢。

望 月 砂 （245）

性味：味辛，性平。

98

归经：入胃大肠肝三经。

功用：杀虫消疳，去翳明目。

主治：疳积虫积，痘后目赤生翳。

禁忌：非疳积，目翳者不用。

用量：1～2 钱。

注：本品一名明月砂，即兔矢。

使 君 子 (246)

性味：味甘，性温。

归经：入脾胃二经。

功用：杀虫消积，治疳止泻。

主治：泻痢腹痛，疳积便浊，乳停食滞，湿热目翳。

禁忌：无虫积者不用。

用量：1.5～3 钱，或 3～7 枚。

注：用本品时，忌饮热茶，饮则作泻。

雷 丸 (247)

性味：味苦，性寒，有小毒。

归经：入胃大肠二经。

功用：杀虫，消积。

主治：虫积，疳积，目赤，生翳。

禁忌：非虫积者不用。

用量：8 分～1.5 钱。

注：本品宜研细末另吞。

芜 荑 (248)

性味：味辛苦，性温。宣。泻。

归经：入肺大肠二经。

功用：杀虫消疳，宣祛风湿。

主治：内消疳积诸虫，目赤生翳；外散皮肤风湿，溃痒诸疮。

禁忌：无虫积者鲜用。

用量：1～2 钱。

注：本品以陈久气腥者良。

1949
新 中 国
地方中草药
文 献 研 究
(1949—1979年)
1979

百　部（249）

性味：味甘苦，性微温。

归经：入肺胃二经。

功用：润肺止咳，消疳杀虫，去星退翳。

主治：寒咳久咳，骨蒸劳热，疳积虫积，目生翳膜，外肤疥癣。

禁忌：虚人不宜。

用量：8分～1.5钱。

五、解毒退翳药

此指梅毒入血，发于黑睛成翳，或热极成毒，以致黄液上冲（前房积脓）者，其毒重，其翳深，每不易消退，或遗严重后患。需大剂以救之。可与其它清热解毒之品配用。

土　茯　苓（250）

性味：味甘，性平。通。

归经：入胃肝肾三经。

功用：解梅毒，渗湿热，退赤翳。

主治：各期梅毒，目赤生翳，消渴便浊。

禁忌：非梅毒或无湿浊者忌。

用量：5钱～1两，可多至2～4两。

羚　羊　角（251）

性味：味咸，性寒。泻。

归经：入心肝肺三经。

功用：平肝熄风，消热解毒，镇痉制痫，去翳明目。

主治：惊痫搐搦，高热神昏，肝火上攻，目赤肿痛生翳。

禁忌：非温热犯脑，及肝经无热者忌。

用量：3分～1.5钱。

注：本品多磨汁冲服。

牛黄（见 135）　**龙胆草**（见 123,156）　**石膏**（见 127,110,183）

板兰根（见 180）　**金银花**（见 131,132）　**连翘**（见 139,131）

地丁草（见 178,136）　**蒲公英**（见 177,136,178）

100

马齿苋（见133）

六、滋阴退翳药

阴虚肝虚，肝不上荣，或为目昏，或为翳朦，一发于内，一发于外，但其根由则一。

其翳多陷而不起，故于滋阴之同时，需配用补气药，阴阳双补以消翳。

紫河车（252）

性味：味甘咸，性温。大补。

归经：入肝肾二经。

功用：峻补气血，益精填髓，固下保胎，退翳明目。

主治：一切虚损劳极，羸瘦骨蒸，咯血，妊娠呕吐，习惯小产，阴虚目昏，陷翳不起。

禁忌：非虚而有实邪者忌。

用量：一具燉食；或焙干研细末，每次3～5分；或熬膏，每晨一匙，冲服。

注：本品即人胎盘。

凤凰衣（253）

性味：味淡，性平。

归经：入肺肝二经。

功用：养阴清肺，退翳明目。

主治：久喘气喘，目生赤障陷翳。

禁忌：脾胃有湿滞者忌。

用量：8分～1.5钱。

制作：取鸡雏孵化出壳后之膜衣，干燥而成，

附：凤凰油：熟蛋黄熬研成油。涂治风弦赤烂。

菟丝子（见32） **女贞子**（见36）

七、外用退翳药

此类药物只用于赤肿痛已退或基本已退而只留翳者，因此类药都

101

1949

新 中 国
地方中草药
文 献 研 究
(1949—1979年)

1979

选自矿物，不能用之过早，用后必有刺激症状，白睛反而出现赤脉，但这是应有也是必须俱备的反应，不如此，也将不起退翳之功用。当然也不可用药过多或过于频繁，须等前次用药的反应基本消退后，才可再次用药。

此类药配制要合于要求，以免损伤黑睛。详见外用退赤药。

炉 甘 石（254）

性味：味甘，性温。

归经：入胃经。

功用：燥湿，去风，消肿，退翳。

主治：眼睑赤烂肿溃，目中赤脉障翳。外科浸淫结疮。

禁忌：非眼科外科不用。

用量：外用适量，约3钱～1两，眼科多配药外用。

白 丁 香（255）

性味：味苦，性温。微毒。

功用：疗目赤，消瘀积，去翳障，决痈疽，退肿胀。

主治：点治目中胬肉攀睛，翳膜遮睛，赤脉贯睛。消散外肤痈疽，乳肿疮疡。

禁忌：体虚者不宜。

用量：外用适量，眼用微量。

注：本品性烈能烂肉，不可轻用，也要注意用量。

制作：以冬春之麻雀粪，用沙锅入水煮沸，罗去渣，澄去垢，将水盛于碗内，放在热锅微焙，其水变为红色，将红色汤澄去，剩下白粉候干，刮下即是。有者再用清水飞过，亦有以乳浸之，或用三黄汤煮过后，再如前法制作。

麝 香（256）

性味：味辛，性温。宣。

归经：入心脾二经，通行十二经。

功用：开经络，通诸窍，退目翳，止痛疼。

主治：神昏不语，惊痫痰厥。外用主目生翳膜，痈疽折伤，诸般疼痛。

102

禁忌：虚损劳怯及孕妇忌。

用量：5 厘～1 分。外用适量。

注：本品煎剂极少用，眼科多外用。

鹅 不 食 草 （257）

性味：味辛，性温(有作寒)。

归经：入肺经。

功用：通鼻气，落瘜肉，利关窍，止头痛，解毒明目，退赤消翳，收泪止痒。

主治：鼻塞脑胀，目赤肿胀，羞明昏暗，隐涩疼痛，眵泪风痒。

禁忌：外用(嗜鼻)为主，极少内服。

用量：3～5 钱，外用适量。

注：本品亦名石胡荽、天胡荽。

珍 珠 （258）

性味：味甘咸，性大寒。

归经：入心肝二经。

功用：安神定惊，滋阴清热，去翳明目。

主治：热病惊痫，烦渴不眠，咽肿腐烂。目赤翳障，隐涩疼痛，迎风泪出。

禁忌：病无大热者忌。

用量：1～2 分。

制作：纳豆付中煮之，待豆付焦干，将珠搥碎水飞用。亦可生用，唯刺激强。

附：珍珠母：为本品之贝壳，治陷翳。

玛 瑙 （259）

性味：味辛，性寒。

功用：清热退翳，磨障明目。

主治：赤障翳膜，赤烂眵泪。

禁忌：非目疾少用。

用量：外用适量。

制作：砸碎火煅水飞，研为细粉，无声为度。

103

1949
新 中 国
地方中草药
文 献 研 究
(1949—1979年)
1979

珊 瑚 (260)

性味：味甘，性平。

归经：入肝经。

功用：镇惊安神，退翳明目。

主治：惊惧癫痫，目生翳膜赤障。肤翳未坚者最宜。

禁忌：不可多用久用。

用量：少作内服，外用适量。

注：本品以内外皆红，体重，坚脆而粗壮为佳。

制作：洗净亮干，火煅，水飞。或研成细粉，无声为度。

琥 珀 (261)

性味：味甘，性平。

归经：入心肺肝小肠四经。

功用：定心神，利小便。明目，退翳，止痛。

主治：惊悸癫痫，小便淋闭。血瘀目暗，白翳遮睛。

禁忌：阴虚内热，肾亏肝旺，以及无瘀血者均忌。

用量：3～8分。

制作：生用捣碎，研至无声。

花 蕊 石 (262)

性味：味酸涩，性平。

归经：入肝经。

功用：化瘀，止血，消翳。

主治：损伤瘀血，吐血便血。翳障瘀肉。

禁忌：无瘀滞者不宜。

用量：1.5～3钱。外用适量。

制作：刷净泥土，置无烟炉火上煅红，待凉，研至无声。

石 燕 (263)

性味：味甘，性凉。

归经：入肝经。

功用：消障退目翳，利窍行湿热。

主治：目生翳障，小便淋漓，赤白带下。

104

禁忌：体虚，无湿热者不宜。

用量：5分～1钱。外用适量。

注：本品系石类（化石），非禽类之石燕，多配作膏剂外用。

制作：洗净泥土晒干，捣碎，研至无声。

石　　蟹（264）

性味：味酸咸，性寒。

归经：入肺肾大肠三经。

功用：清热，退翳，明目。

主治：目赤，青盲，翳膜遮睛，时行热病。

禁忌：体虚无热者忌，因能催生，孕妇忌用。

用量：5分～1钱。外用适量。

注：本品为蟹之化石，以全者为佳。

制作：洗净泥沙，捣碎细研，水飞。或用醋制过再水飞。

磁　　霜（265）

性味：味甘，性平。

功用：消磨翳膜。

主治：久年重翳。

禁忌：翳之初起，或尚未平复而仍有赤涩者禁。

注：本品一名白珠砂，以色白者为上。

制作：以净细碎磁片，用炭火煅红，用陈醋汲淬，研细，用水飞过。或研至无声。

礞石（见152）　**乌贼骨**（见276）　**川椒**（见282）

第六节　止　痒　药

此处之痒非指一般之小痒，系痒重而难忍者。若外邪初入之痒，可很快转变为痛，或痒痛交作以痛为主者，不属此类。也有因血虚而痒，或病之将愈而痒，都不属此类。

眼痒之重者有二，一为风，一为湿。风为阳邪，无形可见，只痒而或目赤。湿为阴邪，有迹可查，多浸淫潮烂。其症虽非丧明大症，

1949

新 中 国
地 方 中 草 药
文 献 研 究
(1949—1979年)

1979

但久久不能获愈，痛苦极大，需治以时日，方可收效，且又易于复发，不可轻视。

一、祛风止痒药

风寒入眼，首居浅表，不红不痛，但奇痒不可止。因痒而揉，揉之愈痒，竟至寝食不安。或有胞睑轻肿，此多系揉擦之故，也有者白睛微红，却无眼眵。此系气血为寒所束，行而又不得畅行，聚而又非凝聚不走。邪正交争之故。需用此类温宣之药，调通气血，使之运行如常而痒可止。有时可配用养血之品，以助其力。

防　风 (266)

性味：味甘辛，性微温。宣。

归经：入肝大肠三焦脾胃肺六经。

功用：通疗诸风，解表胜湿，祛风止痒，收泪消肿。

主治：外感风邪，周身疼痛，风寒湿痹，上焦气滞，头痛目眩。风寒目赤，肿痛风痒，冷泪不止。

鉴别：本品与羌活皆为风药，而本品性缓主周身之风；羌活性烈，主局部之风。

禁忌：血虚内风，盗汗自汗，脾虚发擂者忌。

用量：1～3钱。

注：本品能走散上焦元气，误服久服，反能伤人。又本品系风药中的润剂，能助参、芪之功。

天　麻 (267)

性味：味辛，性微温。宣。

归经：入肝经。

功用：熄风住痛，柔肝镇痉，定风止痒。

主治：头痛眩晕，半身不遂，麻木不仁，小儿风痫，惊悸。风寒目痒，目痛，头旋眼前发黑。

鉴别：本品与羌活、防风均性温而系风药，而本品主在血虚内风；羌活、防风主在六淫外风。

禁忌：少血，非真中或阴亏咽干者忌。外感头风者不宜。

106

用量：8分～1.5钱。

注：本品一名定风草。

白蒺藜（见81）　**羌活**（见165）　**全蝎**（见286）

二、燥湿止痒药

此指眼部外症之湿，多在风的基础上发生。

睑弦赤烂，潮湿糜溃，若湿而成热，可眵脂混结，痂脓交著，揉之愈痒，赤烂泛发，日久不愈，或愈而复发，症虽不大，痛苦非小，非着意调治，不易彻底获效。

此类痒症，不能单用内服之剂，应与外用药并用。

若脓痂交错者，更应加用清热解毒之品，外治之前，需先清洗去净脓痂，再作处理。

此类之药，或大寒或大热，但总在燥湿，可斟酌选用。

白鲜皮（268）

性味：味苦，性寒。燥。

归经：入脾胃膀胱小肠四经。

功用：解湿热，行水道，除痹癣，止风痒。

主治：诸黄，风痹，阴中肿痛，风疮疥癣，眦痛风痒，粟疮椒疮。

禁忌：下部虚寒有湿者忌。

用量：1.5～3钱。

乌　头（269）

性味：味甘辛，大热。有毒。

归经：通行十二经。

功用：祛风逐寒，燥湿，止痒，收泪。

主治：风寒湿痹，肢体疼痛或半身不遂，以及口眼㖞斜，目风泪痒。

禁忌：阴虚阳亢及孕妇忌。

用量：3分～1钱。

注：本品系附子母根加工制成。有川乌与草乌之分，前者为四川

107

1949

新 中 国
地方中草药
文 献 研 究
(1949—1979年)

1979

人工培植者；后者系野生，毒性较大。

另本品与贝母、半夏、白芨、瓜蒌、白蔹相反。并与犀角相畏。

蕤仁（见234）　　**炉甘石**（见254）　　**豨莶草**（见280）

白附子（见293）　　**苍术**（见305）

三、外用止痒药

此类药或以之净洗，或以之撒布，只在收湿，并有防腐收泪之功。

此类药常误入眼内，需制作适宜。

应配用内服药，以标本同治。

绿　矾（270）

性味：味酸，性寒。涩。

归经：入肝脾二经。

功用：燥湿消积，利咽喉，止痒痛。

主治：内服主湿热黄疸，咽喉肿胀；外用收烂止痒，退赤止痛。

禁忌：脾虚无湿热者忌。

用量：5分～1.5钱。外用适量。

铜　绿（271）

性味：味酸苦，性平。重。微毒。

归经：入肝胆二经。

功用：止血，止痛，防腐，去风，退翳，疏风收烂，止泪。

主治：口舌生疮，外科创伤，目睑风弦赤烂，目痒热泪，障翳昏暗。

禁忌：不作内服。

用量：3～5分。

制作：水浸一日，研细去粗，入铜锅内煮干，或用醋制亦可。

青　盐（272）

性味：味咸微甘，性寒。

归经：入心肾胃三经。

功用：清热凉血，消肿定痛，止痒收泪。

主治：白睛肿胀，赤涩痒痛，风眼湿烂。

108

禁忌：水肿病，小便不利者忌。

用量：3 分～1 钱。

制作：用开水淘去泥沙，用其上之清液，铜锅煮干收用。

明矾（见 161）　**鹅不食草**（见 257）

第七节　止　泪　药

流泪是眼科特有现像之一，并非单独的疾病，只是某些眼病过程中出现的一个症状。

中医有冷泪、热泪之分。

冷泪其泪清冷，并无赤烂障翳等病，又有迎风流泪与无时流泪二种。前者颇似沙眼等症，感觉已觉锐敏，稍受风与冷气的激惹，即流泪不止；后者多属泪道阻塞，故流泪并无定时，而呈冷泪常（长）流。

热泪其泪温热，中医有"热泪如汤"的描写，也有迎风与无时之分。此或外受风邪，或内有积热，尤其肝胆瘀热，脾胃湿热，其泪不似前者之清冷。另有因风寒而鼻塞，以致流泪者。至于外伤异物等所致之流泪不属此类。

治之之法，或泻肝火，或祛风热，或外用以收泪，或内服以燥湿，或温宣以止泪，只在辨因论治。

一、平肝止泪药

夏　枯　草（273）

性味：味苦辛，性微寒。泻。

归经：入肝胆二经。

功用：平肝，软坚。止泪。定痛。

主治：散郁结，消瘰疬结核，清肝火，止目珠夜痛。肝虚泪出，羞明怕日，肝郁目赤肿痛。

禁忌：阴虚无郁者忌。

用量：1.5～3 钱。

秦　　皮（274）

1949

新 中 国
地方中草药
文 献 研 究
(1949—1979年)

1979

性味：味苦，性微寒。泻。

归经：入肝胆二经。

功用：清泄湿热，去风止泪，退翳明目。

主治：热痢下重，崩中赤带。目赤生翳，肝热泪出，旋螺红肿疼痛。

禁忌：肠胃无湿热者忌，虚人、内障不宜。

用量：1～3钱。

注：本品亦可外洗止泪。

羊　　胆（275）

性味：味苦，性寒。泻。

归经：入肝经。

功用：止泪，退赤，明目。

主治：风泪，赤障，白翳。

禁忌：只用于外眼点用。

用量：适量。

枸杞子(见25)　女贞子(见36)　决明子(见69)　菊花(见106)

龙胆草(见123)　蒙花(见227)　青葙子(见228)

二、祛风止泪药

薄荷(见117)　细辛(见208)　蝉蜕(见221)

木贼草(见222)　蔓荆子(见223)

三、收湿止泪药

乌　贼　骨（276）

性味：味咸，性温，宜。

归经：入肝肾二经。

功用：祛寒湿，通血脉，止血，涩痢。退翳，收湿止泪。

主治：内服主寒湿久痢，血枯经闭，吐衄崩带，外用治创伤出血，眼用主翳膜热泪，椒疮粟疮。

鉴别：本品与桑螵蛸均有止血固精的作用，而本品多用于止血，桑螵蛸多用于固精。

110

禁忌：阴虚多热者忌。

用量：1.5～5钱。外用适量。

注：本品一名海螵蛸。

制作：清水泡漂，待干，炙黄或研末用。

石 榴 皮（277）

性味：味酸涩，性温。潚。

归经：入肺肾大肠三经。

功用：潚肠，杀虫。收湿，止泪。

主治：泻痢脱肛，崩带下血，虫积腹痛，疳积害目，泪出生翳。

禁忌：无虫疾，便结者勿用，痢疾初起者忌。

用量：8分～1.5钱。

注：本品杀蛔虫有效，亦可与槟榔同用以驱绦虫。

诃 子（278）

性味：味苦酸涩，性温(有作平)。

归经：入肺大肠二经。

功用：敛肺止咳，涩肠止泻，收湿止泪。

主治：久嗽气喘，泄泻痢疾，气虚脱肛，风赤涩痛，湿泪交流。

禁忌：病之初起，邪实而非虚者忌。

用量：8分～1.5钱。

注：本品一名诃黎勒。

腻粉(见 164) 黄柏(见 140) 明矾(见 161)

四、燥湿止泪药

苦 参（279）

性味：味大苦，性大寒。泻。

归经：入心脾肾三经。

功用：清热解毒，去湿杀虫，利水消肿，止泪明目。

主治：热毒赤痢，疥癣恶疮。肝热目昏泪出，睑肿赤痛。

鉴别：本品与黄连均为苦寒泻火之剂，而 本品以去小肠之火为主；黄连以去心火为主。

1949

新 中 国
地 方 中 草 药
文 献 研 究
(1949—1979年)

1979

禁忌：无湿热者忌。

用量：1.5～3钱。

豨 莶 草 (280)

性味：味苦，性寒。

归经：入肝肾二经。

功用：祛风湿，强筋骨，燥湿收泪止痒。

主治：风湿痹痛酸麻，四肢腰膝无力，风湿疮疡，目痒泪下。

禁忌：无风湿者忌。

用量：3～4钱。

注：本品作用缓慢，需久服才能收效。

巴 豆 霜 (281)

性味：味辛，性热。有大毒。

归经：入胃大肠二经。

功用：峻泻寒积，逐痰行水。收泪止痛，退翳明目。

主治：寒积停滞，大腹水肿，目翳重症。钩割前用以止痛止泪。

鉴别：本品与大黄均为峻下，而本品为热下药，用于大便寒结者；大黄为寒下药，用于大便热结者。

禁忌：虚弱人及孕妇忌。

用量：5厘～1.5分。

注：本品有毒，非急重症，不轻易使用。又本品与牵牛相畏。

制作：去膜去油为霜。

防风(见266)　乌头(见269)　苍术(见305)

五、散寒止泪药

川 椒 (282)

性味：味辛，性大热。燥。

归经：入肺胃肝肾四经。

功用：温中逐湿消肿，散寒止泪止痛，温肾退翳明目。

主治：风寒咳嗽，心腹冷痛，吐泻痧痢，痰饮水肿，虚火上逆，遗泄目昏，坐起生花，冷泪淋淋，渐成内障，陷翳冷翳，睑弦生疮，

112

痒烂眵泪。

　　禁忌：肺胃素热或阴虚内热者忌。

　　用量：5分～1钱。

　　注：本品亦名蜀椒。另有产于我国西部者名胡椒，主为温中散寒。

　　　　肉桂(见7)　**杜仲**(见34)　**五味子**(见90)

　　　　草果(见91)　**生姜**(见113)　**白芷**(见217)

六、温肺止泪药

紫　苑 (283)

　　性味：味苦、辛，性温。泻。

　　归经：入肺经。

　　功用：温肺，止咳，止泪。

　　主治：咳逆气喘，咳吐脓血，目有冷泪。

禁忌：阴虚肺热者忌。

　　用量：1.5～3钱。

　　　　紫苏(见114)　**荆芥**(见112)

第八节　正　目　药

　　常人之目，双睛协同运转，虽二眼视物则合一，且能上下左右，任意注视，此有赖于气血充沛，肝筋得以润养之故。若或风邪自外中于筋经，或内风发自脏腑，或气血滞于脉络，或痰湿阻闭内窍。其目或顾东反西，或上或下，或双眼集于中，或一眼偏于侧，均属此类。甚或有者身热神昏，目视歪斜，口㖞流涎，亦属此类。

　　若目睛不正，发自儿期，或双眼内斗，或睛珠候上候下，忽左忽右，人意不能自制者，转旋摇动永不定熄者，此为胎患，不属此类。

　　内斗可随年长而轻，竟或全愈，㖞动则终生为患，视物也必昏弱，只能尽力补其不足，泻其有余，据实调治，以期万一。

　　风之为患，属外者多为邪，或热或肿，或痒或痛，且痛可牵头连眶，有者单只斜视，有者伴发抽搐；有者为外风诱动内风之象。属内

1949

新 中 国
地 方 中 草 药
文 献 研 究
(1949—1979年)

1979

者多为痰，或惊厥或谵语，或半身不遂，或口眼㖞斜。络之为病，因其不通，其痛为显，自易区分。

一、祛风正目药

白 殭 蚕（284）

性味：味咸，微辛，性平。轻。宣。

归经：入肝肺肾三经。

功用：散风热，定惊痫，消肿块，化热痰。

主治：小儿惊痫，乳娥咽痛，瘰疬结核。外痈红肿。口眼㖞斜。风邪目痛。

禁忌：风寒及痰湿者忌。

用量：1.5～3钱。

注：本品多伴用全蝎、白附子之类，或配用桑叶、菊花、钩藤之类，以增其效。

钩 藤（285）

性味：味甘，性微寒。宣。

归经：入肝心包二经。

功用：镇痉定惊，熄风涤热。

主治：小儿发热抽搐，成人头风目眩，目赤生翳，侧目斜视，或口眼㖞斜。

禁忌：无火者不用。

用量：3～4钱。

注：本品入煎剂应后下。

全 蝎（286）

性味：味甘，微辛，性平。宣。

归经：入肝经。

功用：搜风镇痉，散肿消疬，正目退翳。

主治：小儿惊痫抽搐，成人半身不遂。口眼㖞斜。痈肿初起。风毒目痒，目痛生翳。

禁忌：中风之属于虚者忌。

114

用量：5分～1钱，或2～4只。

注：钩藤、白殭蚕、全蝎与蜈蚣均为止搐药物，按序用于轻症以至重症。

蜈 蚣（287）

性味：味辛，性温。宣。有毒。

归经：入肝经。

功用：祛风镇痉，解毒止痛。正目。

主治：内治小儿惊风，搐搦脐风。目直视上视；外治虫螫蛇咬，风湿骨节疼痛。

禁忌：非抽搐之重者或体虚及孕妇均忌。

用量：5分～1钱，或2～4条。

注：本品性猛，不可轻用。且中病即止。

白 花 蛇（288）

性味：味甘、咸，性温。宣，有毒。

归经：入肝经。

功用：搜风定搐，散风止痒。

主治：湿痹不仁，筋脉拘急。口眼㖞斜。半身不遂。麻疯疥癣，骨筋疼痛。风寒目痒。

鉴别：本品与全蝎、蜈蚣均为熄风解毒之药，而本品多入丸剂，偏解毒熄风；全蝎、蜈蚣多入煎剂，偏熄风解毒。

禁忌：类中风属虚者大忌。非风症不用。

用量：8分～1.5钱。

乌 蛇（289）

性味：味甘，性平。

归经：入肝经。

功用：祛风湿，定惊痫，散风痒，正目斜。

主治：风湿关节痛，痛风，麻木不仁，惊痫抽搐，皮肤疥癣。口眼歪斜，目因风痒。

禁忌：血虚者慎用。

用量：2～4钱。

1949

新　中　国
地 方 中 草 药
文 献 研 究
(1949—1979年)

1979

注：本品与白花蛇相类，唯毒轻而力浅。

二、通络正目药

蚯　蚓（290）

性味：味咸，性寒。

归经：入肝肾二经。

功用：通经络，定惊痫，正目斜，利水道。

主治：半身不遂，口眼歪斜，大便干燥，小便不利。

禁忌：虚寒无实热者禁。

用量：1.5～3钱，或2～5条。

注：本品与全蝎、蜈蚣均能定惊止痫，唯本品力弱。活者药力较大。本品一名地龙。

鳝　鱼　血（291）

性味：味甘，咸，性温。

归经：入脾肾二经，兼入十二经。

功用：治十二经络风邪，兼能退翳。

主治：风中血脉，口眼㖞斜，痘后目翳。

禁忌：类中风属虚者忌。

用量：外用少量，㖞正后随即洗去。

注：本品多与麝香调涂，右（或左）㖞涂左（或右）。

丝　瓜　络（292）

性味：味甘，性寒。

归经：入肺胃肝三经。

功用：祛风行血通络。

主治：气血阻闭，胸胁疼痛。目受风邪，痹痛珠斜。

用量：1～3钱。

三、逐痰正目药

白　附　子（293）

性味：味辛、甘，性大热。燥。

116

归经：入胃经。

功用：祛风，去湿，正目。

主治：中风痰壅肺窍，偏正头痛，口眼㖞斜。阴下湿烂，睛睑风痒。

鉴别：附子有黑白之分，一般所称之附子，即指黑附子，性热，逐中下脾肾之寒湿；白附子性温，燥而外举，上行于面，主风痰湿痰。

禁忌：非寒湿风痰及小儿慢惊者忌。

用量：8分～1钱。

续 随 子（294）

性味：味辛，性温，泻。

归经：入肺肝二经。

功用：行水逐痰，攻坚通经，舒筋正目。

主治：痰饮肿胀，癥瘕积聚，血结经闭，睛颤珠斜。

鉴别：本品与大戟、甘遂均为攻水祛痰药，而本品祛痰力大于大戟、甘遂；大戟、甘遂攻水力大于本品。

禁忌：脾虚便滑，体弱之有痰水者忌。

用量：5分～1钱。

第九节　其它药物

本类包括消胬肉、退目黄、除夜盲、消突睛以及散硬结药物。

胬肉多为心肺实火，发自白睛，渐侵黑睛。若色白，仅略高起，停驻不长者，不需用药。若色赤高起明显，渐见长大，痛涩流泪者，需内外兼治。此类药刺激性强，不可量大或久点。

目黄有者属肝胆脾胃之湿热，有者属肺寒内阻有流痰。白睛色黄而带污，或略显赤脉。治应除湿热化痰涎，至于湿热用清利或温化，应辨其虚实而选用。

夜盲为脾胃患病之结果，脾不运化，久则血亏阴虚，营养不足，致维生素甲缺乏。当前原有成药可用，但我国幅员广大，难免有一时

1949
新　中　国
地 方 中 草 药
文 献 研 究
(1949—1979年)
1979

供应不足之处，故仍简述略列，以备选用。

突睛之病，可因眶内肿物或气血凝聚所推举，亦可为项部瘰瘤所牵累。前者有赤痛，属实证，当按退赤、消肿、止痛等类之药以求治，不属此类。后者睛珠突出，甚至不能闭目，按其突出，似属实证，但不红不痛，终归属虚，需补其不足，以消其有余。

散硬结药，专指硬结之发于胞睑者，不红不痛，可以试用。此类药有者可以内服，有者只能外用。但只限于初起之小者，若较大且日久未消，总以割治为妥。

一、消努肉药

五　倍　子 (295)

性味：味酸，性平。涩。

归经：入肺肾大肠三经。

功用：内服收敛定喘，外洗收湿消瘀。

主治：肺虚咳嗽，金疮不愈，久痢久泻，失血便血，虚汗盗汗。风毒上冲于目，涩痛泪出，目赤肿痒湿烂，浮翳，瘀肉侵睛。

鉴别：本品与五味子均味酸味敛，而本品偏于止汗止痢；五味子偏于镇咳定喘。五味子只内服；本品兼外用，以敛疡伤。

禁忌：咳嗽泻痢等之非虚者忌。

用量：1～3钱。

硼　砂 (296)

性味：味苦咸辛，性寒。泻。

归经：入肺胃二经。

功用：清除上焦痰热，退赤消翳除烂，收湿消瘀。

主治：内服清利咽喉红痛，胸膈积块；外用消退努肉，目翳目肿，口疮，牙疳。

用量：5分～1钱，外用适量。

注：本品一名月石。明亮者佳，不可久用。尤少内服。

雄　黄 (297)

性味：味苦辛，性温。重。有毒。

118

归经：入肝胃二经。

功用：燥湿杀虫，亦解虫毒，泻肝风，去瘀肉。

主治：内服治惊痫痰涎，泄痢；外用治百虫咬伤，消肿毒，治疥癣，治目痛，退翳膜，消胬肉。

禁忌：血虚者忌。

用量：3～5分，外用适量，眼科配药用少量。

注：本品有毒，外用为主，眼科可用以外治，亦可嗜鼻。

黄　丹（298）

性味：味甘，性大寒。

归经：入肾肝二经。

功用：解毒清热，拔毒生肌，退赤消瘀。

主治：赤脉缕丝，风热痛痒，胬肉攀睛，眵泪羞涩。

禁忌：虚人胃弱者忌。

用量：5分，外用适量。

注：本品一名铅丹，与密陀僧、铅粉（即铅白）三者均为铅之制品，由铅制成之白色者为铅粉，黄色者为黄丹，黄丹之渣滓为密陀僧，均能杀虫收敛。

制作：眼科用时，用滚水泡去泥沙，擂碎飞过。本品与白丁香消胬肉之功类似。后者亦需水飞，每二、三日点胬肉根处少许。

硇　砂（299）

性味：味咸苦辛，性温。有毒。

功用：软坚消积，散瘀消肿。

主治：肉积饱胀，经闭症瘕，赘疣痛肿。血灌瞳仁，久年目翳胬肉。

禁忌：体虚无积热者及孕妇忌。

用量：1～2分，外用少量。

注：本品外用消瘀肉，不损好肉。

制作：用薄荷甘草汤澄去泥沙，用铜锅煮干，取飞上器旁如雪者即是。有用三黄汤煮干再制者。切勿泄气，见潮化水，至冬春仍可凝结作块。

119

新中国
地方中草药
文献研究
(1949—1979年)

1949

1979

二、退目黄药

茵　陈 (300)

性味：味苦，性微寒。通。

归经：入膀胱经。

功用：清利湿热，发汗利尿。

主治：脾胃湿热，目黄身黄，身热尿少。

禁忌：黄之非由湿热，系由蓄血者忌。

用量：3～5钱。

注：本品治阳黄（皮色黄而鲜明）需与栀子、黄柏同用，治阴黄（皮色黄而暗晦）需与附子、干姜同用。

葛　花 (301)

性味：味甘，性平。宣。

归经：入脾胃膀胱肾四经。

功用：解表散湿，滋阴降火。

主治：可自肌表解脾胃之湿热，以治湿热入眼，睛黄视渺。

禁忌：非酒家，或脾胃有湿热者忌。

用量：8分～2钱。

白　芥　子 (302)

性味：味辛，性温。宣。

归经：入肺胃二经。

功用：利气豁痰，通行经络，发汗散寒，温中开胃。

主治：寒痰咳嗽，痹木脚气，阴疽流痰，咳嗽反胃，面目黄赤。

鉴别：本品与莱菔子、苏子均有化痰、理气、定喘之作用，而本品是温肺气而豁痰，莱菔子之生者能升，是散胸膈之痰，炒熟能降，是消食降气以化痰；苏子是降肺气以祛痰。

禁忌：无寒滞，或阴虚火旺者忌；肺虚咳嗽者亦忌。

用量：1.5～3钱。

瓜　蒂 (303)

性味：味苦，性寒。有小毒。

120

归经：入胃经。

功用：吐痰涎宿食，除湿热发黄。

主治：痰涎宿食痰闭，风湿蕴久目黄。

禁忌：非胸膈有痰涎者不用，体虚不胜吐者亦忌。

用量：5分～1.5钱。或3～5枚。

注：退目黄可以末嗜鼻。催吐内服。

麦冬（见27） 远志（见46） 硃砂（见48）

山萸肉（见79） 滑石（见157） 木通（见156）

猪苓（见172）

三、除夜盲药

羊　肝（304）

性味：味苦，性寒。补。

归经：入肝经。

功用：泻肝退翳，补肝除昏。

主治：干涩目赤，翳膜疼痛，肝虚目昏，至夜不明。

禁忌：血旺者忌。

用量：多用一具入丸药用。

苍　术（305）

性味：味苦、辛，性温。补。燥。宣。

归经：入脾胃二经。

功用：燥胃强脾，发汗除湿，止痒收泪，除盲明目。

主治：湿浊泄泻，风寒湿痹，，胸腹胀满，湿困无汗。雀目夜晚昏盲，湿胜目痒泪出。亦退翳膜。

禁忌：阴虚有热，大便燥结及多汗者均忌。

用量：1～3钱。

细辛（见208） 谷精草（见226） 夜明砂（见244）

四、消突睛药

海　藻（306）

121

1949

新 中 国
地 方 中 草 药
文 献 研 究
（1949—1979年）

1979

性味：味苦、咸，性寒。泻。

归经：入肝胃肾三经。

功用：软坚散结，消积去湿。

主治：瘰疬痰核，癥瘕宿食，水气痈肿。目睛突出。

禁忌：脾寒有湿者忌。

用量：1.5～3钱。

注：本品反甘草。

昆　布（307）

性味：味咸，性寒。

归经：入肝胃肾三经。

功用：软坚块，破积聚。

主治：瘿瘤瘰疬，胸膈痰结，目睛突出。

禁忌：体虚无痰结者及脾虚有湿者均忌。

用量：8分～1.5钱。

注：本品消导力大，多服令人瘦。

五、散硬结药

南　星（308）

性味：味辛、苦，性温。燥。宣。

归经：入肝脾肺三经。

功用：祛风化痰，宽胸利膈，攻积散结。

主治：惊痫抽搐，风痰喉痹，中风眩晕，口眼㖞斜。痈毒结核。

鉴别：本品与半夏均能化痰，而本品兼能熄风；半夏兼能止呕。

禁忌：阴虚有燥痰者忌。

用量：8分～1.5钱。

注：生南星与生地黄同研为膏，贴太阳穴处，能消针眼、眼瘤。本品以胆汁制者，名胆南星，性寒，善涤热痰。

桔　皮（309）

性味：味辛苦，性温。宣。泻。

归经：入脾肺胃三经。

122

功用：理气，化痰，散结。

主治：胸膈胀满，呕吐泻泄，呃逆咳嗽，皮水腹水，胞生痰核。

禁忌：无痰湿者不用。

用量：1～3钱。

注：本品陈者佳，故一名陈皮。

乌 梅 (310)

性味：味酸、涩，性温。

归经：入肝脾肺三经。

功用：敛肺，涩肠，生津，止渴。敛瞳仁，消瘤块。

主治：久咳久泻，久痢便血，烦渴呕吐，瞳仁散大，外用消瘤。

禁忌：有表邪者不用。

用量：8分～1.5钱。外用适量。

注：外用取肉。

蛤 粉 (311)

性味：味咸、涩，性平。涩。

归经：入肺肾二经。

功用：清热化痰，敛肺降气，利尿散结消肿，退翳明目。

主治：热痰咳嗽，肺逆气喘，遗精白浊，崩带漏下。疳眼起翳，胞生痰核。

禁忌：脾胃虚寒者忌。

用量：8分～1.5钱。

注：本品为蛤蜊壳煅后为末而成。

附：本品之背有花纹者名文蛤，兼去眉棱骨处压痛，目珠刺痛。

1949
新 中 国
地 方 中 草 药
文 献 研 究
(1949—1979年)
1979

第二章 眼科常用西药

第一节 抗菌素类药

抗菌素指由细菌、霉菌或其它微生物在繁殖过程中所产生的具有抗菌性能的一类物质。自1940年青霉素开始应用于临床上以来，至今见于文献的抗菌素不下千种，但能实际应用的仅数十种，这是因为大多数抗菌素同时具有毒性，能使病人中毒，所以无法使用。

各种抗菌素在抗菌作用上各不相同，并具有选择性，有的对革兰氏阳性细菌有抗菌效能，有些只对革兰氏阴性细菌有效，有的对二者同样有效。有的只具制菌作用，有的则具有杀菌或溶菌作用。这种区别，有时也与药物浓度有关，如青霉素和链霉素在低浓度呈制菌作用，在高浓度则能杀菌。但链霉素对结核杆菌只有制菌作用。有的在低于制菌的有效浓度时，不但对原来敏感的细菌无效，反而可刺激和促进细菌生长和繁殖（如链霉素），有的则仅具有一般的制菌作用（如氯霉素、金霉素和土霉素等）。

制菌和杀菌的方式也有多种。如青霉素、链霉素等能影响细菌酶的正常活动，使细菌的代谢和繁殖发生障碍；如链霉素、金霉素和土霉素能抑制细菌细胞的氧化功能，使细菌的合成机能和生命活动受到限制；如氯霉素能抑制细菌的脂酶和生长作用；如青霉素、链霉素、氯霉素及金霉素等能干扰细菌对维生素的利用，影响核酸和氨基酸的合成，而抑制细胞的生长；如青霉素能抑制革兰氏阳性细菌从周围液体中吸取氨基酸，使蛋白质的合成发生障碍，因为蛋白质为酶的主要成分，在发生障碍时，必将影响细菌的生长；青霉素还能妨碍某些细菌对矿物质（如钠、钾、磷和镁等）的吸收，而引起代谢紊乱，此外青霉素并具有溶菌作用；而多粘菌素等能降低细菌细胞的表面张力，使细菌外膜破裂，内容物溢出而死亡。

124

当抗菌素进入人体后，影响抗菌素作用的因素也很多，如全身衰竭、营养缺乏以及内分泌障碍等，都可降低抗菌素的作用；体内的血液、渗出质和其它体液以及体温等都能影响抗菌素在体内的存留时间和破坏程度。

抗菌素的毒性作用和付作用有轻重之不同，轻度的如发热、血管神经性水肿、荨麻疹或皮炎等，但严重的亦可发生过敏性休克、呼吸困难、麻痹和循环衰竭，甚至最后导致死亡。抗组织胺药物对轻度反应有效，对严重反应促肾上腺皮质激素和考的松药物有一定的帮助。

在各种抗菌素中过敏反应的发生率以青霉素为最多，为预防起见，在使用之前，可作皮肤划痕、皮内或皮下试验，如得阳性结果，应改用其它药物治疗，但这种试验并不完全保证不发生过敏反应，所以在可能范围内应选用口服方法，因口服用药过敏反应较少发生。有些抗菌素在应用过程中应注意血象的变化，或作肝功测定。

青霉素 (Penicilline)(1)

青霉素是由数种青霉菌所产生，主要有 F、G、K、X 和双氢 F 5 种，目前临床上常用的制剂是青霉素 G(苄青霉素)，为天然青霉素中最稳定者，抗菌作用也最强，干燥的青霉素 G 可在室温中保存 2～3 年，但其溶液的稳定性较差，在室温中 24 小时后即失去大部分的抗菌效能，在 100℃时，则 8 分钟后即丧失 90% 的效能。

本品对大多数革兰氏阳性细菌和某些革兰氏阴性细菌以及螺旋体和放线菌等有抗菌作用，其中主要有葡萄球菌、溶血性链球菌、化脓性链球菌、肺炎双球菌、淋病双球菌、脑膜炎双球菌、微球菌、炭疽杆菌、白喉杆菌、梅毒螺旋体、鼠咬热螺旋体、黄疸螺旋体等。此外对流感杆菌、肠球菌和某些大型病毒也有部份抗菌效能。

本品在低浓度时有制菌作用，在高浓度时则有杀菌作用，其抗菌效能不受血、浓液或组织分解物质的影响。

本品广泛应用后，约 70% 的葡萄球菌菌株对之具有抗药性，而其它细菌，尤其肺炎双球菌和溶血性链球菌却甚难获得抗药性。

本品肌内注射后很容易被吸收，但在血中存留的时间并不太长。长效青霉素肌内注射后，血中浓度的高峰在二小时左右可达到，且能

1949

新 中 国
地方中草药
文 献 研 究
(1949—1979年)

1979

维持 24 小时以上。口服的吸收是不完全的，仅有 1/4 由肠胃吸收，因为部份药物已被胃酸破坏，但口服吸收较快，约半小时至 1 小时，血中浓度可达高峰。

青霉素吸收后很快渗入到组织和体液中，但不容穿过血——脑和血——房水屏障，因此在脑、脑脊液、角膜、晶状体、玻璃状体及房水内含量甚微。

本品主由肾脏排出，第一小时排出量最高，以后渐减。

本品的毒性反应极低，而过敏反应却在所有抗菌素中所最常见，局部接触也可能产生皮炎、结膜炎、口炎等，甚至引起严重的全身反应。注射与口服后发生过敏反应比局部接触者多见，尤其注射者，最常见的反应是皮疹(荨麻疹)，甚至可转变为剥脱性皮炎。最严重的过敏反应是休克，每可发于注射后的数秒钟或数分钟，症状为呼吸困难、发绀、血压下降、大小便失禁、昏迷或惊厥，不治者可在数分钟或数小时内死亡。也有在 7～14 日后发生延迟过敏反应的，普通为发热、荨麻疹、血管神经性水肿、呕吐、腹疼、腹泻及黑舌苔等，重的也可发生类似过敏性休克。

对本品的过敏性反应重在预防，所以在应用前应询问病人有无对药物的过敏史（包括本品及其它），并应作青霉素皮肤划痕试验或皮内注射试验，并应在划痕或注射前，准备肾上腺素、氨茶碱等救急药物及消毒的注射器，划痕或注射后要密切观察 15～30 分钟。并在等待结果时间内，不让病人离开。

划痕试验是用每 1 毫升生理盐水含青霉素 10,000 单位的浓度来进行，皮内注射试验是用每 1 毫升生理盐水含青霉素 1,000 单位的浓度，注入前臂掌侧皮内 0.1 毫升。如划痕处或注射处周围不红为阴性，可以用药；如丘疹不大，周围红晕直径在 1 厘米以内为弱阳性，最好不用药；如丘疹变大，有红肿，直径超过 1 厘米的为阳性，不可用药。

如发生过敏性反应，应在注射青霉素处肌内注射 1:1000 肾上腺素 0.5 毫升，必要时数分钟后重复注射一次。如有休克，应立即抢救(注射葡萄糖盐水、氢化可的松、阿拉明或可拉明、吸氧、针刺人中或内

126

关以及体外心脏按摩)。

青霉素的滴剂，可用每毫升含 1 万单位 的 溶 液 (一般用每毫升含 2,000 单位的即可)，对眼局部并无刺激症状，但即使更高的浓度，多次频繁点眼，也不能在眼内获得有效的浓度 (只有在角膜上皮损伤时，才能进入房水内)，所以本法只适用于外眼病。手术前、手术时、手术后用于预防及结膜、角膜炎时，可用 1,000～10,000 单位/毫升，每日 3～4 次或 5～6 次点眼。泪囊炎用以作泪道冲洗时用 10～20 万单位/毫升的浓度，每日 1 或 2 次。

本品配成膏剂用于眼部，一般也无刺激 (有时有刺激性，可能来自软膏的基质)，由于水溶液不稳定，故配成软膏使用，为给药的较好途径。但需直接将青霉素固体均匀地混于软膏基质中，每克含 5 千单位已能控制大部分外眼感染，每克含 10 万单位者，可用于严重的角膜溃疡，所以一般应用 1 万单位/克、5 万单位/克和 10 万单位/克，即可满足临床需要。每日点用三次。

在局部应用中，以结膜下注射的效果最好，因为在一定的时间内眼部可贮存一定量的药物，起持续稳定的治疗作用，只是浓度较高时，由于高渗的缘故，容易产生疼痛。结膜下注射 5 万单位时，到达眼内的浓度虽高，但维持此浓度的时间较短，当增高到 100 万单位时，进入眼内的浓度明显增高，且能维持较长的时间 (24 小时)，如加 1:1000 肾上腺素，则可获得更高的浓度和维持更长的时间。但临床应用，应在早期，因只有早期使用，才能控制玻璃体内的感染，若延迟到 24 小时之后，每有玻璃体机化。于前房积脓性角膜溃疡、实质性角膜炎、前部葡萄膜炎，可用 20～60 万单位，加肾上腺素溶液，于全眼球炎时，可加至 100 万单位。

本品还可用以行球后注射治疗后部葡萄膜炎，用 量为 20～60 万单位，若加用透明质酸酶，可使眼内获得较高的浓度。

至于前房内或玻璃体内等部位的注射，不应采用，因可产生视网膜炎及其它危害。

本品的全身应用(包括肌内注射和静脉注射)都需较大剂量，因本品不易透过血液——房水屏障，所以肌注或静注同样的浓度远不如结

127

1949

新 中 国
地 方 中 草 药
文 献 研 究
(1949—1979年)

1979

膜下注射混有肾上腺素的本品在眼内所获得的浓度为高。全身用药一般只用于眶内、球内感染、急性泪囊炎或脸丹毒等时，静注剂量为20～100万单位，肌注为100～300万单位。

本品的普鲁卡因盐称为普鲁卡因青霉素G（简称普青），抗菌谱与青霉素G相同，特点是溶解度小，在体内吸收排泄都慢，因此作用缓慢而持久。普青的灭菌油混悬液，吸收更慢，因此不易达到血中的有效浓度，所以不应单独用于治疗严重感染。普青只用于肌内注射，不可作静脉内、体腔内及鞘内注射。用前需摇匀。肌内注射处常形成硬结，可行热敷，促进吸收。普青和普青油针用前均应先作皮试。

链霉素 (Streptomycin)(2)

本品是从淡灰色链球菌中分离获得，通常制成硫酸盐或盐酸盐，易溶于水。干燥制品在室温中可保持抗菌效能达2年以上，溶液在室温中可保存一周左右，如室温超过25℃，易丧失抗菌效能，但在冰箱中可保存数月至1年左右。故用时应新鲜配制，冷藏保存。

本品抗菌谱较广，对革兰氏阳性及阴性都有效，但对革兰氏阳性细菌，如葡萄球菌、链球菌、肺炎双球菌等的效力不如青霉素那样强，主要是对磺胺和青霉素所不能奏效的各种革兰氏阴性细菌，尤其是对抗酸性细菌有效。对本品敏感的革兰氏阴性细菌有流感杆菌、布氏杆菌、鼠疫杆菌、土拉伦斯杆菌、大肠杆菌、绿脓杆菌等，其中尤其对结核杆菌的作用最为突出。本品之抗菌效能不为脓血和血清所破坏。本品对立克次体和病毒无效。

本品在低浓度时有制菌作用，在较高浓度时则有杀菌作用。如果低于制菌有效浓度，反足以刺激若干细菌的生长。

细菌在体内体外对链霉素都可产生抗药性，其速度较青霉素为快，所以在抗结核治疗中，本品与异烟肼、PAS等合并使用，可减少或延缓抗药性的发生。

本品以注射方法吸收最为满意，肌内注射与静脉注射，其吸收都很快。血清中最高浓度可维持12小时之久。本品很易渗入大部分组织中，如肾脏、胸膜和腹膜腔，但很少达到肺部、脑和正常的脑脊液，只有在脑膜炎时脑脊液中的含量可达血中浓度的1/3～1/2。

128

本品主由尿中排出，肾功能正常时，24小时的尿中排出量可达注射量的50%，当肾功能不全时，可减少到2%。血清中浓度可维持较久的时间，如继续用药可引起中毒。口服很少吸收，大部（60%）由大便排出。

本品的毒性反应以损害第八对脑神经（前庭神经和听神经）为主。前庭神经功能紊乱表现为眩晕、头痛、恶心、呕吐，停药后可消失，但也有存在时间较长甚或成为永久性者；听神经受害较前者为少，主为耳鸣及耳聋，如及时停药，可避免永久性的听力损害。双氢链霉素容易影响听觉，有时其损害在停药后才出现，这些神经性的毒性反应通常与用药剂量及时间成正比，每日用2～3克，如超过一星期，则毒性反应的危险加大。

本品的过敏性反应，表现为皮肤斑丘疹、发热和嗜伊红白细胞增多，也可产生过敏性休克，偶亦可产生粒性白细胞减少症，再生障碍性贫血，血小板减少等。此外也偶见损害肾脏，甚至脑膜刺激症状、昏迷、惊厥以至死亡。眼部可有眼球震颤、眶内水肿、球后视神经炎以及第三和第四对脑神经的损害而致眼外肌麻痹。

链霉素5～10毫克/毫升（即0.5～1.0%）的滴剂，可用于革兰氏阴性细菌所致的浓性或粘浓性结膜炎，或手术前、手术时预防感染。1%软膏可用于对链霉素敏感微生物所致的睑缘炎，10%软膏涂入结膜囊可代替结膜下注射以治疗革兰氏阴性细菌所致的角膜溃疡，因为多次链霉素结膜下注射可引起结膜与巩膜的粘连、结膜破碎和局部组织的刺激等。但在角膜溃疡伴有前房积脓时，以及实质性角膜炎、葡萄膜炎、全眼球炎等时，仍可行结膜下注射，因可使房水内很快达到较高的浓度，如果在链霉素内加入1:1000肾上腺素溶液，则眼内可获得相当高的浓度，且能维持较长时间，一般给药维持时间不超过6小时，此时可达24小时以上。链霉素治疗绿脓杆菌性角膜溃疡，虽不及多粘菌素的效果，但也有一定的疗效，可用于多粘菌素不易获得的情况下。

本品局部应用治疗麻风性眼病（包括眼睑、结膜、角膜、巩膜与虹膜等部）效果满意。

1949
新中国
地方中草药
文献研究
(1949—1979年)
1979

本品 0.05～0.5 克加透明质酸酶行球后注射，用于后部葡萄膜炎，间日一次，可行 3～4 次。单独球后注射，不能在眼内获得有效浓度，一般不采用。

本品之前房或玻璃体内注射，不宜采用，因可引起严重炎性反应，如脉络膜视网膜炎和退行性变，色素游离以及网膜剥离等。

全身应用采用肌内注射方式，用于视网膜静脉周围炎、视网膜玻璃体出血、眶骨膜炎、结核性结膜炎、急性顽固复发性泡性结膜炎等，每日 0.5～1.0 克。

氯霉素 (Chloromycetin)(3)

本品由委内瑞拉链丝菌中分离出来，其抗菌性能在干燥情况下，可保存 2 年以上，其水溶液在室温中可保持 24 小时以上，曝光后易变黑失效。

本品是一种广谱抗菌素，它对革兰氏阴性细菌的抑制作用比对革兰氏阳性细菌为强，对本品敏感的细菌主要有伤寒杆菌、大肠杆菌、产气杆菌、肺炎杆菌、痢疾杆菌、霍乱菌、链球菌、葡萄球菌、白喉杆菌和炭疽杆菌等。立克次体对本品具有高度敏感性。对螺旋体、大型病毒等仅具有轻度和中度的敏感性。对霉菌无作用。

细菌在体内体外都可对氯霉素产生抗药性，但抗药程度不高。

本品口服可迅速被吸收、代谢和排泄，因味苦，多装于胶囊内，一次口服 0.5，每日四次，可保持血中的有效浓度（5～10 微克/毫升）。肌注与静注并不能在血中保持比口服更高的浓度。

本品吸收后，可广泛地分布于全身组织和体液中，肝脏和肾脏中浓度最高，也可渗入胸膜腔、腹膜腔并进入中枢神经系统，脑脊液中的含量约为血液浓度的 30～50%。本品主由肾脏排出，24 小时内排出 90%。

本品的毒性作用主要表现在造血系统，有再生障碍性贫血、粒性白细胞缺乏症、血小板减少性紫癜和全白细胞减少症，严重者可招致死亡。其中以再障贫血为最常见，多发生于多次或长期间断服药的病例。剂量与发病率并不成正比，因此本品应用期间应定期检查血像。此外也有发生胃肠道反应的(如恶心、呕吐、腹泻等)，也有表现在神

130

经系统的(如头痛、头晕、末梢神经炎，一过性视力下降，视神经乳头炎，球后视神经炎等)，严重的也可产生过敏性休克、急性肝坏死等。

眼科滴剂用 0.25～1% 溶液，用于治疗化浓性结膜炎，卡他性结膜炎、沙眼、泡性角膜结膜炎、流行性角膜结膜炎及角膜溃疡等、亦可作为手术前之预防用药，一般都可用 0.25% 的浓度，并无明显刺激症状，但对病毒性疾患应当使用高浓度 (1%)，若用于手术时的前房内冲洗，需用低浓度者(0.1%)。对沙眼的治疗，早期效果更好。

本品的软膏制剂为 1% 浓度，在治疗慢性睑缘炎和手术后换药时用。

结膜下注射时可用 10～15% 的混悬液，治疗前房积脓性角膜溃疡，实质性角膜炎，病毒性角膜炎或眼内感染等,每日或每二日一次，最多 6 次。如用 0.25 克微细型氯霉素行结膜下注射治疗沙眼，疗效良好，一般每 3～6 天一次，只是局部刺激较强。

口服除浅层的疾患(如结膜炎)外，其它部分炎症(如眶部、泪囊、角膜、眼球内部等外的炎症)都可使用。初次 3 克，以后每 4～6 小时一次，每次 0.5，直到症状减轻。口服本品亦可治疗沙眼，每日量为 1.5 克，连服 7 日，合并局部治疗，疗效良好。

本品对葡萄膜炎、眼部疱疹、树枝状角膜炎、盘状角膜炎等效差或无效。

金霉素 (Aureomycin)(4)

本品为自金色链丝菌分离而得，临床应用其盐酸盐，易溶于水，溶后在 24 小时内可减少 50% 抗菌效能。所以临床应用需新鲜配制，保存于低温冰箱中。

本品对革兰氏阳性和阴性细菌都有抑菌作用。主要有葡萄球菌，溶血性和非溶血性链球菌的某些菌株、肺炎双球菌、大肠杆菌、产气杆菌、流感杆菌、枯草杆菌、土拉伦斯杆菌、布氏杆菌属、奈瑟氏菌属、沙门氏菌属、志贺氏菌属和绿脓杆菌的某些菌株。本品对立克次体、螺旋体、某些大型病毒、原虫等，也有抑制效能。

本品主要是抑制细菌的生长，细菌对之不易产生抗药性，偶而产

131

1949

新 中 国
地 方 中 草 药
文 献 研 究
(1949—1979年)

1979

生也极缓慢，抗药程度亦不高，但葡萄球菌例外。有的菌属对金霉素和土霉素、四环素及氯霉素等甚易发生交叉抗药性。

本品经口服，很易被吸收，只有10%被从大便中排出，吸收后可迅速渗入胸膜腔、腹膜腔、胆汁和乳汁中，最后主由尿中排出。

本品的毒性反应主在胃肠道，一般有恶心、呕吐、食欲不振、上腹部不适及腹泻等，也可有口角炎、舌炎及喉痛等，最严重的是发生葡萄球菌胃肠炎，有的甚至致命。也可引起肝脏损害，偶有药物热，皮疹、血管神经性水肿、粒性白细胞缺乏症，再生障碍性贫血等。

金霉素盐酸盐肌内和静脉注射后，对局部组织刺激性很大，疼痛严重，静脉注射还可引起血栓静脉炎。

本品的滴剂，用0.5%的浓度为宜，因高浓度对局部组织有刺激性，且可妨碍角膜上皮细胞的再生，不过此浓度，不能穿透角膜。

本品在中性和碱性溶液中易被破坏而失去抗菌效能，需加弱酸性的缓冲液。

滴剂处方如下：(pH 宜在7.5～7.8)

金霉素盐酸盐	25毫克
硼酸钠	25毫克
氯化钠	62.5毫克
蒸溜水	5毫升

滴剂临床用于结膜炎、沙眼、前房积脓性角膜溃疡、病毒性角膜炎或手术前预防用，用法是每1～2小时一次，轻度也可每日四次。手术时用于前房内冲洗的应为0.1%浓度。

软膏以1%的浓度为宜，和配制滴剂一样，应加弱酸性的缓冲剂。

其处方如下(pH 宜为7.7)：

金霉素盐酸盐	25毫克
纯粹硼酸钠	25毫克
脱水软膏	5克

软膏临床用于慢性睑缘炎等，每日四次，或手术后换药时用，也用以治疗沙眼。

本品亦可行结膜下注射，用量为0.25%溶液1毫升，每日或每二

132

日一次，共 4～5 次，用于前房积脓性角膜溃疡、实质性角膜炎、病毒性角膜炎以及眼内感染等，只是于较高浓度时，可产生疼痛和严重的局部反应。

口服剂量一般是每日 1.5～3.0 克，适用于结膜下注射所适用的各症及眼睑的感染，应在症状静止后再减低剂量。

本品在眼科一般不采用全身注射给药方式，因为一般常用量的金霉素不易透到眼内，因而不能获得眼内的有效浓度，若用大量剂以达到较高浓度，又可引起毒性作用，只是在眼部感染时，药物较易穿透血液——房水屏障，故在必要时对于对本品敏感菌类的感染也可应用。

土霉素(Oxytetracycline)(5)

本品也称地霉素，系自鞑裂链丝菌中分离获得，常用其盐酸盐，干品的结晶土霉素在室温下可保持 2 年之久，易溶于水，较金霉素稳定。本品的抗菌谱与金霉素相似，一般只抑制细菌生长，于高浓度时可有杀菌作用。但对绿脓杆菌比较有效，细菌对本品可产生抗药性，但产生缓慢，程度也低。细菌对本品与金霉素可产生交叉抗药性。

本品的毒性作用与金霉素很相似，但较轻，有恶心、呕吐、腹泻、口炎等，停药后可消失。静脉注射可产生肝脏损害以及皮疹、白细胞减少、血尿等。

本品吸收与排泄均快，由尿及粪中排出。

本品滴剂可用 1% 浓度，用于结膜炎，前房积脓性角膜溃疡、病毒性角膜炎和手术前的预防，每一小时或二小时一次，也可每日四次。用于手术时前房冲洗的浓度，应为 0.1%。

本品 1% 膏剂用于睑缘等部的感染，也可用于手术后的换药之用。

本品也可行结膜下注射，用于前房积脓性角膜溃疡、实质性角膜炎、病毒性角膜炎，眼内感染等，浓度为 0.25%，用量为 0.5～1.0 毫升。

除结膜等浅表部之疾患外(因局部点药已可控制)，其它眼部之疾患，都可采用口服的方式，每日 2 克(1.5～3.0)，等症状稳定后，再减低剂量。

133

1949
新　中　国
地 方 中 草 药
文 献 研 究
(1949—1979年)
1979

本品口服伴局部点药对沙眼亦有效。对严重沙眼于挤压术后局部使用1%软膏，疗效良好。

四环素 (Tetracycline)(6)

本品由白黑链丝菌中分离而得，常用其盐酸盐，易溶于水，较金霉素、土霉素为稳定。本品干燥状态的结晶可保持其效能在2年以上。

本品的抗菌谱与金霉素、土霉素相似，但本品对绿脓杆菌的抑制作用比土霉素为低，而对立克次体和滤过性病毒也有拮抗作用。

细菌可对本品产生抗药性，但程度不高，产生也缓慢，而葡萄球菌的某些菌株，对本品以及金霉素、土霉素可产生交叉抗药性。

本品吸收容易，可迅速渗入胸膜腔、腹膜腔及乳汁中，而以胆汁中浓度为最高，本品大部由尿，小部由粪排出。

本品的毒性作用与金霉素、土霉素相似，但较低。

本品多制成1%软膏，治疗病毒性角膜炎、睑缘炎、结膜炎，特别用以治疗沙眼，对后者局部用软膏合并口服四环素250毫克，每六小时一次，效果较好，但一般认为口服并非必要。

新霉素 (Neomycin)(7)

本品是自一种链丝菌中分离而得，常用其硫酸盐。在干燥状态时，甚为稳定，在室温下可保存2年以上。其水溶液在室温下易变色失效，故应保存在低温冰箱中。

本品对许多革兰氏阳性细菌、分支杆菌和革兰氏阴性细菌都有抗菌作用。主要有葡萄球菌、炭疽杆菌、白喉杆菌、链球菌、肺炎双球菌、肺炎杆菌、大肠杆菌、产气杆菌、痢疾杆菌、伤寒杆菌、霍乱弧菌、布氏杆菌、流感杆菌、脑膜炎双球菌等。对绿脓杆菌也有抑制作用，但对霉菌、立克次体和病毒等的作用极少或无用。对于分支杆菌属，本品的抗菌作用较链霉素为强。本品对链霉素抗菌性菌组和敏感菌株同样有抗菌效能。

细菌对本品可产生抗药性，但出现较缓慢、且系逐步产生。分支杆菌属对新霉素不易产生抗药性，即使产生，其程度也不高。细菌对新霉素产生抗药性后，对链霉素亦不同程度增加抗药性，与此相反，对链霉素产生抗药性后，对本品并不一定增加抗药性，大肠杆菌对链

134

霉素、氯霉素和本品可有轻度交叉抗药性。此外绿脓杆菌在体内可对本品产生抗药性。

本品与青霉素或杆菌肽的联合应用，可有协同作用。本品对敏感细菌的抑菌和杀菌效能，不受酶、渗出液、胃肠道分泌等的影响。

本品于口服或局部应用时很少被吸收，口服主要由粪中排出，肌内注射时吸收很快，分布到体液和组织中，主要由尿中排出。

本品的毒性作用主要是对中枢神经系统和肾脏的损害。听觉的严重损害不仅发生在肌内注射之后，于大剂量和长期口服时也可发生，甚至发生在停药之后，听力损害大多是不完全的，有时是完全性的。对肾脏的损害较易发生于肾功能不全的病历，所以在应用本品之前，先注意这方面的检查。损害的表现为蛋白尿、血尿、管型尿和血内非蛋白氮增高等，一般在停药后可迅速消失。其它反应如注射部位疼痛、手足和脸部麻木感、头晕、眼花、耳鸣、昏睡等也可发生。至于这些反应在口服和局部应用时都较少发生。

本品易溶于水且对局部组织较少刺激，故甚适于眼局部应用。

0.25～1％浓度的滴剂或软膏用于各类结膜炎、角膜炎及眼部绿脓杆菌的感染，每日可点眼四次。

本品以结膜下注射的给药方法治疗眼病效果甚好，每毫升溶液溶解 100～500 毫克的新霉素，行结膜下注射，可在房水内获得有效浓度，且能维持 24 小时之久。若将上述剂量溶于 0.7 毫升的蒸溜水和 0.3 毫升 1:1000 肾上腺素溶液中，作结膜下注射，房水中的药物浓度还可略有增高，维持时间也略长。一般每日一次，以 4 次为限，可无明显刺激反应。本给药法对前房积脓性角膜溃疡及其它类型的角膜溃疡效果很好。因本品进入房水的浓度较高，故有人推荐在手术后眼内感染，致病菌尚未确定之前，除全身应用抗菌素之外，首先应当施行新霉素的结膜下注射。

本品与多粘菌素或杆菌肽合并应用，可获得广谱抗菌效能，合并应用的剂量是，每毫升滴剂含新霉素 2.5 毫克、多粘菌素 0.5 毫克和短杆菌肽 0.025 毫克；每克软膏含新霉素 5.0 毫克、多粘菌素 0.5 毫克和杆菌肽 400 单位。对外眼的各类感染，包括急性和亚急性结膜炎、

135

1949
新　中　国
地方中草药
文　献　研　究
(1949—1979年)
1979

慢性结膜炎、睑缘炎、麦粒肿、急性滤胞性结膜炎、牛痘病毒性眼睑炎、流行性角膜结膜炎，角膜溃疡、结膜角膜硷性腐蚀伤以及慢性泪囊炎等，都有良好的疗效。且局部刺激极少，仅偶有结膜高度充血和水肿以及出现急性滤泡等。

卡那霉素 (Kanamycin) (8)

本品系自卡那链丝菌中分离而得，常用其硫酸盐。在室温下可保存三年以上，易溶于水，且甚稳定，在 pH 2～9 范围内经高压灭菌处理后，其抗菌效能只损失 5% 左右。在经高压消毒和在空气中均可变色，但并不影响其抗菌效能。

本品的抗菌效能与新霉素相同，比链霉素的抗菌谱为窄。抗菌范围包括葡萄球菌、肺炎杆菌、大肠杆菌、炭疽杆菌、奈瑟氏菌属、痢疾杆菌、沙门氏菌属和大部分变形杆菌菌株等。对链球菌和肺炎双球菌作用较差。酵母菌、霉菌和绿脓杆菌的大部分菌株对本品有抗药性，但相当缓慢，且系逐渐增加，只是结核杆菌对本品产生抗药性很快，其速度与链霉素者相似。本品与新霉素间可产生完全的交叉抗药性。对青霉素、链霉素、氯霉素、四环素、红霉素和新生霉素等有抗药性的菌株对卡那霉素依旧敏感。本品与氯霉素、四环素的合并应用有轻度的协同作用，而与青霉素合并应用的协同作用则极为显著。

本品在 0.5～1.0% 浓度时，对大部分敏感细菌具有杀菌作用，对结核杆菌只有制菌效能。

本品口服后很少被胃肠道所吸收，大部由粪便中排出。肌内注射可在 1 小时内达到最高浓度，并维持 8～12 小时。本品吸收后可渗入胸膜腔、腹膜腔和关节腔内，但不易透过血液——脑屏障。注射后主由尿中排出。

本品口服和局部应用，一般无何毒性反应，肌内注射特别是长期大剂量应用时，可产生严重听神经损害，可致永久性耳聋。轻者只有耳鸣眩晕等，立即停药可消失。本品尚能引起肾脏损害，特别是肾功能不全的病人，可产生血尿、蛋白尿、管型尿，甚至血内非蛋白氮增高和尿少，一般立即停药可消失。

本品在眼科常用其硼酸和硼砂的混合液，按一定比例使 pH 在

136

7.2～7.6，能使其抗菌效能增高1～10倍，且对眼并无任何刺激性。

常用的两个处方如下：

pH 7.2 的 0.5% 卡那霉素混合溶液

卡那霉素	1.0克
硼酸	2.108 克
硼砂	0.573 克
蒸溜水	200.0 毫升

pH 7.6 的 0.5% 卡那霉素混合溶液

卡那霉素	1.0克
硼酸	1.736 克
硼砂	1.146 克
蒸溜水	200.0 毫升

可用以治疗急性和亚急性卡他性结膜炎、慢性泪囊炎、溃疡性睑缘炎和眦部睑缘炎等。但本品对流行性角膜结膜炎和沙眼效果不显。

本品的1%软膏对上述有效病种也有效，对病毒性疾患效果也不显。

对眼部结核(包括结膜、角膜、巩膜、上巩膜、虹膜睫状体、脉络膜以及视网膜等部病变)，可用肌内注射，合并口服 PAS，注射用量是一次2.0克，每周2次，或第一日2.0克，以后每日1.0克。

红霉素 (Erythromycin)(9)

本品是自红色链丝菌分离而得，常用其盐酸盐，易溶于水，在冷藏下较安定，在室温内抗菌效能即渐减退。其抗菌范围较青霉素为广，但不及氯霉素、金霉素、土霉素等。它主要抑制的革兰氏阳性细菌有葡萄球菌、肺炎双球菌、链球菌、白喉杆菌、炭疽杆菌，梭状芽胞杆菌属等；抑制的革兰氏阴性细菌有百日咳杆菌、流感杆菌、土拉伦斯杆菌、淋菌双球菌、脑膜炎双球菌、布氏杆菌等。但大肠杆菌、产气杆菌、普通变形杆菌、绿脓杆菌、沙门氏菌属和痢疾杆菌等对之并不敏感。本品对某些分支杆菌、放线菌、立克次体、某些螺旋体和过滤性病毒，也具有抑制作用。

本品对繁殖旺盛的敏感菌株有强大的制菌作用，在高浓度时有杀

1949
新 中 国
地 方 中 草 药
文 献 研 究
(1949—1979年)
1979

菌作用，本品与磺胺嘧啶有协同作用，与杆菌肽、链霉素合并使用，也有累加作用。

本品口服后可迅速被吸收，但胃酸对之有破坏作用，故宜用抗酸包衣。静脉注射后维持时间较短，不易透过血——脑屏障和血——房水屏障，大部由尿排出，小部由粪便排出。

本品毒性反应极为少见，偶有恶心、呕吐、腹痛、腹泻，也有时出现药物热、皮疹、血管神经性水肿等。局部应用偶可产生过敏性反应。

本品的 $0.5\sim1.0\%$ 溶液或软膏，被用以治疗沙眼，也可合并口服本品，每次 100 毫克，每 4 小时 1 次，效果好。也用以治疗睑缘炎、亚急性卡他性结膜炎、慢性卡他性结膜炎、流行性角膜结膜炎、手术感染等，也可合并口服，每次 250 毫克，每日 $4\sim6$ 次。也可用本品 2.5 毫克加多粘菌素 5 万单位，行结膜下注射，以预防眼内手术的感染。

多粘菌素 (Polymyxin) (10)

本品包括五种多肽类抗菌素，常用的是多粘菌素 B 硫酸盐，干燥制品可长期保存，其水溶液呈轻度酸性或接近中性(pH $5.0\sim7.5$)，在室温中可保存 2 个月左右，在冰箱中可保持半年之久，但在碱性中则不稳定。

本品对大多数革兰氏阴性细菌有较强的抗菌作用，如大肠杆菌、流感杆菌、产气杆菌和痢疾杆菌等。特别对绿脓杆菌有高度选择作用，而是对绿脓杆菌最有效的药物。

普通变形杆菌对本品有较大的抗药性，而其它细菌不易对之产生抗药性。且除与粘菌素有交叉抗药性外，与其它抗菌素均无交叉抗药性。

由于本品的抗菌谱较窄，故多与链霉素、氯霉素、金霉素、土霉素等合并使用，能起协同作用。

本品对长成的细菌有较强的抗菌作用，对敏感细菌能直接杀菌，其作用不因胃蛋白酶、胰蛋白酶等的存在而受影响。

本品局部应用或口服后很少被吸收，肌内注射一般剂量后，半小

138

时血中即可达到抗菌的有效浓度，2小时达到最高峰，排出缓慢。本品不易穿透血——脑屏障。吸收后大多由尿排出，故对尿路亦具杀菌作用。

本品的毒性作用，主要表现在对肾脏的损害，如蛋白尿、管型尿、血尿和血内非蛋白氮增加等，停药后可消失。但若继续用药，致肾功能衰竭发生后，则损害成为不可逆的。因此在用药前和用药过程中应常作有关检查。本品的另一毒性反应表现在神经系统，如颜面潮红、眩晕、眼花、手足麻木、眼球震颤、共济失调、恶心和呕吐等，反应并不严重，停药后症状渐退。其它也可有药物热、荨麻疹等。

本品的局部应用很少产生毒性反应，口服很少被吸收也无反应。

本品在眼科多用于绿脓杆菌性感染，以与新霉素等混合的溶液、软膏为好，浓度以每毫升滴剂或每克膏剂中含 1.0 毫克（相当于 1 万单位）为宜。亦可行结膜下注射，但疼痛明显，且不宜与肾上腺素溶液混合，因其刺激性更强。

粘菌素 (Colomycin) (11)

本品主要抗菌谱包括绿脓杆菌、大肠杆菌、产气杆菌、肺炎杆菌、沙门氏菌属和痢疾杆菌的部分菌株。其对绿脓杆菌的抗菌作用与多粘菌属相同，但对普通变形杆菌却无效。

细菌对本品不易产生抗药性，因此与氯霉素、金霉素、土霉素等广谱抗菌素亦无交叉抗药性。

本品口服不易被吸收，肌内注射后 2 小时内血中可达最高浓度，吸收后分布于全身，但不易透过血——脑屏障。主由尿中排出。

本品之作用与多粘菌素相似，唯较轻。

眼科局部应用多用其硫酸盐滴剂，浓度为 0.1～0.12%（即 1.0～1.2 毫克/毫升），本品对局部组织的刺激性比多粘菌素为少，结膜下注射后的刺激性反应，也甚轻微，且 24 小时后即可消失，但疗效并不比多粘菌素好。本品以滴剂与结膜下注射合并使用为好，结膜下注射用量为每日 3 毫克。本品的临床应用与多粘菌素同。

杆菌肽 (Bacitracin) (12)

本品系自枯草杆菌的一种菌株中分离而得，临床上用其 A 种，干

1949

新 中 国
地 方 中 草 药
文 献 研 究
(1949—1979年)

1979

燥品在室温中 2 年不失效，水溶液在室温中不稳定。

本品对大多数革兰氏阳性细菌具有强大的抗菌作用，包括溶血性和非溶血性链球菌、葡萄球菌、肺炎双球菌、白喉杆菌、梭状芽胞杆菌属、放线菌、螺旋体等，对革兰氏菌阴性细菌中的淋病双球菌、脑膜炎双球菌、软性下疳杆菌和流感杆菌等，也有抗菌效能。

细菌对本品的抗药性不高，对本品产生抗药性的菌株对青霉素仍然敏感。本品与青霉素、链霉素合并应用有协同作用。

本品口服和局部应用很少被吸收，口服多由粪便排出，肌内注射可被迅速吸收，但不易达于正常的脑脊液中，主由尿中排出。

本品肌内注射可产生对肾脏的损害，有蛋白尿、血尿、管型尿、血内非蛋白氮增加和尿少等。损害程度与剂量大小成正比，轻度反应，仍可继续用药，但应密切观察，一般停药后即可消失。但肾功能不全者，不应使用。肌内注射偶可产生食欲不振，恶心、呕吐等，口服大剂量时亦可发生。局部应用很少反应。

眼科应用可治疗急性卡他性结膜炎、流行性角膜结膜炎、角膜溃疡、睑缘炎等。滴剂每毫升含本品 500～1000 单位，软膏每克含1000～2000 单位即可。本品以与多粘菌素、新霉素或三者合并局部应用为好。

合霉素 (Sintomycin) (13)

本品的抗菌谱和临床应用与氯霉素相似，对伤寒的疗效不如氯霉素，较常用于菌痢。用量需为氯霉素的一倍，每次口服 0.5～1.0，每日 3～4 次。眼科可用其 1％乳剂行沙眼磨擦术。

螺旋霉素 (Spiromycin) (14)

本品是自一种螺丝菌中获得，常用其硫酸盐，抗菌谱较广，与红霉素、新生霉素相似，对革兰氏阳性细菌的抗菌作用很强，如葡萄球菌，肺炎双球菌、链球菌、肠球菌等。对部分抗药性的金黄色葡萄球菌菌株也有抑制作用，对革兰氏阴性细菌的抑制作用较弱，但对淋菌双球菌有显著抗菌作用。对立克次体、某些原虫和过滤性病毒等亦有一定的作用。

细菌对本品和红霉素等可产生交叉抗药性。本品和新生霉素合并

140

使用，可使抗药菌株的产生较单独使用二者中之任何一种要延缓2个月左右。

本品口服易被吸收，故多采用口服，每日2～3克，分四次服。本品主由尿中排出。

本品毒性反应甚少，仅见轻度肠胃反应。

眼科用以治疗眼弓形体病(Toxoplasmosis)，如弓形原虫所引起的急性葡萄膜炎。每日4.0克，分四次服。儿童每日剂量为50毫克/公斤体重，如合并使用皮素激素（如甲基泼尼松龙 Methy-prednisolone）每次4毫克，每日三次，后改为2毫克，每日2次，则效果更好。

局部应用的软膏为每克含10毫克，结膜下注射的剂量为20毫克。但口服后达到眼内的浓度较高，故多采用口服。

第二节　磺胺类药

磺胺类(Sulfonamide)为氨苯磺胺 (Sulfanilamide) 的衍生物的总称。此类药物抗菌谱广，可以口服，吸收较迅速，有的还能通过血-脑屏障渗入脑脊液等优点，很少引起严重毒性反应，细菌耐药性及过敏反应，也不象某些抗菌素那样频发与严重，尤其近年长效磺胺药的合成，使磺胺类被广泛使用于临床。此类药物除口服、钠盐肌注静注外，还可以其粉剂撒布创面。

此类药物易在尿中析出结晶，形成血尿、结晶尿、尿闭等，需与碳酸氢钠合用并多饮水，以增加溶解。对于肾功能原有损害者，宜慎用或不用。轻度的药物反应如恶心、呕吐、眩晕等，不必停药，可自行消失。反应严重者，如呼吸困难、腹痛、发绀、皮疹、肌痛、关节痛等，应减量或停药。此类药物之间，有交叉过敏性，故对某一磺胺过敏，不宜换用其它磺胺药。另外，细菌对磺胺可产生交叉耐药性，故细菌对某一磺胺产生耐药性后，换另一种磺胺药，一般是无效的。

普罗卡因、苯佐卡因、地卡因等因含有对氨苯甲酸，能减弱磺胺类药物的抑菌效能，故不可同时应用。

1949

新 中 国
地方中草药
文 献 研 究
(1949—1979年)

1979

磺胺噻唑(Sulfathiazolle) (15)

本品有抑制细胞生长繁殖的作用，对脑膜炎双球菌、肺炎双球菌、淋球菌及溶血性链球菌的抑制作用较强，可用于睑腺炎、眼丹毒、急性泪囊炎及化脓性角膜溃疡等。本品可引起细菌的耐药性、排泄快、易在尿中形成结晶(需与碳酸氢钠合用，并多饮水，以增加其溶解度)，故肾功能不全者不宜采用。连续服用本品有时出现严重的剥脱性皮炎、粒细胞减少症、溶血性贫血、再生障碍性贫血及过敏性紫癜等，应立即停药。这些毒性反应多出现在连续服用10天以后出现，故连续应用本品以不超过10天为宜。

成人用量，口服每次1.0～2.0，一日3～4次，与等量碳酸氢钠同服，首次量加倍，不能口服时，可行深部肌内注射,用磺胺噻唑钠，每次1.0～2.0，一日三次。病情危急可静脉注射，以20％针剂5毫升，加入5～10％葡萄糖溶液15毫升中，稀释为5％溶液,缓慢注入，每次1.0～2.0，一日4.0～6.0。病情好转改口服。眼科用其5％软膏，每日涂三次，治疗细菌性结膜炎、角膜炎及睑缘炎等。

磺胺嘧啶(磺胺哒嗪) (Sulfadiazine) (16)

本品作用基本上与磺胺噻唑相同，除对葡萄球菌感染疗效较磺胺噻唑稍差外，对其它细菌感染的疗效较好,对沙眼病毒也有抑菌作用，有的沙眼得到治疗，有的显示良好的进步，早期疗效最好，即使晚期已有瘢痕形成，也可收效。自觉症状如涩痛、流泪、畏光、痒感、睑痉挛等在应用本品数日内，就会获得显著的减轻，角膜血管翳、角膜炎、睑结膜组织增生、睑内翻、倒睫、角膜溃疡等均可好转，以至消失。角膜病变较结膜病变的好转更为迅速。实践证明，本品的治疗沙眼，并非只限于控制了沙眼患者的继发感染，而是从根本上起了治疗作用，根据是用药后包涵体消失。

局部点用、全身应用或二者併用都可，口服一日1～2次，每次0.5～1.0，首次加倍，配用同量的碳酸氢钠，肌注、静注每次1.0～2.0，一日3～4次。亦可配成6％软膏涂眼，用于沙眼及磺胺噻唑所适应的各症。

磺胺醋酰钠(Sod. Sulfacetamide)(17)

142

本品为磺胺醋酰的钠盐，能溶于水，故可配成滴剂，用以局部点眼治疗沙眼、各类结膜炎、角膜炎以及淋菌性眼炎等，用其 10～30% 浓度，30%者对霉菌性角膜炎有效。用法每日 3～4 次，每次 1～2 滴。

长 效 磺 胺 (18)

长效磺胺 A (Sulfamethopyridazine; SMP)、长效磺胺 B (Sulfa-methoxypyrazine; SMPZ)、长效磺胺 C (Sulfamonomethoxine; SMM)、长效磺胺 D (Sulfamethoxydiazine; SMD)、长效磺胺 E (Sul-fadrmethoxine. SDM) 和周效磺胺 (Sulfamethoxine. SDM′) 其半衰期分别为 36 小时、65 小时、48 小时、37 小时、40 小时和 150 小时，故有效持续时间较长，可每日、每二日(SMPZ)或一周(SDM′)服药 1 次，成人口服首次为 1.0、以后每次 0.5。其抗菌作用都和磺胺嘧啶相等或更强。适应症同上，也用于治疗沙眼。

此类药物不需伴服碳酸氢钠，有时有轻度反应如恶心、呕吐、腹部不适等，一般也都较轻，不必停药。本品久服也可引起粒细胞减少症、剥脱性皮炎等，需注意观察。

此类磺胺制剂，因在体内排出很慢，故不可任意加大剂量和延长使用时间。

另据动物试验证明，此类药物能促使幼鼠发生先天性异常，故早产儿、新生儿及孕妇，以不采用此类药物为宜。

第三节　外用抗菌药

酒精 (乙醇 Alcohol)(19)

酒精的浓度在 70% 时，其杀菌作用最强，浓度的增减都可减低其作用，所以浓度低于 60% 或高于 90%，都不能用作杀菌剂。这是因为低于 60% 时，其作用不足以杀灭细菌，高于 90% 时，能使微生物的蛋白质凝固而形成包膜，微生物在此包膜的保护下，不为乙醇所杀灭。这种灭菌作用被广泛用于皮肤(手及手术野)或器械的消毒。

由于本品蒸发时引起皮肤发冷，故当病人高烧时，可用本品擦澡退烧。

1949
新　中　国
地方中草药
文　献　研　究
(1949—1979年)
1979

　　长期卧床患者，可用50％酒精擦拭接触床面的体表，以预防褥疮，因本品能硬化及清洁皮肤，并有助于防止出汗。

　　为消退角膜实质炎之混浊，可用40％的酒精行球后注射，在注射本品之前，应先注射2％普鲁卡因溶液1.5毫升，5～6分钟后注射本品1毫升，症状无明显改变，1～2周后可再注射1次。

　　于绝对期青光眼之有疼痛的患者，并有高血压、动脉硬化而不宜作眼球摘出术时，可行球后酒精注射，以解除疼痛，法为先注射2％普鲁卡因1～1.5毫升后，5～6分钟后，再注入60～80％酒精1毫升。

硝酸银 (Silver Nitrate) (20)

　　本品能溶于水，在日光中有微量有机物质存在时易析出金属银而变黑色，故需避光贮存，又因银离子易被氯化物所沉淀，因此本品若与氯化钠溶液相遇，作用就会很快丧失。同时由于还原银的沉积，可使组织黑染，但还会自动地逐渐消退。

　　本品的浓溶液有腐蚀作用，稀溶液有收敛灭菌作用。其0.5～1％溶液点眼，可治疗急性结膜炎、沙眼的急性期、睑缘炎等。2％溶液涂抹睑结膜面，以治疗结膜炎或沙眼，涂后结膜面变灰白色，需用大量的生理盐水冲洗。也可用纯硝酸银棒（系由硝酸银95与硝酸钾5熔制而成）涂拭，再如上冲洗。严重的睑缘炎可用4％溶液涂治，应注意勿烧伤角膜，涂后亦需冲洗。纯硝酸银棒也可涂于束状角膜炎、疱性角膜结膜炎之病变处，为避免严重之烧灼感，可先点用麻醉剂，为使烧灼只限于病处，可将棒端削尖，涂后也要充分冲洗。纯棒还可用以腐蚀传染性软疣、肉芽组织或腐肉等。

　　淋球菌对银盐特别敏感，故1～2％硝酸银溶液被常规地用来预防新生儿眼炎，只点用2～3滴即可。

强蛋白银 (Strong protargin) (21)
和弱蛋白银 (Mild protargin) (22)

　　强蛋白银所含银百分率最低(7.5～8.5％)，但在溶液中所释放的银粒子浓度最高，为胶体银制剂(不是真正溶液，而是为超显微镜大小的不溶性悬浮粒子所组成)中杀菌作用最强者，没有腐蚀刺激和收

144

敛作用。商品名为 Protargol。眼科常用其 2～10％溶液，在溶液中加 5～10％甘油，则易保存。

本品之溶液应新鲜配制和避光，因其银粒子的浓度会因放置而减少，灭菌作用也相应减弱。

弱蛋白银所含之银为 19～23％，无刺激性，其溶液为防腐作用而非杀菌作用。商品名为 Argyrol，其溶液也应新配制和避光，眼科用 10～25％溶液。

此二药被用作防腐剂，应用范围限于粘膜，治疗不同微生物所致的结膜炎，特别用以治疗和预防淋菌性结膜炎。

此二药均为棕色液，易污染衣物，近有被磺胺制剂与抗菌素类取代的趋势。

白降汞 (Ammoniated Mercury) (23)
和黄降汞 (Hydrargyri oxydati flavi) (24)

白降汞又称氨氯化汞，黄降汞又称黄氧化汞，二者都难溶于水，故多制成膏剂，有收敛及防腐作用，但无升汞的腐蚀作用。

眼科用 1％白降汞软膏治疗慢性结膜炎、睑缘炎等；1％黄降汞用于治疗泡性结膜炎、泡性角膜炎及沙眼等。在使用黄降汞时也和使用甘汞时一样，不可再用碘剂或溴剂，以免形成有腐蚀作用的碘化汞或溴化汞。

黄降汞有轻度刺激性，但浓度加大，刺激性亦加大，故可用于角膜混浊之消退。先用 1％软膏，每日 2～3 次，初用刺激较强，数日之后，刺激性渐弱，则换用 2％者，如此逐渐加大浓度，保持其刺激性，以消退角膜浅层之混浊，直到 10％。用药后可用手揉抚，以助药效。

升汞 (Mercuric chloride) (25)

本品即二氯化汞，是古老的汞防腐剂，仅用于器械或未被损伤的皮肤消毒，对已被破坏的表皮有很大的刺激性和毒性。本品对组织有腐蚀性，即使消毒用的稀溶液，也有时可使皮肤变硬并引起湿疹，浓溶液能使皮肤及粘膜腐蚀或坏死，故不能直接用于疮口。

1:500～1:1000 溶液可用以消毒某些易被煮沸损坏的外科器械，

145

1949

新 中 国
地 方 中 草 药
文 献 研 究
(1949—1979年)

1979

但这种浓度对细菌孢子无效。一般浸泡15～30分钟。本品溶液不用于金属器械的消毒，因能侵蚀表面变黑。本品应密闭保存，其溶液见日光能引起分解，生成甘汞。本品有毒，保存时应有特别标记。

本品市售有大片小片二种，大片每片含升汞0.47～0.53，小片含升汞0.09～0.11，大片一片加水成475毫升，小片一片加水120毫升，即成0.1％溶液，供消毒用。

碘 (Iodine) (26)

碘对局部有刺激性与消毒作用，其杀菌作用相当强大，其溶液的杀菌力和浓度成正比，但对组织的刺激性和腐蚀性，也与浓度有关。

皮肤消毒，可用2％的酊剂，其中含有1.5％的碘化钾，既具灭菌作用，刺激性又小。（注意不能与红汞同时涂用，因可能产生碘化汞，对皮肤有腐蚀作用）。若用含碘10％的浓碘酊，则需于涂药后待干再立即以70％酒精将之擦去。

5％碘酊眼科常用于烧灼泡性结膜炎、树枝状角膜炎、侵(蚕)蚀性角膜溃疡、束状角膜炎以及角膜真菌病等，烧后需以生理盐水冲洗或以可卡因中和之。对虹膜囊肿可穿刺后注入本品以行腐蚀，防止再发。

碘仿 (Iodoform)(27)

本品在应用时，由于分解出游离碘，而发挥局部的消毒作用。本品还能破坏化脓性产物，使毒素解毒，并限制炎症过程，促进健康肉芽组织的形成。眼科用10％软膏，治疗结膜结核。

硫酸锌 (Zinc Sulfate)(28)

本品系金属锌或氧化锌与稀硫酸化合制成，在空气中易失水风化，为水溶性盐，通常用其水溶液，用作收敛和防腐剂，3％以下的稀溶液只呈收敛作用。0.1～0.5％溶液，可作洗剂或滴剂，用于毛-阿(Morax-Axenfeld)氏双杆菌所致的结膜炎或眦部睑缘炎以及其它结膜炎、沙眼、春季结膜炎和泡性结膜炎等，10～20％溶液呈腐蚀作用，可用于角膜溃疡(尤其是毛-阿氏双杆菌所致者)基底部之烧灼，烧灼后要用生理盐水大量冲洗。

本品配制时，应先将用具以蒸馏水洗净，将药研成细末，缓慢加

146

入蒸溜水，反复研磨，使之充分溶解，但不可加热，因冷后仍有结晶析出。对于有结膜干燥感的病人，可在 0.25～0.5% 点眼液中加纯甘油约 5%。

硫酸铜(Cupric sulfate)(29)

本品为透明蓝色结晶块，暴露于干燥空气中即慢慢风化。易溶于水，硫酸铜结晶块对粘膜有腐蚀作用。常作成硫酸铜棒（由等量的硫酸铜、硝酸钾和明矾制成），用于沙眼等的涂擦，具有腐蚀收敛作用，涂擦后应用生理盐水冲洗。0.5～1% 溶液点眼有收敛及防腐作用，用于结膜炎、沙眼等。

乳酸(Acid Lactate) (30)

一般用于空气消毒。其 1% 溶液用于眼部碱性烧伤。

硼酸(Boric Acid) (31)

和硼砂(Borax,即硼酸钠 Sod. Barate)

硼酸是很弱的杀菌剂，但其水溶液能有效地抑制细菌生长。既无毒(致死量达每公斤体重数克)，又无刺激性，很适合使用于角膜等精细的组织。新鲜睑创伤之未化脓者，用 3～5% 溶液洗涤，不产生疼痛。结膜炎之有大量分泌物或角膜炎可用 2～3% 溶液洗眼，亦可涂 3% 软膏，后者还可用于眼睑过敏性炎症。3% 溶液也用于眼碱性（如石灰）烧伤之冲洗。

硼砂作用类似硼酸，眼科用其 1～5% 溶液，亦治上述各症，并用于春季结膜炎之痒感严重者。临床上常用的朵贝尔氏液，即系本品与碳酸氢钠各 1.5%、液状酚 0.3%、甘油 3.5%，并加少许曙红溶液配制而成。

醋 酸(Acetic Acid) (32)

本品之 5% 浓度对多类微生物有杀菌作用，绿脓杆菌对醋酸特别敏感，故 0.5～2% 溶液，可用于洗涤绿脓杆菌感染的皮肤创面。眼科于春季结膜炎痒感严重时，用其稀溶液(市售 30% 醋酸[精]，稀释 100 倍) 点眼，有止痒作用。若眼受碱性烧伤，可用 1～2% 醋酸冲洗中和。眼部绿脓感染亦可用之。

1949

新 中 国
地方中草药
文 献 研 究
(1949—1979年)

1979

高锰酸钾(Potassium permanganate; PP, 过锰酸钾、灰锰养)(33)

本品的水溶液是一种释放新生氧的用途极广的防腐剂，其溶液为深紫色，组织和衣物可被其污染，作为氧化剂、防腐剂来说，其强度则不如过氧化氢。

本品用于创伤及腐坏组织的洗涤。洗涤淋菌性眼炎，可用1:5000浓度，用于一般结膜炎1:10000即可，此浓度还可用于睑湿疹的水疱期，以之作湿敷。洗胃以解巴比妥类及磷等中毒时可用1:20,000～1:50,000，大量灌洗。鹅口疮需用较高浓度如1:1000～1:5000。水果浸泡消毒用1:1000溶液。本品各种浓度的溶液，均需新配，日久还原失效。

龙胆紫(Gentian Violet, 即甲紫 Methyl Violet)(34)

本品为深绿色粉末，溶于水为紫色。本品的1～2%水溶液或酒精溶液称"紫药水"。对革兰氏阳性菌的杀菌力较强，且无刺激性，对组织没有损害，被吸收入体内亦不易发生中毒现象及付作用，常用于皮肤、粘膜创伤感染及溃疡，亦可用于睑热症性疱疹。

汞溴红(Merbromin. 红汞、俗称220或"红药水")(35)

本品为首先用于防腐剂的有机汞剂，只能制菌，不能杀菌，对组织无刺激性。主要用作皮肤、粘膜和创伤的消毒。常用制剂为2%水溶液。本品不可与碘酊同用。大面积创伤不宜用，因其消毒作用较弱。对汞剂过敏者忌用。眼科常用作眼睑皮肤小手术时之消毒。本品涂后皮肤红染，可用70%酒精脱色。

过氧化氢水(Hydrogen peroxide. 俗称"双氧水")(36)

本品在空气中，特别是在与有机物相接触时更易分解，离解时所产生的新生态氧，呈消毒作用，对皮肤、粘膜无刺激性。其3%溶液的消毒、清洁作用相当于0.1%升汞。本品对皮肤粘膜除消毒、收敛作用外，还有止血作用。眼科常用3%过氧化氢溶液，加半量的水稀释后，作为消毒、消炎用，治疗结膜炎。对睑湿疹，可用20～30滴3%溶液加于一杯水中，以作湿敷。亦可用之处理结膜烧伤、化学腐蚀伤。

148

石炭酸(Carbolic Acid,亦称酚 Phenol)(37)

本品具有强烈的局部作用。3%以上的浓液，能使组织脱水，引起蛋白质等的沉淀。如果以未稀释的液体酚作用于粘膜，或作用于未受伤的皮肤，都可使之产生腐蚀和坏疽。为了迅速消除体表的液体酚，可用醇、凡士林或其他脂肪将其洗去。临床上用其2%溶液以消毒手及外科手术器械。眼科常用纯品直接涂擦睑板腺囊肿等术后的囊内面，以制止复发，涂后接触面立刻因蛋白凝固而变灰白色，需用生理盐水冲洗，亦可用于腐蚀治疗泡性角膜结膜炎、树枝状角膜炎、侵(蚕)蚀性角膜炎、化脓性角膜炎等，涂后也应用生理盐水冲洗。

第四节 抗病毒药

疱疹净(IDU)(38)

即5-碘-2′-脱氧尿嘧啶核苷(5-iodo-2′-deoxyuridine，简称碘苷)。本品对小型病毒有效，补足了广谱抗菌素只对大型病毒有效之不足。只对局部表层治疗有效，故适用于树枝状角膜炎、盘状角膜炎，以及角膜弥漫性水肿合并虹膜炎等。可用0.1%溶液，每2小时点眼1次。也可用0.12%溶液，每2小时1次及晚间涂以0.24%凝胶。亦可在点用本品的同时，合并局部应用皮质激素，治疗上述各病，疗效良好。

增 光 素 (39)

本品也称6133，是我国研制成功的一种抗病毒药，可用于治疗沙眼，以0.1%溶液点眼，一日三次，每次1～2滴。也可用0.1%软膏涂眼。

第五节 抗霉菌药

制霉菌素(Nystatin. Fungicidine)(40)

本品对白色念珠菌、新生隐珠菌等真菌以及阴道滴虫有抑制作用。对细菌无效。真菌对本品不易产生耐药性。临床上主要用于鹅口

1949
新　中　国
地方中草药
文献研究
(1949—1979年)
1979

痣、消化道念珠菌病及角膜真菌病等。在长期大量服用广谱抗菌素时，可服本品以预防二重感染。口服每次 50～100 万单位，一日 3～4 次。至少服 7～10 日。局部也可用 10 万单位/克的软膏。本品服用大量时，可产生恶心、呕吐、腹胀及腹泻等胃肠道反应。减量或停药后可消失。

灰黄霉素(Griseofulvin)(41)

本品对癣菌如小孢子菌属、红色癣菌及黄癣菌等有抑制作用。眼科用于角膜真菌病。可口服其亚微粒型，每日 0.6(如为普通粉末，每日 1.0)，分 2～3 次。20～30 日为一疗程。宜在饭后服。油类食品有助本品的吸收。本品偶有恶心、头痛、嗜睡、皮疹及蛋白尿等反应。

第六节　抗结核药

异烟肼(lsoniazid, 即雷米封 Rimifon)(42)

本品对结核杆菌有抑制与杀灭作用，疗效好，用量小，可口服，且无链霉素损害听神经的付作用，为广泛应用的抗结核药。本品对细胞内和细胞外的结核杆菌同样有效，后者对本品亦能产生抗药性，若与链霉素、对氨水杨酸钠合用，可减少结核杆菌耐药性的产生。并可因其协同作用而提高疗效。

本品一般口服 0.1，一日三次，饭后服，对急性重症(如粟粒性肺结核，结核性脑膜炎)，每次量要加至 0.2～0.3。对严重浸润性肺结核、肺外活动性结核，可用 0.3～0.6 溶于 5% 葡萄糖液或生理盐水 20～40 毫升内，行缓慢静脉注射，或将此量加入 5～10% 葡萄糖液 250～500 毫升中行静脉点滴。

本品吸收或进入体内后，能分布于全身器官和体液内，包括脑脊液和房水中。

本品用以治疗外眼感染时，可用局部给药，以 2.5% 溶液点眼或结膜下注射均可，但局部用药并无一定优点，因口服时，尿内已可达到有效治疗浓度。但在角膜、巩膜等部病变时，配用局部滴剂和眼

150

膏，仍属必要。局部还可以粉剂撒布以治疗泡性角膜炎。于结核性虹膜炎、视网膜静脉周围炎等时，则以口服为主。

本品在体内主要由尿排出。肝肾功能障碍者忌用。另本品偶有精神兴奋、肌肉抽搐等付作用，故精神病、癫痫病人忌用。

对氨水杨酸钠(PAS, Para-aminosalicylie acid)(43)

本品对结核杆菌只有制菌效能，作用较链霉素和异菸肼都差。但产生抗药性却比链霉素缓慢。本品很少单独使用，多与上述二药合并应用，不但有协同作用，且可延缓抗药性菌株的产生。口服用于结核性虹膜炎，每次饭后服2.0～3.0。局部点用5～10%溶液。刺激性大，不作结膜下注射，肝肾功能减退者忌用。不与柳酸钠同服。

第七节 抗 癌 药

噻替派(Thio-TEPA, Thiophosphoramid)(44)

本品为抗肿瘤药，能抑制核酸的合成，影响细胞的代谢，对新生血管、新生结缔组织及细胞分裂有明显的抑制作用。眼科常用于翼状胬肉手术后防止复发，以0.05%(即1:2000)溶液于术后第2～3天(无缝线者)或4～5天(有缝线者)开始点眼，每2～3小时一次，可共滴4周(术后充血轻者)至6周(术后充血重者)。

本品因系局部用药，吸收到全身的量极少，一般不发生白细胞、血小板及红细胞下降等付作用。

三乙烯甲胺(三乙烯三聚氰胺，
Triethylene melamine, TEM)(45)

本品为细胞毒药物，有抗癌作用，对淋巴肉芽肿(如何杰金氏病、淋巴肉瘤、网织细胞肉瘤等)、肺癌、睾丸精原细胞瘤、乳腺癌、卵巢癌等有效。眼科用于视网膜母细胞瘤等。本品宜与放射性治疗同用。本品较氮芥的优点是可口服，恶心和呕吐不明显。但其作用出现缓慢，故对重病人开始时宜用氮芥。

本品应用过程中，宜每周检查血像二次，白细胞在3000左右，血小板在10.000上下为本品的适宜指标，如继续下降，低于此数、应

1949

新 中 国
地方中草药
文 献 研 究
(1949—1979年)

1979

考虑输血。

本品每日用5毫克,清晨服下,继续二天,同时服用碳酸氢钠2克,1～2小时后再进食。如果效果不理想,而又没有发生白细胞减少症,可在二周后再用5毫克。第三次服药应在第2次之后约一个月。也有主张每天5毫克,可继续六天到数星期。这时要密切注意血像改变。通常最大的骨髓抑制作用是在用药十天之后明显。本品用量差异如此之大,可能与药品的吸收有关。

氮 芥 (Nitrogen mustard)(46)

本品最初被用来进行化学战争,以使皮肤、眼睛与吸收道起泡,后来发现具有全身毒性反应,最后发现机体能耐受的氮芥量,可使肿瘤组织显著退化而成为最早应用于临床的有效抗癌物质。本品对人体的重要物质如蛋白质的羧基、巯基、氨基等起作用,尤其对核酸有明显的影响,从而影响细胞的代谢。因为对增生活跃的细胞如肿瘤细胞、淋巴细胞、骨髓等具有抑制作用,因而也就具备抗肿瘤特性。临床用于恶性淋巴肿、肺癌、乳腺癌、卵巢癌以及视网膜母细胞癌等。

本品有显著的局部刺激作用,不能口服或肌内、皮下注射,通常用静脉冲入法,每次按0.1毫克/公斤体重计量,溶于生理盐水10毫升中,从正在输注的5%葡萄糖液的输液皮管中冲入,每周2～3次,总量30～60毫克为一疗程。

本品毒性反应较大,需慎重用药,对皮肤粘膜有刺激作用,可引起发泡、破溃等。如漏于血管外,可发生疼痛与局部坏死等。反复注射可引起血管变硬、疼痛、栓塞性静脉炎。全身可有乏力、头疼、头昏、恶心、呕吐、腹泻、寒战与发热等。对骨髓的抑制主要表现在白细胞和血小板下降,一般于给药10天左右可发生,大多数于停药2周可恢复。

本品用于以往曾作过放射治疗、化学治疗和伴有其它骨髓功能不全的病人应慎重或减量,对肝肾功能不全的病人也应慎重。

152

第八节　激素类药

本类包括肾上腺皮质激素和促肾上腺皮质激素。

肾上腺皮质中分泌有多种激素，其中有生理活性的有七种，即醛固酮、皮质酮、11—去氢皮质酮、11—去氢—17—羟基皮质酮（即可的松）、17—羟基皮质酮（即氢化可的松或称可的索）、11—去氧皮质酮（去氧皮甾酮）和17—羟基11—去氧皮质酮。近年更有许多疗效好，副作用小的合成品，如泼尼松、氟美松、肤轻松等。

本类药物一般只能缓解病情，并不能使疾病根本治愈。因此必须对本类药物能正确使用，以使其能起到应有的积极作用，因本类药物对细菌并无抑制作用，且易使化脓性病灶、结核等潜在的感染病灶趋于活动和扩散，且其临床症状又被掩盖不致发现，所以在上述情况不用本类药物。在感染中毒时，需与足量的有效抗菌药配合使用。

本类药物用量过大或长期使用，可引起肥胖、多毛、痤疮、血糖升高、高血压、钠和水潴留，甚至心力衰竭、血钾降低、精神兴奋、胃及十二指肠溃疡以至穿孔、出血、骨质疏松、病理性骨折、伤口不愈合等，所以高血压病、动脉粥样硬化、心力衰竭，糖尿病、胃及十二指肠溃疡、精神病、肾上腺皮质机能亢进（柯兴氏病）等均禁用本类药物。

本类药物如上所述，不应长期或大量服用，如确需长期使用，应同时给予促肾上腺皮质激素（即 ACTH，每次 12.5 单位，每周 1～2 次）和钾盐（如氯化钾，每次 1.0，每日三次）以防止肾上腺皮质功能减退和血钾过低，并应限制钠盐的摄入。出现胃酸过多时，应加服制酸药。有时还需加食蛋白质、钙剂及维生素 D，以补偿蛋白质的分解，防止脱钙及抽搐。

本类药物停药时不可骤停，应当逐渐减量，以免症状复发或出现肾上腺皮质机能不足的症状。

眼科常用的本类药物有下列几种。

可的松(Cortisone)(47)

1949
新　中　国
地方中草药
文　献　研　究
(1949—1979年)
1979

本品常用的为醋酸可的松，有抗炎及抗过敏作用，能抑制结缔组织的增生，降低毛细血管壁和细胞膜的通透性，减少炎症渗出，并能抑制组织胺及其它毒性物质的形成与释放。本品能促进蛋白质的分解，使之转变为糖，使血糖和肝糖元都增加，减少葡萄糖的利用，尿中可出现糖尿，同时增加胃液分泌，提高食欲。在严重中毒性感染时，本品与大量抗菌药物配合使用，有降温、抗毒、消炎、抗休克及促进症状缓解的作用，但有水钠潴留及促进钾排泄的作用，长期或大量使用可出现高血压、月经障碍、阳萎以及肥胖多毛等症状。临床主要用于各科急性严重细菌感染、严重的过敏性疾病、风湿、类风湿病、肾病综合征、严重的支气管哮喘、血小板减少性紫癜、粒细胞减少症、急性淋巴性白血病、湿疹等。眼科常用于急、慢性结膜炎，变态反应性结膜炎、湿疹性结膜炎、泡性结膜炎、泡性角膜炎、春季结膜炎、浅层点状角膜炎、盘状角膜炎、上巩膜炎、巩膜炎、流行性角膜结膜炎、角膜实质炎、虹膜炎、梅毒性虹膜睫状体炎、青光眼睫状体炎综合征、视神经炎、球后视神经炎、脉络膜炎、原田-小柳氏病，以及眼内手术前使用。但树枝状角膜炎、角膜真菌病禁用。

口服量每日 2～4 次，每次 1～3 片（每片含 25 毫克），肌内注射每次 1 毫升～5 毫升（即 25～125 毫克），每日二次，摇匀后抽取，再注射。

眼科局部点用 0.5% 溶液，每日点眼 3～4 次，每次 1～2 滴，点前先摇匀。也可用 0.25% 或 0.5% 软膏，涂入结膜囊内，每日 2～3 次。

氢化可的松(Hydrocortison,即可的索Cartisol)(48)

本品作用与可的松相同，疗效比可的松略大，尚不如泼尼松显著。也有水、钠潴留的副作用。口服用醋酸氢化可的松片，易被吸收，每次 1 片（含药 20 毫克），每日 1～2 次。滴眼液为 0.5% 混悬液，摇匀后点用。另有氢化可的松针，为无菌稀乙醇溶液，每次 100～200 毫克，与生理盐水注射液或 5% 葡萄糖注射液 500 毫升混合均匀后作静脉滴注，同时还可加入维生素 C.0.5～1.0 静滴。

本品的全身与眼科适应症和禁忌症同可的松。

154

泼尼松(Prednisone,即强的松、去氢可的松)(49)

本品为人工合成，较可的松及氢化可的松的抗炎及抗过敏作用都较强，其水、钠潴留及促进钾排泄的副作用也比前二者为小，临床上较常使用。

口服用量，每次 1～3 片（5～15 毫克），每日 2～4 次。也可制成 0.5%的眼膏，每日涂入结膜囊 3～4 次。

本品的使用范围与禁忌症和可的松等均相同。但手术后病人，应尽量不用，因能影响伤口愈合。

氢化泼尼松(Prednisonlone,即强的松龙、去氢
氢化可的松)(50)

本品效能与临床使用与泼尼松相同，除片剂（每片 5 毫克）、针剂（每支 2 毫升，每毫升 5 毫克）外，并有醋酸氢化泼尼松混悬液（每瓶 5 毫升，每毫升 25 毫克），可行关节腔内注射，眼科可用以作结膜下注射，每次 0.3 毫升，每周 1 次。

氟美松(地塞米松、Dexamethason)(51)

本品的抗炎作用比泼尼松更显著（本品每 0.75 毫克 相当于泼尼松 5 毫克），而对水、钠潴留和促进钾排泄等副作用也较轻微。临床应用同泼尼松。本品不宜较大量服用，因易引起糖尿及类柯兴氏综合征，也易引起精神症状，有癫症及精神病史者不用。溃疡病、血栓性静脉炎、活动性肺结核，肠吻合手术后的病人均不可用。

口服每次 0.75～1.5 毫克(1～2 片)，每日 2～4 次，亦可肌注或静滴，每次 5～10 毫克。滴眼用 0.025%溶液，每日滴 2～3 次，每次 1～2 滴。

促皮质素（促肾上腺皮质素、Carticotropin，ACTH)(52)

本品为自家畜脑下垂体前叶中提取的一种蛋白质，有促进肾上腺皮质功能的作用，能刺激其释放皮质激素进入血液中，多用于胶原病（如风湿性疾患），能缓和症状，但不能根治，停药后可复发。也用于过敏性疾患（如支气管性哮喘、枯草热、过敏性皮炎、药物过敏性反应、春季结膜炎、过敏性鼻炎等），也可用于痛风发作，严重烫伤、创伤性休克、红斑性狼疮等。也用作皮质激素治疗的辅助剂，防止肾上

155

1949

新中国
地方中草药
文献研究
(1949—1979年)

1979

腺萎缩，但对已有原发性肾上腺皮质机能减退者则无效，仍应使用皮质激素，如泼尼松等。本品能为消化道内蛋白分解酶所破坏，故不宜于口服；肌内注射每次12.5～25.0单位，一日2次；静脉点滴以12.5～25.0单位溶于5～10%葡萄糖液500毫升内，于6～8小时内滴完，每日1次。为预防肾上腺皮质功能减退可一周2次。眼科应用与泼尼松等相同。

本品于糖尿病、胃及十二指肠溃疡、高血压、心力衰竭、角膜真菌病、树枝状角膜炎、角膜疱疹等症忌用。

第九节　镇静、镇痛药

苯巴比妥（鲁米那、Phenobarbital、Luminal）(53)

本品为催眠、镇静剂，其作用与用途似巴比妥，但作用较持久，可持续8小时左右，用量较小。本品之小剂量可镇静，中等剂量能催眠，大剂量则用以抗惊厥，但醒后往往精神不振，仍疲倦思睡。本品亦用于手术前之镇静。

用量为0.03～0.06，有蓄积中毒作用，连续应用4～5日后，应停药1～2日。

本品中毒（呼吸浅而次数少）应立即以1:2.000高锰酸钾溶液洗胃，并服硫酸钠（不可用硫酸镁）10.0～15.0促其排泄，吸入氧和二氧化碳以兴奋呼吸中枢。深度昏睡时，用中枢神经兴奋剂印防己毒0.1%溶液，每2～3分钟1毫升（1毫克）注入静脉直至角膜反射恢复，呼吸改善为止。

水合氯醛（Chloral hydrate）(54)

本品是一种比较安全的催眠、镇静以至镇痉药，且不易引起蓄积中毒，只是对胃的刺激性很大，能引起恶心呕吐，故需配成稀溶液服用。对皮肤刺激性也很大。本品大剂量（如6克以上，有时4克）可引起麻醉作用，但安全范围太窄，故不用作全身麻醉，临床上仍主要用于镇静与催眠。本品的常用服用量为1～2克，因其作用快，故于10～15分钟即引起镇静，并无初期的兴奋现象，1小时后睡眠较

156

深，可持续 6～8 小时，但仍易唤醒。一般不用作抗惊厥或癫痫药。

本品一般配成 10％溶液，临睡前 1 次服 5～15 毫升 （一般服 10 毫升，即相当于 1.0 克），对心脏病、动脉硬化症、肝肾功能障碍、热性病、胃溃疡、胃肠炎以及特异质者应慎用。

吗啡(Morphine)(55)

本品由阿片中提取，临床用其盐酸盐。本品能抑制大脑皮质痛觉区，有持续约 6 小时的强烈镇痛作用，对呼吸中枢及咳嗽中枢也有抑制作用。对胃肠能提高其括约肌的紧张性，减弱其蠕动以致便秘。临床上多用于剧烈疼痛时，如外伤、骨折、烧伤、内脏剧痛、青光眼的眼痛、眶痛、头痛等。

本品的全身应用能引起瞳孔缩小，其特点是针孔样瞳孔，若用阿托品与良莨菪碱能对抗之。但局部应用，并不影响瞳孔的大小。此外本品还能引起调节力增强及正常或青光眼的眼内压下降，但因其有成瘾性，故不宜用来治疗青光眼。

本品连续使用 2 周以上，即可成瘾，故需慎重使用,本品有眩晕、呕吐、便秘等付作用，婴儿与哺乳期忌用 （因本品对婴儿的中枢神经有特殊的敏感性）。因可引起支气管收缩， 故支气管哮喘及 肺原性心脏病亦忌用。老人及体弱者对本品也较敏感，剂量应减少。

本品成人一般用量为皮下注射 5～15 毫克/次，极量 20 毫克/次，60 毫克/日。

可待因 （甲基吗啡、Codeine)(56)

本品为吗啡甲基化而成，可以认作是作用较弱的吗啡，最常用的盐类是硫酸可待因或磷酸可待因，有镇痛与镇咳作用，但镇痛作用仅为吗啡的 1/6～10， 镇咳作用仅为吗啡的 1/4， 抑制呼吸作用比吗啡轻，对胃肠道的作用不大，故不致便秘，且较安全。

眼科用于手术前给药，以避免手术中咳嗽引起出血或导致误伤。

口服一次量 0.015～0.03，皮内注射同量， 极量一次 0.1， 一日 0.25。

狄奥宁 （乙基吗啡、Dionin、Aethylmorphine)(57)

本品与可待因相似有镇咳作用，但眼科临床主要用作刺激剂，加

1949
新中国
地方中草药
文献研究
(1949—1979年)
1979

速血液循环、淋巴循环、促进吸收以消退角膜翳。用1～10%溶液，每日三次，先从1%开始，当此浓度已引起耐受性，即换用其较浓者。直到10%。为使角膜翳尽可能薄些，可于角膜炎之恢复期即开始应用本品。本品用后有烧灼感，有时有水肿，并无危害。

第十节　解　热　药

水杨酸钠(Sod. Salicylate)(58)

本品内服有解热、镇痛作用（其静痛作用不及阿司匹林），对胃的刺激大，主要用于抗风湿。眼科用于带状疱疹、单纯性角膜疱疹、树枝状角膜炎、盘状角膜炎、虹膜睫状体炎、巩膜炎、原田——小柳氏病、毕塞氏病、眼球穿通伤以及交感性眼炎等。

本品需服大量，每日5～10克，分6次服完，一般于症状消失后，仍要服药1～2周。服药后可有轻度恶心、耳鸣等反应，不必停药。如反应较重而有呕吐、头痛、皮疹、出血、心悸、听力减退时，即需停药。胃及十二指肠溃疡忌用，肝肾疾病及妊妇慎用。

为减少对胃的刺激，可配成水杨酸钠合剂。处方如下：

水杨酸钠	100.0
硫代硫酸钠	1.2
橙皮酊	30 毫升
浓薄荷水	6 毫升
加蒸馏水到	1.000 毫升

每次10毫升，每日三次，饭后服。

阿司匹林（乙酰水杨酸、Aspirin、Acetylsalicylic acid)(59)

本品为解热镇痛药，其解热作用与匹拉米洞相似，较安乃近为弱，其镇痛作用比非那西丁好，与安乃近、匹拉米洞相似，但不及消炎痛、保泰松等好。其特点是作用缓和，在胃中分解不多，到肠内仍徐徐分解，因此对胃的刺激比水杨酸钠为小。用于感冒、发烧、头痛、神经痛、肌肉痛、急性风湿病等。

本品于眼科多用于疼痛严重的眼病，如树枝状角膜炎、急性充血

158

性青光眼、带状疱疹、急性虹膜睫状体炎特别是风湿性虹膜睫状体炎等，但除后者外，对其它病只在于止痛。

本品于老年体弱或体温在 40℃ 以上者，宜用少量（如0.3）以免大汗虚脱。有时可见恶心、呕吐及胃出血（尤其在饮酒之后）等付作用，对后者可用维生素 K 以防止和治疗。本品于有皮疹、血管神经性水肿、哮喘等过敏反应者应慎用。

用量一般为 0.3～0.6，1 日 3 次，或必要时服 1 次，抗风湿症每次 0.5～1.0，1 日 3～5 次，在吃饭时并与胃舒平 1～2 片同服。

APC（复方阿司匹林片、解热止痛片）（60）

本品每片含

阿司匹林	0.2268
非那西丁	0.162
咖啡因	0.035

作用同阿司匹林而较强，付作用及过敏反应等亦同阿司匹林。

每次 1～2 片，1 日 3 次。

第十一节　散　瞳　药

阿托品(Atropine)（61）

本品为抗胆硷药，能解除平滑肌的痉挛，因此能改善微血管循环，抑制腺体分泌，加快心跳，兴奋呼吸中枢，散大瞳孔，麻痹调节功能，升高眼压等作用。临床用于感染中毒性休克，缓解内脏绞痛等。眼科用于角膜炎、虹膜睫状体炎以及眼内炎等，可使瞳孔保持扩大而免于粘连。

儿童在作屈光检查时为求其准确，需以本品使调节机能麻痹而缓解，其方法是每日用药 2～3 次，共三天，然后行检影法，其麻痹作用最长可达二周。

对青光眼病人绝对禁用，也禁用于外伤性瞳孔缘撕裂。

一般用 1% 溶液或软膏，滴药水时应于滴药后用棉球压住内眦泪囊部 3～5 分钟，以免药液流入鼻腔过多而中毒。

159

1949
新中国
地方中草药
文献研究
(1949—1979年)
1979

中毒时有口干，眩晕、严重时皮肤潮红、心率加快、精神兴奋、烦燥、谵语、惊厥，甚至转入抑制状态，对于严重者，应予急救处理。

眼局部使用，有时也可有过敏性反应，致眼睑结膜红肿，有痒感，亦有于反应消退后遗留有永久性的皮肤脱色。

何马托品(Homatropine) (62)

本品为合成品，用其氢溴酸盐或盐酸盐，效力与毒性都和阿托品相似，但较弱，其阻断付交感神经的效力仅及阿托托品的 1/10。

本品仅用于眼科，常用 2% 溶液以散瞳和使睫状肌麻痹，用于检查眼底和检影法验光，但近年来于检查眼底时多被新福林所代替，因后者的散瞳作用快、持续时间短，应用较为方便。

本品常用 1% 溶液，每次滴 1～2 滴，每 10～15 分钟 1 次，连续 4～6 次，可获得满意的调节肌麻痹，其麻痹作用时间较阿托品为短，约持续 2～3 天或 3～4 天不等。于远视眼的病人，其麻痹作用时间较长，有时可达 1 周。毛果芸香碱可中和其作用。

本品对于小儿，每使睫状肌的麻痹不够充分，而仍需使用阿托品。

本品在用于散瞳时，可与可卡因、麻黄碱等合用，以增强其作用。

本品点用后，一般只略有结膜充血，并无其它付作用，亦无制止分泌致使咽喉产生干燥感的作用。其它作用与阿托品同，故也应压迫泪囊。本品禁用于青光眼。

新福林(Neo-Synephrine) (63)

本品对血管收缩作用比肾上腺素略强，舒张作用不明显，兴奋心脏及抑制平滑肌的作用比肾上腺素弱。并有短暂的兴瞳作用。临床上多用于感染中毒性及过敏性休克，心动过速、防治全身麻醉及脊椎麻醉时的低血压。并用以散大瞳孔作内眼检查，点用后发生作用快，持续时间短。一般用 2.5% 溶液，点药 1～2 次，每次 1 滴，于 20～30 分钟内瞳孔可散大至最大。本品不麻痹调节机能。本品于青光眼病人不宜使用，对甲状腺机能亢进、高血压、心动徐缓、动脉硬化、心肌

160

病及糖尿病患者慎用。

肌内注射每次 5～10 毫克，1～2 小时 1 次，静脉注射，每次 5～10 毫克，应缓慢注射，静脉点滴以 10～20 毫克，稀释于 5% 葡萄糖液 100 毫升中滴注。点眼散瞳检查或治疗，根据需要用 2～5% 溶液。如用作暂时的血管收缩剂可用 10% 溶液或乳剂。

本品与丁基卡因(Butacaine, Butyn)在化学上是配伍禁忌的。

东莨菪碱(Scopolamine) (64)

本品作用与阿托品类似,其散瞳及抑制腺体分泌作用比阿托品强,对呼吸中枢具有兴奋作用,对大脑皮质有明显的抑制作用,此外还有扩张毛细血管,改善微循环等作用。眼科用于虹膜睫状体等病患者而对阿托品有过敏者, 亦用于角膜炎时预防虹膜刺激, 常用浓度为0.25～0.5% 溶液。

第十二节　缩　瞳　药

依色林(毒扁豆碱、Eserine, Physostigmine)(65)

本品有抗胆碱酯酶的作用,因而使胆碱能神经末稍的释放的乙酰胆碱不被破坏而蓄积起来,故吸收后所呈现的现象与其它拟胆碱药所引起者相类似。全身有流涎、胃肠蠕动加强(过度则引起排便)、心率变慢等。局部滴于结膜囊,可引起瞳孔缩小和调节痉挛,缩瞳作用于数分钟内即可发生,半小时达最高度, 经过 1～3 日, 瞳孔可恢复到正常大。调节痉挛可引起大视症, 为时较短, 一般在 2～3 小时后消失。本品能使眼内压,尤其是高眼压降低。这是由于瞳孔缩小后, 房水容易自房角排出之故。不过也偶有引起眼压升高的,这是由于小血管扩张,血液——房水屏障的渗透压增加所致。

本品于眼科临床主要用来降低眼压以治疗青光眼,对急性青光眼可用 1～2% 的浓溶液, 等眼压下降到一定程度, 再用其它缩瞳药以巩固疗效。对慢性者用其 0.2～0.5% 的浓度即可。本品因毒性较大,使用时间不可过长。本品与阿托品交替使用,可拉脱虹膜与其附近组织(主要是与其后的晶状体,。或在某种情况下与其前的角膜)的粘连。

161

1949

新　中　国
地方中草药
文　献　研　究
(1949—1979年)

1979

本品用于已散瞳之后，可使瞳孔回复到正常的大小，以减少眼内压升高的危险。在角膜溃疡溃脱较深时，用以避免眼内压升高而促使角膜穿孔的危险。

本品偶有过敏性刺激引起结膜炎的，为避免此种刺激，可在溶液内加少量可卡因。

本品于虹膜睫状体炎或虹膜根部离断时禁用。

本品及其溶液，露置于日光和空气中，可氧化渐变红色，若稍有变色，呈微红色，尚可使用，如变深红，疗效降低，即不再用。为延长保存时间，容器应先以 1% 盐酸洗净，加入硼酸、或亚硫酸氢钠，或依地酸二钠可延缓其变色。具体处方如下：

水杨酸毒扁豆硷	0.25
硼酸	1.8
亚硫酸氢钠	0.1
加蒸溜水至	100 毫升

也可配成

水杨酸毒扁豆硷	0.46
氯化钠	0.8
依地酸二钠	0.1
尼泊金乙	0.03(加热溶解)
加蒸溜水至	100 毫升

匹罗卡品(毛果芸香硷、Pilocarpine)(66)

本品为拟付交感神经的药物，能兴奋平滑肌和外分泌腺，特别是汗腺和唾液腺容易引起反应。眼科用为缩瞳药。本品与硫酸阿托品的散瞳和制汗有拮抗作用，但缩瞳作用不如毒扁豆硷强，也不及 DFP。在急性充血性青光眼之前驱期尚不需用强力缩瞳时用之。或在急性发作之后先以毒扁豆硷将瞳孔缩小眼压下降后，再用本品以巩固之，亦可经常点用于慢性单纯性青光眼以维护正常眼压。本品所用浓度应根据情况而定，可自 0.25～0.5～1.0～2.0%，最大可达 6%。本品用于青光眼，以宽角者为宜。

有时本品在视网膜剥离时用作发汗剂，以 1% 溶液 0.1～0.2 毫

162

升，行皮下注射。

本品禁用于虹膜睫状体炎等时。

遇眼睑及结膜对本品有过敏反应时，大多数采用其另一种盐即可克服(如原用盐酸盐改用硫酸盐)。

本品与散瞳剂交替使用，可拉脱虹膜与晶状体之间的粘连。

异氟磷(氟磷酸二异丙酯 Düsopropyl-fluorophosphate)(67)

本品的作用类似新斯的明，只是强而持久得多。本品的0.1%水或花生油溶液，滴入正常眼内，可引起持续数日的缩瞳，眼内压降低，故临床用于治疗青光眼。此外，还能引起睫状肌痉挛而致假性近视。本品对瞳孔的作用完全是胆碱酯酶被抑制失效的结果。本品的低浓度溶液即可克服阿托品及其同类药物所引起的睫状肌麻痹。

本品为目前已知的效力最强和最持久的缩瞳药，常用的浓度为0.01%或0.1%花生油溶液，每1周1～2次，每次1滴，就可有明显的降压作用。这可减少像其它缩瞳药每日点药数次的麻烦。甚至在毛果芸香碱与毒扁豆素或二者合用而无效的病例，用本品也能收到良好的效果。尤其对单纯性青光眼和白内障摘出术后发生的青光眼效果最好。

本品常见的付作用有头痛、眉间痛、羞明和由于睫状肌痉挛而致的视远模糊。有些病人因此而停止使用。本品用于眼局部而引起全身症状的很少见，即使对眼局部除结膜可见有轻度充血外，也很少其它刺激症状。在狭角青光眼偶见有如同使用其它缩瞳药一样眼压反而升高的。有时在使用早期，可发生角膜周围充血或虹膜炎，但继续用药，每可消失。当然本品不应随意使用，用量也应小心确定，并密切观察病人反应。一般在用本品24小时后眼压仍不下降，就应采取其它措施。

本品也用于重症肌无力，但效果不如新斯的明为好。

第十三节　中枢神经兴奋药

番木鳖碱(士的年、Strychnine)(68)

本品的主要作用是兴奋中枢神经系统，特别是对脊髓有高度的选

163

1949

新 中 国
地方中草药
文 献 研 究
(1949—1979年)

1979

择性兴奋作用，容易产生惊厥，用于中枢神经抑制药(如巴比托类)中毒，但不及印防已毒的作用强，也用于半瘫和瘫痪，弱视及视神经萎缩等。

口服每次 1～3 毫克，1 日 3 次。

本品有蓄积作用，不可过量或长期使用，如出现强直性惊厥，可静注戊巴比妥钠 0.3～0.4 以对抗之。

吗啡中毒时，因脊髓已经处于兴奋状态，禁用本品，本品也忌用于高血压、动脉硬化、肝肾功能不全、癫痫、破伤风以及突眼性甲状腺肿等病人。

第十四节　血管收缩药

肾上腺素(付肾素、Epinephrine、Adrenaline)(69)

本品是肾上腺髓质的主要有效成分，为拟交感神经药，对心脏、血管和某些平滑肌(如支气管的平滑肌)的作用很强，这也是本品用作治疗的主要依据。注射微量的肾上腺素，心搏加快、心肌兴奋、心输出量增加。本品又是使血压升高的最有力的药物之一，用药后收缩压升高、扩张压降低，脉压显著增大，作用程度与剂量成正比。然后血压又可迅速恢复到正常，若再注射同样剂量的肾上腺素，仍可引起同样程度的血压变化，这和麻黄硷重复注射时效力渐减不同。本品升高血压的机制是直接兴奋心肌、加快心搏频率与全身小动脉的收缩。本品用于煤气中毒、麻醉意外、急性心衰、溺死、过敏性休克、原发性休克(但出血性休克除外)等的急救。本品因能使支气管的平滑肌弛缓、减少或消除粘膜充血水肿，故用于哮喘，能使症状迅速解除。本品的收缩粘膜血管以消除粘膜充血、缓解眼胀的作用短暂，随后仍呈充血，甚或加重，麻黄硷则无此弊。

本品与局部麻醉剂合用，可减缓局部麻醉剂的吸收而延长其药效，且能减少手术部位的出血。若局部点用的麻醉剂是可卡因，因已具有收缩血管的作用，故可不加本品。

本品尚能使瞳孔散大，但作用并不甚强。

164

本品在胃内易被破坏，故不适于口服。

本品于高血压、心脏病、冠状动脉硬化、糖尿病、甲状腺机能亢进、洋地黄中毒以及外伤或出血引起的循环衰竭等时忌用。此外，本品不可用量过大，因能引起血压骤升而致脑出血，也可发生心律不齐，重严的可因心室颤动而死亡。

本品应避光避热保存，液体如已变色即不可使用。

本品的针剂为盐酸肾上腺素或酒石酸肾上腺素的无菌溶液，供皮下或肌内注射，浓度为1:1000，最大剂量不宜超过1毫升。

本品外用为盐酸肾上腺素1:1000水溶液，用以滴鼻和滴眼。眼科以1:8000浓度，用于春季结膜炎、药物过敏性反应(如阿托品、依色林等过敏)、电光性眼炎等。于角膜白瘢位置恰在瞳孔领时，以1:1000溶液注于结膜下，使部分瞳孔散大，根据视力增进情况，决定是否施行增光性虹膜切除。当虹膜睫状体炎，发生虹膜后粘连之早期，以本品和1% 阿托品、1% 可卡因等量混合液0.1～0.2毫升，行结膜下注射，为强有力的散瞳剂。在急性青光眼患者眼压经其它处理未能下降，可以本品2～3滴加于2～4%普罗卡因液2毫升中，行球后注射，可使眼内小动脉及毛细血管收缩，眼内压下降，但维持时间并不太长，所以一般只用于手术前，为手术治疗创造条件。

麻黄素(Ephedrine)(70)

本品近似肾上腺素，但本品药效较肾上腺素持久，且可口服，另有中枢神经兴奋作用。临床用以维持血压，消解鼻粘膜与眼结膜的充血。效力发生快，约可维持2小时左右，且无继发的充血，也用于治疗哮喘，解救吗啡、巴比妥类药物中毒。

本品于甲状腺机能亢进，高血压、动脉硬化，心绞痛等忌用。用量过大，可引起震颤、焦虑、失眠、心悸等反应。若与巴比妥类药物合用，可减少上述反应。

粘膜点用为0.5～1.0% 溶液，必要时点1～2滴。治疗哮喘时口服1次20～40毫克，1日2～3次，也可以同量注射。口服极量1次60毫克，1日150毫克。注射极量1次40毫克，1日120毫克。

本品于眼科用于眼部阿托品、依色林等药物过敏性结膜炎、春季

1949
新 中 国
地 方 中 草 药
文 献 研 究
(1949—1979年)
1979

结膜炎等过敏性疾患。

左旋肾上腺素(Levo-Eprinephrine) (71)

本品为天然的肾上腺素,由肾上腺获得,有左旋、右旋之分,前者的作用为右者的 15 倍。局部点用1～2% 溶液可抑制房水产生降低眼压,适用于慢性单纯性青光眼,根据病情,每日点1次或隔2～3日或一星期点1次。本品易氧化变红,不便保存。且点用日久,可产生抗药性。

第十五节 血管扩张药

乙酰胆碱(Acetylcholine)(72)

本品属兴奋胆碱能神经支配的组织的植物神经药,即拟付交感神经药,因性质不稳定,故在体内作用时间很短,其作用主为使血管舒张,血压略降,多用静脉注射法,口服 (即使大量) 通常不发生药效。皮下或肌内注射也很少引起全身性效应。本品虽属拟付交感神经药,但局部点眼,并不引起缩瞳。眼科用于烟草中毒性弱视,效果较好,对重症肌无力,其作用类似新斯的明,能使肌肉力量暂时恢复,但不如新斯的明作用强。本品在视网膜中央动脉阻塞时,可以其1%溶液1毫升行球后注射。

新斯的明(Neostigmine)(73)

本品具有拟付交感神经药物的作用,但对心脏血管系统,外分泌腺和虹膜的作用不及毒扁豆碱强。而对骨骼肌、膀胱和胃肠道的作用较大,并有兴奋泌尿道平滑肌的作用。

本品对重症肌无力的诊断与治疗占重要的位置。甲基硫酸新斯的明 (1.5 毫克) 和硫酸阿托品 (0.6 毫克) 在同一溶液内作皮下注射,于第一小时发生显著的症状改善,就可对重症肌无力作出确诊,可靠性几乎达 100%。本品也被证明是治疗重症肌无力的最有效药物,剂量大小决定于病情严重程度及病人的反应。

本品以口服为主,口服后奏效虽比注射为慢,但作用较持久。作用的强度也比较一致。剂量最少为每日溴化新斯的明 15 毫克,可多

166

到 375 毫克，按病情确定。服药间距也要经过试用修正不当来确定。且需日夜用药。全日量的大部应在午后与进餐等特别疲乏时给药。注射给药只在症状比较严重或口服效果不好时使用，也可在口服的基础上，间以皮下注射（如饭前半小时注射甲基硫酸新期的明 0.5 毫克，以维持吞咽、保证营养）。静脉注射只在最危急时使用。

本品一般在口服 1～2 小时后，症状明显改善，单次治疗可维持 3～6 小时。如用注射方式给药，则在注射后 10～30 分钟后出现效果，上睑下垂、眼肌不全麻痹，以及全身的呼吸困难、肺活量减少、发音困难等，都可显著好转。治疗可长期继续下去，但应避免过量使用。本品对眼还可引起缩瞳，但作用不强。

氨甲酰胆碱(Carbocholin, Carbachal, Carcholin)(74)

本品的作用与乙酰胆碱相似，且强而持久，并不受胆碱酯酶的破坏，因稳定，故注射口服均可。

本品用以治疗手术后之肠及膀胱无力、早期高血压、闭塞性动脉内膜炎以及青光眼等。

口服 0.5～1.0 毫克、皮下及肌内注射 0.1～0.5 毫克，每日 2～3 次，可连续使用 2～3 周。

青光眼用 0.5～0.75% 溶液点眼，每次 1～2 滴，每日 2～6 次。本浓度不可误作注射。

本品禁用于心绞痛，明显的动脉硬化、支气管哮喘。如用一般剂量出现流涎，腹泻和显著的心动过缓者也应禁用。如果付作用明显，用 0.1% 阿托品液 1 毫升行静脉或皮下注射。

山莨菪碱(Anisodamin, 654、654-2)(75)

本品为我国自己研制的胆碱能神经阻断剂，天然产品为 654，人工合成品为 654-2。二者都可使平滑肌明显松弛，解除血管（尤其微血管）痉挛，并有镇痛作用及轻度散瞳作用。口服吸收较差，注射后迅速从尿中排出，用于中毒性痢疾等时的感染中毒性休克、脑血栓、脑栓塞、脑血管痉挛、血管神经性头痛等。眼科用于中心性视网膜炎、视网膜色素变性、视网膜动脉痉挛、视网膜动脉阻塞、视神经萎缩等病。

167

1949

新　中　国
地方中草药
文　献　研　究
(1949—1979年)

1979

肌注或静注1次5～10毫克，每日1～2次，对慢性病可连用一个月，长期使用不至蓄积中毒。本品付作用有口干、面红、轻度散瞳致视近模糊，多可在1～3小时内消失。

本品忌用于脑出血及青光眼。

亚硝酸戊酯(Amyle nitrite)(76)

本品为吸入剂，由于能抑制血管运动中枢及对血管的直径作用，使周围血管迅速扩张。主要用于心绞痛，能使冠状动脉扩张，心肌循环恢复，缺氧情况得到改善。本品也用于氰化物中毒，胆疲痛、胃绞痛、哮喘以及视网膜中央动脉阻塞等。本品对视网膜血管的扩张作用，可直接用检眼镜进行观察，面部血管、视网膜血管以及脑血管对本品的反应一致，故吸入后面部发红，可作为本品作用的指征，但本品能同时使眼压增高，故对有潜在性青光眼的病人应特别慎重。

本品每支0.2毫升，装入小安瓿内，临用时用手帕包裹好，拍碎安瓿，自鼻吸入。

亚硝酸钠(Sod. nitrite)(77)

本品作用与亚硝酸戊酯相同，可口服，每次30～60毫克，每3～4小时1次，也可以1%溶液1毫升行静脉注射，间日1次。

罂粟碱(Papaverine)(78)

本品的主要作用是松弛血管平滑肌的痉挛，尤其对冠状血管，周围血管有明显的扩张作用。临床用于各器官的动脉痉挛及动脉阻塞症，可缓解心绞痛、胆绞痛与肠绞痛等。眼科用于视网膜动脉痉挛、视网膜血管阻塞以及球后视神经炎等。

本品用其盐酸盐，口服每次30～60毫克，每日三次。亦可皮下注射或肌内注射，每次30～60毫克。

本品不应久用，以免成瘾。

氨茶碱(Aminophylline)(79)

本品对支气管平滑肌及冠状动脉有舒张作用，加强心肌收缩，并有利尿作用。临床上用于支气管哮喘、心绞痛、水肿等。眼科用于视网膜动脉痉挛或阻塞。

本品可静脉注射，1次量0.25～0.5，药效发挥快。肌内注射较痛，已少用。口服每次 0.1～0.2，每日三次。本品与异丙嗪配合使用，可增加疗效，异丙嗪口服用量为 12.5～25 毫克。口服对胃肠道有刺激性，可引起恶心、呕吐，可于饭后服用或服肠溶片。

硝酸甘油(Nitroglycerin)(80)

本品有松弛血管平滑肌的作用，能扩张小静脉和冠状动脉。主要用于心绞痛。眼科亦用于视网膜动脉阻塞。发作或发生时含 1 片(0.3 或 0.6 毫克)于舌下，约于 3～5 分钟即可生效。一般效果维持 30 分钟左右。

本品应用后有时出现头痛、心跳、甚至昏厥，故初次用药可减半。本品不可吞服。青光眼忌用。

长效硝酸甘油（硝酸戊四醇 Nitropentaerythrol, Pentantrol)(81)

本品作用同硝酸甘油，但作用缓慢而持久，本品 20 毫克与硝酸甘油 0.5 毫克（称复方硝酸甘油，Nitropent Co.)，制成片剂，可使药效快速而持久。眼科用于视网膜动脉痉挛或阻塞以及中心性视网膜炎等。口服或口含，每次 1 片，1 日 3 次。为求速效，可嚼碎服下。

硝异梨醇(Sorbide Nitrate)(82)

本品作用与硝酸甘油相似，口服后约半小时见效，含化 2～3 分钟见效，其作用较持久，常能维持 4 小时以上。用于高血压、心绞痛等，眼科用于视网膜动脉痉挛、阻塞以及中心性视网膜炎。

口服每次 5～10 毫克，每日 2～3 次。本品有时出现头痛等付作用，应由小量开始，逐渐加量。

妥拉苏林(Tolazoline, Priscol)(83)

本品为肾上腺素能阻断药，能阻滞其血管收缩作用，使周围血管扩张。作用中等，不甚稳定，时间也较短，对强的肾上腺素能刺激，没有对抗效力。临床上用于血管痉挛性疾患，如指端动脉痉挛症，手足发绀，血栓性静脉炎，动脉阻塞等。眼科用于视网膜动脉痉挛、阻塞及中心性视网膜炎等，于视神经炎也可应用。口服每次 25 毫克，每日三次；球后注射，每次 12.5～25 毫克，每日或间日 1 次。

169

1949
新 中 国
地 方 中 草 药
文 献 研 究
(1949—1979年)
1979

第十六节　全身麻醉药

麻醉乙醚(Anaesthetic Ether)(84)

本品为较安全的全身吸入麻醉剂，能暂时使中枢神经系统发生机能麻痹，因而失去意识及痛觉，反射消失，肌肉松弛，便于手术。

本品常用开放点滴法，通过麻醉面罩，滴入数量，应由有经验者掌握。麻醉程度到反射机能消失，瞳孔缩小，呼吸及脉搏徐缓，肌肉完全松弛，为已达外科麻醉期，施术宜在此期。如再将麻醉加深，则瞳孔可突然开大，渐进入延髓麻醉期，可进而呼吸麻痹致死。

在用本品施行全麻前1小时，皮下注射阿托品0.3毫克与吗啡15毫克，可减少本品用量，并抑制过多的呼吸道分泌。为预防呕吐，麻醉前6小时应空腹。

眼科于儿童手术，必要时以之进行全麻。还以之对角膜的一些疾患，施行烧灼，如树枝状角膜炎、化脓性角膜炎以及束状角膜炎等时。在烧灼时要注意不可伤及周围的健康角膜。

本品易燃烧爆炸，要妥善保存，不在有火焰及氧处使用。

硫喷妥钠(Sod. Pentothal, Thiopental)(85)

本品用于静脉麻醉、诱导麻醉及基础麻醉、抗惊厥或综合麻醉。为短时作用的巴比妥类药物。静脉注射，麻醉时间能维持约45分钟左右，便于全麻的小手术。只是肌肉松弛不全，又不能随意调节麻醉深度，是为不足之处。注射过程中易引起呼吸抑制及喉痉挛，故注射应缓慢。注射液应用新配制的5%或2.5%溶液，在徐徐注入的同时，嘱病人念读数字，5%者注入2~3毫升，2.5%者注入4~6毫升，约30~35秒钟，病人即不能读数，如30分钟后还未进入麻醉状态，即再徐徐注入上述剂量。当进入麻醉状态后，可开始手术，但针头不可退出，若病人有苏醒现象（呼吸变快、喉中发声、肢体移动等），可再注射少量。成人1次极量为1.0克（5%溶液20毫升）。

在应用本品之前，最好给予阿托品以预防引起喉痉挛、支气管收缩等。本品不可注于血管外或皮下。在注射过程中如出现呼吸异常，

170

甚至咳嗽或喷嚏，应立即停止注射。如出现心搏减少，血压降低，应立即注射肾上腺素或麻黄素。本品对肝肾疾患、休克、酸中毒、低血压、心脏病、糖尿病、严重贫血、哮喘或呼吸道阻塞病人忌用。

安眠朋钠(Sod. Evipan, 环已巴比妥钠 Sod.Hexobarbital)(86)

本品用于静脉麻醉及基础麻醉，临用时配成 10% 溶液，缓慢注入。1 次用量 2～4 毫升，必要时可再注入 1～2 毫升，极量 1 克。

本品应用时注意点同硫喷妥钠。

阿佛汀(Avertin 即三溴乙醇 Tribromoethanol)(87)

本品按体重每公斤自直肠给药 0.05 克时，可引起舒适的睡眠，如每公斤体重用量为 0.08～0.1 克时，即可由睡眠转向麻醉。使用本品的头天晚上应清洗肠道，给予巴比妥 (0.3～0.5)，翌晨于麻醉前 20 分钟皮下注射吗啡(0.01～0.015)，然后溶解本品于 30～40℃ 的蒸溜水中，进行直肠灌注。为避免刺激肠管，可增加 1/10 容积的牛奶，约经 5～10 分钟进入睡眠，并很快地进入麻醉，可持续 1.5～3 小时，如需延长麻醉时间，可改用麻醉乙醚。

本品用量按体重计算已如上述，但不论病人体重如何，男子总量不应超过 9～10 克，女子总量不应超过 6～8 克，年老体弱及恶液质病人用量还应减少。

本品于肾功能不全时，将降低安全范围。并于麻醉期间可发生血压下降、窒息等，都应注意。

本品目前渐少应用。

付醛(三聚乙醛、Paraldehyde)(88)

本品一般用作催眠剂，作用类似水合氯醛，无蓄积作用，较安全，不影响心脏与血管运动中枢。作用快，一般口服 5～8 毫升后，10～15 分钟即可入睡，无后作用，也无初期的兴奋作用。对疼痛严重的病人，虽无直接镇痛作用，却能使之入睡。

本品具令人不快的臭味，可直肠给药，每次 5～10 毫升，用温开水稀释至 30～50 毫升，行直肠灌注。灌肠时可加入 1 毫升苯甲醇，以减少对直肠的刺激。

171

1949
新 中 国
地方中草药
文 献 研 究
(1949—1979年)
1979

本品在眼科用于严重疼痛，不能入睡者。或作为小儿手术时麻醉剂。

本品一部分经肺排出，故有气管及肺部疾病者，不宜采用本品。另本品有80%经肝破坏，故肝功能不全患者禁用。

第十七节　局部麻醉药

普罗卡因（奴佛卡因、Procaine, Novocaine）(89)

本品常用其盐酸盐，可煮沸消毒。毒性较低，仅为可卡因的1/4～1/8，并无可卡因的中枢作用及散大瞳孔作用，是临床上最常用的局部麻醉药。本品对局部组织没有刺激及损伤作用，有选择地作用于感觉神经末稍。但本品不易被粘膜吸收，故不适于表面麻醉而用为浸润麻醉（注射于皮下，浸润局部组织，麻醉药液所及范围内之感觉神经纤维）。因本品麻醉时间短，可与肾上腺素併用，一般为2%普罗卡因1毫升加1:1000肾上腺素液1～2滴，不仅能延长麻醉时间，且能加强麻醉效果，减少出血与减轻毒性。本品虽反复应用，亦不致造成习惯而成瘾。注射后3分钟开始起作用，可维持45～90分钟。每次总量为0.05～0.25，每小时不超过0.75。也可用5%溶液作腰椎麻醉，1次量0.1～0.15，不超过0.2，约可麻醉1小时。

本品可用以作封闭疗法，系以0.25～0.5%溶液注射于病变处的皮下神经或神经节的周围，总量约5～10毫升。

本品有时可作神经封闭麻醉法（阻断麻醉），以2%普罗卡因溶液加入肾上腺素，注射在供给某手术区域的神经或神经节，因为麻醉剂不是直接注射在手术区域内，该处不会发生肿胀影响手术的进行。

眼科常用以作脸面神经封闭法（传导麻醉）。多用于白内障手术，先麻醉眼轮匝肌，使眼睑不能闭合，以避免患者因用力闭眼而引起併发症。针由耳屏前面，下颌髁状突上面的皮肤直接刺入约1厘米深处，触及髁状突时，注射药液2毫升，然后边退针边再注射约2毫升，注射完毕行局部按摩，约6～7分钟眼睑即不能闭合。如本法注射后效果不佳，仍可用本品直接行眼轮匝肌麻醉法。

172

本品在眼科的另一用法为睫状神经节封闭法（球后麻醉），凡行眼球摘出术、白内障摘出术、针拨术、针拨套出术以及抗青光眼手术等，都可行此麻醉，使眼球深部麻醉，并降低眼压。

本品用量过大或浓溶液快速注入血管时，可引起颜色潮红、谵语、兴奋、惊厥，对惊厥可用异戊巴比托静注以解救。腰椎麻醉时常出现血压下降，可在麻醉前肌注麻黄硷 15～20 毫克，以作预防。有时应用本品出现过敏性休克。本品如与磺胺药同用，可降低磺胺药的效力，亦忌用于重症肌无力、甲状腺机能亢进或服洋地黄的患者。

可卡因（Cocaine）（90）

本品对粘膜上皮穿透力强，是表面麻醉最好的药物，能麻痹感觉神经末稍，而产生局部钝麻，使痛觉、温觉及触觉先后抑制，麻痹或阻断其向心性冲动，而运动神经仍保持其机能。但因其水溶液不能通过正常的皮肤，故虽直接涂于皮肤亦不能产生麻醉。

本品与肾上腺素併用时，可产生强而持久的安全麻醉，因肾上腺素能防止可卡因的吸收，并增强其作用。本品对炎症组织的麻醉力减弱。本品遇热分解失效，故不宜煮沸消毒。此外本品不宜接触汞盐、银盐及硷性物质，因能使之失效。

本品点眼能使结膜、角膜麻醉，另有瞳孔开大作用，其效果可持续数小时，故青光眼病人忌用。但其散瞳作用是不完全的，因阿托品还能使瞳孔更加扩大，而毛果芸香硷或毒扁豆硷仍能使其缩小，伴随瞳孔开大，还有睑裂开大作用，因此略呈眼球突出的外观。

本品于角膜麻醉时，需闭合眼睑，如需暴露（如手术时），应用消毒生理盐水频频点眼，以防止角膜上皮因干燥而损伤，如已受损，于麻醉作用消失后，会产生严重的疼痛。且角膜上皮因干燥而混浊，将妨碍某些手术时的内眼检查，故应特别注意防止。

本品有成瘾性。常用 2～4% 盐酸盐溶液，最大用量一次不超过 0.06～0.1，眼科用 2% 盐酸可卡因液点于结膜囊内，约 2 分钟即可起麻醉作用，能持续 30～60 分钟。

此外本品于碘酊烧伤或治疗性的角膜烧灼时，可用以中和，使其成为不溶性碘化可卡因沉淀出来，失去腐蚀性。

173

1949
新 中 国
地方中草药
文 献 研 究
(1949—1979年)

1979

本品不用作注射给药。

个别对本品过敏的患者，滴药后可产生脉搏加快、头晕、耳鸣、轻度耳聋、头痛、恶心、面色苍白、瞳孔开大、眼球突出、吞咽困难、言语障碍、食欲减退、呼吸困难、口咽干燥、蚁走感、肢体紧张等。在严重病例，可出现意识消失、发绀、反射增强、阵挛性痉挛以及伴有角弓反张的强直性痉挛发作等。大量的可卡因很快地进入血中时，可使意识立刻消失，面色极度苍白，发生短时间的痉挛，数分钟后死亡。

至于可卡因的中毒致死量，因个体而差异很大，在吸收迅速的情况下，甚至 0.05 即可引起致死的中毒；对吸收缓慢者，虽用较此为大的量，也容易耐受；有时 1 次用量超过 0.03 时，对未习惯的人，也是相当危险的；甚或用可卡因局部麻醉的小手术或用以涂抹鼻或咽的粘膜，也可致死。

中毒时的救治，首先是设法防止可卡因自应用部位继续吸收，如紧扎曾受可卡因注射的肢体，洗鼻或洗胃。但若吸收迅速，这种方法一般是无效的，这时只可采用对症疗法，对兴奋可给予麻醉乙醚吸入；对脑血管痉挛而引起的昏厥，可吸入亚硝酸异戊酯；对发绀以及皮肤和四肢厥冷时，可予摩擦或热敷，对脑及心脏机能衰弱者，可给予咖啡因。

地卡因 (Dicaine) (91)

本品也称潘托卡因(Pantocaine)或丁卡因(Tetracaine)，麻醉作用开始时间较快，约 1 分钟即起作用，麻醉力量较大，比普罗卡因大 10～15 倍，比可卡因也大数倍，持续时间约 20～40 分钟。但其毒性也较大，比普罗卡因大 20 倍，比可卡因大 2 倍。所以一般不作浸润麻醉。眼科常用其 0.25～0.5～1% 溶液，能使角膜的压迫感消失，没有散瞳作用，也不损伤角膜上皮，所以特别适用于眼压测量及抗青光眼等手术时之表面麻醉。

使用本品时，注意不可与硷性物质混合，因能使本品失效。

本品点入结膜襄后，先有轻微的灼热感，其后略感凉爽，初为结膜、角膜感觉麻痹，其后虹膜也有不显著的麻醉，但角膜麻醉的时间较长，

174

这是因为该部液体流动缓慢，神经末稍与麻醉剂接触时间较长之故。

哈洛卡因 (Holocaine) (92)

本品静脉注射的毒性与可卡因相等，皮下注射的毒性则比可卡因强一倍，因此不适于注射麻醉，只限于局部使用，是最早采用的局部麻醉药之一，特别是用于眼科。其后被地卡因所代替，但于对地卡因过敏的病人，仍需使用本品，临床用其盐酸盐的1～2％溶液，有轻度的刺激性，在麻醉作用发生前有刺痛感。

丁基卡因 (苯丁、Butacaine Butyn) (93)

本品注射时与可卡因有同等的毒性，皮下注射则毒性较大，其麻醉力量基本上与可卡因一样。本品易穿透粘膜，主要用于表面麻醉，因毒性高，禁用于注射麻醉。

本品具有可卡因的大多数优点而很少有其缺点，如穿透力强、奏效快、麻醉时间长，对于眼科既不引起局部缺血，又不影响瞳孔，这对虹膜手术有很大的优点。对角膜也无损伤，所以对地卡因过敏者，可用以测量眼压。

表面麻醉用硫酸盐的1～2％溶液，也可制成眼膏。本品性质稳定，可加热灭菌。

苯甲醇 (Benzyl alcohol) (94)

本品有局部麻醉作用及防腐作用，其1～4％水溶液可用为局部止痛药，无刺激性，皮下或肌内注射1～4％溶液1～5毫升，也可止局部疼痛，用其2％注射液作青霉素的溶剂，可减轻注射青霉素时的疼痛，中草药针剂或滴眼剂中加入本品，也能防止注射或滴眼时的疼痛，且对药剂有防腐作用。

第十八节　局部刺激、收敛药

甘汞 (Calomel, Mercurous chloride) (95)

本品原用作泻剂，现已不作此用，而多作撒布剂外用，治疗湿疣等。眼科用以治疗脓漏性结膜炎、泡性角膜结膜炎等，过去亦用于刺激消退角膜混浊，今多代以黄降汞或白降汞。在使用本品过程中，忌

175

1949

新　中　国
地 方 中 草 药
文 献 研 究
(1949—1979年)

1979

服碘剂，因碘剂可部分地由泪腺排出，与之化合形成碘化汞，具有强烈的刺激作用。

重硫酸奎宁 (Quinine Bisulfat) (96)

本品为抗疟剂。眼科利用其局部刺激性，行沙眼粟粒性增生物的摩擦术，可使之形成瘢痕。方法是用10%重硫酸奎宁溶液，以棉棒浸蘸后，擦拭睑结膜和穹窿部的粟粒，对泸胞性增生物，也可先行挤压术然后如上行磨擦术。数日施术一次。本法收效较慢。

本品亦可制成2～4%软膏涂治化脓性角膜炎之恢复期，非化脓性角膜炎及角膜实质炎等。

二氧化碳雪 (Carbon dioxide)(97)

本品被用作局部腐蚀剂或局部麻醉剂，因其低温冰冻而破坏或麻醉组织，用以治疗睑部疣痣以及血管瘤等。

碘化钠 (Sod. Iodide) (98)

本品与碘化钾同为碘之制剂，属代谢、变质药。碘化钾多内服，本品多用于外眼局部，特别用于角膜瘢痕，使之减薄或消退。本品进入机体，钠粒子在组织中可改变渗透压，使生体呈现吸收作用，碘对局部有刺激性，而增强营养机能，促进病理组织破坏之进行及加速吸收。碘还能使甲状腺之功能旺盛，增加有机物质的新陈代谢，间接改善该部之营养状况，被溶解的病理产物，借钠在组织液中所造成的渗透压的改变，而发生吸收作用，使角膜混浊面积缩小，透明度增加，提高视力。

眼局部用药取结膜下注射法，用2%水溶液，为减少注射时的疼痛，可于该液中加2%普罗卡因。间日注射1次，开始用0.5毫升，每注射2～3次，增加0.1毫升，最多不超过1毫升，因过多反生压迫作用，防碍局部的新陈代谢。也不可注射次数过多，因有者于结膜下产生粘连，易引起结膜下出血。如药量不能过多，而又需保持足够的刺激，可将碘化钠的浓度改为3%（普罗卡因保持2%不变），如上法注射。

本品注射可兼用热敷与按摩，以助药效和避免粘连。

本品应用过程中不可再用黄降汞，因可产生具有腐蚀性的二碘化

176

汞。

三氯醋酸 (Trichoractic acid) (99)

外用其纯质为腐蚀剂，以治疗湿疣、乳头状瘤及鸡眼等。制成10%溶液，用以涂治鼻炎、臭鼻症，扁桃体肥大及咽峡炎等，局部粘膜腐蚀，一般不用或慎用其纯质者。

眼科用10～20%或饱和溶液，以腐蚀角膜溃疡（如侵蚀性角膜溃疡、束状角膜炎等），有者将之注入虹膜囊肿穿刺后之囊腔中，以行腐蚀，促使萎缩。

氧化锌 (Zinc oxide) (100)

本品系金属锌在充分的空气中燃烧而得。在空气中又可慢慢吸收二氧化碳而变性，成不溶性锌盐。

本品可加入淀粉、滑石粉等而配成撒布粉剂，也可配成软膏和糊剂，有温和的收敛与防腐作用，可用于皮肤病和皮肤感染，如湿疹、瘙痒、脓疱病等。

临床多用白凡士林为基质配成15%软膏。亦可将氧化锌软膏与硼酸软膏、含水羊毛脂各等量配成"三合膏"，以涂治伤口。亦可以氧化锌、淀粉各250，凡士林500配成糊剂，用于湿疹等。

炉甘石为含有氧化锌不低于98%的粉红色粉末，用法同氧化锌。

鞣酸 (单宁酸、Tannin, Tannicacid) (101)

本品的1～2%溶液，用于角膜染色，使氯化金还原为褐色。5～10%溶液，用于眼部碱性烧伤。

枸橼酸 (Cilric acid) (102)

本品的2%溶液，用于眼碱性化学伤。

枸橼酸铜 (Cupric citrate) (103)

本品不易溶于水，多作软膏用。临床用其5～10%软膏，治疗沙眼。

鱼石脂 (Ichthammol) (104)

本品为沥青页岩的蒸溜物经磺酸化后以氨水中和而得。约含10%的硫，有特殊臭味。

本品多制成5～10%软膏，为缓和剂和弱的防腐剂，用以治疗睑

177

1949

新 中 国
地 方 中 草 药
文 献 研 究
(1949—1979年)

1979

丹毒、睑湿疹、酒糟鼻性结膜痤疮等，以消肿止痛。

烟 酰 胺(Nicotinamide、NAA)(105)

本品有促进细胞新陈代谢的功能，与烟酸大致相同，但无烟酸的扩张血管的作用。

眼科用以行结膜下注射，以消退角膜瘢痕。

碳酸氢钠(Sod. Bicarbonate,重碳酸钠、酸性碳酸钠、重曹、小苏打)(106)

本品为弱碱，内服后能中和胃酸，以制胃酸过多、消化不良等。本品配磺胺剂服用，以防磺胺在尿中结晶折出。静脉给予5%溶液，可治疗酸中毒。对霉菌性阴道炎用4%溶液冲洗，使阴道内呈碱性，以抑制霉菌的繁殖。用3%溶液滴耳，以软化耵聍。

眼科用2%溶液洗拭鳞屑性睑缘炎。眼部酸性化学烧伤时，可以之冲洗中和。

拉萨尔氏膏(Lassar's paste)(107)

本品系由氧化锌24.0、淀粉24.0、水杨酸2.0和凡士林50.0配制而成。用于湿疹，皮炎、癣症等，眼科主用于睑湿疹。

第十九节　维 生 素 类

维生素 A (Vitamine A) (108)

本品的前身为乙种胡萝卜素，存在于胡萝卜、西红柿、苜蓿等蔬菜中，人体吸收后始能转化为维生素甲，在肝脏、蛋类、乳类及肉类中含之较多。本品不溶于水，易溶于脂肪及油类中，性较安定，不易分解，但在高温时易与空气中的氧起作用而减效，故单从保存维生素甲方面考虑，在烹调上述食品时，不宜过熟。

本品能促进人体生长，缺乏则生长停止，皮肤粗糙、干燥、上皮细胞角化，出现角化的丘疹、眼干燥症、结膜色素沉着及夜盲等。本品严重缺乏时，可使内脏上皮细胞也发生角化，易致呼吸道、尿道等部感染，尿路结石的形成、消化功能的减退及下痢，也较常见。眼干燥可致继发性角膜溃疡、坏死，形成所谓"角膜软化"，后果非常严

178

重。

本品的生理需要量成人为每日 4200～5600 单位，正常饮食与消化的人，可自食物中获得，为预防本品缺乏，每日可加服 2000～4000 单位，妊娠期及哺乳期的生理需要量略增（约 6000～8000 单位），于出现缺乏症状，用以治疗时，每次 25.000 单位，每日三次。（以上单位均指维生素甲而非指乙种胡萝卜素，如为后者应加倍）。

本品大量长期服用，有者产生中毒性综合症，有厌食、腹泻、瘙痒、感觉过敏、口唇干燥多屑、眼球突出、骨质增生、骨痛、关节痛、头发稀少，脆而粗糙等。一般停服后，症状逐渐消失，只是骨质改变，可延续数月。

本品常与维生素丁共存于鱼肝油中。鱼肝油被用于虚弱者、结核病人、病后恢复期及幼儿、产妇等。眼科可口服以治疗夜盲、眼干燥症、角膜软化、视网膜色素变性、视网膜静脉周围炎、泡性结膜炎等。也可外眼点用于角膜溃疡及防止各类烧伤形成睑球粘连。

成品含量并不一致，并有浓缩者，所以用量应以说明为依据。

本品于消化系统病变严重，口服不能收效者，可以浓缩鱼肝油行肌内注射，每日 1 毫升。

维生素 B$_1$ (Vitamine B$_1$、盐酸硫胺、Thiamine Hydrochloride) (109)

本品天然存在于酵母、瘦猪肉、米糠、麦麸、车前子等内，粗粮比精米、白面中所含丰富得多，现主要来源于人工合成。本品易溶于水，遇碱性药物（如苯巴比妥钠、碳酸氢钠等）能引起变质。

本品能维持心脏、神经及消化系统的正常生理功能，缺乏时出现上述各系统的病变，主要有周围神经炎，下肢的沉重和软弱感，感觉障碍及局部区域过敏感、疼痛或烧灼感等。严重的可有步态摇曳，甚至肢体完全瘫痪。中枢神经也可受影响，出现神经过敏、易疲乏、易激动、易怒、抑郁、缺乏兴趣、意识不集中、记忆力消退等。心脏方面表现为劳动时呼吸困难、心悸、心搏过速、心脏扩大、水肿、肺活量减少，心电图可见 T 波平坦或倒置，Q-T 波间膈延长等。

本品对碳水化合物在人体内的代谢有促进作用，于多量摄入食品

1949
新　中　国
地 方 中 草 药
文 献 研 究
(1949—1979年)
1979

时，应伴用足量的本品，否则易引起食欲不振，消化不良等，也可有便秘及上腹部不适和触痛。可能因蛋白质吸收不足而致广泛水肿。

本品于眼科临床用于带状疱疹、神经麻痹性角膜炎、视神经炎、视神经萎缩、渗出性脉络膜炎，眼肌麻痹、中心性视网膜炎及视网膜震荡等。

成人每日需要量最小为 1 毫克，孕妇、哺乳期妇女、小儿需要较多，每日为 1.5 毫克，活动量较大的男子，每日需要 2 毫克。治疗量为 10～20 以至 30 毫克，一日三次内服，或 50～100 毫克肌内或皮下注射。不宜静注。

超过生理需要量或治疗需要量的本品进入体内，并无有益的药理作用，其过量的部份，以无变化的原体自尿和粪中排出。

维生素 B_2 (Vitamine B_2，核黄素、Riboflavin) (110)

本品的天然来源为酵母，肝、肾与肉类，乳类中亦含有少量。现可人工合成。

本品，尤其溶液，遇光易破坏，应贮于有色瓶中，遇砣或加热时，也易分解。遇还原剂亦易变质。

本品参与糖、蛋白及脂肪代谢，能促进人体生长，维持正常视觉功能。

本品缺乏时有角膜血管翳的形成和唇损伤，角膜病变，初为角膜缘的血管增生，其后则伸入角膜，逐渐深入，可遍及全角膜，同时伴有结膜炎、眼睑痉挛、畏光、烧灼感和痒感。流泪和视力减退也相继发生。唇部损伤可表现为发炎和皲裂等。

眼科应用本品除治疗上述之角膜血管翳等外，还用以治疗湿疹性睑缘炎、酒渣鼻性结膜痤疮、深层巩膜炎、春季结膜炎、非化脓性角膜炎、白内障及视网膜静脉周围炎等。

本品成人需要量为 2～3 毫克， 妊娠后半期及哺乳期为 3 毫克。治疗量 1 次为 5～10 毫克，每日 3 次。亦可皮下注射 5～10 毫克，每日 1 次。直到病势减退为止。

维生素 B_6 (Vitamine B_6，盐酸吡多辛，Pyridoxine Hydrochloride) (111)

180

本品为皮肤、中枢神经系统及红细胞的生长等生理功能所必须。缺乏时可产生皮炎、眼、鼻、口部的皮脂溢出性皮肤损伤，并伴有舌炎和口腔炎，还有周围神经炎、小血球低色素性贫血，使用本品可使上述症状很快消退，另外还可用于白细胞减少症、妊娠呕吐等。眼科用于视神经炎，球后视神经炎等。

本品生理需要量约为每日 2 毫克，治疗量 1 次口服 10～20 毫克，一日 3 次，注射（皮、肌、静）每次 50～100 毫克，1 日 1 次。

维生素 B_{12}（Vitamine B_{12}、氰钴胺、Cyanocobalamin）(112)

本品系由肝脏中提取的一种含钴物质，人体肠道微生物能合成一部分，再加食品中摄取的部份，足以适应代谢上的需要。只有在缺乏了吸收和利用此种维生素所必须的胃的内因子的时候，才会表现缺乏。本品为正常生长和营养，特别是生血所必需，并参与核酸、胆硷等的合成及脂肪和糖的代谢，对肝脏和神经系统的功能也有一定的作用。临床主要用于贫血，特别是巨细胞性贫血、脂痢、肝病、多发性神经炎、神经痛、偏头痛等。眼科常用于视神经炎、眼肌麻痹、眼干燥症等。

本品肌内注射，每日或间日 1 次，每次 50～500 毫克。口服用肝精、肝浸膏（提自牛、羊肝脏，除含本品外，还含有叶酸等抗贫血有效成分），每次 2～10 片（每片含 125 毫克），1 日 3 次。

本品于长期服用或使用时应注意过敏反应。

烟酸（烟硷酸、尼古丁酸、Nicotinic acid）(113)

本品是维生素乙属中的一种，含于肝、肉、米糠、酵母、肾、蛋类、鱼、西红柿等内。现多用合成品。本品易溶于水，能耐高热。

本品有扩张血管，促进细胞新陈代谢的作用。缺乏时产生以皮肤、胃肠道和中枢神经系病变为特征的糙皮病。

眼科应用是取其扩张血管的作用，以治疗视网膜动脉痉挛和阻塞、视神经炎、视神经萎缩、中心性视网膜炎、视网膜色素变性及视网膜震荡等。

本品的生理需要量为 10～20 毫克。治疗量为 50～100 毫克，每日 3 次。

181

1949

新 中 国
地方中草药
文 献 研 究
(1949—1979年)

1979

本品服后可有皮肤潮红、瘙痒、灼热感等付作用，有时尚有荨麻疹、恶心、心悸等反应，饭后服用可使此类反应减少。

酵 母 (Yeast)(114)

本品自制造啤酒时的发酵液中滤取而得，内含多种维生素乙，用以防治脚气病，多发性神经炎、糙皮病等。

眼科多用于消耗性疾患之伴有眼病者，如结核性眼病等，以改善其营养。

每次口服0.5～4.0，1日3次。宜嚼碎。

维生素 C (Vitamine C.
抗坏血酸、Ascorbic acid)(115)

本品含于新鲜青菜和水果（如桔、橙、柠檬、西红柿、菠菜、枣等）中，现多用其合成品。本品易溶于水，性不安定，遇空气和热都易引起变质。含有本品的食品，放置过久，本品即渐损失，加热时间愈长，本品损失愈多。

本品在体内参与糖的代谢、生物的氧化还原及细胞的呼吸，能促使组织产生胶原质，影响毛细血管的通透性及血液的凝固，刺激造血功能，促使血脂下降，增加对感染的抵抗力。

本品缺乏时即引起坏血病，临床上多用于坏血病的防治，也用于各器官的出血、慢性传染病、营养不良等。

眼科用于视网膜静脉周围炎、玻璃体出血，外伤性前房积血及其它部的出血。在树枝状角膜炎、深层巩膜炎、渗出性脉络膜炎、中心性视网膜炎等，也用作支持疗法。

本品的生理需要量，并不一致，一般在75～100毫克即可，妊娠、哺乳期的妇女需要150毫克，于热性病中，本品消耗量增加，需要量也应相应增加，一般可增加为正常量的一倍。

一般口服每次50～100毫克，每日2～3次，用来治疗坏血病可多至每日1克。（本品大量给予，未证明有毒性作用）。

芦丁 (Rutin，维生素 P、络通)(116)

本品是维生素P属的一种，存在于槐花、荞麦花、芸香叶、烟叶、枣、杏、橙皮、西红柿等内，前二者尤多。

182

本品具有直接收缩血管及维持毛细血管正常抵抗力的作用，并能减低血管特别是毛细血管的渗透性和脆性。临床用于以毛细血管出血为特征的疾病，如变性性血管疾患，过敏以及糖尿病等，以之减少出血意外。

眼科用于视网膜静脉阻塞、视网膜静脉周围炎以及其它出血性眼部疾病。

本品口服，每次 20～40 毫克（1～2 片），每日 3 次。

维生素 D_2 (Vitamine D_2、丁二素、骨化醇、Calciferol) (117)

本品有多种，其中最有效的是 D_2 和 D_3。本品为脂溶性，性稳定，贮存不易变质。

本品能促进肠内钙、磷的吸收，以维持血中钙、磷的平衡，并促进二者存于骨中。

临床用于防治佝偻病、婴儿手足搐搦症，亦用于皮肤结核、龋齿等。

眼科应用于手足搐搦性白内障。

本品 1 毫克等于 40,000 单位，多与维生素 A 共存于鱼肝油中。

预防量每日 1,000～4,000 单位；治疗量每日为 10,000～20,000 单位，分三次口服或注射。

维生素 E (Vitamine E, 生育酚、产妊酚、a-Tocopherol) (118)

本品广泛存在于植物界，在小麦、黑麦、大米及棉花籽的胚芽中含量较丰富。为脂溶性，对生育能力，肌代谢有影响，与脑下垂体前叶激素有密切关系。

食物中缺乏本品，在妊娠末期，胎儿即死亡或流产。长期缺乏，不仅能使生殖机能发生障碍，且能引起横纹肌的生理障碍。临床用以治疗习惯性或先天性流产、不育症、肌儿营养不良、肌萎缩等。并对机体代谢，也有良好的影响。

眼科用以治疗眼畸形、过敏性眼病、角膜实质炎、脉络膜硬化、黄斑变性、近视性退行性变以及球后视神经炎等。

1949
新中国
地方中草药
文献研究
(1949—1979年)
1979

本品用量 1 次服 1～2 片（5～10 毫克），1 日 3 次；注射用 0.5% 醋酸维生素 E 油溶液，每日肌内注射 1 毫升（5 毫克）或 5% 油溶液 1 毫升（50 毫克）。有的主张用量要大（每日 150～600 毫克），且长期使用（1～6 个月）。

第廿节　调节水、电解质药

氯化钠 (Sodium chloride)(119)

本品即食盐加工精制品，为人体维持正常渗透压的主要因素。对体内水分的平衡、血液循环都有密切关系。

其注射液可补充血容量和钠离子，用于大面积烧伤、严重吐泻、大量发汗以及出血等时之失水症。并可补充因大汗而过多排出的氯化钠。

眼科多用其等渗溶液（0.9%，即普通所称之生理盐水）以冲洗有大量分泌物的眼病，如急性结膜炎，特别是淋菌性结膜炎等。

其 2% 溶液用于睑湿疹、变态反应性结膜炎等，用以施行热敷。

其 5～10% 溶液（称高涨或高渗盐水），可行结膜下注射，以治疗角膜溃疡、角膜实质炎、陈旧性视网膜静脉周围炎（增殖性视网膜炎）、玻璃体混浊、渗出性视网膜炎、中心性视网膜炎、外伤性眼底出血的末期及角膜瘢痕（即角膜混浊，包括薄翳、斑翳。白斑一般效果不显），以促使渗出质和机化物的吸收。对急性充血性青光眼病人可行静脉注射，以降低眼压。近多为尿素、甘露醇所代替。

结膜下注射，可自 2% 溶液开始，第一次注射 0.2 毫升，以后每日增量为 0.3 毫升、0.4 毫升、0.5 毫升，然后改用 3% 浓度，仍从 0.2 毫升开始，如上增量，浓度可达 5～10%。

当眼部误被硝酸银烧伤，药物向深部侵蚀而不能用一般中和药物溶液中和时，可用本品溶液冲洗（浓度 0.9%、2% 均可），使变为不溶性的氯化银，即失去腐蚀作用。

本品对肾脏病及心力衰竭病人忌用，肺炎或水肿病人慎用。

本品静注应注意无菌操作，如发生过敏反应，可注射肾上腺素。

184

葡萄糖 (Glucose) (120)

本品系淀粉加硫酸分解而得，注射用的纯品（纯度在 99% 以上）称右旋糖 (Dextrose)

本品 5～10% 水溶液，用于呕泻、大出血，可静脉点滴以补充体液及营养。对结核性疾患，如结核性虹膜睫状体炎，或体弱致角膜溃疡等迟迟不能愈合者，也可应用本品。

本品与生理盐水同用兼能补充损失之钠。重病不能摄取食物的可行灌肠。对于血糖过低或应用胰岛素过量，可用 10～20% 溶液行静脉注射，以保护肝脏。

以其 25～50% 溶液静注，可利用其高渗作用，以降低眼压及颅内压，用于青光眼、脑溢血、尿毒症等。

本品为细菌的良好培养基，故配制注射液时，应特别注意无菌操作。冬季行静注时，需将安瓿加热至与体温相等的温度，并徐徐注入，以免反应。高渗溶液行静注时，不可漏于血管外，以免刺激组织。

乳酸钙 (Calcium Lactate) (121)

本品含钙 13%，多用于血钙降低而致的手足搐搦症，和由此所致的白内障。也用于荨麻疹、变态反应性结膜炎等。每次口服成人 1～4 克，小儿 3～6 克，每日 2～3 次。如以补充血钙为主，则应同时服用维生素 D（每次 10,000 单位）以助钙之吸收。

葡萄糖酸钙 (Calcium Gluconate) (122)

本品含钙量较低 (9%)，可以口服、静脉和肌内注射。其优点是对皮下组织（注射时）或胃肠道（口服时）的刺激性都较低。静脉或肌内注射均应缓慢进行。婴儿不可行肌内注射，因可形成脓肿。

眼科用于睑湿疹、变态反应性结膜炎、春季结膜炎、泡性眼炎、巩膜炎等。也用于结核性虹膜睫状体炎。

应用于视神经炎、视网膜静脉周围炎时，可以 10% 葡萄糖酸钙 10 毫升，加维生素 C 100 毫克，静脉注射，间日 1 次，10 次为一疗程。

有时亦可于静脉注射本品的同时，再口服其它钙剂。

1949
新 中 国
地 方 中 草 药
文 献 研 究
(1949—1979年)
1979

第廿一节 利尿脱水药

甘 油(Glycerin) (123)

本品系一种澄清无色具有甜味的糖浆状液体，可作为某些外用药的赋形剂，亦用作灌肠剂(或用其栓剂)以润便。

眼科于结膜与眼睑外伤或烧伤时，作好处理后，以之滴于结膜囊内以免睑球粘连。

本品于口服后，经消化道迅速吸收至血液，使血液渗透压升高，房水脱失，眼压下降。但单服本品，常致呕吐，可按每公斤体重1克计量，再加等量的生理盐水，口服。也可配成甘油——抗坏血酸钠针剂行静注或静滴。先配成两种注射液，一种每毫升含抗坏血酸250毫克、碳酸氢钠113毫克、亚硫酸钠4毫克、依地酸钠0.2毫克；另一种每毫升含甘油0.5毫升、碳酸氢钠25毫克。临用时两者等量混合，1次用量为2毫升/公斤体重。用药15～20分钟后，眼压与颅内压均开始下降，可维持4～6小时，一般无不良反应。于点用缩瞳药和服醋氮酰胺无效时，应用本品仍可有效。

本品于严重呕吐时不宜应用。另因用药后血糖可升高，所以糖尿病患者，以不用为宜。

尿 素(Urea) (124)

本品能形成血液高渗，使周围组织及脑实质脱水，随药物自小便排出，从而降低颅内压，消除水肿，故用于脑水肿、腹水、青光眼及视网膜剥离等时。

本品脱水作用快而强，能维持3～4小时，但其后每有症状反复，故应继以其它脱水药。每次用量每公斤体重0.5～1.0，溶于10%葡萄糖内，一般配成30%溶液，行静脉滴注，每分钟40～60滴，用于青光眼时，在用药半小时后眼压开始下降，可用至眼压下降到正常时为止。必要时可每日1次。滴注过程中应注意血压情况,如突然升高，即应中止滴注。

本品需临用时配制，超过24小时后，不可使用。注射时应注意

186

不可漏于血管外，如有漏出，可引起局部红肿起泡。此时应以普罗卡因局部封闭，并加热敷，也可用50％硫酸镁行局部湿敷。

本品具臭味，恶心、呕吐患者不能用。本品于肾功能不全、血内氮质积留过多或心脏疾患者忌用。

甘露醇(Mannitol)(125)

本品为渗透性利尿脱水剂，因其在胃肠道内不能吸收，故不能口服，多用作静脉滴注。

本品入体后，经肾小球滤出，在肾小管中造成高渗压，不能再吸收，大部分无变化地经肾脏排出体外，发挥脱水及利尿作用。本品在体内同时增加血液渗透压，能降低颅内压，故临床不仅用于急性青光眼，也用于脑水肿、急性肾功能衰竭所致之水肿、腹水等。

本品较尿素稳定，配制较易，付作用小，但其药理作用较尿素为差，降压作用不如尿素显著，且维持时间较短。

本品用量每公斤体重1～3克，配成20％水溶液，以250～500毫升(50.0～100.0)行静脉滴注，一般滴速为每分钟10毫升，大致于30～60分钟滴完。为延长其作用时间，可在眼压降低至正常范围后，适当减慢滴注速度。

一般滴注后半小时眼压开始下降，1～2小时降至最低。作用可维持6小时以上。一般并无反跳回升现象。

醋氮酰胺(醋唑磺胺、乙酰唑胺、
Acetazolamide, Diamox)(126)

本品能抑制肾小管中的碳酸酐酶，使肾脏中氢离子与钠离子的交换减慢，抑制肾小管对电解质的重吸收，增加水与重碳酸盐的排出，而产生利尿作用。唯本品的利尿作用并不太强，且长时间服用会产生耐药性，但在停药一段时间之后，又能恢复其效力。本品可与汞剂配用，可彼此矫正其酸碱失衡。

本品可口服，每日1～2次，每次250毫克，也可首次500毫克，以后根据情况，每6～8小时给药125～250毫克。最高一日量可达1克。小儿按每公斤体重5～10毫克，4～6小时1次。长效醋氮酰胺，每日口服500毫克，能维持降低22～30小时。

1949

新　中　国
地方中草药
文　献　研　究
(1949—1979年)

1979

本品最多用于心脏病所致之水肿，又因能减少眼房水及脑脊液的生成而用于青光眼及脑水肿，对充血性或单纯性青光眼都可服用，也用于青光眼睫状体炎综合征，原田——小柳氏病之有青光眼者以及外伤性眼底出血继发青光眼等。此外还用于子痫与癫痫。但对正常眼压影响不明显。

本品服用过程中，应同时服用钾盐，以预防血钾缺乏所产生的一些症状，一般用氯化钾，每日 2 克。本品用量过大或服用时间太长，可产生尿路结石，出现腹部绞痛、排尿困难及血尿等，应立即停药，并用利尿剂，多饮水，多运动，一般数日可痊愈。至于一般性的手足或全身发麻等感觉过敏现象，不需停药。

本品对肝肾功能及肾上腺皮质功能严重减退、代谢性酸中毒，以及伴有低血钾的水肿病人，不宜使用。

乌洛托品(Urotropine) (127)

本品过去为一极好的体内防腐剂，近被抗菌素及磺胺类药所代替，但本品没有局部刺激作用，且为胃肠所耐受，对肾功能刺激也极小，故仍不失其临床应用价值。

本品内服后，小部在胃内分解为甲醛及氨，大部以原形进入肠内，但因肠道为碱性反应，故不呈现消毒作用而被吸收。本品以原形进入血循环后，相当迅速地由尿、胆汁和痰内排出，在排泄过程中，即以其所分解的甲醛来发挥消毒作用。为使尿液保持酸性以维持本品能充分发挥其作用，在服用本品的同时，应授予氯化胺或磷酸。在长期大量服用本品时，可发生肾刺激症状(尿中出现蛋白及血球)，但此症状于停药后即消失。

眼科常用其 40%溶液口服或静脉注射，以行体内消毒，排除有害微生物，如用于角膜疱疹、带状疱疹、树枝状角膜炎、虹膜炎、虹膜睫状体炎等时。

188

第廿二节 抗过敏药

苯乃准(苯那君、苯海拉明、可他敏、Benadvy、Diphen
bydramine)(128)

本品常用其盐酸盐，为抗组织胺药物，能降低机体对组织胺的反应，矫正人体的过敏性和变态反应，并有轻度的镇痛及镇吐作用。

眼科用于湿疹、过敏性滤胞性结膜炎、春季结膜炎等有关过敏性疾患。

本品口服剂量为 25～50 毫克，每日 3～4 次；肌内注射量为 20 毫克，每日 1～2 次。极量 1 次 0.1，1 日 0.3。因有刺激性，不作皮注。

较多见的付作用为头晕、头痛、口干、恶心、倦怠、嗜睡等，故驾驶员在工作时间内，不可服用。付作用于停药或减药后，可自行消失。偶可引起皮疹及粒细胞减少。长期服用，可致贫血。

吡苯沙明（吡苯胺、去敏灵、扑敏宁、吡乍明、
Pyribenzamine）(129)

本品用其盐酸盐，作用同苯乃准，唯较之作用略强而持久，嗜睡等付作用较少。

每次 50 毫克，每日 3～4 次。服时不宜嚼碎。

扑尔敏(氯苯吡胺、氯屈米通、Chlor-Pheniramin、
Chlor-Trimeten)(130)

本品作用与苯乃准相类似，但作用强而持久，对各类过敏性疾病有良好疗效。本品用量小，付作用少，特别适用于儿童。除用于春季结膜炎等外，也用于虫咬、药物性过敏反应等。

用量每次 4 毫克，1 日 3 次。儿童每日每公斤体重 0.35 毫克，分 3～4 次服。

1949
新　中　国
地 方 中 草 药
文 献 研 究
(1949—1979年)
1979

第廿三节　止　血　药

维生素 K(Vitamin K)(131)

本品之天然品存在于苜蓿、菠菜、西红柿等中，有 K_1 与 K_2 之分，另有 K_3（又名亚硫酸氢钠甲萘醌）与 K_4（又名乙酰甲萘醌），系人工合成品。

本品为肝内合成凝血酶元的必要物质，缺乏时血液中凝血酶元不足，血液凝固就迟缓，给予本品即可止血。低凝血酶元血症，发生于肝功能不全的肝疾病，胆管阻塞，以及双香豆素类药物或水杨酸类药物等干扰肝脏合成凝血酶元等时，本品均可纠正。手术前后应用本品，可减少出血。

临床常用 K_3，但 K_1 作用较迅速，而 K_4 性较稳定，可口服。

眼科用于视网膜静脉周围炎、玻璃体出血等症，以及手术前后。

K_3 可每日肌注 4 毫克，一日 2～3 次，K_1 每次肌注或静注 10 毫克，一日 1～2 次。静脉注射应缓慢进行，每分钟不超过 5 毫克，手术前后可肌注 25～50 毫克。K_4 口服，每次 2～4 毫克，每日 3 次。

本品可引起溶血性贫血，高胆红质血病及肝细胞的损害。新生儿应用 K_1 后，较易出现高胆红素血病。其它付作用较 K_3 轻。

贮存时需放于避光、干燥及低温处。

安络血（安特诺新、Adrenosin）(132)

本品能使毛细血管的渗透性降低，缩短出血时间，增加毛细血管对损伤的抵抗力，用于特发性出血（如血小板减少性紫癜）、视网膜出血、视网膜玻璃体出血、眼球顿挫伤或穿通伤的前房或玻璃体出血、肠胃出血、鼻衄、咯血、血尿、肠出血、产后出血、子宫出血、牙龈出血、脑溢血以及手术出血的预防与治疗。

本品一般口服用量，每次 2.5～5.0 毫克，一日 2～3 次。严重者用量加倍，可每 4 小时 1 次。也可肌内注射，一般每次 5～10 毫克（即 0.5% 溶液，1～2 毫升），一日 2～3 次。严重者每次 10～20 毫克，每 2～4 小时 1 次。

190

止血敏(止血定、Dicynone)(133)

本品能促使血小板循环量增加,增强血小板功能及血小板粘合力,加速血小板收缩,缩短凝血时间,减少血管渗透性,因此起到止血的效果。

本品作用迅速,静脉注射1小时后血中即达最高浓度,药效可维持4～6小时。

本品适用于各种出血的治疗,术前用药可预防出血。

治疗用药,每日成人口服0.5～1.0,静脉注射或肌内注射,每次0.25～0.75,每日均为2～3次;预防用量,手术前10～30分钟静脉注射或肌内注射0.25～0.5,必要时2小时后再注射0.25。

本品可与氨己酸(为另一种止血药,用于大出血或较大手术前)混合注射,以免中毒。

第廿四节　抗血凝药

双香豆素(Dicoumarin、Dicumarol、
Bishydroxycoumarin)(134)

本品因引起低凝血酶元症而影响血液凝固,有缓慢的抗血凝作用,在体内需经12～24小时的潜伏期后才显功效,即使服用大量,也不能使之提前产生作用,但其作用能维持较久。

临床上用为预防及治疗血管阻塞,眼科则用于视网膜中央静脉阻塞的治疗。

本品使用过程中应每日测定凝血酶元时间(若无此项实验设备和可靠的检验技术,不可使用本品)。一般第一天200～300毫克,分2～3次服,以后每日50～200毫克,具体用量是根据凝血酶元活动度来决定,如为50%以上用200毫克,50～40%用100毫克,40～30%,用50毫克,30%以下,可停止用药,或以50毫克作为维持量,使之能保持在15～25%之间。

本品禁用于有出血倾向的病人,维生素K缺乏症、肝病、活动性肺结核等病人。

191

1949
新 中 国
地 方 中 草 药
文 献 研 究
(1949—1979年)
1979

应用中如有严重出血，可静注维生素 K。

肝　素(Heparin) (135)

本品在体内外均能抑制或阻止血的凝固，因此内外科均可应用。本品抗凝血作用的强度随病人不同而有个体差异，但总的是与所用剂量成正比。

本品只能注射，口服无效。静脉、肌内或皮下注射均可。注射后约经 10 分钟潜伏期后即开始抗凝作用，其作用比较双香豆素 为 优，大约可延长凝血时间 5 倍。其效果通常在 1～3 小时内完全消失，故需多次注射或静脉连续滴入以维持效力。为克服此缺乏，现 用 浓 缩品。

本品肌内注射有刺激性，故应作深部注射，并加 2% 盐酸普鲁卡因。

用浓缩肝素行深部注射时，每次 10,000～12,000 单位，每 8～12 小时一次，在注射部位，可产生血肿与疼痛，如用细针头 (4 $\frac{1}{2}$～5 号) 可使之减少。

静滴用 5000 单位，加入 5～10% 葡萄糖液或生理盐水 100 毫 升中滴注，每分钟 20～30 滴。

第廿五节　血管硬化药

鱼肝油酸钠(Sod. Morrhuate) (136)

本品系由氢氧化钠和鱼肝油作用制成，含有鱼肝油中各种饱和与不饱和脂肪酸的钠盐，能溶于水。

本品注射后，刺激血管内膜，促使其增生，使血管逐渐闭塞，故用作血管硬化剂，以之治疗静脉曲张、内痔。

眼科用以治疗睑部海绵状血管瘤，对毛细血管瘤不能使用。

本品用 5% 溶液 (溶液内另含 2% 苯甲醇，以对局部止痛)，注射于大静脉腔内，根据瘤体大小，一次 0.2～0.5 毫升。可每隔 3～5 天注射一次，至瘤体缩小。

奎宁、乌拉坦(Quinine, Urethan) (137)

192

本品为每 2 毫升含盐酸奎宁 0.25，乌拉坦 0.125 的灭菌溶液，供注射用。

奎宁是取其注射后对血管内膜的损害作用，使之形成血栓，闭塞脉管。乌拉坦是取其对细胞的毒性作用，抑制细胞的分裂，引起细胞变性。

两者合成血管硬化剂，为中性溶液，常无疼痛，用于静脉曲张、睑血管瘤等。

每次静脉注射 0.5 毫升，不超过 1 毫升。注射时不可漏于血管外，因易发生坏死。

本品应避光在室温中保存，遇冷能析出结晶，微温即可溶解，仍可使用。

第廿六节 泻 药

硫酸镁 (Magnesium Sulfate) (138)

本品的镁和硫酸根离子 都难于被吸收，在肠内保持一定的渗透压，使肠内存有大量的水分，再机械地刺激肠蠕动而排便。为最有效而又常用的泻盐，应用于便秘及併用于驱虫药。

每次服 5.0～20.0。

本品尚有利胆作用，用于阻塞性黄疸及慢性胆囊炎，每次 2.0～5.0，一日 3 次，饭前或二餐之间服用。

又本品溶液注射，有镇痉、镇静、减低颅内压眼内压等作用，用于惊厥、子痫、尿毒症、破伤风、高血压性脑病以及青光眼等。可用25％溶液肌内注射，每次 10 毫升。对青光眼患者以 50 ％溶液口服或灌肠，效果更好。每次 30 毫升(即 15 克)。灌肠时可与甘油 60 毫升、水 90 毫升配合后再用。

蓖麻油(Castor oil) (139)

本品为轻泻剂，内服后经过胃部尚无变化，达小肠部遇硷性液，即开始水解释出具有刺激性的蓖麻油酸，小肠受其刺激，加强蠕动，且硷化后残留的油，又能润滑肠的内容物而致下泻，且泻时无腹痛。

193

1949
新中国
地方中草药
文献研究
(1949—1979年)
1979

本品常用于习惯性便秘，急性胃肠炎等。

眼科于角膜溃疡而将穿孔时，用之缓泻，以解除便秘，因用力排便，有时诱致穿孔。

本品宜空腹时服用，一般服后2～6小时见效。大便为液状，但并非体液渗入肠道，而是肠内容物迅速通过，使水分吸收受限所致。

第廿七节　酶　类　药

胰凝乳蛋白酶(a 糜蛋白酶、achymotrypsin)（140）

本品能迅速分解蛋白，多用于创伤及手术创口愈合，因本品对凡是生物体已失去活力的细胞和组织，均有选择性的消溶作用，所以也用来治疗炎症、溃疡、化脓、血肿等。法以生理盐水5毫升溶解本品5毫克，行肌内或患部注射。

本品对眼内睫状韧带（晶状体悬韧带），有选择性的溶解作用，故行后房内注射，有便于白内障之囊内摘取，尤其适合于患者年令还未达于老年或白内障尚未成熟，而悬韧带又具有较好的韧性之时。其浓度为用生理盐水配成1:5000溶液。

对慢性泪囊炎，亦可以本品在冲洗泪道之后注入泪囊。本品还可外用，以治疗树枝状角膜炎。

透明质酸酶(玻糖酸酶、玻璃样酸酶、Hyaluronidase)（141）

透明质酸为组织基质中具有限制水分及其它细胞外物质扩散的作用成分，本品为一种能水解该成分的酶，能降低这种凝胶体的粘滞性，减低其作为屏障的效能。其作用纯碎是局部的，仅限于它所接触的组织，应用时无全身作用及付作用。所以可以直接注入局部堆积的渗出液或出血附近，促使它们易于散布及吸收。

眼科常用于玻璃体出血或混浊。本品与局部浸润麻醉药物合并使用可降低眼压，用于白内障摘出术、抗青光眼手术等，于斜视矫正术、植皮术等亦可应用，对翼状胬肉本品可协助其吸收

本品用量以单位表示，常采用 TR 单位（浊度减低单位，Turbidity Reducing Unit)或 VR 单位（粘度减低单位，Viscosity Reducing Unit)，

194

TR 单位对 VR 单位的活力比值大约为 150:500。眼科常用量是 20～30 TR 单位，用法是于 2% 奴佛卡因溶液中加以 30 TR 单位的本品和少量肾上腺素溶液。

由于本品具有扩散作用，因此也能使细菌和病毒蔓延、扩散，所以禁用于感染性疾患，尤不宜应用于感染部位及其附近组织。本品也不宜于前房或玻璃体内注射，因能引起剧烈反应。

本品常用以球后注射，有时可产生局部疼痛、水肿，甚至血压下降、心跳缓慢等。

本品还有少数发生过敏反应，故用前应作皮肤试验。

色素细胞 C(Cytochrome C) (142)

本品是生物体内细胞呼吸过程中很重要的酶。在其氧化还原的过程中，传递氧与氢，使细胞呼吸顺利进行，对循环障碍病及缺氧症状，有较好的治疗效果。

眼科用于眼肌麻痹、闪辉性暗点、糖尿病性视网膜病变、渗出性视网膜炎、黄斑出血、中心性视网膜炎以及视网膜色素变性等。

本品应用后有时有面部发热、心跳气短以及过敏性休克等，所以在使用本品前，应先作过敏试验，并准备好抗过敏的药品。

本品每日用量 15 毫克，静脉注射，总量为 75～165 毫克之间。

第廿八节　生物制品

旧结核菌素(OT. Tuberculin) (143)

本品系以人体结核杆菌经过处理后制成，每 1 毫升中含旧结核菌 10 万个单位，临用时可加缓冲液稀释成每毫升含旧结膜菌素 100 个单位。

本品为结核病诊断药，也可用来脱敏以作治疗。用作诊断时，一般称结核菌素试验，系用本品 5 个单位(1～10 单位)及对照液，同时行皮内注射，相距 3～5 厘米远。于 48～72 小时观察反应。如局部无反应或反应为直径小于 5 毫米的浸润块，是为阴性，表示未受结核杆菌传染，应接种卡介苗以增加对结核病的免疫性。若浸润块大于 5 毫

1949

新 中 国
地 方 中 草 药
文 献 研 究
(1949—1979年)

1979

米或有水泡坏死以及全身反应者，是为阳性或强阳性，表示有结核杆菌传染，因此具有过敏性。

本品于急性传染性发热期、婴儿腹泻、全身皮肤病以及体弱者，暂不使用。

本品用以脱敏时，首次可用稀释的0.0001毫克者0.1毫升，皮下注射，每周2次，每次增加0.1，直到1.0毫升，再换用0.001毫克者，到注射0.01毫克时改为每周一次，增到0.1毫克时改为每两周一次，直到1毫克(即100结核素单位)为最大量，其后继续保持此量不再增加，仍每二周一次，注射6～12个月，然后每年2～3次，注射3～4年。在注射全过程中如发现体温升高，应恢复到前一次的用量。

精制白喉抗毒素 （144）

眼科应用本品以治疗白喉性结膜炎，可行肌内注射，轻症用2000单位，重症用4000～6000单位以至10,000单位，一日2次。

注射前应先按"动物血清制品使用常规"，作过敏试验，结果阴性者可直接注射，阳性者要用脱敏法进行注射。

过敏试验：吸取0.1毫升，用生理盐水稀释至1毫升，在前臂掌面皮内注入0.1毫升，10～30分钟内注射处如有红肿、皮丘为阳性反应，否则为阴性。

脱敏法：将本品稀释10倍，分数次皮下注射，每次观察10～30分钟，第一次注射0.2毫升，观察无气喘、紫绀及显著呼吸短促、脉搏加速时，可酌情增量注射，共注射观察三次以上，如仍无异常反应，即可将全量作皮下或肌内注射。

抗炭疽血清 （145）

眼科用本品配合抗菌药物，治疗脸炭疽症，用前要作过敏试验，阴性者方可注射，阳性者要脱敏后再注射（过敏试验与脱敏法均见精制白喉抗毒素）。

病情轻者第一次皮下或肌内注射20～30毫升，较重者第一次至少肌注80毫升。以后根据病情每天注射20～30毫升，直到病情好转后为止。

196

本品如发生凝块，即不可使用。

精制破伤风抗毒素 (146)

本品用于睑烧伤(主要是热烧伤)、眶深部外伤或眼球穿通伤（特别外伤较为污秽）时，可作治疗或预防。注射前要作过敏试验，阴性者可直接注射，阳性者要先行脱敏（过敏试验与脱敏法均见精制白喉抗毒素）。

预防用法：凡5年内没有经过破伤风类毒素全程免疫而有发生破伤风危险的人，用本品1500～3000单位行皮下或肌内注射，伤势严重者可增量1～2倍。如5年内曾经过类毒素全程免疫者，不必注射本品，只需注射类毒素0.5毫升即可。

本品亦可与类毒素联合使用以作预防，即用本品1500单位，类毒素0.5毫升，同时分两处皮下注射，为了提高免疫力，一个月后可再注射0.5毫升类毒素。

治疗用法：病情较轻者肌注，第一天每12小时注本品5万单位，第二天注5万单位，第三天至第七天，每天2万单位，第八天起每天1万单位，直到病愈。病情严重者，可一次静注本品10万～20万单位，加入葡萄糖液内静滴或直接静注。静注前先用37℃温水加热数分钟。滴注时滴速要缓，开始每分钟不超过1毫升，以后每分钟不超过4毫升，成人一次用量不超过40毫升，儿童不超过0.8毫升/公斤体重。如有严重反应可改肌注。一周后再根据病情肌注5万～10万单位（此次用前仍应作过敏试验），直至病愈。病情轻者也可每日肌注或静注一万单位，共注5～7天。

第廿九节　赋　形　药

凡　士　林(Vaseline) (147)

本品为调制眼膏的基质，性质稳定，不易酸败或起化学作用。白凡士林由本品脱色制成，但其中残留脱色剂（氯化合物），有轻度刺激性，故一般不适于配眼膏用。若必须用白凡士林配制眼膏时（如配白降汞眼膏、升汞眼膏），须用由木炭或其它吸收剂脱色而制得的白凡

1949
新中国
地方中草药
文献研究
(1949—1979年)
1979

士林。

本品于眼科尚可作为保护剂，于突眼性甲状腺肿时，涂于结膜囊内，以防止角膜因暴露而干燥。

滑 石 粉(Talc) (148)

本品为不溶解的与化学上不活泼的物质，在精细的状态下，可作为吸湿的撒布剂，但因不被吸收，故直接撒布于创面时，能引起异物性肉芽肿，在作为手术用手套的涂粉时，用前需冲洗干净。

眼科可于睑带状疱疹或其它热性疱疹时，撒布于皮面以吸附渗出物。

甲基纤维素 (149)

低粘度的本品用为液体石蜡及油类的乳化剂。高粘度者用为片剂的粘合剂及乳膏等的稠化剂，中、高粘度者其 $0.45\sim1\%$ 溶液用为滴眼剂的赋形剂，能增加滴眼剂的粘滞度，减少因某些药液的刺激性所引起的泪液分泌，而避免药液被稀释流走。(参阅 161)

第卅节 放射线、放射性同位素

X 射 线 (150)

X射线简称X线，为放射线中最常用的一种，产生于以钨丝为阴极、钨靶为阳极的X线管，当阴极发生的电子群向阳极冲击时，即产生X线。

从阴极所发射出的电子能量与所加的电压成正比，电压愈高，电子能量愈大，达于阳极而产生的X线的能量也愈大，其通透力也愈强。因此在治疗上所用的X线，可分为浅层、中层、深层及超深层几种。

眼科按病变部位及性质采用浅层、中层及深层治疗，用于睑血管瘤，睑湿疹，眼部带状疱疹，睑板腺囊肿、顽固性春季结膜炎，进行性翼状胬肉、实质性角膜炎、角膜血管翳、睑基底鳞状上皮癌、角膜上皮癌、肉瘤、结膜结核、结膜浆细胞瘤、结膜上皮癌、酒糟鼻结膜痤疮、视网膜肿瘤等。

治疗方法及放射剂量，应由放射治疗专门医生确定。

198

放射性镭 (151)

镭是自然界放射性元素之一，为重金属，其原子量甚高，内含有极大的质子和中子，但均不稳定，因此不断地向外放射出 α 射线、β 射线与 γ 射线(甲粒子、乙粒子与丙线)。α 射线穿透力甚弱，不能用作治疗，β 射线其穿透力较强，在治疗上有相当作用。γ 射线是电磁放射线，类似 X 射线，其穿透力甚强，为在治疗中最常应用者。

β 射线在眼科应用于侵蚀性角膜溃疡、眼烫伤或化学烧伤所致的角膜血管翳、翼状胬肉以及顽固的春季结膜炎等。

γ 射线多用于睑黄色瘤、睑血管瘤、睑基底细胞瘤、睑鳞状细胞瘤、睑肉瘤、睑色素肉瘤、变态反应性结膜炎(包括春季结膜炎)、结膜上皮癌、结膜肉瘤、角膜上皮癌、视网膜母细胞瘤以及其它视网膜肿瘤。

放射性磷 (152)

放射性磷即磷^{32}(P^{32})，是首先应用于医学的人工放射性同位素中的一种，能发射 β 射线，它可广泛分布于机体内，对各组织较少选择性，但对磷代谢较高的组织，如骨髓及淋巴结等处积聚较多，在赘生性组织摄取的磷量较正常生长的同种组织为高。

磷^{32}先氧化成磷酸，再用氢氧化钠中和至 pH 7.0，这种酸性和盐基性磷酸钠合剂应用于治疗。可口服或静脉注射，口服后约有 75% 的用量被吸收，不吸收的部分则由大便排出，在开始的 4~6 天内，经肾排泄较快(约有口服吸收量或静脉注射量的 25~50% 经尿排出)，其后每天只排出所用量的 1%。

其药理作用是其电离放射的结果，主要用来治疗造血器官的赘生性疾患(如真性红血球增生症，慢性白血病，尤其髓细胞性白血病)，效果持久，且较满意。

这种内照射和 X 射线的效果相等或更好，但本品应用既方便，又不发生放射病。

眼科应用于睑血管瘤，进行性翼状胬肉或翼状胬肉术后以及顽固的春季结膜炎。

本品于用量过多时，有抑制红血球和血小板形成的危险。

199

放射性钴 (153)

放射性钴即钴^{60}，为人工放射性同位素的一种，具有高度穿透性，发射 β 射线与 γ 射线，尤为大量的 γ 射线的放射源。在治疗上可代替 X 线与镭，且发射的 γ 线较镭所发射者更均匀。本品制造较易，能大量生产，比较价廉，效果良好， 在体内排出迅速，局部和全身性的反应比较轻微。

临床应用同放射性镭

放射性锶 (154)

放射性锶即锶^{90}，具有 β 射线的作用。在翼状胬肉术后切去约 1～1$\frac{1}{2}$毫米宽的角膜缘线层巩膜，结合本品照射，使该区 形 成玻璃样变化，血管不致伸入，可大大减低复发。本品可致晶体混浊，且个体耐受力不同，用量要注意。

第卅一节 刺激疗法用药

牛 奶 (155)

牛奶的应用是取其异性蛋白刺激，本品进入体内后，通过中枢神经系统而引起发热反应，同时有白细胞总数及嗜中性白细胞的增加，嗜酸性白细胞及淋巴球的减少，提高抗病能力，促进眼部（特别是葡萄膜部份）疾病的恢复，常用于急性虹膜睫状体炎、慢性虹膜睫状体炎、葡萄膜炎，交感性眼炎、巩膜炎、脉络膜炎、角膜溃疡、球后视神经炎、视神经炎以及视神经萎缩等。

本品应用前应煮沸消毒、于煮沸后再煮 3 分钟，冷后使用（注意本品只能加热一次）。用量根据病人年令、体重和健康情况不同，1～5岁第一次肌内注射 1～2毫升，5～15岁注射 2～5毫升， 成人 3～10毫升。以后剂量酌情增加，但儿童不超过 5毫升， 成人不超过 10毫升。连续 2日，每日 1次，休息一日后，再连续注射 2日，共 4次为一疗程。如第一日注射后，次日体温仍未恢复正常，可延缓注射。如果病情需要，休息 2～3天后，可进行第二疗程。本品煮沸后，保留时间不超过 4小时。

200

本品注射后，体温渐增，一般以使体温达到 39℃左右 为 宜，低则疗效不显，高则病人痛苦较大，所以第 2 次的 注 射 量，要特别注意。

本品的注射，只限于肌内，不可误入血管。注射要缓慢，并随时询问病人情况，如有不适，应立即停止注射。

如果发生过敏性休克，应立即皮下注射 1:1,000 肾上腺 素 0.3～0.5 毫升，必要时还可注射可拉明。

如发生晚期反应荨麻疹，可口服苯乃准 50 毫克，每日 3 次。

本品的皮肤过敏试验，是将前臂皮肤消毒后，用针头取消毒牛奶少许涂于该皮肤上，大约 1×1 厘米，并用该针头在皮肤上划痕 4～5 条，在距试验处 5 厘米外的皮肤上用生理盐水作对照 试 验。10～20 分钟后，如牛奶试验处红肿反应较盐水对照处明显增强，为阳性结果，禁用本品作发热疗法。

本品禁用于老年体衰、孕妇、月经期、高血压、心脏病、肾炎、肝功能不全、贫血、活动性肺结核及眼内有新鲜出血病人。对过去有过荨麻疹、喘息等过敏史者也应慎重。

伤寒、伤寒付伤寒混合疫苗(156)

本品的作用、适应症及禁忌症均同牛奶。

本品于用前要加生理盐水稀释为每 1 毫升含菌 100 万，初次用量为 200 万～500 万（即 2～5 毫升），行静脉注射，以后每次增加半量或 1 倍，要根据上次体温的高低来决定，一般使体温最 高升 到 39～39.5℃为宜，需等体温恢复到正常，休息一天后，再行另一次注射。

本品也可用作静脉点滴，这可掌握用量，当体温达到 39℃时，即停止点滴，共可行 3～4 次，也有多达 6～7 次的。

有时有全身反应，如头昏、头痛、无力、食欲减退，恶心呕吐、肢体酸痛，甚至还有视力暂时减退，一般于体温恢复正常后，即可逐渐消失。

组 织 液(浆)(157)

本品系用肝脏、玻璃体、羊膜、胎盘等各种组织，经处理后制成组织液（浆），也可制成组织块，前者用行皮下注射，后 者用作皮下

1949
新中国
地方中草药
文献研究
(1949—1979年)
1979

或结膜下埋藏。现以胎盘浸液行皮下注射为最常用,开始时0.5毫升,后每2日2毫升,30日为一疗程,一般是注射次数愈多,疗效也愈好。

本品是利用组织在制作过程中所产生的生物原刺激体,将之引入生物个体内,使该个体的生命机转成为活动的,增强其新陈代谢,加强对病原性因素的抵抗力,强化其再生性能,以达到治疗的目的。

本品可单独使用,与其它有效治疗合并使用则更好。

本品用于角膜炎、角膜溃疡,角膜云翳(包括薄翳、斑翳和白斑)、角膜实质炎、沙眼性角膜血管翳,视网膜色素变性,视神经炎,球后视伸经炎,视神经萎缩、近视性脉络膜炎,弱视、黄斑变性,玻璃体混浊等。

第卅二节 理　　疗

紫 外 线(158)

紫外线是一种作用较强,不可见的化学光线,在太阳光谱中,位于紫色光线之外。其波长范围是400～180毫微米,但太阳光中含有的大量紫外线,通过地球表面的大气层时,短于290毫微米的紫外线、已被全部吸收,而达于地球表面的都是长波紫外线。用人工光源可获得的短波紫外线,治疗作用最强的是波长297毫微米的紫外线,以之照射能引起皮肤与人体的一些化学变化,有消炎、止痛、杀菌、脱敏、促进新陈代谢以及增强身体抵抗力等作用。

较大剂量紫外线照射眼部后,可发生光照性眼炎,眼睑结膜炎症,有剧痛及异物感。严重的可出现眼睑水肿、睑痉挛,甚至角膜溃疡,所以在行全身治疗,量较大时,应注意用有色眼镜进行保护。但少剂量(如$\frac{1}{2}$～2治疗量)的紫外线,又能治疗一些眼病,如顽固性睑缘炎、结膜结核、结核性狼疮、巩膜炎、树枝状角膜炎等。

紫外线的大面积红斑量,禁用于活动性肺结核、甲状腺机能亢进、肝肾功能不全、正服用易引起光过敏的药物(如磺胺、奎宁等)等病人。

202

固体石蜡（159）

本品在常温时为固体状，加热至 54°～56℃后即液化，有较高的热容量，涂敷于患部，并使保持一定的厚度（1～2 厘米），可使温度保持 30～60 分钟之久。

本品能使细胞的通透性加强，利于炎症肿胀的吸收，加速水肿的消散，并能增强网状内皮系统的吞噬作用，提高新陈代谢，还有镇痛作用。

眼科以之行于热敷，用于虹膜睫状体炎、角膜炎等时。

第卅三节　检查、诊断用药

萤光素(Fluorescein)(160)

本品为诊断用药，临床用萤光素钠，易溶于水，为红色液，带有绿色萤光。

临床用于测定循环时间，诊断大脑皮层下的肿瘤和定位。因本品仅进入有生活力的细胞，故用以区别烧伤之属于第二度或第三度。

眼科用 2% 溶液作诊断之用。本品溶液滴于结膜囊内，与泪液相遇，则变绿色，这时如果角膜上皮有缺损，则该处即被染作绿色，而完整部分并不着色，这在诊断浅层点状角膜炎、树枝状角膜炎、角膜溃疡等时，以及观察其病情发展及预后有很大用处，若角膜有异物嵌着，可在异物周围出现着色环，结膜伤损或泡性结膜炎等，也可被察见。本染料若配合裂隙灯的蓝色滤光片，则着色处更清晰。

本品近年更被用来行萤光血管造影术，以观察视网膜血管和脉络膜血管在某些眼底病时的改变。

本品已被证实，用来行静脉注射，并无不良影响。

甲基纤维素(Methylcellulose)(161)

本品除用作制作滴眼液的赋形剂外，也用来作为进行三面镜等诊断检查时的接触剂。最适宜的一种是特制的 1% 甲基纤维素（4000 cps），因其屈光指数为 1.336，等于角膜的屈光指数，故使检查满意。（参阅149）

203

1949

新中国
地方中草药
文献研究
(1949—1979年)

1979

如果没有特制的甲基纤维素，可用1％盐水来代替，这种具有轻微高渗性的盐水，可以抵消角膜上皮细胞吸收水分的倾向，只要不使气泡混入，仍能使检查顺利进行。

第卅四节 其它用药

安托碘(Entoiodine)(162)

本品为眼科辅助治疗药，有促进病灶吸收的作用，用于虹膜睫状体炎、视网膜出血或渗出性病灶、玻璃体出血或混浊、以及角膜斑翳等。

肌内注射，每次0.4，每日或间日一次，10次为一疗程，用药2～3个疗程，中间休息1～2周。

如有皮疹、恶心等反应，可减量或暂停用药。

碘化钾(Potassium iodide)(163)

本品为碘化物中较常应用的一种，临床上用以治疗二期以后的梅毒，作为粘液溶解药用于分泌物少而粘稠的支气管炎，也用于支气管喘息。对甲状腺肿有特效，特别是对单纯性者，在甲状腺肿盛行地区，不仅可作为治疗用，也可用为预防。对心脏、血管病，本品也是有效的。

眼科主要取其促进吸收的作用，用于有炎性渗出物或有出血的一些眼病，如巩膜炎、虹膜睫状体炎(尤其有玻璃体混浊者)、视神经乳头水肿、视网膜中央静脉阻塞、视网膜静脉周围炎、视网膜炎、视网膜震荡、视神经炎、视神经萎缩，以及外伤性前房出血、眼底出血等。本品也可滴眼与口服并用，以治疗角膜真菌病。

本品禁用于活动性肺结核。另外本品不可与汞剂(如甘汞)同用。

本品滴剂用1～3％溶液，每日1～3次。因口服对胃肠道有明显刺激，临床用其与碳酸氢钠、氯仿水制成合剂，该合剂每次服10毫升，每日3次。本合剂虽刺激减轻，仍应于饭后服用。

人工泪液(Artificial tears)(164)

本品为一般甲基纤维素制品，有市售成品，用于一切眼干燥症，

204

以保持眼球外部，特别是角膜的滑润，以避免干燥及其引起的严重后果。本品可根据自觉症状，随时点用。

本品虽也属甲基纤维素制品，但不能用作前房角镜、三面镜等检查，因其屈光指数与角膜者不同。常不能使检查满意。

嗜菌体(Phage、Bacteriophage)(165)

嗜菌体也称噬菌体，是一种寄生于细菌体内的比细菌还小的能通过滤菌器的微生物。也可称为细菌的病毒，能裂解(溶解)相对应的细菌，而且只限于和它相对应的一定的菌型。它能在，而且是由能在活的、年幼的细菌体内繁殖，结果是使细菌体裂解，此时无数的噬菌体游离散开，并吸付于其它细菌表面，再进入菌体内，如此循环不止。噬菌体的数量逐渐增多，细菌可全部被消灭。

眼科于绿脓杆菌角膜溃疡时可用绿脓杆菌噬菌体。

本品可用于预防与诊断，而主要是用于治疗。

依地酸二钠(依地钠、双氢乙烯四醋酸、
Ethylenediamine tetraacetic acid、EDTA-2Na)(166)

本品可与钙离子结合成可溶性的结合物，以减少血钙的浓度。

眼部石灰烧伤可用本品之溶液冲洗，以使钙质溶解。

眼内重金属异物，手术不成功或术后有残余，可试用本品注射，每次 1.0～3.0，以 50％葡萄糖注射液 20～40 毫升稀释后行 静 脉 注射，注射必须缓慢，若迅速注射，则可使钙离子浓度突然降低，可致心脏停止，或发生低钙性惊厥而引起死亡。

如有心率不齐，可口服钾盐，以维持疗效。

液体石蜡(Paraffin liquid)(167)

本品为无色透明油状粘滑液，无臭无味。

口服有润肠作用，且能阻止肠内水分吸收而引导 泻 作 用。每次 15～30 毫升。

眼科于各种眼部烧伤时，用以滴入结膜囊内，防止睑球疖着形成粘连，也可滴于结膜干燥症患者的结膜囊内，以润滑外眼，免除因干燥引起不良后果。各种因素引起的睑裂不能完整的闭合时，也可以本品随时点眼，夜间入睡(或昼寝)前点用，尤为重要。

205

1949

新 中 国
地 方 中 草 药
文 献 研 究
(1949—1979年)

1979

附：中 药 方 选

1—1　一剑锋（正宗、大成）

治目暴赤肿，畏光痒涩，泪热眵多。脉浮数。正治[也称"逆治"，就是药性与疾病性质相反，如寒症用热药，热证用寒药，实证用攻法，虚证用补法等]（方括号内为编者按语，下同）不效，此方主之。

干姜粉四钱　川黄连末二钱　熊胆一钱　冰片五分

赤肿畏光，火发心脾；痒痛眵泪，风居肝旺。然骤来而势狂暴，脉见浮数，此客感风邪，风盛生热，热腾肌表所致。因非四脏本病，故正治不效。其人必素虚，清凉之物，拒格不入，需用姜、连、片、胆，大热大寒以制之。所谓"从其所欲，折以所畏"。称为"一剑锋"，喻其风利，能御暴而不可轻试。

2—1　二气左归丸（眼科集成、正宗、大成）

治清泪时流。阳气归肝，阴气归肾，肝肾位左，故名。

人参二钱　黄芪三钱　山药三钱　肉桂一钱　菊花二钱　防风二钱　茺蔚子三钱　楮实子三钱　夏枯草三钱　九味滋养肝中阳气兼以疏风而实孔窍　熟地三钱　鹿角胶二钱　北五味二钱　蕤仁三钱　山茱萸三钱　枸杞子三钱　当归三钱　肉苁蓉三钱　龟板胶二钱　沙苑蒺藜二钱　十味滋补肾中阴精，自然化源深而虚火息　元肉　荔枝　大枣引。

2—2　二仙散一名茶调散（准绳）

治大小雷头风[头痛时自觉头内似有雷鸣之声，常有视力障碍，属青光眼类]。

大黄　黄芩各二两　牵牛　滑石各四两

上为细末，滴水为丸，如小豆大，温水送服十五丸，日三服。每服加十丸，以利为度。

2—3　二陈泄肝汤（捷径）

治胬肉攀睛。清肝去热，养心和血。

法半夏二钱　桔红钱半　干葛一钱　知母六分酒炒　连翘八分　当归身钱半　泽泻一钱　茯苓二钱　柴胡一钱　枳壳钱半炒　甘草一钱

206

姜水煎服。

主劳心发肝有余之症，久虚不宜。

2—4　二霜膏（普济）

点治冷泪。

南硼砂一钱　蕤仁十四粒去油　姜末五分　冰片少许

上为细末，用糖五钱，研匀，为膏，每用少许点大眦角。

2—5　七仙丸（普济）

治肝肾俱虚，眼常昏暗，多见黑花。或生翳障，视物不明，迎风有泪。

菟丝子酒浸另研末五两　　巴戟去心一两　　甘菊花四两　　熟地黄三两
肉苁蓉酒浸去皮妙焙干二两　　车前子　枸杞子各三两

上为细末，炼蜜为丸，如梧桐子大，每服三十丸至五十丸，温酒送下，盐汤亦可。空心食前服。

2—6　七宝膏（龙木、普济、一草亭）

治胬肉攀睛。虽已钩割熨烙，亦宜点之。

珍珠末　龙脑　熊胆各一分　石决明　琥珀各三分　水晶　龙齿各五钱

共捣碎为末，研至细匀，用水三升[约合600毫升]煎至一升，去渣，再煎至一盏[约合150毫升]，入蜜半两和为膏。每晚睡前点少许。早晨不点。

2—7　七宝膏　一名八宝膏（和剂、龙木、准绳、图书集成、奇效、普济）

治混睛外障[实质性或主质性角膜炎]。

珍珠　水晶　贝齿各一两　石决明　琥珀各七钱五分　空青　玛瑙
龙脑各五钱

共研细末，水五升煎至一升，去渣，再煎至一盏。入蜜半两和为膏。每晚睡前点之。早晨不点。

2—8　七制香附丸（正宗、大成）

治妇女一切风热不制，致目淡红微翳，眵泪眊燥，经久不愈[慢性结膜炎]。

香附一斤

1949

新 中 国
地 方 中 草 药
文 献 研 究
(1949—1979年)

1979

以童便浸软制片，初用生姜汁渍湿晒干，继用冬酒，继陈米醋，继生紫苏汁，继生艾汁，继生薄荷汁，次第浸晒毕，碾末，百合粉糊丸，赤豆大，磁罐封贮。〔每服5～10丸，日三服〕。

此系忧思郁怒，潜伤肝脾，致春升之气，不能上营，虽治易愈，未几复来，一回重一回，难于根除。香附气芬味苦辛，专入肝脾而疏郁结，今渍以七物，非制其悍，实助其能，用治上症，甚为合宜。

2—9 七福饮（正宗、大成）

治因产乳断，未产动血，目暗心怔。

人参　白术　当归　地黄　枣仁　远志　甘草

上方人参白术甘草补胃气；胃气补，太阴〔足太阴脾〕治矣；当归地黄滋精血，精血滋，厥阴〔足厥阴肝〕治矣；枣仁远志宁心而交肾，心肾交〔见5-34〕，少阴〔手少阴心，足少阴肾〕治矣。太阴治则气能摄血，而动者可止；厥阴治则精能配气，而断者可通；少阴治则水火不相射而目明。汗多忌散去远志。身冷须温加黄芪。

2—10 十四味建中汤（正宗、大成）

治汗吐下后，中气虚乏，真元无所附，再形为事劳，精为欲损，则无根之火，一激而上，隐隐发为目痛或胞脸浮肿。

人参　黄芪　白术　茯苓　川芎　白芍　桂枝　麦冬　当归　甘草　肉苁蓉　半夏　附子　肉桂

以上参芪炙草当归补虚而和中；桂附川芎白芍助阳以祛邪。不效加以地黄麦冬苁蓉清其燥；白术茯苓半夏除其湿。

2—11 十全大补汤（纂要、景岳、正宗、大成）

治肌瘦色枯，睛陷〔黑睛有陷下之翳，指翳久而下陷，不能平复〕视昏。

人参　白术　茯苓　甘草　当归　川芎　肉桂　白芍　黄芪　地黄

姜枣佐煎。

八珍中加甘温之黄芪，以助阳固卫〔卫指卫气，是人体阳气的一部分，由脾胃运化水谷而生成，内行脏腑，外达肌表腠理，有温养脏

208

腑，保卫肌表，抗御外邪的作用]，加辛温之肉桂，以缓阴[缓解阴血的寒凝]益营[营指水谷运化所生成的精微物质，均匀地分布于全身以行营养]。营卫充实，外邪自退。

本剂虽大补，必于虚劳血微燥有痰饮者宜之，若自肉极[肌肉削瘦，皮色萎黄]睛昏，并无别弊，则去茯苓芎芍，加五味附子鹿茸，使真得谓之十全，此取金匮之"虚者十补勿一泻"之意。

2—12 十味益营煎（正宗、大成）

治亡血过多，目昏而惑[惑指视惑，此眼他人看之无异，但自觉视物颠倒紊乱，失去本来面目，如视正为斜，视定为动，视赤为白，视小为大，视大为小，视一为二之类]，头眩盗汗。

人参 黄芪 五味 枣仁 当归 地黄 甘草 山萸 山药 肉桂

营者阴中屯驻精气，益营者，提调斡旋之意。人知阴不足，需以厚味之归地山萸五味肉桂益之，不知阴根于阳，如参芪山药甘草酸枣仁，敦厚和平，正血分之根本，故本剂虽阴阳平补，而独名益营。

2—13 八仙丹（精微）

治烂眼弦风[各类睑缘炎]，如虫痒。

当归 薄荷各七分 铜绿 白矾各一钱 黄连 五倍子 风化硝各五分 轻粉二分

上为极细末，筛过，用绢包约龙眼核大，泡水洗眼，日三五次。

2—14 八正散（精微、龙木、指南、正宗、不空）

治大眦赤脉传睛，以之清心利小肠经，降火为主。亦治鸡冠蚬肉[此处指淋巴性结膜瘀肿或浆细胞瘤等]，胞肉生疮，严重疼痛。

大黄 瞿麦 木通 栀子 滑石 甘草 萹蓄 车前子各等分

上为末，每服五钱，水一锺[约200毫升左右]煎，食后服。或加竹叶灯心葱头。

2—15 八正泻阴汤（眼科集成）

治小肠实热[指邪热蕴于小肠，全身有心烦、耳鸣、咽痛、口疮、小便赤涩、排尿刺痛或尿血等]，心经佐之[心火旺盛，加重了小肠实热的症状，因心与小肠为表里，二者相互影响]。眼有眦角赤红不退，

209

1949

新中国
地方中草药
文献研究
(1949—1979年)

1979

热泪痛痒，胬肉，生瞖等症。

黄柏八钱　滑石六钱　木通　萹蓄　瞿麦各五钱　车前子四钱　栀子三钱　甘草二钱

竹叶童便车前草引。

2—16　八物汤（家传）

治妇人行经之际，目涩痛或生翳。

黄芪　茯苓　川芎　白芍　远志　当归　人参　菊花　麦冬　香附　黄芩　石决明　青葙子　秦皮　豆叩　防风

2—17　九转丹一名硫黄挺生丸（正宗、大成）

治阳气暴绝[指阳气不足之严重而突发者。阳气不足，证见面色㿠白，手足不温，易于出汗，大便稀薄，小便清白，口唇色淡，舌质淡，苔白润，脉虚弱等]目盲。慢惊[慢惊风，发作缓慢，面色淡白或青，神倦嗜睡，时作抽搐]上视。阴厥[厥为突然昏倒，不省人事，四肢厥冷，渐可苏醒之症。阴厥为寒厥，系阳气衰败，内脏虚寒，下利清谷，四肢逆冷，身冷腹痛，指甲青暗，以至昏倒]直视。厥阴头痛[平素胃气虚寒，肝胃不和，肝气夹胃之浊气，上冲厥阴经脉，致头部巅顶痛，四肢厥冷，呕吐涎沫]。痰晕[痰除指呼吸道分泌之病理产物外，还可因脾阳虚弱，水湿停聚而成痰。痰浊随气升降，无处不到，痰浊上冒，则见眩晕]目暗，及一切冷劳[妇女虚劳病之属于阴寒证者，有脐下冷痛，手足时寒，月经不调，饮食不化，或有呕吐，时寒时热，骨节痠痛，形体羸瘦等]阳痿，小便频数，少腹冷痛，寒积不消，胸膈饱闷，吐泻不止，以及大病后肿胀，脱气，脱血等症。

硫黄十两　白术五两　破故纸四两　胡芦巴盐酒炒　附子各三两　丁香二两　小茴香　肉豆叩　沉香各一两半　木香一两　白胡椒五钱

共研细末，以山药适量打糊为丸。

上方硫黄为火之精、倍用之，能驱邪归正，挺拔元气。经曰：阳旺则阴生。一举而两得。但其性热而不燥，又得附子白椒之辛烈，阳气得以生发，火盛自生土[脾胃健运]，再以白术丁香山药以助之，土盛则制水[制水邪湿浊之为患]，另以胡芦巴破故纸肉豆叩以养之。至于沉木小茴三香，气升味降，不仅能坚肾益脾，且能引火归经[肾有

210

虚火上升时，症见上热下寒，面色浮红，头晕耳鸣，口舌生疮，腰膝痠软，两足发凉，用此仍使浮火下归于肾经，不得飞越于上]。

若强力入房，因而腰脊痠削，不欲行动，本丸虽似对症，实非对症，不可轻投，因水亏火益盛，若再以硫黄济之，肾精更将消烁。

2—18 九味芦荟丸（准绳、原机、图书集成）

治三焦及肝胆生热，目生云翳。或因肝火致肌体消瘦，发病作渴，饮食少思。或肝疳[为五疳之一。由乳食失调，肝经受热所致，症见消瘦，腹胀，面色青黄，多汗，下利频作，便中有鲜血或粘液，雀盲等]，口内或牙龈生疮，口齿或颊腮腐烂，发热口渴等症。

胡黄连 当归 芍药 川芎 龙胆草酒浸炒 芜黄各一两 芦荟五钱 木香 甘草炙各三钱

上为末，茯神糊丸，麻子大，每服五、七十丸，滚汤下。

2—19 九味羌活散（眼科集成、正宗、大成）

治天行火眼[急性卡他性结膜炎]，头目肿盛。

羌活六钱 防风六钱 白芷四钱 川芎三钱 北细辛二钱 苍术二钱 生地四、六钱 黄芩四、八钱 柴胡四钱 甘草二钱

寒重者，羌活为主，北细辛佐之；风重者，防风为主，白芷佐之；热重者，黄芩为主，再加大黄、黄连、石膏、胆草、栀子之类以导之下行；如气血两滞，加茯苓、白术、郁金、蒲黄，枳实，槟榔、牵牛子、礞石之类，且攻且导。

如体虚弱年老者，勿用此等烈药。

2—20 人参汤（圣济、普济）

治血灌瞳仁[前房出血、前部玻璃体出血]，涩痛。

人参 赤茯苓去黑皮 细辛 桔梗炒 车前子各一两 五味子 防风各五钱

上捣粗末，每服五钱七[约合 4～5 克]，水一盏半，煎至七分[原水量的十分之七]，食后临卧，去渣温服。

2—21 人参白虎汤（正宗、大成）

治热淫阳明[胃经]，津液内燥，睑肿头痛。

知母 石膏 甘草 粳米 人参

1949

新　中　国
地　方　中　草　药
文　献　研　究
(1949—1979年)

1979

石膏甘寒，知母苦寒，其性清肃以除炎热，然服此胃气不能无损，故用人参以扶气，甘草粳米以和胃。

2—22　人参苏木汤（眼科集成）

治平素喜饮热酒，胃气受伤，死血留滞，濡浊之气，敞塞元府关窍，以致暴盲。

西洋参四钱，体弱者用之，体实者用泡参一两　苏木一钱五分

如服二三剂后，上下胞睑或口唇内外，现黑色者，是滞血已行。又宜服加味四物汤(5-36)。

2—23　人参定志丸（不空）

治小眦赤痛（慢性结膜炎），系心虚。

人参　远志　杏仁各五钱　黄芪　硃砂　桔梗各三钱　天冬　菖蒲各七钱

上为末，炼蜜为丸，白汤下。

2—24　人参败毒散（裕·正宗、一草亭、异授）

治目暴发赤肿，沙涩难开。系脾虚[复受外邪]。

人参　前胡　薄荷　羌活　桔梗　枳壳　陈皮　川芎　半夏　当归　茯苓　黄芩　黄连　栀子各等分

每服三钱，水煎温服。[日二、三服]。

2—25　人参复脉汤（正宗、大成）

治气血虚衰，真元不能强续，脉止心悸，目昏不自安。

人参　麦冬　阿胶　黑芝麻　肉桂　地黄　甘草

姜枣共煎。

用参草大枣者，补可以去弱；用生姜肉桂者，温则以生阴；阿胶芝麻所以滋阴续绝；地黄麦冬所以宁神正视。

2—26　人参漏芦散（眼科集成）

治白天脓汁长流，夜来则稍好[慢性泪囊炎]，名曰阳漏。此属煎炙厚味所致。亦名肥积。

泡参[泡沙参、南沙参]三钱　生黄芪三钱　苍术四钱童便炒　土茯苓一两　甘草四钱。五味调中气除湿热　黄连四钱　黄芪四钱　漏芦四钱　远志肉三钱　粉丹皮三钱。五味解心肝之热毒　酒军三钱，逐毒热下行

212

羌活四钱　防风四钱。二味发散风热

蒲公英竹叶车前引。

3—1　干地黄丸（圣济、普济）

治肾虚眼见黑花。右手尺脉数[命门有虚火]。

熟干地黄焙　石斛剉剉　黄芪剉　菟丝子酒浸三日　防风　车前子　茺蔚子　复盆子　肉苁蓉酒浸一宿去皱皮焙　磁石醋淬七遍水飞　地肤子各一两　兔肝一两五钱炙

上共捣筛为末，炼蜜和均，再杵，丸如梧桐子大，空心晚食前，盐酒下三十丸。

3—2　万应膏（一草亭）

治漏睛疮已溃者[急性泪囊炎之已穿破者]，贴之。

草乌　生地　白敛皮　桂枝　白芷　赤芍　羌活　苦参　木鳖子　乌药　甘草　独活　元参　归尾各等分

取麻油适量，将上药浸入油内，（春五、夏三、秋七、冬十），候日数已足，入锅内慢火熬至药枯浮起为度，凉透，滤去渣，称准油量，每半斤油用淀粉半斤，不停搅动，以黑色如漆，亮如镜面，滴水成珠，老嫩得宜为佳。用油纸摊贴。

3—3　万应蝉花散附：蝉花无比散（原机、瑶函、和剂、准绳、图书集成、宝鉴、裕·正宗、一草亭、医通、异授、不空、广勤轩）

治目珠久病，白珠微黑，黑珠微白、黑白之间，赤环如带[睫状充血]，视物不明[角膜巩膜炎]，并治逆顺生翳[角膜溃疡]。

蝉衣去土五钱　蛇蜕炙三钱　川芎　防风　当归　茯苓　羌活　炙甘草各一两　苍术四两　赤芍三两　石决明先煮另研极细末一两五钱

上为细末，每服二钱，食后临卧，浓米泔水调下，热茶清亦可。

一方加蒺藜名蝉花无比散。

今用蝉蜕，又用蛇蜕者，取其重蜕之意，以之除翳为主；川芎防风羌活皆清利头目为辅，甘草苍术通主脾胃，又脾胃多气多血，故用赤芍补气，当归补血为佐；石决明镇堕肾水，益精还阴，白茯苓分阴阳上下为使。

瑶函：治大小男妇，远年近日，一切风眼气眼，攻住眼目昏暗，

1949

新 中 国
地 方 中 草 药
文 献 研 究
(1949—1979年)

1979

睑生风粟[沙眼之有滤胞者]，或痛或痒，渐生翳膜遮睛[血管翳及翳区的混浊]，视物不明，及久患偏正头风[头部剧烈疼痛，时发时止，来之骤，去之缓，可连及眉棱骨或眼睛，多由风寒之邪侵袭经络，或因痰涎风火，郁遏于经络，致气血壅滞所致]，牵搐两眼，渐渐细小。眼眶赤烂[睑缘炎]。大儿痘疹入目，白膜遮睛，赤涩隐痛。常服驱风退翳明目。

一方有皂角细辛。

3—4　万寿地芝丸（奇效、精微、图书集成、普济）

治目能近视，不能远视。

天门冬去心　生姜焙各四两　甘菊花二两　枳壳去瓤炒三两

上为细末，炼蜜为丸，如梧桐子大，每服一百丸，食后用茶清或酒送下。

3—5　万金膏（纂要）

治风弦赤烂[睑缘炎]。

荆芥　防风　川连　文蛤各五钱　铜绿五分　苦参四钱　薄荷一钱

共为细末，水为丸，如弹子大[约1～2钱]，热水化开一丸，乘热洗眼，日三次。

3—6　三花五子丸（宝鉴）

治眼见黑花飞蝇[玻璃体混浊]或生翳障。

密蒙花　旋覆花　甘菊花　决明子　枸杞子　菟丝子酒制　牛蒡子　地肤子　石决明煅　甘草各等分

上为细末，炼蜜为丸，如梧子大，食后麦门冬汤下五十丸。

3—7　三泪方（纂要）

冷泪宜治肝：当归　青盐　地黄　木贼

热泪宜治心：荆芥　栀子　黄芩　川连　木贼　生地　夏枯草

眵泪如粘，眼弦赤肿，宜治肺：桑皮　川芎　葶苈子　夏枯草　木贼　麦冬　栀子等分煎服。

3—8　三黄汤（瑶函、裕·正宗、一草亭、异授）

治三焦[三焦为六腑之一，分上焦、中焦和下焦，其部位与功用各家意见并不统一，一般上焦是指胸膈以上部位，包括心、肺；中焦

214

是指膈下脐上部位，包括脾、胃；下焦是指脐下部位，包括肾、膀胱、小肠、大肠以及位置较高的肝。其功能一般认为是指全部的 受 纳 水谷、消化饮食，化生气血精微物质、输送营养排泄废料等消化吸收功能]积热上攻，眼目赤肿，小便赤涩，大便结燥，五脏俱热，肠风[因风热容于肠胃，久而损伤阴络，可致便血]痔漏等症。

川黄连　黄芩　黄柏俱用酒润炒各等分

上为细末，炼蜜为丸，如梧子大，每服三钱，空心白水送下。忌食煎炒椒姜辛辣等物。

按少火[少火与壮火相对而言，是维持人体正常生理活动、具有生气的火]之火，无物不生；壮火[壮火与少火相对而言，是能损耗正气，影响人体正常生理、亢奋的病理之火]之火，无物不耗。曰经[经指黄帝内经]："壮火食气"。故少火宜升，壮火宜降。

今以三物降其三焦之壮火，则气得生，血得养，三焦皆可受益。

黄芩苦而枯，故清热于上；黄连苦而实，故泻火于中；黄柏苦而润，故泻火于下。

虽然，火有虚实，本丸但可以治实火，若虚者用之，则火反盛，所谓"降多亡阴"。丹溪曰："虚火宜补"，则虚实之辨，区别有如天渊。当详查证状以别之。

本丸一名三补丸，三补何意，以黄连黄芩黄柏三黄能泻 三 焦之火，火泻则阴生，故曰三补。但系泻中之补，而非补中之补也。

3—9　三黄祛热汤（眼科集成、正宗、大成）

治大小雷头风[见 2-2]之初起，憎寒壮热，头目肿痛，两耳如雷声，或二便燥结。

黄芩　大黄各五钱　黄连　薄荷　连翘　栀仁　花粉各四钱　川芎三钱

车前为引。

一方有菊花。

3-10　三霜丸一名收涩异效散（精微锦囊）

治痒极难忍[春季结膜炎类过敏性外眼病]，流泪不止。

姜粉　枯矾　白硼砂各等分

215

1949
新中国
地方中草药
文献研究
(1949—1979年)
1979

上为末极细，水调如粟米大，用时，将一丸纳于大眦内。

3-11　大全宝光散（普济、瑞竹）

治远年近日风弦烂眼[睑缘炎]，除昏退障，止泪截赤定疼。

黄连八两　当归　白矾生各二两　杏仁去皮尖　干姜各二两四钱　蕤仁去油皮一两六钱　赤芍三两六钱　甘草二两三钱　龙胆草四两八钱

上剉细末，每用一钱[可 2～3 钱]，水一大盏，煎数沸，去渣，热服。

3-12　大决明散一名石决明散（宝鉴、普济）

治肝热眼赤肿痛，忽生翳膜，或脾热睑内如鸡冠蚬肉［见2—14]，或蟹睛[角膜穿孔虹膜脱出]疼痛，或旋螺尖起[角膜葡萄肿]。

石决明　草决明各一两　羌活　栀子　木贼　青葙子　赤芍各五钱　大黄　荆芥各二钱五分

上为末，每服二钱，麦冬汤调下。

3-13　大补参芪丸（纂要）

治雀目[夜盲]。乃阴气盛而阳气衰。

白术　人参　黄芪蜜炙各一两　枸杞子四两　菖蒲　川芎各七钱　生地酒洗二两　甘草炙一两　石斛　当归各一两　茯苓七钱

蜜丸，淡盐汤或酒送下。

3-14　大补黄芪汤（正宗、大成）

治大病后，目昏自汗。

黄芪　人参　肉苁蓉　白术　当归　肉桂　甘草　川芎　防风　茯苓　地黄　五味子　山茱萸

有因而汗，虽汗无伤，无因而汗，则属阳虚。大病后自汗且目昏，此克伐太过，阴阳俱虚。方用十全大补，加苁蓉五味山萸，生津液而收耗散之气，不用白芍用防风者脏腑无恙，但皮毛之间微有病而欲平之。间有虚不受补，宜牡励黄芪麻黄根浮小麦煎服。陈来章曰：汗乃心之液，心有火，则出不止。宜牡励浮小麦之咸凉以去烦热，阳为阴之纪，阳气虚则卫不固，宜黄芪麻黄根之甘温而实肌表。

3-15　大承气汤（瑶函、正宗、大成、锦囊）

治阳明经[胃]积热攻目，其脉沉实，睛珠疼痛，眩晕，红肿生翳，累发累治，久服寒凉之剂太过，以致寒里穴邪，结热末除，积于腹

216

中，秘结不通。治宜通泻，行大便，平实热。本方亦治大小雷头风之症初起，憎寒壮热，头目肿痛，两耳如雷声，或二便燥结，不问为火为风为痰与脉之虚实，速与此方或三黄祛热汤（3-9）。如兼有表证，即进加味防风通圣散(5-51)治之。

锦纹大黄酒洗炒　芒硝各三钱　厚朴去皮尖　枳实炙各二钱

用水四锤，先煎厚朴枳实至三锤，入大黄煎至二锤，入硝煎、温服，取利为度，如未利，再投一服。

按经云，"燥湿所胜，以苦下之"，大黄之苦寒以泻实热，枳实之苦辛温，攻肠胃壅滞，润燥除热。又"燥淫于内，治以苦温"，厚朴之苦辛温，破腹中结燥。又曰"淫热所胜，治以咸寒"，芒硝之咸，以攻蕴热之坚痞。

3-16　大明复光散 (医鉴)

当归尾酒洗　生地黄酒浸　黄柏酒炒　黄连　黄芩　柴胡　枳壳白茯苓　羌活　防风　荆芥　石膏煅　甘菊花　蝉退　车前子炒　密蒙花　白蒺藜炒　青葙子　木贼童便浸焙　羚羊角　石决明煅　甘草[各等分]

上剉，每服一两，煎，食后温服。

大眦赤者，乃心经实热，加龙胆草、赤芍、白术、减车前、荆芥；小眦赤者，乃心经虚热，加黄芪、硃砂，去青葙子、石决明；赤而不痛，乃肝经虚热，加陈皮、白术，减荆芥；赤而痛者，乃肝之实也，加苍术、楮实子，减蒺藜；羞明怕日，乃脾之实，加密蒙花，减柴胡；视物不真，乃脾之虚，加苍术、细辛，减防风、木贼；眵多结硬，乃肺之实，加桑白皮、茅根、白术，减蝉退、石膏；眵淡不结，乃肺虚，加阿胶、陈皮，减归尾、枳壳；迎风泪出，乃肾虚，加熟地、石斛，减生地、菊花；白珠鲜红常痛，加山栀、乳香、没药、防风、黄芩，减青葙子、白蒺藜；胬肉侵睛，加大黄、牵牛、牛蒡子，减石膏、枳壳；白膜侵睛，加连翘；痒极难当，加殭蚕、草乌、减菊花、木贼；风中泪出，加旋覆花、煨草乌，减归尾、石决；坐起生花，加山药、熟地，减荆芥、防风，忌酒戒欲；两睑粘睛，加藿香、白芷。

3-17　大黄平胃散 (眼科集成)

1949

新 中 国
地方中草药
文 献 研 究
(1949—1979年)

1979

治眼内赤膜，胬肉上下横生，此乃脾胃毒热，挟心火上炎所致。

大黄三钱　石膏二钱　知母四钱　枳实六钱，以上平胃热　防风八钱　硃砂六钱，以上平肝脾之风热　黄芩三钱，清肺火　木通三钱，泻心火

竹茹引。

胃弱者加生姜一两。

3-18　大黄当归散（精微、医宗、医通）

治眼壅肿，瘀血凝滞不散，攻发生翳。

当归酒浸二钱　菊花三钱　大黄酒蒸　黄芩　木贼各一两　红花炙八钱　苏木　栀子酒炒各五钱

水煎，食后服。

一方无木贼，一方有川芎。

3-19　大黄当归散（精微、切要）

治胃中有热，赤膜下垂[沙眼性角膜血管翳]，疼痛。

当归　芍药　川芎　菊花　大黄　黄芩　杏仁　薄荷各等分

上锉，[每服三钱]，食后水煎温服。

加木贼、马齿苋亦可。

一方无芍药、杏仁。

3-20　大黄散（普济、圣惠）

治风热风毒，忽眦头睑肿如米豆，名曰针眼[麦粒肿、睑缘疖]，白睛似水泡[球结膜水肿或淋巴瘀肿]，疼痛不可睡卧。

大黄锉研微炒　黄连去须　大青叶　朴硝各一两　甘菊花一两五钱　升麻　黄芩　栀仁各三两　甘草半两炙微赤锉

上为散，每服三钱，以水一中盏，煎至六分，去渣，每于食后及夜临卧温服。忌炙煿油面生菜。

3-21　上清丸（离娄经）

治天行赤眼[急性卡他性结膜炎]及伤寒余毒昏暗。

草决明　槐花炒各一两　黄连　黄柏[各三钱]

上为末，面糊为丸，如梧子大，青黛为衣，每服三十丸，热水下。

3-22　上清散（瑶函、准绳、景岳）

218

治阴邪[指外因六淫中之寒、湿等邪、伤耗阳气,易于受风]风症,因风头痛,眉骨眼眶俱痛不可忍者[眶上神经痛]。

乳香另研　没药另研各一钱　龙脑另研　赤芍　川芎　薄荷　芒硝荆芥穗　郁金各五分

上为细末,每用一字[少许为宜],口噙水,鼻内嗜之[取嚏为度]。

3-23　小牛黄丸 (瑶函、一草亭)

治一切眼漏[瘘]及诸恶毒疮等漏。

牛黄　珍珠　硃砂透明者　母丁香　乳香去油　没药去油　沉香挫末　明雄黄透明者佳　人参各一钱　琥珀八分　麝香三分　滴乳石一钱半明者良　白芷　归尾各二钱五分

上各制为细末[再研令匀],陈米饭为丸,如粟米大,每服一钱,空心及临睡各一服,用淡土茯苓汤送下。

此丸以牛黄、硃砂、雄黄解其毒,以珍珠、琥珀、滴乳石生其肌,以乳香、没药解毒生肌兼以止痛,以麝香、沉香、丁香通窍,更引诸药入于毒所。血凝气滞,始结成毒,故以当归尾清其血之凝,白芷散其气之滞,又以人参扶其正气。

3-24　小拨云散 (精微、广勤轩)

治目涩痛涩,泪出羞明怕日,血灌瞳仁[前房出血、玻璃体前部出血]。

黄芩　甘草　栀子　大黄　芍药　郁金　龙胆草　羌活　蝉蜕木贼　当归　蒙花　蒺藜

一方无大黄、郁金、龙胆草、木贼。

3-25　山芋丸 (普济、圣济)

治视物不明,眽眽昏暗[视力障碍的眼底病]。本方补其不足。[山芋即山药]。

山芋　巴戟天去心　菟丝子酒浸另捣　人参　肉苁蓉酒浸切焙　山茱萸　陈曲　牛膝酒浸切焙　杜仲去粗皮炙　川断各一两半　桑寄生生干地黄焙各三两

上捣筛为末,炼蜜为丸,如梧桐子大,每服二十丸,渐加至三十

1949

新 中 国
地 方 中 草 药
文 献 研 究
(1949—1979年)

1979

丸，空腹酒下。

3-26 山药丸 （龙木、普济）

治花翳白陷［角膜溃疡］。

干山药二两 人参 茯苓 五味子 细辛各一两 干地黄 防风各一两半

上为末，炼蜜为丸，如梧桐子大，空心茶下十丸［至二十丸或三十丸］。

3-27 川芎行经散 （原机、瑶函、准绳、图书集成、眼科集成、不空）

治目中青黯［皮下瘀血］，如物伤状，重者白睛如血贯［结膜下出血］。

枳壳 川芎 当归 柴胡 炙甘草各六分 白芷 防风 荆芥穗 薄荷 独活 蔓荆子 羌活各四分 茯苓三分 桔梗五分 红花少许

上作一服，水二盏，煎至一盏，去渣，食后大热服。

此方以枳壳、甘草和胃气为君；白芷、防风、荆芥穗、薄荷、独活祛风疗邪升胃气为臣；川芎、当归、红花通行滞血，柴胡去结气，茯苓之利除湿为佐，蔓荆子、羌活引太阳经［手太阳 小肠、足太阳膀胱］，桔梗利五脏为使，则胃脉调，小肠、膀胱邪皆去，凝自行。见热者以消凝大丸子(10-22)主之。

一方无独活，有赤芍。

3-28 川椒汤 （不空）

治白星散乱［角膜侵润］。

川椒 川芎 细辛 防风 荆芥 人参 生地 当归 白芍 菊花 甘草

3-29 丸药方 （不空）

治赤膜下垂［沙眼性角膜血管翳］、疔翳［粘连性角膜白斑］，冷泪频频。此系肾水不足。

西洋参 杏仁泡去皮尖 肉苁蓉酒洗焙干 杜仲酒洗炒 炒牛膝 石斛 枸杞子 白菊花 菟丝子酒蒸焙干 全当归酒洗 黄柏酒洗炒 枳壳 青葙子 茯苓乳蒸晒干 蒺藜炒去刺 羚羊角细末 淮山药各一两 犀角 防风各八钱 熟地一两五钱 天冬去心焙干 麦冬去心焙干 生

220

地酒洗炒各三两　川芎酒炒北　五味　炙草各七钱

3—30　千金托里散（眼科集成）

治眼漏[泪囊瘘管]，红肿消后，余毒未净。此方补气养血以托里，消毒除风以生肌。

党参四钱　生黄芪五钱　茯苓四钱　甘草三钱。四味补气　当归五钱　芍药五钱　川芎三钱。三味补血　桔梗三钱　银花四钱　白芷三钱　防风四钱。四味解毒消风　寸冬五钱　连翘三钱。二味清心气解余毒　胆草一钱　黄芩二钱。二味清肝热

竹叶、陈米引。

如穿漏在眼皮外，宜加白术、苡仁以健脾除湿；如心多烦燥者，加生地、丹参、车前子以养心利热。

3—31　千金磁朱丸一名千金神曲丸、磁朱丸、磁石丸、神曲丸（原机、瑶函、龙木、准绳、切要、眼科集成、图书集成、一草亭、指南、精微补、普济、圣惠、医通、外台、篡要、锦囊、备急千金）

治神水[瞳仁]宽大渐散，昏如雾露中行，渐见空中有黑花、物成二体，久则光不收及内障，神水淡绿色淡白色者。

磁石吸针者二两　辰砂一两（一作二两）　神曲四两

上先以磁石置巨火中煅，醋淬七次，晒干，另研极细；辰砂另研极细；生神曲末先用三两与前药和匀，更以神曲末一两，水和作饼，煮浮为度，搜入[掺入]前药，炼蜜为丸，如梧桐子大，每服十丸，渐加至三十丸，空心饭汤下。

此方以磁石咸寒镇坠肾经为君，令肾水不外移；辰砂微甘寒镇坠心经为臣，肝其母，此子能令母实也[此根据中医五脏的相生关系，肝属木，心属火，木能生火，则肝木为母，心火为子，今泻其子，可使其母充实]，肝实则目明[肝血充实，则目光明]；神曲辛温，甘，化脾胃中宿食为佐，生用者发其生气，熟用者敛其暴气。

3—32　千里光散（精微）

治能近视不能远视者。

菊花　千里光　甘草各等分

上为末，每服三钱，夜间临卧，用茶清调下。[石决明别名千里

221

1949
新　中　国
地方中草药
文　献　研　究
(1949—1979年)

1979

光，另有山草类药亦名千里光，此处似指前者〕。

3—33　马兜铃丸（龙木）

治眼痒极难忍〔春季卡他性结膜炎及其它过敏性结膜炎〕

马兜铃　柴胡　茯苓各一两五钱　元参　桔梗　细辛各一两

上为末，炼蜜为丸，如梧桐子大，每日空心，茶下十丸〔至二十丸〕。

4—1　六味地黄丸附：杞菊地黄丸、玄麦地黄丸、知柏地黄丸、桂附八味丸、金匮肾气丸（瑶函、原机、精微、图书集成、切要、秘书、百问、一草亭、指南、正宗、大成、纂要、不空）

治肾虚不能制火。治小儿禀赋虚弱，解颅〔小儿头颅骨缝分裂，前囟扩大，不能如期闭合之症〕囟填囟陷，发稀短小，焦黄成穗。耳或聋聩或虚鸣。肝经虚热，目内色淡青。肝肾不足，头晕目眩。能聪耳明目。

熟地黄八钱酒洗杵膏　山萸肉　山药各四钱　泽泻　丹皮　白茯苓各三钱

上为末，入地黄膏，量加米糊丸，桐子大，每服三钱，空心淡盐汤或温水送下。

治目病因于水亏火旺，阴虚之症，肝肾血虚，燥热作渴，小便淋秘，痰气上壅，或痰凝注气，瘿瘤结梗。或四肢发搐，眼目运动。或咳嗽吐血，头目晕眩。或咽喉燥痛，口舌疮裂。或自汗便血，禀赋不足，肢体瘦弱，解颅失音。昼明下串，手足痿软。肾疳〔小儿五疳之一，由乳食失调，伏热内阻所致，主症为肢体消瘦，面色黝黑，齿龈生疮或溃烂出血，吐逆食少，大便溏泄，甚至脱肛，并有解颅、齿迟、行迟等肾气不足之症〕肝疳〔见 2～18〕，早近女色，精血亏耗，五脏齐损。凡属肾肝诸虚不足之症，宜用此以滋化源，均可收功。如有遗精加牡蛎，烧红水淬为末，焙干三两，忌罗卜。

肾者水脏也，水衰则龙雷之火〔指肾火、命门之火〕无所畏而亢上，故王启云曰："壮水之主，以制阳光"。即经所谓"求其属而衰之"。地黄味厚，为阴中之阴，专主补肾填精，故以为君。山茱萸味酸归肝，乙癸〔肝肾〕同治之义，且肾主闭藏，而酸敛正与之相宜。山药味甘归脾，安水之仇〔安土不使之伐水〕，故用二味为臣。丹皮亦入肝，其用

222

主宣通，所以佐萸黄之涩，茯苓亦入脾，其用主通利，所以佐山药之滞，且色白属金，能培补肺部，又有虚则补其母之义[脾属土，肺属金，按相生学说，土生金，则脾土为母，肺金为子，故补脾土即可以补肺金之虚]。至于泽泻有三功：一曰利小便以泄肾火，二曰行地黄之滞，引诸药速达肾经，三曰有补有泻，诸药无畏恶增气之虑，故用以为使。

此丸为益肾之要药，而不明者，每因其功缓而轻之。其功缓乃用药有四失：一则地黄非怀庆产者则力浅；一则地黄非九制则不熟，且有犯铁之弊；一则疑地黄之滞而减之，致主药力弱；一则恶泽泻之渗而减之，致使药力微。此非药之无功。

本方亦治小儿肝肾虚热，眼目生翳，或赤烂等症。亦治肾虚，眼不耐眵，神光不足。

本方加枸杞子、白菊花，名杞菊地黄丸，治目不明，下午更甚者。

本方加玄参、麦冬、名玄麦地黄丸，治虚火太重，上冲头目，隐隐作痛。

本方加肉桂、附片、名桂附八味丸，治眼目疼痛，常垂冷泪，视物不明。

本方加龙衣[蛇蜕]，石决明、谷精珠[谷精草]，主治目有云翳。

本方加桂、附、再加牛膝、车前子、名金匮肾气丸，治肾虚火不归源，头目昏花，腹满足肿等症。

4—2 太阴丹（裕·正宗、一草亭、异授、不空）

治目目中时昏暗，亦治太阳穴疼痛，名雷头风[剧烈头痛引起视力障碍]。

川乌泡一两　石膏煅二两　白芷　甘菊花各一两

共为细末，蜜和面糊为丸。

一方有羌活、细辛、川芎、甘草。

4—3 木通饮（圣济、普济）

治目生蟹睛[虹膜脱出]，黑睛疼痛。

木通剉　羚羊角镑[剉]　旋复草[即旋复花的全草]　黄连去须　桑白皮剉各一两五钱　赤芍　大黄剉炒各一两　甘草炙剉五钱

1949
新　中　国
地方中草药
文　献　研　究
(1949—1979年)

1979

上粗捣筛，每服五钱七〔约合20克〕，水一盏半〔约合300毫升〕，入竹叶七片切，煎至七分〔原水量的7/10〕。去渣食后临卧温服。

4—4　木通犀角散（圣济）

治白睛肿起，如水泡者〔球结膜水肿或淋巴瘀肿〕。

木通剉　犀角镑〔剉〕　桑白皮剉　黄芩去黑心　大黄剉炒　玄参　茯神去木　旋复花各一两　甘菊花五钱　甘草炙剉一钱

上捣筛为散，每服三钱七〔约3克〕，水一盏〔约150毫升〕，煎至六分，不去渣，食后温服。

4—5　天王补心丹（瑶函、眼科集成、切要、百问、一草亭、指南、正宗、大成、不空）

治心血不足，神志不宁，津液枯竭，健忘怔忡，大便不利，口舌生疮，不眠，致目疾久不愈。能清三焦，化痰涎，去烦热，除惊悸，疗咽干，养育心神。亦主眼角微赤，微痒生眵。

当归身酒洗　天冬去心　柏子仁炒　麦冬去心　酸枣仁炒各二两　丹参炒　人参去芦　玄参微炒　白茯苓　远志去心炒　北五味烘干　桔梗各五钱　生地黄酒洗四两　辰砂适量研细为衣

上为细末，炼蜜为丸，如梧桐子大，空心，每服三钱，白滚汤或龙眼汤送下。忌胡荽、大蒜、罗卜、鱼腥、烧酒。

心者神明之官，忧愁思虑则伤心，故健忘怔忡。心主血，血燥则津枯，故大便不利。舌为心之外候，心火炎上，故口舌生疮。

本丸以生地为君，取其下入足少阴〔肾〕以滋水，水盛可以伏火，况地黄为血分要药，又能入手少阴〔心〕也。枣仁、远志、柏子仁，养心神者也，当归、丹参、元参，生心血者也。均以之为臣。二冬助其津液，五味收其耗散，参苓补其气血是为佐。以桔梗为使者，载诸药入心，不使之速下也。

如目病日久不愈，以致虚甚，可并进加味六味地黄丸（5—32）。

4—6　天麻丸（圣济、普济）

治偏正头痛，头风攻注，眼目肿痛昏暗及头目眩晕，坐起不能。

天麻一两五钱　附子泡制去皮一两　半夏汤泡七遍去滑一两　荆芥

224

穗五钱　木香五钱　肉桂去粗皮一分[一钱]　川芎五钱

上捣罗为末，入乳香[二钱]研匀，滴水为丸，如梧桐子大，每服五丸，渐加至十丸，茶清下，日三次。

4—7　天麻丸（普济）

治肝肾俱虚，眼昏或生黑花，乱飞如蝇翅〔眼底病及玻璃体混浊〕，流冷泪。

天麻酒浸　枸杞子酒浸蒸　巴戟天炮去心　肉苁蓉酒浸　白术煨黑牵牛炒　破故纸炒　白蒺藜　当归酒浸各一两　菟丝子酒蒸　白茯苓各二两　枸杞根[地骨皮]　菊花各一两　青盐五钱另研　川乌各一两乌豆八两

将三乌[川乌、乌豆与黑牵牛]用水先煮一日，烂为度，焙干作末，另十三味亦为末，和匀，酒糊丸，如梧桐子大，空心盐汤下。

4—8　天麻汤（瑶函、不空）

治白珠俱青症，白睛忽[渐]变青蓝色[陈旧性巩膜炎]。

天麻　菊花　川芎　当归身　羌活　白芍　甘草各等分

上剉剂，[每服三钱]，白水二钟，煎至八分，去渣，食后热服。

伤寒、疟后，白珠青者，加柴胡、麦门冬去心、天花粉。毒气所致，白珠青黄，加黄芩、牛蒡子炒研、连翘、黄连。

4—9　天麻退翳散（瑶函、精微、不空）

治垂帘障症[沙眼性角膜血管翳]，昏暗失明。

白僵蚕热水泡去丝姜汁炒　当归身酒洗炒　防风　石决明醋煅　白芷　熟地黄酒炒烘干　黄芩炒　木贼草　枳壳面炒　麦门冬去心焙干羌活　白蒺藜杵去刺炒　川芎　荆芥穗　菊花　蔓荆子　蝉蜕去头足赤芍　天麻　密蒙花各等分

上为细末，每服三钱，灯心汤调下。

眼红加黄连酒洗炒

4—10　天麻退翳散（家传）

治黑睛有翳，羞明怕日，隐涩难开，头痛脸肿。

当归　生地　川芎　赤芍　蝉蜕　羌活　木贼　石决明　天麻麦冬　蔓荆子　细辛　密蒙花　荆芥　甘草　郁金

225

1949

新 中 国
地 方 中 草 药
文 献 研 究
(1949—1979年)

1979

皂角子五粒为引。

4—11 车前子散（龙木、圣济、普济、不空）

治眯目飞尘，由此生云翳外障。亦治蝉目飞蝇[玻璃体混浊]。

车前子 五味子 芍药各一两五钱 细辛 元参 茯苓 人参 大黄 桔梗各一两

以为末，水一盏，散一钱，煎至五分，食后去渣温服。

一方有白芷。

4—12 车前子散（原机、瑶函、精微、奇效、图书集成、宝鉴、普济、切要）

治肝经积热，上攻眼目，逆顺生翳[角膜溃疡]，血灌瞳神[玻璃体前部出血、前房出血]，羞明多泪。

车前子炒 密蒙花去枝 草决明 菊花去枝 白蒺藜炒去刺 龙胆草洗净 黄芩 羌活 甘草各等分

上为细末，每服二钱，食后米汤调服。

一方无黄芩。

4—13 五七犀角饮（精微）

治小儿通睛，因外物打着头颅，或受惊吓，遂成惊风之症，瞳仁开，唯直视不辨人物，黄仁水轮皆黑，似无黄仁，瞳仁水散，似无瞳人，此黄仁[虹膜]与瞳仁[瞳孔]通混不分，号曰通睛。

犀角 人参 茯苓 甘草 远志各一两 龙胆草 黄芩各五钱 麝香少许

上粗末，水煎服。[每服三钱]。

4—14 五花丸（济生、瑶函、准绳、图书集成、切要、不空、精微补）

治漏睛脓出[慢性泪囊炎]。目停风热，在胞中结聚浓汁，和泪相杂，常流涎水，久而不结，至乌珠堕落[损伤角膜？]。

金沸草[旋复花]四两 巴戟天三两 川椒皮 枸杞子 白菊花各二两

上为末，炼蜜为丸，如桐子大，每服二十丸，空心盐汤下。

一方有砂仁七钱 黄柏一两五钱 甘草四钱

4—15 五泻汤（家传）

226

治瞳仁散大不收，是肝火旺，肾水虚。

胆南星　青鱼胆　猪胆　琥珀　夜明砂　青葙子　磁石　石决明　硃砂　龙胆草　甘草　没药　桂枝

水煎服。

4—16　五神散（圣济、普济）

治目偏视风牵［眼肌麻痹］

荆芥穗四两　白术　木贼各二两　青盐研一两　甘草炙五钱

上捣研极细，每服二钱七［约合6克］，茶水送服。

一方无青盐，有乌贼骨，可退翳膜。

4—17　止血定痛散（捷径）

凡割眼中瘀肉时，割后先点此，以止血止痛。

芫花五钱　归尾三钱　乳香二钱　没药二钱　制甘石一两　珍珠一钱　血竭一钱　麝香五厘

共研极细，收贮备用。

4—18　分珠散（准绳、图书集成、切要、不空）

治血灌瞳仁［前房出血、玻璃体前部出血］，恶血不散。

槐花　白芷　地黄　栀子　荆芥　龙胆草　甘草　黄芩　当归　赤芍各一钱

春加大黄泻肝，夏加黄连泻心，秋加桑白皮泻肺。

水煎服。

4—19　牛黄散（圣惠、普济）

治针眼［睑缘疖、麦粒肿］，睑内生泡如大豆，睛隐肿痛。

牛黄细研　黄连去须　玄参　犀角屑　升麻　决明子　郁金　栀子各一两　柴胡去苗二两

为细末，入牛黄研匀，每服于食后，竹叶汤调下一钱，夜临卧再服。

4—20　升麻汤（圣济、普济）

治肝肾虚，风冲目赤，视物昏暗，渐成青盲［视神经萎缩类的眼内慢性病，可致目盲］。

升麻　麦冬去心焙　玄参　白杨树皮　柴胡去苗　栀子　黄连去须

1949
新 中 国
地方中草药
文 献 研 究
(1949—1979年)
1979

各一两　犀角镑[剉]一两五钱　决明子炒　甘草炙各五钱　黄芩去黑心二两　地骨皮三两

上捣筛，每服三钱七[约3克]，水一盏[约150毫升]，煎至七分，去渣，食后及临卧温服，日二服。

4—21　升麻芷葛汤（瑶函）

治左右偏头风症[慢性单纯性青光眼及脑瘤，均可致盲]，阳明经头风头痛，身热口渴。

升麻　葛根　白芷　薄荷　石膏　陈皮　川芎　制半夏　甘草各等分

上剉剂，生姜三片，水二盏[煎药三钱]，煎至八分，食后食。

4—22　巴戟苁蓉丸（双燕、裕·正宗、一草亭、异授）

治肝肾二经不足，眼目昏暗，常见黑花。多有冷泪，久服得效。亦治翳膜遮睛。

巴戟天二两　菊花八两　肉苁蓉酒洗四两　枸杞子六两

为末，蜜丸，盐汤下，每服五十丸。

4—23　双解散（精微）

治暴风客热[病毒性角膜结膜炎]，肿痛甚者。

防风　川芎　归尾　赤芍　大黄　麻黄　薄荷　连翘　芒硝　黄芩　桔梗　石膏　滑石　荆芥　甘草　山栀　白术体实者去之

上等分，加葱三根，水煎食后温服。[每服三钱]。

4—24　乌蛇汤（圣济、普济）

治眼痒急，似赤不赤[春季卡他尔性结膜炎及其它过敏性外眼病，其充血作粉血色]。

乌蛇酒浸去皮骨炙　赤芍　枳壳去瓤炒　黄芪剉各一两五钱　地骨皮一两

上粗捣筛，每服五钱匕[约合4～5克]，水一盏半，煎至八分，下无灰酒一合[约合100毫升]，更煎令沸，空腹温服，服后眼中微觉痛，即是酒气所攻，宜取葛根煎汤服。

4—25　乌蛇汤（龙木、圣济、圣惠）

治眼痒极难忍[见4～24]。

228

乌蛇　藁本　防风　芍药　羌活各一两　川芎　细辛各五钱

为末，每日食后米汤调下一钱。

4—26　乌喙散（锦囊）

治头痛如裂达睛、或呕吐、寒热往来、竟欲至瞳孔散大及盲目者〔充血性青光眼急性发作〕。

乌头〔方名乌喙散，此处应为乌喙，即草乌喙〕一钱　白芷四钱　薄荷二钱　皂角五分

为末，茶服一字。并微㗜鼻中。

5—1　头痛总症方（一草亭）

治不拘左右偏正头风〔慢性单纯性青光眼及脑瘤类〕眩晕，以及风寒鼻塞声重，语音不出。并治目肿赤涩畏光，憎寒恶风，眼眶渐小，甚至瞎目，俗名半月头风。亦治太阳穴痛。宜速服：

紫苏叶三钱　羌活　防风　蝉蜕　僵蚕　天麻　藁本　麻黄　半夏　细茶叶各二钱　川芎　细辛　柴胡　荆芥各一钱　甘草五分

加葱头三根，水煎半饥时，热服，盖暖取汗，避风忌油一、二日，轻者二剂，重者三剂。急症用：

天麻　川芎　川乌各五钱　甘菊花　白芷　防风　羌活　荆芥　薄荷各一钱五分　香附南星　煅石膏〔应用生石膏〕　麻黄　杏仁　桔梗各二钱〔石膏量应适当加大〕　甘草　细辛各一钱　苍耳子四钱

共研为散，每服四钱，茶清调下。少食油腻。

5—2　宁木汤（切要）

治火眼〔急性卡他性结膜炎〕初起，一切风湿等症。

生黄地三钱　羌活　荆芥　防风　蝉蜕去头足　归尾　元参　白菊花　黄芩　赤芍　柴胡　车前子各二钱　甘草八分

水煎服。

生翳者加蒺藜　木贼　草决明

淡红者加丹皮　知母　地骨皮

深红者加桃仁　红花　黄连

黄红者加芒硝　熟军

大眦红者加泽泻　麦冬　车前子〔加大分量〕

229

1949
新 中 国
地方中草药
文 献 研 究
(1949—1979年)
1979

〔原方有者，即加大分量，下同〕

大眦胬肉者加滑石　元胡　栀子

大眦胬肉红甚者加木通　黄连

小眦红者加地骨皮　海金沙　麦冬

小眦淡红者加枣仁　茯神　去赤芍　归尾

乌轮〔角膜〕高起者加青皮　白芍

乌轮深陷者加当归　枸杞子　熟地　壮条参　去赤芍　归尾

瞳仁枯小者加知母　酒黄柏

瞳仁散大者加枸杞子　楮实子　茺蔚子　标病去后服杞菊地黄丸（4～1）加五味子　磁石　去赤芍　归尾

瞳仁昏盲加　楮实子　枸杞子　青葙子　菟丝子。甚者加龙衣〔蛇蜕〕。

红筋灌瞳者加血竭　栀仁

白睛红而高起者加郁金　桑白皮　桔梗　槟榔

白睛〔应作黑睛〕生蟹疔〔蟹睛〕者加猬猬皮煅　猪蹄壳煅　羚羊角　瓜蒌　蕤仁

胞睑红肿者加熟军　元明粉　葶苈子　大力子〔牛蒡子〕。甚者加生军　枳壳　麻黄

胞睑稍肿者加陈皮　蕤仁　晚蚕沙　马齿苋

胞睑下盖不红者〔上睑下垂〕加　白术　黄芪

痛甚者加姜黄　枳壳　龙胆草　乳香　没药

痒甚者加薄荷　连翘　川椒

云雾者加谷精草　龙衣〔蛇蜕〕　白豆叩壳

翳障重者加石决明　蒙花

火实痛甚者加北细辛　犀角

上午痛者加连翘　石膏　葛根

下午痛者加知母　夜明砂

泪多者加夏枯草　望月砂　柴胡　升麻

头痛者加白芷　蔓荆子　川芎　苍耳子

口苦者加胆草　细茶

230

火上冲顶者加天麻　大黄　天蚕[白僵蚕]　羚羊角

皮外生疮者加金银花　大力子[牛蒡子]　茵陈

5—3　立应散（瑶函、医宗、准绳、奇效、图书集成、普济）

治内外障翳，昏涩多泪及暴赤眼，每日嗜鼻。亦治黄膜上冲[前房积脓]。

白芷洗　当归去芦洗　雄黄另研　鹅不食草洗　川附子泡各等分
羊踯躅花减半

上为细末，入麝香少许和匀，口含水，嗜鼻内，去尽浊涕眼泪为度。一方无附子。

5—4　玄菟丸（捷径）

治肾虚遗浊[女子白带]精流及三消[上消、中消、下消的合称——糖尿症、尿崩症等]，眼前如烟者。

菟丝子酒蒸一两　五味子炙七钱　茯苓四钱　莲肉去心四钱

上为细末，以山药打糊为丸，如桐子大，每服五钱，白水送下，日服三次。

5—5　玄参丸（圣惠、普济）

治眼脓漏[泪囊漏管]，眦赤痒，日夜出脓水不止。

玄参　决明子　黄芪剉　黄连去须　露蜂房微炒　青葙子　漏芦
羚羊角屑各二两　蕤仁汤浸去赤皮一两　雄黄细研　硃砂细研各五钱

上为末，入研药，一同再研令匀，炼蜜为丸如梧桐子大，每于食后，以温浆水下二十丸。临卧再服。

5—6　玄参饮（瑶函、不空）

治肺脏积热，白睛胀肿[球结膜水肿或淋巴瘀肿]，状若鱼胞，遮盖瞳仁，开张不得，赤涩疼痛。

玄参　防己　升麻　羚羊角剉末　沙参　车前子　栀仁炒　桑白皮　大黄微炒　火麻仁　杏仁去皮尖汤浸面炒黄各等分

上剉，白水二钟，煎至八分，去渣热服。

5—7　右归丸（景岳）

治元阳不足或先天禀衰，或劳伤过度，以致命门火衰，不能生土，而脾胃虚寒，饮食少进，或呕恶膨胀，或返胃噎膈，或怯寒畏

1949

新中国
地方中草药
文献研究
(1949—1979年)

1979

冷，或脐腹多痛，或大便不实，泻利频作，或小水自遗[遗尿、小便余漓不止]等症。总之，真阳不足者，必神疲气怯，或心跳不宁，或四肢不收，或眼见邪祟[视物变形、视物变色、幻视]，或阳衰无子等症，宜益火之源，以培右肾之元阳，而神气自强。

大怀熟地八两　山药炒四两　山萸肉微炒三两　枸杞子微炒四两
鹿角胶炒珠四两　菟丝子制四两　杜仲姜汤炒四两　当归三两便溏者勿用
肉桂二两渐加至四两　制附子二两渐加至五六两

先将熟地蒸烂，杵膏，余药为末，膏末共加炼蜜为丸，如弹子大[约一钱]，每服二三丸，以滚白汤送下[日二三次]。

如阳衰气虚，应加人参，以之为主，或二三两或五六两，随人虚实以为增减。盖人参之功，随阳药则入阳分，随阴药则入阴分，欲补命门之火，非加人参不能捷效；如阳虚精滑，或带浊便溏，加酒炒补骨脂三两；如飧泄[大便泄泻清稀，内有不消化的食物残渣，肠鸣腹痛，是肝郁脾虚，清阳不升所致]肾泄[每晨天刚亮，即肠鸣腹痛而泻，故又名晨泄，是肾阳虚，命门不足，脾胃不得温养所致]不止，加北五味三两，肉豆叩三两(面炒去油)；如饮食减少，或不易消化，或呕恶吞酸，皆脾胃虚寒，加炒黄之干姜三两；如腹痛不止，加吴茱萸二两(汤泡半日炒)；如腰膝瘘痛，加胡桃肉四两；如阴虚阳萎，加巴戟肉四两，肉苁蓉三两，或加黄狗外肾一二对，以酒煮烂，捣入药。

5—8　左归丸 (景岳)

治真阴肾水不足，不能滋养营卫，渐至衰弱，或虚热往来，自汗盗汗，或神不守舍，血不归原。或虚损伤阴，或遗淋不禁，或气虚迷晕，或眼花耳聋，目视无光及昏黑倦视，或口燥舌干，或腰膝酸痛。皆由水亏血少，宜壮水之主，以培左肾之元阴，而精血自充。

大怀熟地八两　山药炒四两　枸杞子四两　山萸肉四两　川牛膝酒洗蒸熟三两。精遗者不用[因本品性善下行]　菟丝子制四两　鹿胶敲碎炒珠四两　龟胶切碎炒珠四两。无火者不用

先将熟地蒸烂杵膏，余为末，膏末加炼蜜为丸，如梧桐子大，每食前用滚水或淡盐汤送下[日]百余丸。

如真阴失守，虚火炎上者，宜用纯阴至静之剂，加女贞子三两，

232

麦冬三两，去枸杞鹿胶；如火烁肺金，干枯多咳者加百合三两；如夜热骨蒸加地骨皮三两；如小水不利不清，加茯苓三两，如大便燥结，加肉苁蓉三两，去菟丝子，如气虚加人参三四两；如血虚微滞，加当归四两；如腰膝痠痛，加杜仲三两（盐水炒）；如脏平无火而肾气不充者，加破故纸三两，去心莲肉胡桃肉各四两，去龟胶。

5—9　左右合归丸 （正宗）

治命门阴衰阳盛，阳衰阴盛，阴盛格阳，真寒假热，双目昏暗。

地黄　山药　枸杞子　山萸　菟丝　当归　鹿茸　龟胶　杜仲
牛夕　附子　肉桂

两肾皆水也，由左右而言，乃有阴阳之分。左虚则火不安其位而妄动，燔炙真阴，发为咳喘衄咯，虚热往来，自汗盗汗，头眩眼花，喉燥舌干，腰膝痠软，心跳不宁。右虚则水无制而洋溢，反克脾土，发为膨胀反胃，泄泻不时，小水频作，虚淋寒疝，肢节痹痛，跗胫面浮[脚面胫前浮肿]，神疲气怯，食减憎寒。乃用地黄山萸枸杞当归牛膝龟胶味厚质润之品，以滋左肾之阴，山药菟丝杜仲附子肉桂鹿茸甘草辛温之品，以培右肾之元阳。阴阳足则精血潜充，神气倍生，是谓两肾在位。两肾在位，则水火有所归，故曰左右合归。

5—10　甘菊花散 （普济、圣惠）

治风邪入目，致瞳子不正，眼常偏视[麻痹性斜视]。

甘菊花　赤箭[天麻]　酸枣仁微炒各一两　犀角屑　防风　白藓皮
白芷　细辛　沙参去芦头　羌活　甘草各三分[各三钱]

上为散，每服三钱，以水一中盏，煎至六分，去渣，每于食后温食。

5—11　甘露饮 （指南、锦囊）

治胸中客热，牙宣口臭，齿龈肿烂，时出脓血，吐血衄血，目脸垂重，常欲合闭，及目赤肿痛，口舌生疮，咽喉肿痛。又治脾胃受湿，致生疸病，身目皆黄。

生地　熟地　天冬　麦冬　石斛　茵陈　黄芩　枳壳　枇杷叶
甘草

如胃中有火加丹皮　山栀。

1949
新中国
地方中草药
文献研究
(1949—1979年)
1979

渴甚者加知母。

火盛者加石膏　黄连。

5—12　龙脑散 （圣济、普济）

治睛漏疮［急、慢性泪囊炎、泪囊漏管］，目大眦出脓汁，有窍。

龙脑［冰片］研　马牙硝各半钱　绿豆粉一钱

同研极细，用灯心草粘药［少许］点之，日四五次。

5—13　龙脑煎 （龙木、普济）

治天行赤眼外障［急性卡他性结膜炎］。

龙脑一分　秦皮　防风　细辛　甘草　黄连各一两五钱

捣罗为末，以水一大碗，侵茶末三日三夜，用瓦罐煎至七分，滤去渣，又入蜜四两，煎至五七沸，入磁瓶内，勿令泄气，点眼少许［一日三四次］。

5—14　龙胆四物汤 （眼科集成）

治目中出血。

胆草八钱　生地五钱　当归四钱　川芎三钱　白芍五钱　车前子五钱　前胡二钱

车前子引。

5—15　龙胆芦荟丸 （瑶函）

治疳眼［维生素A缺乏之眼干燥症］，三焦及肝胆二经积染风热，致目生翳，或结瘰疬，耳内生疮，发寒作热。或虚火内烧，肌体羸瘦。发热作渴，饮食少进，肚腹不调，皮干腹膨，口内有疮，牙龈烂，或牙齿脱落，腮颊烂，下部生疮等症。

芦荟　胡黄连炒　龙胆草各一两　川芎　芜荑各六钱　当归身　白芍各一两半　木香八钱　甘草炙五钱

上为细末，炼蜜为丸，每丸一钱，量人服用，白滚汤化下。

本方以白芍药和血补脾胃，当归养血脉为君；荟芦去疳清热，胡黄连疗骨蒸劳热为臣；龙胆草治诸目疾，芜荑杀虫消疳，逐五内滞气，川芎提清气上升为佐；木香调气，甘草和诸药为使。

5—16　石决明散 （瑶函、不空）

234

治如银内障[白内障]，系瞳孔中之白色内障，轻则一点白亮或如银星一片，重则瞳仁皆雪白而圆亮。圆亮者一名圆翳内障，有偃月[白内障未熟期上部重者]仰月[同上之下部重者]，变重为圆者，有一点从中起，渐变大，视物渐昏而不见者。

石决明醋煅　防风　人参　芜蔚子　车前子　细辛减半　知母　白茯苓　北五味　元参　黄芩各等分

上为细末，每服二钱，食前，茶清调下。

5—17　艾连洗（锦囊）

治烂弦风[睑缘炎]，粘眵风痒。

艾叶　黄柏各大量　黄连　车前子各中量　枯矾小量

共包绢内，水煎，乘热蒸洗，日三次。

5—18　艾人理血汤（正宗、大成）

治衄血吐血，妇人产后血崩，亡血过多，致睛珠疼痛，眼睫[睁眼]无力，羞明，甚至眉骨[上眶缘]太阳俱为酸楚，及久病血郁，致食减损胃生虚风。亦治肉轮振跳[眼轮匝肌纤维性颤动]。

人参　白术　黄芪　甘草　当归　芍药　山萸　地黄　阿胶　艾叶　防风

实火之血，养阴为先，壮气则自能摄血。用归地萸胶以养阴，参草芪术以调胃，艾防芍药以定风，药行身热，外加清品凉其血，凉过身寒，更宜补剂煖其血，务使五脏和谐，然后心有所生，脾即统之，脾有所生，肺即行之，肺有所生，肾即摄之，肾有所生，肝即藏之。血根于心，血极其肝，自然目视可常。

5—19　四君子汤　[现多称参术苓草汤]（正宗、大成）

治目色枯瘁，声息低微，开视无力，脉来濡小。

人参　白术　茯苓　甘草

万物以气为主，血其配也，气活则生，气凝则病，气乱则危，气绝则死。凡目见上症，是属气虚，急宜补气。本方人参清而润，能补五脏元气，白术辛而温，能补五脏母气，茯苓淡洁，渗留中之浊气，甘草甘平，和乖戾[不正]之客气，四药虽属平常，而调停得中。

5—20　四物汤　附：滋阴降火汤、元戎汤、治风六合汤·（切要、秘书、

1949
新中国
地方中草药
文献研究
(1949—1979年)
1979

百问、指南、纂要、正宗、大成）

治一切血虚目昏，不明潮热，或目赤不退等症。

当归三钱　生地四钱　川芎　白芍各二钱

水煎服。

本方加玄参，名滋阴降火汤，治阴虚有火，目干头昏等症，或加白菊荆芥亦可。

本方加桃仁红花，名元戎汤　治双目血胀，痛涩脏结等症。

本方加羌活防风，名治风六合汤，治血虚受风，头昏目眩等症。

5—21　四物调经汤（百问）

治妇人目或一二日偏视，是经脉不调，厥阴〔足厥阴肝〕已病，而又动气，恼则伤肺，怒则伤肝，故致目斜视而不能正。

菊花　决明　蒺藜　茯神　枣仁　知母　黄芩各五分　当归　川芎　白芍　熟地各一钱　柴胡　薄荷　青皮　山栀　桔梗　枳壳　陈皮各五分　大黄一分　生姜三片

5—22　四神丸（正宗、大成）

治脾虚损泄不已，因而近视。

破故纸四两　五味子三两　肉豆叩二两　吴茱萸二两　大枣百枚去核　生姜八两切片

同用慢火煮烂，拣去姜〔加米或面糊〕为丸。

脾主水谷，既虚不能健运，肾司开合〔古谓"肾主开阖"，开是输出和排泄体内水液，阖是潴留一定量的水液于体内，肾之阴阳相对平衡，则肾的开阖协调，水液排出正常〕，已损即难秘固，故子前午后〔约指白天12点钟之后至夜间12点钟之前的一段时间—按四神丸主治五更泻泄，此处文意不明〕，腹不痛而泄，泄伤则阳火下陷，而目能近怯远。

豆叩辛温而涩，温能益脾，涩能止泻；故纸辛温而苦，辛能散邪，苦则坚肾。脾肾之阳不灭，远近均可明视。五味本酸收，得姜之性，真资肾火，吴萸虽辛散，有枣和之，最益命门。肾门之气交通，水谷自然克化。

5—23　四神丸（切要）

236

治肾虚目昏，并精冷乏嗣[不能生育]，阳事不起。

枸杞子五斤去蒂，分四制：一分黑芝麻同炒去芝麻；一分小茴香同炒去小茴香，一分川椒去子同炒去川椒，一分独炒　芝麻　小茴香　川椒各五两茯苓　白菊花各十二两　熟地极干一斤　嫩血茸炙八两

为末蜜丸。

5—24　仙传紫金膏（裕·正宗、一草亭、异授）

治外障赤眼及患翳膜遮睛、蟹睛[虹膜脱出]。

黄丹五两水飞炒制用　川连去芦二两　石燕一对大如槟榔者捣末水飞石蟹同上制　诃子十二个　熊胆三钱

用冬白蜜八两。先将连诃用井水三碗，煎碗半，以石燕石蟹末调和药汁，同蜜用银锅[瓦罐亦可]慢火煎至三五沸，后入黄丹，再熬，取柳枝或槐枝[玻璃棒亦可]不住手顺搅[向同一方向搅动]，用水一盆在旁，如沸起，即抬锅放水盆内[如用瓦罐，则离开火头]，待药有丝为度，方入熊胆，再沸。

5—25　生地黄散（医宗、宝鉴、普济、圣惠）

治睑被物撞破，或因打扑，或因撞损，睛珠胀痛，眼胞青紫，肿闭难开[眼顿挫伤]，先宜剿洗散瘀，而后服之。

川芎　生地黄　羚羊角　大黄　赤芍　枳壳　木香各一钱

上为粗末，以水二盏，煎至一盏，食后去渣温服。

5—26　生熟地黄丸（和济、瑶函、准绳、图书集成、普济、切要、医通、要诀、不空）

治肝虚目暗，膜入水轮，眼见黑花，如豆累累数十，或如飞虫者[玻璃体混浊]，治不愈。或视物不明，混睛冷泪，翳膜遮睛。亦治聚开障[角膜炎类]

金钗石斛　枳壳　防风　牛夕各六两　生地黄　熟地黄　羌活杏仁各四两　菊花一斤

上为细末，炼蜜为丸，如梧桐子大，每服三十丸，以黑豆三升，炒令烟尽为度，淬好酒六升，每用半盏，食前送下。或用蒺藜汤下。

5—27　生干地黄散（普济、圣惠）

237

1949
新　中　国
地方中草药
文　献　研　究
(1949—1979年)
1979

治眼因心肝积热，血灌瞳仁[前房出血，玻璃体前部出血]，肿痛。

生干地黄一两　蒲黄三分[三钱]　犀角屑三分　黄连去须三分[三钱]
黄芩　玄参　升麻　大黄剉碎微炒各一两　甘草炙微赤剉五钱

上为散，每服三钱，以水一中盏，煎至六分，每于食后温服，忌
炙煿热面。

5—28　白矾煎方 (普济、圣惠)

治眼脓漏久不止[慢性和急性泪囊炎]。

白矾烧灰一钱　黄柏末三分　黄连末七分　雄黄一分　熊胆一钱
硃砂一分

上细研令匀，以水二大盏，调匀，纳瓷瓶中，煮一日，药成待冷，
用绵滤过，每以铜筋[骨簪、玻璃棒均可]取少许，点眦头[大眦角]。

5—29　白通汤 (正宗、大成)

治少阴[足少阴肾]下利，目暴盲，两脉俱沉濡。

干姜　附子　葱白

少阴肾，冬令[如冬季之宜密藏]。天地闭藏，寒邪客之，则阴道
不固而下利，利下，阳性暗泄，故脉沉濡目盲，乃用葱白以通阳气，
干姜附子以散阴寒，寒散阳复，通者塞[下利止]而塞者通[阳气通]。

5—30　加味六黄汤 (纂要)

治天行赤眼[急性卡他性结膜炎]。

黄连　黄柏　黄芩　大黄　生地黄　姜黄　赤芍　栀仁　白芷
各等分

[每服三钱]，水煎服。姜黄慎用。

5—31　加味六味地黄丸 (瑶函)

滋阴固精明目，不寒不热，平和之剂。久服健身。

干生地酒制八两　茯苓乳蒸晒干　山萸肉酒洗焙干　山药各四两　丹
皮酒洗炒　泽泻各三两　枸杞子焙干　菊花各六两　五味子焙二两半　蒺
藜炒去刺五两

除地黄膏另入，余为细末，炼蜜为丸，如梧桐子大，每服三四
钱，淡盐汤送下，空心服。虚甚者再加紫河车一具，酒洗极净，磁罐
内酒水煮烂捣如泥，或焙干为末入丸。

238

5—32　加味六味地黄丸　（眼科集成）

治近视不明，亦治迎风流泪［轻度慢性泪囊炎或鼻泪管狭窄］。

熟地三两　山萸　山药　当归　菊花　白芍各二两　丹皮　茯苓　泽泻　蔓荆子各一两　黑豆引。

5—33　加味六味地黄丸　（百问）

治目乍暗之属房劳久虚，久坐骤起则乍黑。

熟地四两　菊花三两　山药　茯苓　山萸　黄芪　黄柏各二两　丹皮炒一两五钱　泽泻五钱

炼蜜为丸，每服三钱。

5—34　加味天王补心汤　（眼科集成）

治心肾不交［心居上焦，肾居下焦，正常者心阳与肾阴相互协调制约，彼此交通，如肾阴不足或心火亢旺—因阴常不足、阳常有余—，两者失去动态平衡，是为心肾不交。主要表现为心烦、失眠、多梦、怔忡、心悸、遗精等。类似神经官能症］。肝胆无液［肝胆阴虚］，神光妄见，五色花飞［闪光感、闪辉性暗点之类］等症。

天冬　麦冬　当归　柏子仁　枣仁　丹参　石决明各四钱　生地六钱　磁石八钱　神曲五钱　茯神　叩仁各三钱　元肉引。

为丸，每日服一二两。

磁石石决明镇神水，发睛光，叩仁神曲元肉健脾以助药力。余均为交心肾，滋肝胆。

5—35　加味天王补心丹　（百问）

治目能近视而不能远视，此因真水完涸而心血亏损。

生地　归身　天冬　麦冬　柏子仁　枣仁　茯苓各一两　菊花　决明子　木贼　苍术　蒺藜　元参　丹参　人参　桔梗各五钱　远志甘草水煮去皮　五味各三钱

上为细末，炼蜜为丸，每晚服三五钱，白水送下。

5—36　加味四物汤　（眼科集成）

治死血作滞，清气不升，故致暴盲［视力突然丧失］（参看2—22）。

生地酒炒五钱　当归酒炒四钱　川芎六钱酒炒　白芍酒炒六钱　苏

239

1949

新　中　国
地方中草药
文献研究
(1949—1979年)

1979

木八钱　人参三钱　桃仁五钱　红花四钱　陈皮五钱　木贼去节以通关窍
五钱

兑酒冲服。

5—37　加味四物汤（眼科集成）

治夜来脓汁长流，天明则稍好[慢性泪囊炎]，名曰阴漏，乃肾水
不固，肾火上行所致。

生地五钱　熟地四钱　当归三钱　枣皮[山萸肉]八钱　白芍四钱·
五味补肾固精　泽泻三钱　车前子三钱　怀牛夕三钱·三味清热除邪　肉
桂五分·行气化　黄柏四钱·清肾热

黑豆一把为引。

如脓汁流出带红色者，宜用生地熟地丹皮元参以补肾阴，又宜用
麦冬黄连栀子木通以泻心火。

如脓汁流出带黑色者，宜用熟地红杞附片故纸以温肾阳，又宜用
硃砂赭石琥珀柏仁以镇心火。

如脓汁流出带黄者，宜用苡仁白术猪苓土苓以除脾湿，又宜用黄
连麦冬栀子木通以泻心火。

5—38　加味四物汤（眼科集成）

治孕妇火眼[急性结膜炎]，风重热轻。

柴胡三钱　前胡三钱　荆芥四钱　防风三钱　羌活三钱　薄荷三钱
枳壳二钱　元参四钱　黄连一钱　甘草二钱　黄芩三钱　生地四钱　当
归五钱　赤芍三钱

竹叶引。

5—39　加味四物汤（秘书）

治眼红肿，又见四角生大红胬肉如鸡冠样，此心火炽盛。

当归平常用全，瘀血用尾　川芎火红用小抚川芎[西抚芎]，虚红用大川
芎　白芍酒炒瘀血重用赤芍　地黄红肿用生，虚肿用熟，姜汁酒炒　川连
炒栀子　生川军　芒硝后下

如白睛红重加黄芩桑白皮天冬去心。

5—40　加味四物汤（秘书）

治黑睛上有高起不陷之翳[角膜葡萄肿]，属肝经实火。

240

生地四钱　当归三钱　川芎　白芍各二钱　青皮　胆草　柴胡各一钱五分　黄芩一钱

亦可加泻肺药[如桑白皮、地骨皮]一二味，亦可加大黄[生者]。

5—41　加味四物汤（纂要）

治妇人眼虚涩痛难开，行经时更重，系肝经血损。

当归　川芎　白芍　生地　车前子　防风　茺蔚子　菊花　蒺藜　羌活　白术　薄荷各等分

煎，加酒温服。

5—42　加味四君子汤[加味参术苓草汤]（百问）

治目痛常夜轻昼重，一日不止，诊其脉左大右小，属气虚。

菊花　决明子　木贼　苍术　人参　白术　茯苓　甘草　柴胡　川芎　青皮　黄芩　栀子　薄荷　桔梗　枳壳　陈皮各五分

5—43　加味归芍地黄汤（眼科集成）

治目无病痛，忽然鲜血流出者，有如刀针刺伤者，此乃元阳虚损，倏感风热，一脉上游，真血不归元府，因而逼之上泄，泄之不已，睛必徐徐陷下而失明，如阴虚者，此方治之。

熟地八钱　枣皮[山萸肉]五钱　山药　白芍各四钱　丹皮　茯苓　泽泻　当归　荆芥　前胡　栀仁　车前子各三钱

牛膝侧柏叶童便引。

5—44　加味回阳补中益气汤（捷径）

治偏正头风，目胀大疼，服消散药不愈之一切气虚寒症。

党参三钱　白术土炒二钱　黄芪炙二钱　甘草炙一钱　当归二钱　桔红一钱五分　升麻一钱　柴胡一钱　附子一钱五分　吴茱萸炒炙钱半　蔓荆子一钱　细辛五分

姜三片为引。

水煎服。作引有用煨姜，有加枣者。

附子能回阴中之阳，阳回而羞明自愈。吴茱萸疏肝而降浊以敛阴，浊降则疼痛立止。加风药者，取其引药上行于目之意。

5—45　加味补肝四物汤（百问）

治瞳人紧小[慢性虹膜睫状体炎]。

241

1949

新 中 国
地 方 中 草 药
文 献 研 究
(1949—1979年)

1979

菊花　决明子　蒺藜　黄柏　知母　神曲　香附　贝母　柴胡薄荷　青皮　黄芩　栀子　桔梗　枳壳　陈皮各五分　当归　川芎白芍　熟地各一钱

5—46　加味补肝四物汤 (百问)

治产后目睛昏之属血虚者。

菊花　决明子　蒺藜　柴胡　薄荷　青皮　黄芩　栀子　枳壳陈皮各五分　当归　川芎　白芍　熟地各一钱

上用益母草一大撮，水一碗半，煎至一碗，晚服。

5—47　加味补肝四物汤 (百问)

治大病汗后而目昏者。

菊花　决明子　蒺藜　当归　白芍　生地　茯神　枣仁　黄柏知母　柴胡　薄荷　川芎　青皮　黄芩　栀子　桔梗　枳壳　陈皮各五分　远志三分　菖蒲一分

5—48　加味补肝四物汤 (百问)

治大病大下后目昏者。

菊花　决明子　蒺藜　当归　川芎　白芍　生地　茯神　枣仁苍术　白术　甘草　柴胡　薄荷　青皮　黄芩　栀子　桔梗　枳壳陈皮各五分

5—49　加味坎离丸 (瑶函)

治萤星满目症〔玻璃体混浊〕。此丸能生津益血，升水降火，清心明目。药轻而功用大，火症而取效速，王道之药〔药性缓和〕，无出于此，上盛下虚之人，服之极效。

怀庆熟地黄 八两·一半用砂仁一两，以绢袋盛，放沙罐内，纳酒二碗煮干，去砂仁不用；一半用白茯苓二两，研末如前，用酒二碗煮干，去茯苓不用，捣膏 甘州枸杞子 拣去梗烘干 当归 全用，好酒浸一日，洗净晒干 白芍药好酒浸一日，切片晒干 川芎大而白者，洗净切片 女贞子即冬青子，冬至日采，蜜水拌，九蒸九晒·各四两 甘菊花 去梗叶，家园者佳，晒干·三两 黄柏去粗皮洗净，切片八两，二两酒浸，二两盐水浸，二两人乳浸，二两蜜浸，均一昼夜，晒干，炒褐色　知母去皮切六两，分作四份，如黄柏四制同。

除地黄膏另入，余八味，修治如法，合和一处，铺开日晒夜露，

242

二昼夜，再为细末，炼蜜为丸，如梧桐子大，每服八丸十丸，空心白滚汤送下，或青盐汤送下亦可。忌罗卜生冷。

5—50 加味芩术汤（百问）

治孕妇目昏。

菊花　决明子　蒺藜　苍术各三分　川芎　生地　木贼　白芍　黄芩　前胡　苏梗　阿胶　续断　缩砂仁　杜仲　丹参各五分

上用莲叶带蒂一块，白水一碗半，煎至一碗，晚服。

5—51 加味防风通圣散（眼科集成）

治大小雷头风[见2—2]初起，兼有表症。

防风　麻黄　大黄　栀子　连翘　黄芩各四钱　荆芥　薄荷　当归　川芎　白芍　桔梗各三钱　芒硝五钱　石膏　滑石各六钱　菊花八钱　甘草二钱

大葱车前为引。

5—52 加味驻景丸（简易、图书集成）

治肝肾阴虚，两目昏暗，视物不明。

熟地　当归各五两　菟丝子酒制八两　枸杞子　五味子　车前子炒各二两　楮实子　川椒炒各一两

上为末，蜜丸如梧桐子大，每服三十丸，食前温酒下。

肝为相火，有泻无补，况阴水虚而阳火实，病目者多，故此方主之，盖补肝之阴虚也。

5—53 加味泻肝汤（百问）

治产后目昏之属血实者，两目红热肿痛而昏。

菊花　决明子　木贼　蒺藜　延胡索　琥珀研　五灵脂生　蒲黄生　木通　柴胡　川芎　薄荷　青皮左目重加倍　黄芩　栀子　桔梗　枳壳　陈皮右目重加倍各五分　桃仁二分　红花二分　山楂一钱　大黄一分

5—54 加味定志丸（切要、医通）

治能近视，不能远视。

远志肉　建菖蒲各二两　人参　黄芪各四两　茯苓三两　肉桂一两

共为细末，炼蜜为丸。

243

1949

新中国
地方中草药
文献研究
(1949—1979年)

1979

5—55　加味洗心汤（不空）

治热泪倾出，隐涩睛痛，蟹睛症[虹膜脱出]。

生地　龙胆草　黄芩　黄连　栀子　薄荷　甘草　川芎　防风　羌活　柴胡　连翘　白芍　石膏

5—56　加味香苏散（普济）

治时行赤眼[急性卡他性结膜炎]，暴肿赤痛，怕日羞明，其痛难忍。

紫苏　香附　陈皮　甘草　桑白皮　生地黄　苏木　蝉蜕　黄芩各二两

上为粗末，每服五钱，水一锺半，灯草二十茎，同煎八分，去渣，不拘时候热服。

5—57　加味茵陈汤（百问）

治目睛通黄之属湿盛[肝炎类的黄疸病]，脾胃积热上烁于肺。伤寒误服热药而致者亦宜。

茵陈三钱　白术二钱　神曲　麦芽　山楂　缩砂仁　花粉各一钱　枳壳　陈皮　黄柏　川芎　薄荷　柴胡　黄芩　栀子　桔梗　知母　茯苓　猪苓　泽泻各五分　肉桂一分

如系蓄热加大黄五分或三五钱

如系蓄血[血之循行受阻，瘀积于脉管或器官内，也属瘀血，可因病而致，也可因跌扑、经闭、寒凝、气滞等所致，症状因病所而不同，表现复杂，可有肌肤青紫疼痛，吐紫黑血块，大便黑色，小腹硬满，胸胁胀痛，甚至因蓄血而发狂]加桃仁红花各三分，大黄朴硝各五分，桂枝一分。

5—58　加味柴胡汤（瑶函）

治阴邪风症，额角板骨及眉棱骨痛。

柴胡　酒芩　荆芥穗　制半夏　甘草　川芎　香白芷　苏薄荷　防风　前胡各等分

上剉剂[每服五钱]，生姜三片，白水二锺，煎至八分，食后服。

5—59　加味调中益气汤（捷径）

治肝肾风寒太重，以致头痛如破，偏正皆宜。目胀。

244

全当归三钱　　杭白芍酒炒二钱　　潞党参三钱　　白术土炒二钱　　黄芪炙二钱　　甘草炙一钱五分　　升麻一钱　　柴胡一钱　　桔红一钱五分　　五味子炙五分　　附子一钱　　吴茱萸炒炭一钱　　肉桂八分　　干姜八分　　公丁香八分　　蔓荆子一钱　　防风一钱　　薄荷六分

有加砂仁木香者。

水煎冷服。如燥热呕者，少减丁桂姜萸，加麦冬丹皮山药等味，先服一二剂，再加大温者。

5—60　加味修肝散（精微、纂要）

治垂帘翳〔沙眼性角膜血管翳〕。亦治小儿生翳。

栀子　　薄荷各三两　　羌活一两　　当归　　大黄　　连翘各五钱　　黄芩　　赤芍　　菊花　　木贼　　白蒺藜　　川芎各一两　　麻黄　　甘草〔各三钱〕

为末，每服三钱，痛时用酒调下，不痛时水煎服。

一方有苍术。

5—61　加减八味丸（瑶函、不空）

治黑夜睛明〔暗处眼见光亮〕，肾水不足，虚火上炎，以致目之神光失序，阴精亏耗，不能制阳。并发热作渴，口舌生疮。或牙龈溃烂，咽喉作痒。或形体憔悴，寝汗发热，五脏齐损，火拒上焦等。

熟地黄忌铁，酒煮烂，捣膏，八两　　山药烘干　　山茱萸酒洗焙各四两　　白茯苓乳拌蒸晒干　　泽泻酒洗焙干　　牡丹皮酒洗烘各三两　　北五味烘干一两五钱　　肉桂去皮忌火一两

上除地黄膏另入，余共为细末，炼蜜为丸，如梧桐子大，每服三钱，空心淡盐汤送下，忌食罗卜。

肾水不足，虚阳潜上之症，若不滋肾水，以益真阴，则水不升而火不降，神光失序，不能收藏，故黑暗睛明。用七味丸加五味子，五味系滋肾水之要药，津液既生，肾水自壮，水足而神光内敛，即无失序之虞。得桂辛热，能引火归源，其患可愈。若为君火〔指心火，因心是君主之官〕，可以湿伏，可以直折；若为相火〔与君火相对而言，指命门之火〕，唯当从其性而伏之。肉桂性烈，与火同性，杂在下焦，壮水药中，能引无根虚火降而归经，此取其类聚之意。且肉桂之质，在中半以下，故其性专走肾经下焦。古人谓北方〔肾水〕不可泻，泻肝

245

1949

新　中　国
地方中草药
文　献　研　究
(1949—1979年)

1979

即所以泻肾。本草曰木得桂而枯，乃伐肝之要药。经曰，热因热用，从治［是用药从症候而治，也称反治］之法，正与从其性而伏之义相合。若因其热而不用，是不知造化升降之微妙。黄柏知母治相火，仅可施于壮实者，且只暂用，若虚火而误用，则肾因泻而愈虚，愈虚而虚火愈炽。故素问有气增而胜及久用寒凉，反从火化之说。

5—62　加减双解散（秘诀、阐微）

治暴赤肿痛，白珠血片［轻度结膜下出血，作片状］，甚至瘀血包睛［严重结膜下出血，包埋角膜］，

防风　荆芥　薄荷　桔梗　麻黄　黄芩　山栀　连翘　当归　芒硝　大黄　赤芍　滑石　石膏各一钱　白术八分　川芎　甘草各五分

姜三片，水煎服。

大便滑去大黄芒硝，加泽泻。

有汗去麻黄，加桂枝。

咳嗽加桑白皮杏仁。

痰多加括蒌贝母。

两胁痛加柴胡青皮。

食少加陈皮茯苓。

身热加羌活。

脚腿痛加防己木香。

脾虚倍加白术，去石膏。

5—63　加味当归菊连汤（精微）

治赤膜下垂［沙眼性角膜血管翳］初发，久病亦可收功。

当归　白芷　赤茯苓　黄芩　赤芍　知母　桑螵蛸　生地黄　木通　连翘　麦冬　菊花　防风　川芎　石膏　覆盆子　茺蔚子　甘草

水煎食后服。

5—64　加减地芝丸（切要、医通）

治能远视不能近视。

生地黄　熟地黄各四两　天冬　麦冬去心　枸杞　山萸各三钱　当归一两　五味子八钱

炼蜜为丸。

246

5—65 加减补中益气汤(叶·良方、简明眼科、百问、易知录、神方、神应)

凡眼不红不肿，眼胞下堕[上睑下垂]，视物不明者，属气虚。

黄芪蜜炙一钱　甘草炙五分　当归身一钱　川芎八分　升麻三分
柴胡三分　陈皮八分　茯苓一钱　白术一钱　枸杞一钱

6—1 汤泡散一名金莲子散　（和济、普济、原机、准绳、图书集成、宝鉴、裕·正宗、一草亭、异授、双燕）

治风毒赤眼肿痛，时多热泪，碜涩难开，睑烂，怕日羞明，及时行暴赤，两太阳穴痛，头旋昏晕，视物不明，渐生翳膜。

黄连　当归　赤芍[各三钱]

沸汤泡，待澄清，然后再于火上温热，用绢帛蘸洗，冷即复煖，多次洗之，直至口中觉黄连味方得。加淡竹叶尤好。

凡睛病皆血凝滞所致，故以当归芍药行血，黄连去热，其血得热则行，故乘热洗之。忌一切淹藏鱼鲊、酒面等物。

一方用当归半两，芍药黄连甘草各二钱五分，为粗末，煎至八分，以纸盖瓶口，开一小孔，于无风处熏眼，冷则再温，多次熏之，最后服药。

6—2 冲和养胃汤（正宗、纂要、大成）

治肝木不平，内挟心火，致贼邪潜乘土部[胞睑]，因而睑胀睛疼。

人参　当归　黄芪　白术　茯苓　甘草　升麻　柴胡　桔皮　防风　葛根　白芍　黄连　石斛

本方用升麻柴胡桔皮防风葛根解肌而正卫，人参当归黄芪甘草白术补虚而调营，营调卫正[营主血，属阴主内，行于脉中，有充盈于内以行营养之意；卫主气，属阳主外，行于脉外，有捍卫于外以行保卫之意]，自然风定火息，传合之邪可去。但土既受克，余邪未必尽去，再以黄连芍药靖其热，茯苓石斛利其湿，则脾胃冲和，五脏相生不已，胀痛消失。

6—3 冲和养胃汤一名园明内障升麻汤（原机、瑶函、准绳、图书集成、宝鉴、普济、不空、广勤轩、精微补）

治内障[老年性白内障]初起，得自脾胃元气衰弱，心火与三焦俱

247

1949
新 中 国
地 方 中 草 药
文 献 研 究
(1949—1979年)
1979

盛，饮食失调，心不得休息，视觉微昏，空中有黑花，神水变淡绿色，次则视歧，视一成二，神水变淡白色，久则不能见物，神水变纯白色。

柴胡七钱　人参　当归酒浸　甘草炙　白术　升麻　葛根各一两　五味子二钱　白芍六钱　茯苓三钱　防风五钱　羌活　黄芪各一两五钱　干生姜一钱

上为末，每服六钱，水三盏，煎至二盏，入黄连黄芩各一钱，再煎至一盏，去渣，稍热，食后服。

此方因肝木不平，内挟心火，故以柴胡平肝，人参开心，黄连泻心火为君；酒制当归荣百脉，五味敛百脉之沸，心包络主血，白芍药顺百脉，散恶血为臣；白茯苓泻膀胱之湿，羌活清利小肠之邪，甘草补三焦，防风升胆之降为佐；阴阳皆总于脾胃，黄芪补脾胃，白术健脾胃，升麻葛根行脾胃之经，黄芩退壮火，干生姜壮火为导为使，此方逆攻顺从，反异正宜俱备。

6—4　羊肝丸（瑶函、医宗）

治脾虚酒色太过，红筋侵目，气毒伤目［球结膜充血］，白膜伤［侵］睛者并治，亦治因他患后生翳。

白蒺藜炒去刺　菊花　石决明　生地黄各一两　楮实子　槐花炒　五味子　黄连　当归尾各五钱　防风　荆芥穗各二钱五分　甘草一钱　川芎三钱　蕤仁去壳油七钱

上为细末，用雄羊肝一具，滚水沸过，共前药捣为丸，每服五六十丸［丸大如梧桐子］，空心薄荷汤送下。忌椒姜辛辣烧酒等物。

6—5　决明子丸（圣济、普济）

治肝肾虚，目黑暗，或见黑花飞蝇［玻璃状体混浊］。亦治久患肤翳［角膜翳］，遮复瞳子。

决明子　蕤仁　地肤子　白茯苓去黑皮　黄芩去黑心　防风去叉　麦冬去心焙　泽泻　茺蔚子　杏仁去皮尖　双仁炒黄各一两五钱　枸杞子　五味子　青葙子　桂去粗皮　细辛去苗叶各一两　车前子　菟丝子酒浸别捣　熟干地黄焙各二两

上共捣罗为末，炼蜜为丸，如梧桐子大，每服二十丸，温浆水

248

下，日再服。

一方地肤子为地骨皮。

6—6 决明子丸（圣济、普济）

治肝实，目生赤脉息肉碜痛。

决明子 车前子 苦参 黄连去须 黄芩去黑心 大黄各一两五钱 荠菜子〔荠菜即大蓟，亦名大荠、老荠，即荠菜之茎梗有毛者。按荠菜子与荠菜子均可补五脏，益精气，去翳，明目，止目痛泪出，治青盲目昏〕 人参各一两

上共捣罗为末，炼蜜为丸，如梧桐子大，每服二十丸，食后以淡浆水下，临睡再服。

6—7 决明子丸（圣济、普济）

治肝虚膈热，眼目昏暗，渐成障蔽，或见黑花，不能远视。

决明子 青葙子 茺蔚子 车前子 地肤子 五味子 枸杞子 细辛 麦冬焙 生干地黄焙 赤茯苓 桂 泽泻 甜葶苈炒紫色 防风去叉 川芎各一两

上共捣罗为末，炼蜜为丸，如梧桐子大，每服二十丸，食后良久，米饮下，日三次。

6—8 决明丸（济生、圣济、准绳、图书集成、奇效、普济）

治眼见黑花不散。

决明子 甘菊花各一两 防风 车前子 川芎 细辛 栀子仁 蔓荆子 元参 薯蓣 白茯苓各半两 生地黄七钱五分

上为细末，炼蜜和捣，丸为梧子大，每服二十丸，食后煎桑枝汤送下，日三次。

6—9 决明汤（普济）

治血灌瞳仁〔前房出血、玻璃体前部出血〕。

石决明 人参 川芎 细辛 五味子各一两 赤茯苓一或二两

上为末捣筛，每服五钱，以水一盏半，煎至七分，去渣，食后、临卧温服。

6—10 决明汤（圣济）

治眼生肤翳〔角膜翳〕，遮复瞳仁。

1949
新 中 国
地 方 中 草 药
文 献 研 究
(1949—1979年)
1979

决明子微炒　地骨皮　玄参　黄连　桔梗炒　柴胡　茯神各三分　山栀仁五钱　羚羊角屑一两

上为末，每服五钱匕[约4—5克]，以水一盏半，入净洗淡竹叶十片，煎至七分，去渣，食后温服，临卧再服。

6—11　决明子汤（精微、圣济、准绳、图书集成、奇效、普济）

治肝脏实热，目眦生赤肉[翼状胬肉]，涩痛。

决明子炒　柴胡　黄连　苦竹叶　防风　升麻各七钱五分　细辛二钱五分　菊花　甘草炙各一两

上为粗末，每服五钱，水一盏半，煎至八分，去渣，食后温服。

6—12　决明子散（普济）

治肝膈热毒，眼生疔翳。

决明子　升麻　地骨皮　柴胡各一两　萎蕤[玉竹]　玄参　犀角屑　甘草炙微赤剉各五钱

上捣罗为末，每服四钱，水一钟，煎至六分，去渣，每于食后温服。

6—13　决明散（普济）

治眼目昏花，远视不明。

川芎　井泉石　仙灵脾　槐花　蛤粉水飞　防风　石决明水飞　甘菊　荆芥　羌活　苍术米泔水浸去皮　地骨皮　蒺藜炒　木贼　薄荷　甘草炙各一两　川椒二钱五分炒　黄芩[五钱]

上为末，每服二钱[三、五钱]，热茶清调下，食后，日二服。

6—14　决明子散（精微、普济、济生）

治风热毒气上攻，眼目肿痛，或卒生翳膜，或赤脉胬肉，或痒或涩，羞明多泪。或始则昏花，渐成内障，及暴风客热皆宜。

黄芩　甘菊　木贼　草决明　石膏　赤芍　川芎　羌活　甘草　蔓荆子　石决明各等分

上为末，每服三钱，水一盏，姜三片，煎至七分，食后服。

6—15　决明散（精微、圣惠）

治眼见黑花不散。

决明子　甘菊花各一两　防风　车前子　川芎　细辛　栀子仁

250

玄参　蔓荆子　白茯苓　山茱萸各一两五钱　生地黄三两

上为末，每服三钱，食后盐汤调下。

6—16　决明散（圣济、普济）

治眼生瞖肉侵睛及赘肉生疮。

决明子炒　车前子　青葙子各五钱　萎蕤[玉竹]　川芎　黄连　甘草炙剉　羚羊角剉　枳壳去瓤麸炒各一两

上捣罗为细散，每服三钱匕[约2～3克]，食后温浆水调下，临卧再服。

6—17　决明散（纂要）

治花翳白陷[角膜溃疡]。

石决明　草决明　细辛　茺蔚子　荆芥　防风　羌活　桔梗　知母　当归各等分

为末，茶下。

6—18　决明益阴丸（原机、瑶函、图书集成、精微补）

治恶日畏火，沙涩难开，眵泪俱多，久病不痊，眼睑无力，常欲垂闭，久视酸痛及生陷翳[黑睛生翳，低陷不能平复]。

羌活　独活　当归尾酒制　五味子　防风　甘草炙各五钱　黄连酒制　草决明　黄芩　黄柏　知母各一两　石决明煅三两

上为末，炼蜜丸，桐子大，每服五十丸，可渐加至百丸，茶汤下。

此方以羌活独活升清为君；黄连去热毒，当归尾行血，五味子收敛为臣；石决明明目磨障，草决明益肾疗盲，防风散滞祛风，黄芩去目赤肿为佐；甘草协和诸药，黄柏助肾水，知母泻相火为使。此盖益水抑火之药。

6—19　决明夜灵散一名决明夜光散（原机、瑶函、准绳、一草亭、图书集成、医通、不空、景岳）

治目至夜则昏，虽有灯火，亦不能睹，即高风内障[按高风内障系指视网膜色素变性，但此处用药则指维生素A缺乏症]。

石决明另研　夜明砂另研各二钱　生猪肝一两。不食猪肝者，白羯羊肝代之

1949
新中国
地方中草药
文献研究
(1949—1979年)
1979

上二药末和匀，以竹刀切肝作二片，以上药铺于一片肝上，以另一片合之，用麻皮绕定，勿令药得泄出，淘米泔水一大碗，贮砂罐内，不犯铁器，入肝药于其中，煮至小半碗，临卧连肝药汁服之。

此方以决明镇肾益精为君；夜明砂升阳主夜明为臣；米泔水主脾胃为佐；肝与肝合导入肝经为使。

6—20 决明夜灵散 （眼科集成）

治阳气下陷，夜来不见人物。夜来阴盛阳衰，而人之阳气既衰，故阳光亦随之而潜伏。治宜扶肝胆之阳气为主。此方亦治目昏不明。

石决明一两烧醋淬　夜明砂六钱　羊肝八两猪肝亦可　人参二钱

三味共为末，拌于肝上，入椒入盐，盛于碗内，用淘米水浸湿，蒸熟，分三次服下，多服更好。

按石决明镇肝益精，明目去障，使元阳内敛[使先天、命门之火、潜藏于肾]；夜明砂升阳著明，荡翳发光，使神光外照[使能明视外界]；用洋参[按西洋参专于养阴生津，清肺胃之火；人参虽亦生津止渴，但大补阳气，故此处仍当用人参，始合方意]以通神光[通调元阳，神光发越，视物清明]；淘米水以补脾胃，肝以补肝，且以引入肝经，而助药力。

6—21 扫翳散 （普济）

治眼赤肿痛，瘀肉攀睛[翼状胬肉]，视物茫茫，及时行红眼暴发者[急性卡他性结膜炎]。

防风　羌活　川芎　甘草　蒺藜　决明子各半两　柴胡　玄参各二两　白芷　荆芥　瞿麦　木贼　木通　赤芍　栀子　生地　天花粉　夏枯草　薄荷　谷精草各一两　五灵脂　甘菊花　蝉蜕　桑白皮　大黄各七钱五分

上为粗末，每服四钱，水一盏半，煎八分，去渣，食后服。

6—22 老膜散 （秘书、秘诀、简明眼科）

治老翳极重者，不可轻用。

煅龙骨一两　白丁香即雄麻雀屎，白细有光者一钱五分　煅珍珠二分　硇砂二钱　巴豆仁去油甘草水煮[二钱]

共研为极细末，香油调点，极效。

252

一方无珍珠。

6—23 朴硝散（圣惠、普济）

治眼生花翳[角膜溃疡]。

川朴硝炒熟五钱 硃砂细研水飞一分 龙脑细研五分 黄柏一两 乌贼骨细研五钱 黄连去须一两

上先将黄柏黄连捶碎，水三盏，煎取浓汁一盏，去渣，再煎令干，后与诸药相和，细研如面，每以铜筋[玻璃棒]取如绿豆大点眼。

6—24 至明膏（普济）

治暴赤疼痛，泪出眵多，热气上攻，视物昏花。

黄连一两 当归二钱 蕤仁去皮一钱

上用水一大碗，浸一时辰[2小时]，慢火熬至半碗，澄滤去渣，入白蜜半两，再煎成膏，出火毒[凉透]，入后药：

龙脑二钱 青盐二钱 南硼砂一钱

上研极细，与前药一处，同研令匀，每用黄米粒大，或一绿豆大，每日点一次。

6—25 百合固金汤（正宗、大成）

治肺伤咽痛，喘咳痰血，目赤痛。

生地 麦冬 百合 当归 地黄 芍药 贝母 甘草 元参 桔梗

肺金受伤，则肾水之源绝，肾肺挟咽，虚火上炎故痛，火上蒸肺故喘咳，痰因火生，血由火逼，故气轮[白睛]赤痛，须生地麦冬贝母元参桔梗润燥除痰，芍药当归百合甘草养阴滋火。

6—26 地龙散（圣济、普济）

治眉棱骨及头俱痛。

地龙三钱 谷精草二钱 乳香剉一钱

上捣研为细散，每用半钱，于香饼子上烧之取烟，用纸筒子罩熏鼻中，偏头随左右用之。

6—27 地黄散（圣济）

治血灌瞳人[前房出血，玻璃体前部出血]疼痛不可忍。

生干地黄焙 大黄剉炒 朴硝研各二两 没药研半两

253

1949

新　中　国
地方中草药
文　献　研　究
(1949—1979年)

1979

上捣罗为散，每服一钱匕［约合一克］，温水调下，食后临卧。

6—28　地黄丸一名菊花丸（瑶函、精微、龙木、准绳、图书集成、奇效、宝鉴、普济、普济本事）

治用心劳力，肝虚风热攻眼，赤肿羞明，渐生翳膜，兼肝肾风热，热气上冲目痛，久视伤血，血主肝，故勤书则肝伤而目昏，肝伤则木生风而热气上凑，目昏亦盛，不宜专服补药，当益血镇肝，而目自明。

熟地黄一两五钱　甘菊花　防风　硃砂　羌活　桂心　没药各半两　决明子　黄连各一两

上为细末，炼蜜为丸，如梧桐子大，每服三十丸，食后热水下，日三次。

一方有黄芩。

6—29　地黄丸（龙木、普济、锦囊）

治患眼或涩或生翳，或疼痛或见黑花，如绿豆大，累累数十不断，或见如飞虫翅羽。此病因受风毒，按五脏实则泻其子［将五行配五脏，按五行相生关系，五脏有母子关系，以肝木、心火为例，肝木生心火，肝木为母，心火为子，如临床有肝实表现——如头痛眩晕，耳鸣、暴躁易怒、面红目赤、两胁串痛、小便黄赤、口苦便结等——不必直接泻肝，而泻心火即可］，虚则补其母［如肾水生肝木，肾是母，肝是子，如临床有肝虚表现——如肝有虚火，失眠烦躁，嘈杂易饥等——不必直接补肝，而补肾即所以补肝］，母能令子实，子能令母虚，肾是肝之母，令肾受风毒，故肝虚，肝虚则目中恍惚，此丸主之。诸般内障，可久服。

生干地黄一斤　熟干地黄一斤　石斛四两　防风四两　枳壳麸炒四两　牛夕酒浸　杏仁去皮尖麸炒黄为末，入瓦器内，研去油

上为细末，不犯铁器，炼蜜为丸，如梧桐子大，空心荁淋酒下五十丸。（荁淋酒，洗净黑荁半斤，以酒三升浸之，不用黑荁，用此酒煮独活，成紫汤即是）。

一方有地骨皮。

6—30　地黄汤（眼科集成）

254

治肾水枯竭，龙雷之火[命门之火]上行，黑夜见光。

熟地八钱　枣皮[山萸肉]六钱　粉丹皮三钱　山药四钱　云苓三钱
泽泻一钱　北五味子二钱　肉桂一钱盐水炒，引火归源

黑豆盐水炒、炙为引。

6—31　地黄散（圣济、普济）

治飞血赤脉及血灌瞳仁疼痛。

生干地黄焙　大黄剉炒　朴硝研各二两　没药研半两

上捣罗为散，每服一钱匕，温水调下，食后临卧服。

6—32　此散清凉散（精微）

治胞肿如桃[胞睑炎性肿胀]。

升麻　赤芍药　川芎　柴胡各三两　元参　黄芩　荆芥　甘草
白术　栀子　赤茯苓　葛根　草决明[各四两]

共为末，每服六钱，水煎服。

6—33　芍药清肝散（原机、瑶函、准绳、正宗、图书集成、眼科集成、大成、景岳）

治目暴赤肿，眵多眊燥，紧涩羞明，赤脉贯睛，脏腑秘结者。

白术炒　川芎　防风　桔梗　羌活　滑石　石膏　芒硝各三分
甘草炙　荆芥　白芍药　前胡　薄荷　黄芩各二分五厘　柴胡　山栀
知母各二分　大黄四分

为末作一服，水二锺，煎至一锺，食后热服。

此方治淫热反剋[赤脉贯睛，脏腑秘结]，风热不制[暴风客热——病毒性角膜结膜炎]之病热甚，大便硬者，从权用之。盖苦寒之药败胃，故先以白术之甘温，甘草之甘平，主胃气为君；次以川芎防风荆芥桔梗羌活之辛温升散清利为臣，又以赤芍前胡之微苦、薄荷黄芩山栀之微苦寒，且导且攻为佐；终以知母滑石石膏之苦寒，大黄芒硝之大苦寒，祛逐淫热为使。大便不硬者，减大黄芒硝，此逆则攻之之法，大热服者反治也。

一方有当归。

6—34　芎辛散（圣济）

治头目偏痛，时多晕眩，鼻中壅塞，不闻香臭。

255

1949

新中国
地方中草药
文献研究
(1949—1979年)

1979

川芎　白附子各三钱　细辛一钱　滑石　槐芽[花]各三钱

上捣罗为细散，入生龙脑半钱匕[约合0.5克]，同研极细，每用一字[少许]，嗜入鼻中。

6—35　芎菊散（圣济、普济）

治眉骨、太阳穴、头面俱痛，眼见黑花，目渐昏暗。

川芎　白芷各二两　菊花一两　细辛　石膏水飞　甘草炙各五钱防风三两

上捣罗为细散，每服一钱匕[约合一克]，茶调，食后服。

6—36　芎黄散（普济）

治血灌瞳人[前房出血、玻璃体前部出血]及睛痛。

白牵牛炒　大黄煨　川芎各等分

上为细末，每服三钱，临卧用冰糖水调下，睛痛温酒调下。

6—37　芎劳丸（普济）

治远视不明，常见黑花，久服眼明。

川芎　菊花　荆芥　薄荷　甘草各一两　苍术米泔水浸二两

上为细末，炼蜜为丸，如梧桐子大，每服五十丸至六十丸，食后茶清调下，日一二服。

6—38　芎菊散（龙木）

洗目常早晨昏者，亦治暴发赤眼[急性卡他性结膜炎]。

芎劳　菊花　甘草各一两　薄荷二两　防风七钱半　白芷五钱

为末，每服三钱，食后茶清下。

6—39　当归散（双燕）

治赤丝板睛[胬肉攀睛]。

当归　白术　赤芍　羌活　甘草　栀仁　牛蒡子各等分
为末白汤下。

又方（不空）　当归　生地　熟地　桑白皮　黄连　赤芍　胆草防己

又方（龙木）　当归　防风　蒺藜炒　丹皮各等分

上为末，每服二钱，生葱薄荷茶清调下。或作粗末，煎服亦可。

又方（裕·正宗、异授、一草亭、不空）　当归　白芷　羌活　甘草

256

栀子　牛蒡子　黄芩

为细末，滚水送下。

6—40　当归散（精微）

治睑停瘀血［眼睑出血］。

当归　生地黄　赤芍　川芎　甘草　菊花　木贼　黄芩　大黄
白蒺藜　木通　栀子各等分［各三钱］

水煎服。

6—41　当归活血汤（家传）

治妇人行经之际，眼目涩痛或生翳。

当归　川芎　白芍　生地　麦冬　白术　香附　蝉蜕　豆叩　秦
皮　石决明　陈皮　郁金　谷精草　青葙子　薄荷　蔓荆子　细辛
丹皮　甘草

6—42　当归活血饮（瑶函、不空、广勤轩）

治胞轮振跳症［眼轮匝肌纤维性颤动］，目胞不待人之开合，而自
牵拽振跳也。

苍术制　当归身　川芎　苏薄荷　黄芪　熟地黄　防风　羌活
甘草减半　白芍各等分

上剉剂，［每服三钱］，白水二锺，煎至八分，去渣，食后服。

6—43　当归补血汤一方芎当补血汤（瑶函、准绳、图书集成、指南、
不空、景岳、秘诀、原机）

治衄血便血，妇人产后崩漏，亡血过多，致睛珠疼痛，不能视物，
羞明酸涩，眼睑无力，眉骨太阳俱各酸痛。

当归　熟地黄各六分　川芎　牛夕　白芍　甘草炙　白术　防
风各五分　生地　天冬各四分

上作一服，水二盏，煎至一盏，去渣稍热服。恶心不进食者，加
生姜煎。

此方专补血，故以当归熟地为君；川芎牛夕白芍为臣，以其祛风
续绝定痛而通补血也；甘草白术大和胃气用以为佐；防风发外，生地
补肾，天冬治血热，谓亡血生风燥，故以之为使。

6—44　当归补血汤（家传）

1949

新　中　国
地方中草药
文　献　研　究
(1949—1979年)

1979

治妇人行经之际，眼目涩痛。系妇人本虚，眼中原有病根，遇行经之际，去血过多，肝经愈虚，故眼痛肿涩，生翳于黑睛，花翳白陷[角膜溃疡]，皆衰虚所致。

川芎　当归　白芍药　防风　郁金　细辛　甘草　车前子　羌活　桂枝　薄荷　木贼草　蝉蜕　法半夏　香附　条芩[黄芩之新根，中实而坚者，又称子芩]　石决明　草决明　桔梗

6—45　当归养荣汤（原机、瑶函、准绳、图书集成、指南、不空、精微补）

治睛珠痛甚不可忍，红赤羞明，多眵泪，眼睑无力，常欲垂闭，久视酸痛及陷翳[翳陷下不能平复]。

防风　白芷　羌活各七分五厘　白芍　熟地　当归　川芎各一钱

上作一服，水二盏，煎至一盏，去渣，食后温服。

此方以七情[喜怒忧思悲恐惊七种情绪因素]五贼[风寒暑湿火五种外界致病因素]劳役饥饱，重伤脾胃，脾胃者多血多气之所，脾胃受伤，则血亦病。血养精，睛珠属肾，今生意已不升发，又复血虚，不能养睛，故睛疼甚不可忍。

方以防风升发生意，白芷解利引入胃经为君；白芍止痛，益气通血，承接上下为臣；熟地补肾水真阴为佐；当归川芎行血补血，羌活除风导入少阴经为使。

血为邪胜致睛珠痛者，以及亡血过多之病，俱宜服之。服此药后，睛疼虽除，眼睑无力，常欲垂闭不减者，助阳活血汤（7—48）主之。

一方有白术。

6—46　先解汤（切要）

治火眼[急性卡他性结膜炎]初起，或家中有患此病者，先服一剂，不得传染。因郁火既散，外邪无自入。

柴胡　白芍　栀子各三钱　茯苓　法半夏　羌活各二钱

水煎服。

6—47　全真散（正宗、大成）

治精血消竭，形容憔悴，远视昏花，口不甘味。

黄芪　枸杞　当归　地黄　苁蓉　龟胶　山萸　五味　人参　枣

258

仁　山药　黄精

上症皆虚损，经曰：损其肺者益其阳。黄芪枸杞当归属此；损其肾者滋其阴。地黄苁蓉龟胶属此；损其肝者敛其暴气。须山萸五味；损其心者养其神志，须人参枣仁。其山药黄精可充粮，口不甘味，以之补脾胃之虚损。

外有痰须加白术茯苓，有泛火加麦冬天冬，血不归元加肉桂鹿茸，虚极加附子干姜。

日三服，经旬勿间〔连服十天不可间断〕，则五脏皆治，故名为全真。

6—48　竹叶泻经汤（原机、瑶函、医宗、准绳、图书集成、眼科集成、医通、正宗、大成、不空、秘诀、精微补）

治眼目隐涩，稍觉眊燥，视物微昏，内眦开窍如针，按之津津浓出，目痛。

柴胡　栀子　羌活　升麻　甘草炙　黄连　大黄各五分　赤芍草决明　茯苓　泽泻　车前子各四分　黄芩六分　青竹叶十片

上作一服，水二盏，煎至一盏，食后稍热服之。

此方逆攻者也，先以行足厥阴肝、足太阳膀胱之药为君，柴胡、羌活是也；二经生意皆总于脾胃，以调足太阴〔脾〕、足阳明〔胃〕之药为臣，升麻、甘草是也；肝经多血，以通顺血脉除肝邪之药，膀胱经多湿，以利小便除膀胱湿之药为佐，赤芍草决明泽泻茯苓车前子是也；总破其积热者，必攻必开必利必除为使，栀子黄连大黄竹叶是也。

如结核胀痛，未能穿漏，宜加大力子〔牛蒡子〕银花远志连翘，以解毒而攻散之；如在眼胞外穿者，宜加苍术薏米仁蒲公英土茯苓以健脾除湿；如在眼外穿者，宜加黄芪泡参〔泡沙参、南沙参〕当归生地以养气血。

6—49　红花散（家传）

治室女〔处女〕经闭，逆血灌瞳人〔前房出血、玻璃体前部出血〕，满目涩赤羞明。

红花　归尾　元胡　赤芍　生地　羌活　防风　前胡　苍术　桂枝　蔓荆子　条芩〔黄芩之根，新而中坚实者，亦称子芩〕　甘草　川

1949

新 中 国
地 方 中 草 药
文 献 研 究
(1949—1979年)

1979

芎　白芷　薄荷

6—50　红花退翳散（家传）

治天行赤眼[急性卡他性结膜炎]，治后眼红不退，眼皮有肿，翳仍不退。

红花　蝉蜕　郁金　玄参　桔梗　木贼草　葶苈子　黄连　薄荷　连翘　车前子

灯心　皂角子为引。

6—51　导痰消风散（精微）

治鹘眼凝睛[全眼球炎或眶蜂窝织炎]。

陈皮　半夏制　甘草　白芷　全蝎　羌活　防风　荆芥　升麻　细辛　芦荟各等分

上为粗末，[每服五钱]，水煎，姜三片，温服。

7—1　沉香天麻汤（锦囊）

治惊振内障[外伤性白内障]及眩晕怔忡者。

羌活　天麻　防风　半夏制　独活各大[四五钱]　附子制　益智仁　川乌　沉香各中[三钱]　当归　白僵蚕　甘草各小[一二钱]

加生姜，水煎服。

7—2　没药散一名止痛没药散、（精微、龙木、医宗、圣济、锦囊）

治心脾胃得热，致胞内生疮。或被物撞破，刺着胞睑睛珠，血积不散。或血灌瞳仁，疼痛难忍。先服此散，后服堕翳明目丸(8～58)。并治白陷鱼鳞[角膜溃疡]之痛甚者，亦治室女[处女]逆经，血灌瞳仁，满眼赤涩。

大黄　朴硝各多用[如各一两]　血竭　没药各少用[如各三钱]

上为末，每服二三钱，食后用茶清调下。

7—3　补中助阳汤（眼科集成）

治阳虚头痛，眼睫多闭，头脑昏沉，症兼畏寒倦怠，饮食不健，寸关脉细[按此处系指右手寸关肺脾脉细，属阳虚气不足之症]，遇阴则痛，逢寒亦痛，是由阳虚阴盛所致。亦治眼皮垂下，欲闭懒开，不肿不痛，泪湿不收等症。

生黄芪五钱　泡参一两　白术四钱　甘草三钱　当归四钱　陈皮四钱

260

升麻二钱　菊花八钱　蔓荆子四钱

如真阳素虚者加均姜〔即干姜〕雄片〔天雄片,为附子之一种,治同附子而力大〕,大枣生姜引。

如眼毛倒内者,加白叩七八钱　防风四五钱

如眼皮湿烂微红生胗者,加茵陈薏苡仁土茯苓。

7—4　补中益气汤（瑶函、图书集成、切要、百问、一草亭、指南、正宗、大成、不空、景岳）

治小儿元气上冲囟填,元气下陷囟陷,发稀短少,焦黄成穗。胃气亏损,眼睫无力,闭而不开。鼻衄。小便赤色。亦治目痛而憎寒,或黑花往来眼前。

人参　黄芪蜜炙　白术土炒　甘草　当归　陈皮各一钱　柴胡　升麻各二分

上姜枣水煎,徐徐服。

两目日晡紧涩,不能瞻视,乃元气下陷,工作劳力,读书傤刻,勤苦伤神,饥饱失节,此数者,俱发目赤头痛,寒热交作,身强体痛。劳役过甚,复感风寒,则头疼如破,全似外感伤寒之症,误用发表之药,鲜不伤人,故李东垣发内外伤辨者,首用此方,取济甚众,

按中气者,脾胃之气,五脏六腑,百骸九窍,皆受气于脾胃而后治,故曰土者万物之母。若饥困劳倦,伤其脾胃,则众体无以滋气而生,故东垣谆谆以脾胃而言也。

本方人参黄芪甘草甘温之品,甘者中之味,温者中之气,气味皆中,故足以补中气。白术甘而微燥,故能健脾,当归质润辛温,故能泽土,术以燥之,归以润之,则不刚不柔,而土气和。复用升麻柴胡升清阳之气,盖天地之气一升则万物皆生,天地之气一降,则万物皆死,观乎天地之升降,而用升麻柴胡之意可知。或曰:东垣谓脾胃一虚,肺气先绝,故用黄芪以益皮毛,不令自汗而泄肺气,其辞甚切。予●古人之方而更其论,何也,余曰:东垣以脾胃为肺之母故也,余以脾胃为众体之母,凡五脏六腑百骸九窍,莫不受其气而赖之,是发东垣之未发而广其论,不能谓之"更论"。

7—5　补水安神汤（眼科集成）

1949

新　中　国
地方中草药
文　献　研　究
(1949—1979年)

1979

治心肾不交[见5—34]怔忡健忘，黑夜见光。

熟地六钱　生地六钱　白芍三钱　当归四钱　枣仁五钱　茯神三钱　寸冬[麦冬]三钱　北五味子二钱　西洋参一钱　硃砂兑服一钱

7—6　补水安神汤(瑶函、不空)

治神光自现症，补肾水则火不妄动，宁心神则光自消除。

熟地黄　生地黄各二钱　白芍　当归　麦冬　茯神各钱半　五味子三十粒　甘草生六分

上剉剂，白水二锺，煎至八分，去渣、空心温服。

肾水亏虚，真阴不足，故用熟地黄，大补真阴。生地黄有滋阴退热之效，麦冬有清心降火之功。补血滋阴，须凭当归白芍。神光荡漾，昼夜不安，此神思间，无形之火妄动之故，必用茯神与五味子，养精安神志，能敛元精之气不走散。生甘草降神中之火。八味共建此功，则肾水上升，心火下降，而神自宁，光亦可定。

7—7　补阳丸(不空)

治视正反邪症[视物变形]，乃内之阴阳偏胜，神光欲散之候。

羌活　独活　生地　熟地　防风　五味子　当归　黄芩　草决明知母　黄连酒炒　石决明

共末，蜜丸，如梧桐子大，每服五十丸，临卧茶清下。

7—8　补阳汤(正宗、大成)

治阳不胜其阴，致目生翳，或陷下久久不退。

人参　白术　茯苓　甘草　黄芪　桔皮　当归　五味子　地黄羌活　防风

以人参养荣汤益阴而补阳，去白芍远志者，既补不欲泻，加羌活防风者，非取泄表，实去郁腐之气，使不助其壮火，是亦所以补阳，故名。

7—9　补阳汤(和剂、瑶函、原机、精微、图书集成、奇效、宝鉴、普济、医方考)

治阳不胜其阴，乃阴盛阳虚，则九窍不通。今青白翳见于大眦，系足太阴[脾]少阴[肾]经中郁遏，足厥阴肝经气不得上通于目所致。内经云：阴盛阳虚，则当先补其阳，后泻其阴。此治法即本于此。每

262

日清晨，腹中无宿食，服此方。若天色变大寒大风，并劳役积日，饮食不调，精神不足或气弱，俱不可服，候时气和平，天气如常时服之，乃先补其阳，使阳气上升，通于肝经之末，利空窍于目。亦治热病后毒气攻眼，翳膜遮睛及视正反斜。

　　羌活　独活　甘草　人参　熟地　黄芪　白术炒各一两　泽泻陈皮　白芍　防风各三钱　生地炒　白茯苓　知母炒　归身酒制各五钱柴胡三两　肉桂一钱

　　上为粗末，每服五钱，水三盏，煎至一盏，去渣，空心宿食消尽服之。

7—10　补肝汤（龙木、普济）

治散翳内障。

　　细辛　防风　茺蔚子各一两　五味子　桔梗各一两　元参一两五钱

　　上捣罗为末，以水一盏，散一钱，煎至五分，空心去渣温服。

7—11　补肝散一名夏枯草散（原机、准绳、普济、裕·正宗、一草亭、宝鉴、捷径、切要、指南、医通、纂要、不空）

治肝虚目睛疼，泪出不止，筋脉痛及羞明怕日，亦治目珠夜痛。

　　夏枯草四两　香附二两　甘草四钱

　　共为细末，每服一钱，茶清调下。

　　夏枯草禀纯阳之气，有补养厥阴〔足厥阴肝经〕血脉之功，夜痛用苦寒药反甚至，夜与寒皆阴也，夏枯草能治之者，阳能胜阴之故。香附行气，散肝和中，解郁推陈致新，故用以为佐。

7—12　补肝散（瑶函、不空、医宗）

治偃月障症〔老年性初期白内障之上部混浊重者〕，亦治高风内障〔视网膜色素变性类的具有夜盲的眼底病〕。

　　羚羊角　细辛　羌活　白茯苓　楮实子　人参　元参　车前子夏枯草　防风　石斛各等分

　　上为细末，每服一钱，食后米饮调下。

7—13　补肝散（龙木）

治暴风客热外障〔病毒性角膜结膜炎〕。

　　藁本二两　白芷　车前子　石决明各一两五钱　芍药　天麻　防风　细辛各一两

1949

新 中 国
地 方 中 草 药
文 献 研 究

(1949—1979年)

1979

上为末，每日空心米汤调下一钱。

7—14 补肝散 (医宗)

治散翳[白内障之作絮状混浊]，针拨后以此收功。

当归 熟地各二钱 木贼 防风 白芍各一钱 川芎五分

上为粗末，以水二盏，煎至一盏，空心去渣温服。

7—15 补肝四物汤 (百问)

治目痛，昼轻夜重，诊其左手脉[主心肝肾]虚弱无力[血虚阴虚]，或肝脉不甚实者[肝血不足]。

菊花 决明子 木贼草各五分 蒺藜 当归各三分 白芍 熟地 天冬 麦冬各一钱 黄柏 知母 川芎 青皮 柴胡 薄荷在左目者倍之 黄芩 栀子 桔梗 枳壳 陈皮在右目者倍之·各五分

7—16 补肾丸 (裕·正宗、一草亭、异授)

治目珠上转[上斜视]，如日出东海之状，系肺金被心火所伤。

菟丝子 枸杞子 朱砂 青盐 熟地 石斛 破故纸 酸枣仁 丹皮 小茴香 肉苁蓉各等分

共为细末，炼蜜为丸，硃砂为衣，盐汤送下。

7—17 补肾丸 (纂要)

治物击刺打，伤损瞳子，色变淡白[外伤性白内障]。

山萸肉 知母 黄柏 柴胡 麦冬 白芍 石斛 北五味子 生地各一两 枸杞子四两 熟地 当归各二两 白茯苓五钱

为末，蜜丸，每服二钱，白汤下。可因症加减。

7—18 补肾丸 (纂要)

治蝇头蟹眼[角膜溃疡致虹膜脱出]，肾肝虚劳，毒气上冲。

淮山 熟地 青葙子各一两五钱

研末，蜜丸。

7—19 补肾丸 (眼科集成)

治眼见黑暗蝇飞[玻璃体混浊]，先服黑参汤(12—17)，以清虚热，次服此丸，以滋神水。

枸杞子 菟丝子 楮实子 蕤仁各四钱 石决明 生地各六钱 元精石[玄精石]八钱。以上补肾益肝 粉丹皮 云茯苓除邪气 泽泻各

264

三钱，清燥利湿

石菖蒲通关逐邪为引。

7—20 补肾丸 （精微、纂要）

治蝇翅黑花[玻璃状体混浊]，先以猪苓散(11—51)顺其肝肾之邪热，次用黑参汤(12—17)以凉其肝，后用此丸，黑花自消。

石菖蒲　枸杞子　白茯苓　人参　山药　泽泻　菟丝子　肉苁蓉各一两

上炼蜜[不需用蜜]为丸，每服五十丸，盐汤下。

7—21 补肾散 （普济）

治瞳人干缺外障[虹膜睫状体炎]。

泽泻　干地黄　茯苓　山药　菖蒲各一两　人参一两五钱

上为末，每服一钱[每服三五钱]，每日空心米饮调下。

7—22 补肝散 （精微）

治蟹睛[虹膜脱出]。

蝉蜕　防风　蒺藜炒　当归　密蒙花　木贼草　川芎　菊花　荆芥　茯苓　石决明煅　枸杞子　知母　黄柏　青盐各等分

上[为末，每服三钱]水煎，空心服。

7—23 补肾明目丸 （精微）

治坐起生花[一过性视网膜缺血]，视物不明。或诸种眼病服凉药，愈后少神光。

羚羊角　生地黄　肉苁蓉　枸杞子　防风　草决明各一两　楮实子五钱　干菊花　羌活　当归各二两　羊肝煮焙四两

上为末，炼蜜为丸，如梧桐子大，每服二十丸，空心盐汤送下，日午清茶送下，临卧酒送下，不饮酒者人参当归煎汤下。

7—24 补胆丸 （龙木、普济）

治蟹睛[虹膜脱出]疼痛。

防风　细辛各一两五钱　远志　黄芩　人参　茯苓　桔梗　芍药[各二两]

上为末，炼蜜为丸，如桐子大，空心，茶下十丸。

7—25 补胆丸 （普济、精微）

1949

新　中　国
地方中草药
文　献　研　究
(1949—1979年)

1979

治眼痒极难忍[春季卡他性结膜炎及其它眼外部过敏性疾病]。

前胡　马兜铃　柴胡　茯苓各一两半　人参　黑参　桔梗　细辛各一两

上为细末，炼蜜为丸，如梧桐子大，每服空心茶下十丸至三十丸，米汤下亦可。

7—26　补虚人参丸　（精微）

治小眦赤脉传睛[外眦部球结膜充血]。

茯苓　人参　续断　远志各一两　白附子三钱　甘草　白殭蚕各五钱

上为末，炼蜜为丸，如弹子大[约1—2钱]，细嚼，桔梗汤送下。

7—27　补漏生肌散（瑶函、一草亭、不空）

大眦漏[泪囊炎]，小眦漏[小眦部附近眶骨膜炎等所致之漏管]，阴漏、阳漏[慢性流泪，眦角溢脓，白天重者为阳漏，夜间重者为阴漏]，皆可治之。

枯矾　轻粉　血竭　乳香各等分

上共为极细末，对漏处吹点。外用盐花明矾煎水洗。

7—28　补脾汤（正宗）

治气虚咳嗽，因而目赤生眵。

人参　黄芪　五味子　紫苑　桑白皮　地黄

此因肺衰不能生水而生火所致，以人参黄芪补其肺，紫苑桑皮清其肺，地黄五味滋其肺，连服数剂，使金旺水生，水生火伏，痰自去[目赤眵泪俱消]。

7—29　攻明汤（切要）

薰洗一切暴起火眼[急性卡他性结膜炎]等症。

五倍子四钱　白矾　皮硝各一钱　黄丹五分

共为细末，入铜盆内[磁盆即可]，开水冲下，患眼者口含苇杆入水内吹之，上用衣覆头，眼看水面，热气上蒸，汗出即愈。

7—30　麦门冬汤（圣济、普济）

治目内眦成疮，三五日间，生脓汁者。

麦门冬焙　旋覆花　木通剉　大青叶各一两半　茯神　黄连各

266

一两

上粗捣筛，每服五钱匕，水一盏半，煎至七分，去渣入生地黄汁半合[约合 100 毫升]，芒硝末半钱匕，更煎三二沸，食后临卧温服。

7—31 麦冬芜蔚饮（圣济、普济）

治风热攻目赤痛，目睛欲凸出者[眶内炎、眼内炎之类]。

麦冬焙 芜蔚子各二两 桔梗剉炒 防风 玄参 知母焙各一两 黄芩 天冬焙各一两五钱

上粗捣筛，每服五钱匕，水一盏半，煎至八分，去渣食后临卧温服。

7—32 抑阳汤（纂要）

治瞳仁细小[虹膜炎、虹膜睫状体炎]，乃肾火盛，肾中精水亏虚。

知母 黄柏 寒水石 茯苓各一钱 当归 川连 独活各八分 生地[二钱]

[可加大分量 3～4 倍]煎服。

7—33 抑阳酒调散（眼科集成、正宗、大成）

治天行赤眼[急性卡他性结膜炎]，暴风客热[病毒性角膜结膜炎]。

羌活五钱 独活三钱 荆芥四钱 柴胡四钱 防风四钱 白芷三钱 蔓荆子四钱。七味升而不降，逐其邪从表而出 黄连三钱 黄芩五钱 黄柏三钱 栀子四钱 石膏八钱 防己三钱 元参五钱。七味降而不升，抑其邪从里而出 桔梗三钱。引上引下 甘草三钱。调和上下

一方无元参石膏柴胡桔梗，有生地寒水石前胡知母。

7—34 抑阳酒连散（眼科集成）

治瞳人缩小。

熟地八钱 枸杞六钱。补肾水 白芍五钱 当归五钱。养肝血 黄连二钱。酒制 黄柏二钱盐水炒。清肝肾之邪热 茯苓四钱 车前子二钱。利湿燥湿 柴胡一钱五分酒炒 升麻一钱五分酒炒。二味升阳气 薄荷一钱 香附三钱醋炒。二味疏肝气 草决明六钱 菊花四钱。清热明目 雄片[天雄片，附子的一种]八钱。壮气

267

1949

新 中 国
地方中草药
文 献 研 究
（1949—1979年）

1979

桑叶茅根引。

煎汤服。

7—35　扶阳助胃汤（正宗、大成）

治客寒犯胃，胃脘当心而痛，目无所见，脉来沉迟。亦治虚肿如球[眼睑水肿]。

人参　肉桂　附片　白术　甘草　干姜　吴茱萸　桔皮　白芍　益智仁　草豆叩

[胃与脾相表里，胃受寒邪，脾不健运，目必不明]，故用附、姜、桂、吴萸、草叩、益智辛热之物以扶阳。邪气既实，正气必虚，故用人参白术甘草甘温之品，以助胃。其桔皮芍药，非取其酸辛，一泻土中之木[泻肝火]，一利腹中之气。

7—36　杞菊饮（正宗、大成）

治肉轮一切溃疡，久而不痊，痒涩赤烂[胞睑疮疡]。

薄荷　甘草　天麻　荆芥　防风　白菊　当归　连翘　枸杞　青葙子　白芷　密蒙花

木不胜土，则虚风内作，发为痒泪；土反胜木，则湿热上溢，发为赤烂。荆芷防风薄菊，疏表邪，监以当归枸杞，正所以和肝，肝平则虚风息而痒涩止；天麻青葙连翘，燥湿热，佐以甘草密蒙，又兼能理脾，脾治则肌肤实而赤烂愈。

7—37　杏仁膏（普济）

治目偏视[斜视]，冲风泪出。

杏仁四十九枚浸去皮尖细研绢袋盛蒸熟后取汁　干姜末　铜青　青盐　胡椒粉各一大豆许

上为细末如粉，以杏仁脂调如膏，每以铜筋取如麻子大，点目眦中，日二三次。

7—38　杏仁龙脑膏（圣济、普济、圣惠）

治眼中生蟹目[虹膜脱出]及胬肉[翼状胬肉]。

杏仁去皮尖双仁七粒　龙胆二钱研　朴硝炼一钱　猪胆阴干用一枚[大枣]许

先研杏仁如膏，次下三味，同研极细，以瓷盒收，密复勿见风，

268

每用铜筋取[少许]点眦中，泪出则瘥。

7—39　连翘地黄汤（眼科集成）

治大眦角淡红微痒等症。

生地八钱　连翘四钱　寸冬六钱　木通三钱　石莲子六钱　远志三钱　全虫[全蝎]　殭蚕二钱　独活三钱

竹叶茅根引。

7—40　还少丹（正宗、大成、异授）

治脾肾不足，水火不济［心属火，肾属水，二者互相制约，保持动态的生理平衡，称为水火相济，如肾水不足，不能制火，火妄动，阴更伤，即出现水火不济之症状，如心烦失眠遗精等。参阅心肾不交注——5—34］，先、后天有亏，目视不明。

地黄　山药　山萸　杜仲　牛夕　枸杞　远志　五味　苁蓉　小茴　续断　楮实　菟丝　巴戟

此水火平调，脾肾交补之剂。夫肾为先天之本，脾为后天之本，二者有亏，则未老先衰，故见上项诸症。物之滋润味厚者，可以补水，物之轻明味淡者，可以补火，两补备至，则老可还少，故名。

一方有菖蒲茯苓，无五味杞子。

7—41　还睛丸（宝鉴、普济、圣惠）

治高风雀目［视网膜色素变性类的夜盲症］，渐成内障。

石决明煅水飞　复盆子　茺蔚子各二两　槐实炒　人参　细辛　防风　白茯苓　甘菊花　柏子仁　川芎各一两

上为末，蜜丸，梧桐子大，温水下三十丸。

7—42　还睛丸（准绳、图书集成）

治旋螺尖起外障［角膜葡萄肿］。

川芎　白蒺藜　白术　木贼　羌活　菟丝子　熟地　甘草各等分

为细末，炼蜜丸，如弹子大，空心热汤嚼下。

7—43　还睛丸（一草亭）

治中年两目昏花，视一为二，皆由饮酒诸事过伤病目者。

黄柏盐炒　天冬　麦冬　生地　白芍醋炒　山药微炒　杜仲酒炒　牛夕酒炒　百部各二两　全当归　知母各四两　黄芪酒炒一两

269

1949

新 中 国
地 方 中 草 药
文 献 研 究
(1949—1979年)

1979

共为末，蜜丸，早晚白汤服三钱。

7—44　还睛汤（圣济）

治内障散翳[老年性白内障未熟期作絮状混浊者]，状如酥点溃烂，以针拨如涎散乱，针后及惊振内障眼[外伤性白内障]针后服。

人参　白茯苓　细辛　五味子　桔梗炒各一两　车前子　防风各二两

上粗捣筛，每服五钱匕[约合4～5克]，水一盏半，煎至八分，去渣，临卧温服。

7—45　还睛丸（龙木、普济）

治眼痒极难忍外障[春季卡他性结膜炎]。

防风　车前子　元参　石决明　五味子　细辛各一两　知母五钱

上为末，每食后米汤调下一钱。

7—46　还睛地黄丸（秘书）

治黑睛上有陷下不高之翳，或瞳子处之翳下陷虚薄，系肝肾虚。

大生地酒浸炒　山萸肉酒炒各三两　白茯苓乳制　枸杞酒炒　知母蜜炒　白菊花　青盐　黄柏　桑白皮蜜制　牡蛎煨　蒙花　石膏煅各二两　川连酒炒　麦冬　山药炒　黄芩酒炒　丹皮酒浸　泽泻　青葙子　川芎　桔梗各一两　木贼　蔓荆子炒　草决明　薄荷酒炒　石决明煅　防风各五钱　归尾　荆芥穗各五分[可用各五钱]　猪肝十两用竹刀切火焙去血　党参五钱

上为细末，炼蜜为丸，如梧桐子大，每服二钱，空心淡盐汤下，临卧白水下。

7—47　还阴解毒汤（瑶函、不空）

治梅毒余毒未清，移害于肝肾，以致蒸灼神水，目眶赤小，赤丝绕白轮，视物昏眊，混浊不清[梅毒性虹膜睫状体炎]。

川芎　当归酒炒　生地黄　金银花　连翘　黄芩酒炒　土茯苓　甘草减半　黄连酒炒　苦参　麦冬　白芍酒洗　玄参各等分

上剉剂，白水二锺，煎至八分，去渣温服。

7—48　助阳活血汤一名助阳活血补气汤（原机、瑶函、精微、准绳、图书集成、普济、眼科集成、切要、指南、医通、正宗、大成、不空、景岳、锦

270

瓮、奇效)

治眼睑无力，常欲垂闭，红赤羞明多眵泪，久视酸痛。亦治痛如神祟[严重之疼痛]之由血气虚时。并治睑硬睛痛[沙眼性睑板肥厚]。亦治不痒不赤而痛及陷翳，痛如针刺，血灌瞳仁[前房出血，玻璃体前部出血]。（参看6—45）。

黄芪　甘草炙　防风　当归各五分　白芷　蔓荆子各四分　升麻柴胡各七分

上作一服，水二盏，煎至一盏，去渣热服。

此方以黄芪治虚劳，甘草补元气为君；当归和血补血为臣；白芷蔓荆子防风主疗风升阳气为佐，升麻导入足阳明太阴脾胃，柴胡导入足厥阴肝经为使。

心火乘金水衰反制之病[虹膜睫状体炎]亦宜治之。

有热者兼服黄连羊肝丸（11—41）。

一方无升麻有人参。

7—49　妙香散（正宗、大成）

治因梦遗精，因遗视惑[幻视，视物变形]。

人参　山药　黄芪　茯神　远志　桔梗　甘草　益智仁　硃砂木香　麝香

梦者因也、想也，无夜无梦，无梦不遗，心神必乱，神乱则气荡，气荡则精离，精离目本失资，或视而昏惑。理宜人参茯神远志桔梗硃砂，清神而安神；山药甘草黄芪益智仁木香，调气而益气，神明气正，则真火祛邪，淫梦不作，精即自固。麝香乃辟恶通幽之品，用以为引。

7—50　驱风一字散（准绳、瑶函、医宗、图书集成、宝鉴、普济、切要、不空、锦囊）

治目痒极难忍[春季卡他性结膜炎及其它过敏性外眼病]。

川乌炮　川芎　荆芥各五钱　羌活　防风各二钱五分

上为末，每服二钱，食后薄荷汤调下。

7—51　驱风散热饮子（瑶函、医宗、不空、广勤轩）

治天行赤眼症[急性卡他性结膜炎]，目赤痛或胞肿头重，怕日羞

1949
新中国
地方中草药
文献研究
(1949—1979年)
1979

明，泪涕交流等症。亦治睥轮振跳[眼轮匝肌纤维性颤动]。

连翘　牛蒡子炒研　羌活　苏薄荷　大黄酒浸　赤芍　防风　归尾　甘草少许　山栀仁　川芎各等分

上剉剂，白水二锺，煎至一锺，去渣，食远热服。

一方有荆芥白蒺藜丹皮。

7—52　防风汤（普济）

治风热客搏，目睑肿硬。

防风　秦皮　甘菊花各二两　栀子仁　蕤仁　萎蕤[玉竹]各五钱竹叶一撮

上细剉令匀，每用一两，以水三盏，煎至一盏半，绵滤去渣，煖洗避风。

7—53　防风汤（圣济、普济）

治睑生风粟[滤胞性增生]。

防风二两　犀角镑　知母　黄芩　元参各一两　桔梗剉炒　羚羊角镑各一两五钱　大黄炒五钱

上粗捣筛，每服一钱匕[约合1克]，水一盏，煎至五分，食后去渣温服。日再。

7—54　防风散（龙木、医宗、普济）

治园翳内障[白内障]。

茺蔚子　防风　桔梗　五味子　知母各二两　黑参　川大黄　细辛　芒硝　车前子　黄芩各一两

上捣罗为末，以水一盏，散一钱[可用三钱]，煎至五分，去渣，食后温服。

一方无五味子。

7—55　防风散（圣济、普济、圣惠）

治目偏视，冲风多泪。

防风一两　栀子仁三分[三钱]　黄芩　萎蕤[玉竹]　黄连　甘草炙赤剉各一两

上捣罗为细散，食后煎竹叶汤下一钱[三钱]，忌油腻热酒湿面。

7—56　防风三黄散（眼科集成）

272

756

治风火攻击，瞳仁散大。

防风八钱　大黄一两　黄连　黄芩　栀子各四钱

荷叶竹叶引。

如血虚加地黄八钱。

7—57　防风散结汤（正宗、大成）

金刀[金属刀剪]除蚬肉[瘜肉、肉芽肿之类]后，服此方。

防风　荆芥　独活　红花　苏木　当归　蒲黄　滑石　桑白皮
蚕沙　土茯苓　白芍药　石斛

金刀凉物也，蚬肉血毒也，血凉则凝，肉割则痛，凝则痛，风火
至矣，故以防风荆芥独活疏其风，桑白皮蒲黄蚕沙清其热，且割时必
受水湿，石斛滑石土茯苓以利之，割后恐血瘀，当归蒲黄红花苏木以
行之。

如胬肉椒粟[椒粟为椒疮与粟疮，系沙眼粟粒性与滤胞性增生]，
虽血盛，只泻白加减[只需用泻白散加减，泻白散见 8—17]，不必此
方。

7—58　防风散结汤（原机、准绳、图书集成、眼科集成）

治目上下睑隐起肉疣[睑缘色素痣一类的良性小肿物]，用手法
[手术]除病后服之。

防风　羌活　白芍药　当归尾　茯苓　苍术　独活　前胡　黄
芩各五分　甘草炙　防己各三分　红花　苏木各少许

上作一剂，水二盏，煎至一盏，热服，渣再煎。

方以防风羌活升发阳气为君，白芍归尾红花苏木破凝行血为臣；
茯苓泻邪气、苍术去脾湿、前胡利五脏、独活去风邪、黄芩疗热滋化
为佐；甘草和诸药、防己行十二经为使。

病在上睑者加黄连柴胡，以其手少阴[心]厥阴[心包]受邪也；病
在下睑者加藁本蔓荆子，以其手太阳[小肠]受邪也。

一方有花粉。

7—59　护睛丸（龙木、医宗、普济）

治胎患内障[先天性白内障]。

木香　大黄　黄芩　元参各一两　射干　细辛各五钱

273

1949
新中国
地方中草药
文献研究
（1949—1979年）
1979

为末，炼蜜为丸，如梧桐子大，空心茶下十丸。

8—1　夜光丸（普济、瑞竹）

治肾虚血弱，肝经不足，风毒上攻，视物昏花，久则渐成内障青盲［眼底病及晶状体病）。

天冬焙　麦冬焙　生地　黑参　熟地　白茯苓　山药各一两　枸杞子　牛夕酒浸　石斛酒浸　草决明炒　杏仁去皮尖　甘菊花　菟丝子　羚羊角　肉苁蓉酒浸焙　五味子炒　甘草炙　沙蒺藜酒浸别研　黄连各七钱五分　枳壳面炒　生乌犀镑　青葙子各五钱

上为末，炼蜜为丸，如梧桐子大，每服三五十丸，空心温酒下，盐汤亦可。

8—2　夜光椒红丸（不空）

治目有瞳仁黄者，系黄风内障［白内障之核作黄色者］。

川椒　夜明砂　菊花　川芎　蝉退　石决明　蒺藜　海金砂　羌活　广木香　陈皮　珍珠　人参各五钱　熟地　元精石　当归　白术　车前子　防风　黄连各一两

8—3　羌活丸（圣济、普济）

治久患风毒气攻眼目，昏暗赤涩，瘀肉生疮，翳膜遮睛不明。久患偏正头痛，眼目渐觉细小及夹脑风痛，多视黑花。

羌活　天南星炮　天麻　附子炮裂　旋复花　川芎　青皮汤浸去白［表皮内之白色层］焙　半夏汤洗十度　桑螵蛸炒　藁本各一两　牵牛子六两微炒捣取末二两

上捣罗为细末，炼蜜为丸，如梧桐子大，每服二十丸，食后温水下，渐加至三十丸。

8—4　羌菊散（景岳）

治痘疹、热毒上攻眼目生翳，并暴赤羞明。

羌活　甘菊　蝉蜕　蛇蜕　防风　谷精草　木贼草　甘草　白蒺藜　山栀　大黄　黄连　沙苑　蒺藜各等分

上为末，每服一钱［三钱］，清水调下。

8—5　羌活芎藭汤（瑶函）

治左右偏头风症，太阳经头风头痛，夜热恶寒。

274

半夏姜汁妙　杏仁去皮尖　羌活　藁本　川芎　防风　白茯苓
甘草　白芷　麻黄　广陈皮　桂枝各等分

上剉剂，白水煎服［三钱］。内热加酒制黄芩薄荷叶生姜三片煎
服。

8—6　羌活胜风汤（原机、瑶函、准绳、景岳）

治眵多眊燥，紧涩羞明，赤脉贯睛，头痛鼻塞，胀肿涕泪，脑巅
沉重，眉骨酸疼，外眦如云雾丝缕，秤星螺盖［后者原意不明，角膜
葡萄肿？］。

黄芩　白术各五分　柴胡七分　枳壳　羌活　川芎　白芷　独活
防风　前胡　桔梗　薄荷各四分　荆芥穗　甘草各三分

上作一服，水二盏，煎至一盏，去渣热服。

此方为风热不制而作也，夫窍不利者，皆脾胃不足之证，故先以
枳壳白术调治胃气为君；羌活川芎白芷独活防风前胡诸治风药皆主升
发为臣；桔梗除寒热、薄荷荆芥清利上焦、甘草和百药为佐；柴胡解
热行少阳厥阴经［足少阳胆、足厥阴肝］、黄芩疗上热，主目中赤肿为
使。

热服者，热性炎上，令向上散，不令流下。

生翳者，随翳所见经络加药；翳凡自内眦而出者，加蔓荆子治太
阳经［足太阳膀胱、手太阳小肠］，加苍术去膀胱小肠之湿，内眦者，
手太阳足太阳之属也；自锐眦而入客主人斜下者，加龙胆草，因胆草
味苦，与胆味合，少加人参，益三焦之气，加藁本乃太阳经风药，锐
眦客主人者，足少阳［胆］手少阳三焦］手太阳［小肠，本经自颔下角
处之天容穴上行分二支，一支至内眦、一支至外眦，故内外眦此经均
主之］之属也；凡目系而下者，倍加柴故行肝气，加黄连泻心火，目
系者，足厥阴［肝］手少阴［心］之属也；自抵过而上者，加木通，导小
肠中热，五味子酸以吸敛，抵过也，手太阳［小肠］之属也。

一方无黄芩、白术，并治暴发火眼；一方有细辛，无独活；一方
无黄芩、白术、柴胡。

8—7　羌活除风汤（精微）
治胞肿如桃［胞睑严重的炎性肿胀］。

1949
新　中　国
地方中草药
文　献　研究
(1949—1979年)
1979

羌活　独活　川芎　桔梗　大黄　地骨皮　黄芩各一两　麻黄　苍术　甘草　菊花　草木贼[各五钱]

上水煎服。

8—8　定心丸（和剂、瑶函、准绳、图书集成、宝鉴、普济）

治胬肉攀睛[翼状胬肉]。

石菖蒲　枸杞子　白菊花各五钱　辰砂二钱　远志二钱五分　麦冬一两

上为末，炼蜜为丸，如梧桐子大，每服三十丸，食后热水下。

8—9　法制黑豆（准绳、图书集成）

治旋螺尖起外障[角膜葡萄肿]。

大黄　黄连　黄芩各五钱　甘草　密蒙花　朴硝各一两

上为末，用黑豆一升，水三碗，入药煮干，将豆每服二十粒，细嚼，清米泔水送下。

8—10　治郁怒伤目立时不明方（一草亭）

因悸而病，恐则气结，郁怒伤肝，或冤曲不伸，目即失明，妇女多有之。

川黄连三钱以吴莱萸三钱煎浓汁炒三次　郁李仁三钱热水泡去尖酒炒三次　全当归二钱　酒芍二钱　茯苓一钱五分　白术二钱土炒　北柴胡二钱　丹皮二钱　苏薄荷一钱　栀仁炒二钱　甘草炙一钱

生姜引。煎服。

8—11　治胬肉[翼状胬肉]方（眼科集成）

杏仁七八钱·冲烂汁　制硇砂二三分

合制，点眼。

又方：白丁香一二两澄粉，调杏仁汁点之。

又方：乌梅肉七八钱·烧存性，调杏仁汁

又方（秘书）：白丁香五钱　黄丹飞过二钱　硼砂二钱　血竭一钱　元明粉二钱

共研细末，加片脑少许，点之。

又方（龙木）：防风　黄芪　茺蔚子各二两　桔梗　五味子　细

276

辛　大黄各一两

上为末，水一盏，散五钱，煎至五分，食后去渣温服。

又方（普济、圣惠）：龙脑　珊瑚　珍珠　石决明捣研水飞各一两

上细研如面，以白蜜调和，更研令匀，以瓷器盛，不计时点之。

8—12　治漏睛方（济生、准绳、图书集成）

治眼脓漏［慢性泪囊炎］不止。

黄芪　防风　大黄　黄芩各三两　远志　人参　地骨皮　赤茯苓
蒲黄各二两

上为粗末，每服五钱，水煎食后服。

8—13　治雷头风变内障［剧烈头痛之青光眼等致视力障碍］方（家传）

磁石　五味　丹皮　元参　朱砂　麦冬　枸杞子　菟丝子　青葙
子　石决明　夜明砂　当归　云茯苓　白芍　川芎

蜜丸。

8—14　治瞳人反背［斜视］方（秘书）

磁石三两　光明砂二两　菟丝子　神曲各四两　沉香三钱

水三斤半，煎至半斤，去渣，入阿胶一两，熬成膏，入前药末
［此处文意不明］为丸，如梧桐子大，每服五十丸，盐汤送下。

8—15　泻心汤（精微、龙木、普济）

治心热伤脾，燥热，致鸡冠蚬肉，痛如针刺，或如神祟［严重疼痛］。

大黄　黄芩　桔梗　知母　元参　马兜铃　防风各等分［各三钱］

水煎食后服。

8—16　泻心汤（纂要）

治心家实火，大眦红赤。

归尾须如线者方可用，略大者则生血　黄连　连翘　赤芍　石膏各一钱
甘草五分　防风　荆芥各八分　车前子七分　生地　枳壳各八分

又方（裕·正宗、一草亭、异授、不空、双燕）

甘草　黄连各三钱　泽泻五钱

共为细末，每服二钱，灯心汤送下。

8—17　泻白散（正宗、大成）

277

1949

新 中 国
地 方 中 草 药
文 献 研 究
(1949—1979年)

1979

肺虚火燥，目红不退，贼邪犯上。

桑白皮　地骨皮　甘草　糯米

上方桑白皮地骨皮质轻微寒，轻可上行华盖[肺]，寒则直逼气海[此处指上气海—膻中]，甘草糯米味甘性纯厚，甘可补土生金，纯厚则化邪匡正[扶正]。李时珍曰：此泻肺诸方之准绳。愚谓气分虚、热得此散一清，乍可见效，若血分实火，必加芩连。

8—18　泻肝汤（龙木、普济）

治雷头风变内障[青光眼类剧烈头痛引起严重视力障碍]。

防风　茺蔚子各二两　五味子　细辛　黄芩　大黄　芒硝　桔梗各一两　车前子一两五钱

上为末，以水一盏，散一钱[三钱为宜]，煎至五分，食后去渣温服。

8—19　泻肝汤（医宗）

治瞳仁干缺内障[虹膜睫状体炎之有虹膜后粘连者]，初患之时，忽因疼痛难忍，细看瞳仁，出现缺形，或左或右，或上或下，缺而不圆，瞳仁之色，黑白不定。

黄芩　地骨皮　麦冬　知母　元参各一钱　赤芍　茺蔚子各一钱五分

上为粗末，以水二盏，煎至一盏，食后去渣温服。

8—20　泻肝汤（叶·良方、简明眼科、百问、神应、易知录、神方）

凡眼黑珠四围红者[睫状充血]肝火也。或痛或微痛，用此加味，亦治大角红痛。

柴胡　归尾　赤芍　菊花　栀仁酒炒　青皮　车前子各八分　防风　荆芥　炒川芎各六分　姜一片

痛甚者加黄芩八分，服此痛不减，口渴，加龙胆草六分。

凡眼大角红肿者心火也，用此方加黄芩八分酒炒　木通八分　淡竹叶九片

8—21　泻肝汤（医宗）

治鹘眼凝睛[全眼球炎、眶蜂窝织炎]，睛突于外，不能动转，坚硬高努如鹘眼，胀满疼痛难忍。

278

桔梗　茺蔚子　柴胡　防风　黄芩　元参　芒硝　大黄各等分

上为粗末，[每服三钱]，以水二盏，煎至一盏，食后去渣温服。

8—22　泻肝散（精微）

治玉翳浮满，白翳遮满瞳仁，如玉色相似，初则红肿赤脉穿睛时服此，以治胃中热。

归尾　大黄　黄芩　知母　桔梗　茺蔚子　芒硝　车前子　防风　赤芍　栀子　连翘　薄荷各等分

上为粗末，每服六钱，水煎服。

8—23　泻肝散（精微）

治暴风客热[病毒性角膜结膜炎]，眼发歇不时，白睛肿胀。

羌活　黄芩　黑参各一两五钱　桔梗　大黄　芒硝　地骨皮各一两

上每服六钱，水煎服。

一方无桔梗，有桑白皮。

8—24　泻肝散（普济、备急千金）

治眼赤，漠漠不见物，息肉生。

柴胡　芍药　大黄各四两　决明子　泽泻　杏仁　黄芩各三两　升麻　枳壳　栀子仁　竹叶各二两

上为粗末，水九升[约合1800毫升]，煎取二升七合[约合550毫升]，分三服。

热多体壮，加大黄一两　羸老去大黄，加栀子仁到五两。

8—25　泻肝散（医宗）

治雷头风内障[急性青光眼]，初患之时，头面多受冷热，毒气冲入头中，致头内响声如风如雷，头旋发热，日久冲入眼内，脑汁下注，瞳仁变色[继发白内障]，瞳仁或大或小不定。

黄芩　桔梗　芒硝　大黄　元参　羌活　车前子　当归　知母各一钱　龙胆草五分

上为粗末，以水二盏，煎至一盏，食后去渣温服。

8—26　泻肝散（济生、精微、准绳、图书集成、奇效、龙木、普济）

治天行赤眼[急性卡他性结膜炎]后外障。

知母　黄芩　桔梗各一两五钱　茺蔚子　大黄　元参　羌活　细

279

1949

新 中 国
地 方 中 草 药
文 献 研 究
(1949—1979年)

1979

辛各一两

上剉，每服五钱，水一盏半，煎至五分，去渣，食后温服。

一方无黄芩。

8—27 泻肝散 （准绳、瑶函、图书集成、不空）

治风毒冲眼，肿赤痒痛，旋螺泛起〔角膜葡萄肿〕。

升麻 大黄 赤芍 黄芩 薄荷 栀子 木贼 陈皮 黄连 朴硝 菊花 五灵脂 甘草 防风 蒡荙子 细辛各等分

上为细末，每服二钱，为散亦可，水煎服，食后服。

老人胸胀者加枳壳厚朴。

8—28 泻肝补胆散 （不空）

治目有赤色，胬肉堆满，是肝经虚热。

当归 羌活 蒺藜子 蝉退 荆芥 蛇退 甘草

8—29 泻胆散 （济生、精微、准绳、图书集成、奇效、普济、切要、龙木）

治瞳仁干缺，神水将枯〔虹膜睫状体炎发生虹膜后粘连〕。

元参 黄芩 地骨皮 麦冬 知母各一两 黄芪 茺蔚子各一两五钱

每服五钱，水一盏，煎五分，去渣，食后温服。

8—30 泻肺汤〔按方意应为泻肝汤〕

治瞳仁散大，外观蓝绿二色，有火者用，虚者不宜。

柴胡 白芍酒炒 青皮酒炒各一钱五分 黄连姜炒六分 胆草酒炒八分 当归二钱 山栀炒 甘草各一钱

姜水煎服。

8—31 泻肺汤 （家传）

治黑珠上起白障，初头痛，羞明怕日。

桑白皮 赤芍 木贼 细辛 青葙子 麦冬 蝉衣 郁金 薄荷 蔓荆子 连翘 秦皮 豆叩 石决明 夜明砂 甘草 羚羊角五分

8—32 泻肺汤 （简明眼科）

治鼻孔干燥生疮肿痛，白珠赤色。

黄连 连翘 赤芍 麦冬 桔梗 桑白皮 栀仁 荆芥 薄荷

280

甘草

　　水煎服。

　　8—33　泻肺汤（精微）

　　治膜入水轮[黑睛起膜遮盖瞳仁]，风轮[黑睛一角膜]生疮或突起，愈后变成白翳，久不散者。初患时有痛有泪宜此，亦治右赤传左。

　　当归　黄芩　秦皮　蒡苈　菊花　旋复花　生地　防风　白芷　甘草　元参　栀子各一两　地骨皮八钱　桔梗　麻黄　枳壳各五钱

　　上为末，每服三钱，桑白皮煎汤下。

　　8—34　泻肺散（眼科集成）

　　治虚人老人，白珠红赤不散。

　　桑白皮八钱　地骨皮七钱　紫豆叩四钱　甘草二钱

　　粳米引。

　　如阳虚之人加雄片[天雄片]三钱。

　　8—35　泻肺散（眼科集成）

　　治大人小儿，因咳而起眼胞黑而肿[皮下出血]，白珠红而紫[结膜下出血]，谓之血眼症。

　　广桔梗六钱　桑白皮一两　地骨皮八钱　陈皮五钱　甘草三钱

　　苏木引。

　　外用大生地大黑豆泡湿捣烂如膏，贴眼胞皮上，三四日即消，不可满包眼目瞳仁中[只敷眼外，不可入眼]。

　　8—36　泻热黄连汤一名黄连饮子（原机、东垣、瑶函、准绳、图书集成、一草亭、普济、不空、景岳）

　　治内障[白内障]初起，微昏见黑花，神水变淡绿色，次成视岐[复视]，久则不睹，神水渐变纯白色。亦治暴发赤痛，有眵泪眊燥。

　　升麻五钱　黄芩酒炒　黄连酒洗　柴胡酒洗　生地黄酒洗各一两　龙胆草三钱

　　上为粗末，每服三钱，水二盏，煎至一盏，去渣，午食前热服。午后再服，则阳逆不行[阳不升]。临卧休服，为反助阴也。

　　此方治主治客之剂，治主者，升麻主脾胃，柴胡行肝经为君，生

1949

新 中 国
地 方 中 草 药
文 献 研 究
(1949—1979年)

1979

地黄凉血为臣，为阳明[胃]太阴[脾]厥阴[肝]多血故也。治客者黄连黄芩皆疗湿热为佐，龙胆草专除眼中诸疾为使，为诸湿热俱从外来为客也。

8—37 泻脑汤（瑶函、不空、准绳）

治鹘眼凝睛症[眼内炎，眶蜂窝织炎]，项强头面脸赤肿，目如火赤，胀于胞间，不能敛运转动，大便秘结。

防风 车前子 木通 茺蔚子 茯苓 熟大黄 元参 元明粉 桔梗 黄芩酒炒各等分

上剉剂，白水二钟，煎至八分，去渣，食远热服。

8—38 泻黄散（原机、图书集成、一草亭、切要、正宗、纂要、大成）

治小儿脾胃实热，胞肿作痛，目内黄色[黄疸]，鼻色发赤，衄血。

藿香七钱 山栀一两 防风四两[一两] 石膏五钱[二两] 甘草七钱五分

上用蜜酒拌，微炒为末，每服二三钱，水煎服。

栀仁石膏，香能醒脾，甘能缓脾，藿香甘草及防风，取其升浮，既能发脾中之伏火，又可于土中泄其金气[肺气]，使不受母邪为祸[不使脾中之伏火，为害于肺]。

8—39 泻黄散（眼科集成）

治厚味所伤，瞳仁散大。

藿香四钱 甘草三钱香甘以醒脾 石膏二两 栀子 五钱苦寒以泻火 山楂一两五钱芒硝泡水炒，专除厚味 大黄三钱推荡积热 防风四钱去脾中之伏火 枳实五钱逐积下行

8—40 泻脾汤（精微、龙木、普济）

治睑生风粟[沙眼滤胞性增生]，如杨梅之状。

人参 黄芩 大黄 桔梗 白茯苓 芒硝 茺蔚子各二两 元参五钱 白芍药 细辛 白芷各一两

为粗末，每服四五钱，水煎服。

一方无细辛白芷。

8—41 泻脾汤（秘诀、阐微）

282

［治胞睑］ 暴赤肿痛，一剂可愈。

苍术　枳壳　赤芍　归尾　川芎　黄连　柴胡　香附　甘草各五分
大黄　朴硝各一钱

上作一剂，水煎温服。

8—42　泻脾汤（纂要）

治睑粘睛珠［睑球粘连］，湿烂不堪，此系脾胃湿热。

黄柏　大黄　苍术　芒硝　知母　地骨皮　桑白皮　桔梗　生甘
草各等分

［每服三钱］ 水煎服。

8—43　泻膈汤（普济）

治鹘眼凝睛［全眼球炎，眶蜂窝织炎］。

防风　大黄　茺蔚子　黄芩　元参　桔梗　芒硝各一两

上为末，以水一盏，散一钱，煎至五分，食后去渣温服。

8—44　抵圣散（圣济、准绳、奇效、图书集成）

治目偏风牵疼痛。

荆芥穗二两　川芎　羌活　楮实麸炒　木贼各一两　甘草炙五钱

上为细末，每服二钱，食后茶清调服。

8—45　抽风煎（龙木、普济）

治暴风客热［病毒性角膜结膜炎］。

黄柏　秦皮　秦艽　防风　细辛各一两　黄连　木香各五钱

上为末，以水一盏，浸一宿，去渣，入龙脑少许，蜜四两，同调
如膏，点眼。

8—46　抽薪饮（景岳）

治火症，眼目赤痛，或肿或涩，或羞明胀闷，凡暴风之火甚者，
宜此饮加减主之。

黄芩　石斛　木通　栀子炒　黄柏各一二钱　枳壳一钱五分　泽
泻一钱五分　甘草三分

水一钟半，煎至七分，食远温服，内热甚者，冷服更佳。

如热在经络肌肤者加连翘天花粉以解之；热在血分大小肠者，加
槐花黄连以解之；热在阳明头面，或躁烦便实者，加石膏以降之；热

283

1949

新 中 国
地 方 中 草 药
文 献 研 究
(1949—1979年)

1979

在下焦，小水[尿]痛涩者，加龙胆草车前子以利之；热在阴分，津液
不足者，加麦冬生地芍药之类以滋之；热在肠胃，大便实结者，加大
黄芒硝以通之。

8—47 拨云散（裕·正宗、一草亭、异授、不空）

治目有日夜作痛者，系阳毒之气盛也。经日：静则血气衰，注于
阳道，寒邪克之，故日夜作痛。

白蒺藜炒去刺　羌活　独活　防风　荆芥　生地　当归　蛇蜕
蝉蜕　甘草　赤芍　金银花各等分

水煎服。

8—48 拨云退翳丸（原机、瑶函、精微、准绳、图书集成、宝鉴、切
要、裕·正宗、医通、纂要、广勤轩）

治阳跷[即阳晓脉，为经络中奇经八脉之一]受邪，内眼即生赤脉
缕缕，根生瘀肉，瘀肉生黄赤脂，脂膜横侵黑睛，渐蚀神水，锐眦[小
眦、外眦]亦然，俗名攀睛[翼状胬肉]。

川椒皮七钱　地骨皮　荆芥穗　菊花各一两　木贼草　密蒙花
蔓荆子各二两　黄连　薄荷叶　枳壳　蝉蜕各五钱　川芎　当归　白
蒺藜炒各一两五钱　甘草　蛇蜕灸各三钱　天花粉六钱

一方无枳壳，有楮实子。

上为细末，炼蜜为丸，每两作八丸，每服一丸，食后临卧细嚼，
茶清下。

此方为奇经客邪而作。难经日：阳跷脉者，走足根中，循外踝上
行入风池。风池者，脑户也，故以川芎治风入脑，以菊花治四肢游风，
一疗其上，一平其下为君；蔓荆子除手太阴[肺]之邪，蝉蜕蛇蜕木贼
草密蒙花除郁[退翳]为臣；薄荷叶荆芥穗白蒺藜诸疗风者清其上，楮
实子地骨皮诸通小便者，利其下为佐；黄连除胃中热，天花粉除肠中
热，甘草和协百药，川椒皮利五脏明目，诸血病处血亦病，故复以当
归和血为使。

（精微）治冰瑕翳深，气降木香汤[木香煎汤]下；眼常昏暗菊花
汤下；眼睛无神懒视当归汤下；妇人血晕当归汤下；虚弱之人，十全
大补汤（2—11）下。

284

8—49 败毒黄连丸（裕·正宗、一草亭、异授）

治眼丹[眼睑丹毒]。

黄连　连翘　甘草　羌活各一两

为细末，炼蜜为丸，白汤送下。

8—50 明目地黄丸（瑶函、指南、不空）

治肾虚目暗不明，瞻视昏渺。

熟地黄焙干四两　生地黄酒洗　山药　泽泻　山萸肉酒洗　丹皮酒洗　柴胡　茯神乳蒸晒干　归身酒洗　五味子烘干各二两

上为细末，炼蜜为丸，如梧桐子大，每服三钱，空心淡盐汤送下。忌罗卜。

精[为构成人体和维持生命活动的基本物质，包括生殖之精，即先天之精，与水谷之精，即后天之精，此处系指肾之先天之精，即肾阴]生气[指五脏六腑活动之功能]，气生神[是指人体生命活动现象的综合外观的所见]，故肾元[此处指元阴，即肾阴、肾水]一虚，则阳光独治，阳光独活则壮火食气，无以生神，令人目暗不明。王冰曰：壮水之主，以制阳光。故用生熟地黄山萸五味当归丹皮泽泻味厚之属，以滋阴养肾，滋阴则火自降，养肾则精自生。用山药者所以益脾而培万物之母[脾土，后天之本]，茯神者所以养神而生明照之精，柴胡者所以升阳而致神明之气于精明之窍。孙思邈曰：中年之后有目疾者，宜补不宜泻。可谓开万世之蒙。

8—51 明朗丸（锦囊）

治瞳仁阔大，黑花缭乱，一物两形，不真，雀目[夜盲]等症。

龙骨一两　磁石二两　沉香　木香　天麻各二钱　苦参六钱

为末，糊丸[用米面糊调制的丸剂]，每服五分，日二次，米饮[米汤]送下。

8—52 苍术散（眼科集成）

治眼目忽然不见，少倾又忽见，脉缓而大，重按无力，或白珠带黄，或少食而倦，此系受困于湿。

苍术一两　猪苓六钱　茯苓八钱　陈皮五钱，四味除湿　生黄芪五钱。和中气　川芎五钱。行滞血　雄片[天雄片]二钱。用以反佐[即用与主

285

1949

新 中 国
地 方 中 草 药
文 献 研 究
(1949—1979年)

1979

治药的药性相反的药以为诱导辅佐，如在温热药中加入少许寒凉药。此处用反佐字样，文意不明]

牛夕引。

8—53 和肝散 (指南)

治肝气不和，目赤肿痛，或因含怒未发，郁伤肝阴，以致肝阳上潜，两目昏花，羞明，翳雾，眵泪俱多，甚至瞳仁散大，视物无形。

香附一斤

分作四份，一份以酒浸，一份以盐水浸，一份以蜜浸，三日夜后，晒干，为细末。每服二钱，白滚汤调下，单用、合用或汤剂均可。

8—54 知母饮子 (龙木、医宗、普济)

治逆顺生翳[角膜溃疡]。从上生下侵入黑睛为顺；从下冲上侵入黑睛为逆。

知母 茺蔚子 车前子各二两 黄芩 桔梗 大黄 五味子各一两

为末，以水一盏，散一钱，煎至五分，食后去渣温服。

8—55 坠血散 (纂要)

治大眦头中，常漏脓血，系心脾积湿热。

石决明 生地黄 归尾 川芎 五味 淮山 知母 细辛 人参 赤石脂各等分

为末，每服二钱，茶送。

8—56 坠血明目饮 (瑶函、不空)

治血贯瞳神症，瞳神不见黑莹，但见一点鲜红，甚则紫浊。

细辛 人参各一钱 赤芍 五味子十粒 川芎酒洗炒 牛膝酒洗炒 石决明醋煅 生地黄 山药 知母盐水炒 白夕利 当归尾 防风各八分

上剉剂，水二盏，煎至八分，去渣温服。

8—57 坠翳散 (龙木、普济)

治白翳黄心内障[老年性白内障之核作黄色者]，四边皆白，中心一点微黄色，隐在黑珠内，映出珠外，大小眦头微带赤色。

石决明 茺蔚子 防风各二两 车前子 甘菊花 人参各三两
为末，食后米饮汤调下一钱。

286

8—58　坠鳓明目丸（精微）

治因物刺着胞睑睛珠，血聚不散，或瘀血灌入瞳人，肿痛难忍，先服没药散（7—2），后服此丸。并治漏睛脓血。

石决明　川芎　五味子　知母　山药　人参　细辛

上为末，炼蜜为丸，清茶送下。

8—59　参附汤（眼科集成）

治暴盲〔视力突然丧失〕之见于老者弱者，内外无病，元阳〔命门之火〕暴脱。

人参一两西洋参更佳　雄片〔天雄片〕八钱

无力者用生黄芪三两代之。

如有痰者，加竹沥姜汁，兑药服下，外加菊花蒙花各三钱。

8—60　参芪羚角汤（准绳、图书集成）

治风牵眼偏斜〔麻痹性斜视〕。

羚羊角镑〔剉〕　防风　五味子　赤茯苓　人参各一两　黄芪　茺蔚子　知母各一两五钱

〔为末，每服三钱〕水煎食后服。

8—61　驻景补肾明目丸（精微）

治肝肾俱虚，瞳仁内有淡白色，昏暗，渐成内障〔白内障初发期〕。服此能安神，补血气虚散。

五味子　熟地黄酒蒸炒　枸杞子　楮实子酒浸　肉苁蓉酒蒸焙　车前子酒洗　石斛各一两　青盐另研一两　沉香另研五钱　磁石醋煅水飞菟丝子酒浸另研各一两

上为细末，炼蜜为丸，如梧桐子大，每服七十丸，空心盐汤下。

8—62　驻景丸（正宗、大成）

治男妇失荣，肌瘦面渗，目昏涩泪出，时见黑花。

枸杞子　地黄　肉苁蓉　当归各四两　阳起石　磁石各三两　巴戟天　五味子　蕤仁　牛夕各二两　肉桂　沉香各一两五钱　夏枯草　菊花　楮实子各一两

境顺而美，意快而足，凡此皆谓之荣，一不到头，含羞忍辱，忧戚倍于常人，甚则意境俱非，阴阴心痛，销耗元阳，故得前症。

287

1949

新 中 国
地方中草药
文 献 研 究
(1949—1979年)

1979

目之失荣，最不能治，虽归地五味磁石蕤仁龟胶，左益真精，纵枸戟鹿胶阳起石桂沉，右壮真气，不奈滞而难通。至若菊花牛膝一清一利，楮实夏草以发以开，目光乍为一活，其默默绵绵之绪，幽郁不化，难保将来无复结之患。

8—63 细辛汤 （纂要）

治痒极难忍[春季卡他性结膜炎及其它过敏性外眼病]。

细辛　桑白皮　川乌　羌活　干姜　白菊花各等分[各三钱]

煎水薰洗[先薰后洗]。

8—64 经验方 （眼科集成）

治漏久不收口，收口又复发[泪囊炎成漏不愈]。

泡参[泡沙参、南沙参]一两　当归五钱　白芍四钱北五味四钱。以上养阴生地五钱百合五钱寸冬二两　石斛四钱　玉竹四钱。以上清燥　神曲八钱苡仁五钱　泽泻五钱。以上除湿利水蒲公英一两　银花二两　车前子一两五钱。以上解毒清热　独活八钱　荆芥四钱　前胡五钱。以上治心肝浮游之风

为末作丸，用糯米浆或糖水，每日服下一二两。

9—1 前胡丸 （圣济）

治眼痒难任[忍][春季结膜炎及其他过敏性外眼病]，补胆。

前胡　人参　马兜铃　赤茯苓各一两五钱　桔梗炒　细辛　柴胡元参各一两

上捣罗为细末，炼蜜为丸，如梧桐子大，每服三十丸，米汤下。

9—2 前胡汤 （圣济、普济）

治目暴肿生翳[角膜炎]。

前胡　赤芍　青葙子各一两五钱　栀子仁　细辛　车前子各一两淡竹叶　朴硝汤成下　柴胡各一两五钱　甘草微炙剉三分[三钱]

上除朴硝竹叶外，粗捣筛，每服四钱匕 [约合3~4克]，水一盏半，入竹叶，煎至八分，去渣入朴硝，放温食后卧前服。

9—3 前胡汤 （圣济、普济）

治眼生赤膜或生息肉。

前胡　决明子炒　黄连　芍药　大黄剉炒　升麻各二两　山栀仁枳壳去瓤麸炒各一两

288

上粗捣筛,每服五钱匕[约合4～5克],水一盏半,加苦竹叶十片,煎至一盏,去渣下芒硝末一钱匕[约合1克],食后临卧温服。

9—4 前胡犀角汤(济生、瑶函、圣济、准绳、图书集成、奇效、普济)

治伤寒两目昏暗或生浮翳。

前胡 犀角屑 蔓荆子 青葙子 菊花 防风 栀子仁 麦冬 生地黄焙 羌活 决明子微炒 车前子微炒 细辛甘草炙各一两 黄芪一两五钱

上剉,每服五钱,水一盏半,煎至八分,去渣,食后温服。

9—5 祛风汤 (纂要)

治痒极难忍。

防风 白芷 川芎 当归 茺蔚子 升麻 菊花 首乌 麻黄 藁本 白蒺藜各一两 细辛 草乌各五钱

或水煎,或为末茶调二三钱,饭后服。

9—6 祛风散 (圣济)

治目风眼睑暴肿,凝结不散,甚则如梅李核[麦粒肿]。

五倍子碎一两 蔓荆子去白皮一两五钱

上捣罗为散,每用二钱匕[约1.5～2克],水二盏,煎至一盏,去渣乘热淋洗。

9—7 神仙扫翳丹 (不空)

退翳。

黄丹炒 铜青炒 全蝎晒干各三分 硃砂水飞三钱 冰片 乳香 丁香 硇砂各五分

将黄蜡熔化,入前药,作丸,粟米大,临卧将一丸入目大角内,次早用水一碗洗去,其翳自落。

9—8 神效水 (锦囊)

治诸般外障属热者及顽固星翳[点状角膜炎],角膜脓溃之类。

硝石[芒硝]一钱 胆矾五分 明矾十五钱[?] 食盐五分

以文火[慢火]煮,纳壶内埋于土中,约七日,凝结如青冰,名为夏冰,每用少许,融解于水,洗净眼目。

9—9 神效退翳散 (普济)

289

1949

新 中 国
地方中草药
文 献 研 究
(1949—1979年)

1979

当归　川芎　大黄　草决明　龙胆草　薄荷　黄连　黄芩　防风
荆芥　栀子各等分

白翳大者用黄酒煎，赤障用白水煎服。

9—10　活血汤（纂要）

治目被击伤，红肿疼痛，血凝紫色。

荆芥　防风各八分　苏木七分　红花五分　归尾二钱二分　白芷
桃仁　枳壳　甘草　乳香　没药[各一钱]

9—11　活血匀气散（纂要）

治睑硬睛疼[沙眼性睑板肥厚]，双眼难于运转，系肝[脾]家壅热。

生黄芪　没药　菊花　羌活　当归　川芎　苍术　生地　黄柏
麻黄　白芷　大黄　薄荷各等分

为末，薄荷汤或酒送下三钱。

9—12　洗心汤（瑶函、简明眼科、不空）

治心经烦热，目眦赤涩痒痛，胬肉突起等。

黄连　生地各一钱五分　木通　炒栀仁各一钱　甘草二分　当归尾
菊花各一钱二分

上剉剂，白水二钟，煎至八分，去渣温服。

如白珠上兼有红丝赤缕，胬肉胀起，是心移热于肺，则加石膏黄
芩杏仁枳壳葶苈大黄之类；如兼有风寒，则加麻黄防风薄荷荆芥之类；
如兼有云翳，则加木贼蒺藜以兼治之。

9—13　洗心散（瑶函、不空）

治火疳症[巩膜炎、浅层巩膜炎]、于脾眦气轮，初起如粟疮，榴
子形颗小而圆，或带横长而圆，状如豆，渐大多痛。

大黄　赤芍　桔梗　元参　黄连　荆芥穗　知母　防风　黄芩
当归尾各等分

为细末，每服三钱，食后，茶清调下。

9—14　洗心散（裕·正宗、异授、一草亭）

治大角赤痛，属心实。

生地　薄荷　荆芥　防风　羌活　山栀　黄连　黄芩　石膏　柴
胡　甘草　川芎　菊花　胆草　竹叶各等分

290

为细末，日进三服。

9—15　洗心散（精微）

治垂帘翳[沙眼性角膜血管翳]。

荆芥　薄荷　连翘　麻黄　赤芍　栀子　黄连　大黄各一两

为末，每服五钱，水煎服。

9—16　洗药（叶·良方、简明眼科、神应、易知录、神方）

治眼眩作痒及烂者[睑缘炎]。

羌活　防风各一钱五分　胆矾四分　桑叶七片

水煎熏洗。或矾用热水浸，先常在痒烂处轻擦亦佳。

9—17　洗肝汤（简明眼科）

凡眼肿疼眵泪，其翳从四周起，凑合而侵白珠，牵连黑珠变白，形如痘儿之面，疤深浅不平，甚则遍及乌轮，当瞳仁处现灰白色或全眼球黑白模糊，色如臭蛋，状若掐碎花瓣，名曰花翳白陷[角膜溃疡]。

当归尾二钱　赤芍三钱　川芎一钱　生地三钱　羌活八分　防风一钱半　薄荷一钱　苏木二钱　蝉蜕二钱　红花一钱五分　甘草一钱　白蒺藜二钱

水煎服。

9—18　洗肝散（和济、瑶函、原机、精微、准绳、图书集成、普济、切要、裕·正宗、一草亭、医宗、纂要、异授、不空、景岳、双燕）

治风毒上攻、暴作赤目，肿痛难开，隐涩眵泪，风热俱盛[病毒性角膜结膜炎]，亦治翳膜遮睛[角膜混浊、角膜翳]及天行赤眼[急性卡他性结膜炎]等症。

薄荷叶　当归　防风　羌活　山栀仁　甘草　大黄　川芎各二两

为末，每服二钱，食后滚水调下。

一方无川芎，有木通石膏；一方无大黄，有生地。

木喜条达[肝木性喜调和畅达，不能亢旺，亦不能抑郁]，风热郁于内，故用薄荷羌防以升之散之。肝藏血，故用当归川芎以养之和之。大黄泻胃火而通燥结，栀子降心火而利小便，二便利则热毒下降而赤肿消。甘草缓中气而利中洲。

9—19　洗眼青皮汤（瑶函、准绳、图书集成、奇效）

291

1949

新 中 国
地 方 中 草 药
文 献 研 究
(1949—1979年)

1979

治眼白睛肿起，赤涩痛痒。

青皮　桑白皮　葳蕤[萎蕤、玉竹]各一两　大黄　元参　栀子仁　青盐溶汤澄下各五钱　竹叶一握

以水二大盏，煎至一盏半，入盐，滤去渣，微热淋洗，冷即再煖。

9—20　封睑六神并（正宗、大成）

治肉轮[胞睑]肿如杯复蚌合[严重的眼睑炎性肿胀]，气焰蒸蒸，炙手可热。

芙蓉花　土郁金（即黄花菜）　生地黄　川贝母　杏仁　赤小豆

将后三味，俱用竹沥浸透，合前三味，各等分，杵为泥，敷胞上下，中留一缝通气，昼夜三换，稍松能开，如法再敷一日不妨。无竹沥，以苦参浓煎滤汁，合生蜜擂亦可。

蚌合杯复，系脾胃积热，元阳上侮肝胆，上逼空窍，故发于两胞，最险而恶之症，一二日不消则障起，三四日睛必坏，五六日不可救。急以生地芙蓉花土郁金清其肌表，表解则毒败；杏仁贝母赤小豆疏其壅塞，塞通则血行；竹沥之用，总以实火上炎，助镇邪祟。

9—21　柏香丸（指南）

治胬肉板睛或血眼生疣。

侧柏叶同大黄拌蒸数次　香附制

水泛丸，每服二钱。

9—22　珍珠膏（百问）

治目患或针或割或取云翳障，全痛不止者。

蕤仁霜一钱去油　珍珠三分　珊瑚三分研水飞　象牙　硼砂各五分　冰片一分

上研极细末，用蜜和膏，乳汁化开，每日早午晚点眼三次。

9—23　春阳回令丸（正宗、大成）

治血脱洞泄，因成阴风暴盲，此脾肾肝虚极，脏中阳气下陷。

枸杞子一斤　补骨脂八两　白术四两　胡椒二两

[为末，每服五钱]人参汤送下。

本方枸杞子味甘质润能濡血，补骨脂色黑气腐可煖水，水以生之，血以养之，木荣弗枯[肝血足]；胡椒之辛热以回阳，白术之辛温以补

292

土，阳回土厚[则脾气运]。用人参者，使其木令回春[升发阳气]，[则五脏次第而生]。或者不明此理，见其血竭，而主以纯阴之四物，窃恐瘀闭不生；因其精耗，而进以壮水之六味，不免水泛木浮[阴重伤阳，虚火上炎]，故四物六味，有时禁而不用，即在于此。此方既救今人之失，实补古方之所不及。

9—24　胃风汤（正宗、大成）

治风湿居停肠胃，上胀白睛，下泄鲜血，或便如豆汁淤泥。

人参　白术　茯苓　当归　川芎　芍药　肉桂

风阳邪也，血得之则善走，故下鲜血；湿阴毒也，血得之则败坏，故便如豆汁淤泥。肺经连于大肠，故白睛胀起，看似有形积热，其实土金[脾肺]素亏。治法：补其虚而行其滞，风湿顿除，爰用十全[十全大补汤]去芪草地黄，因芪草甘缓，地黄濡腻，故不合式。

睑瞤[眼轮匝肌纤维性颤动]及虚肿[非炎性肿胀]亦有效。

9—25　胃风汤（正宗、大成）

治上睑肿甚而瞤[自发性跳动]，能食，或飧[sūn孙]泄[系肝郁脾虚，清气不升，大便泄泻清稀，内有不消化的食物，并有腹鸣腹痛]，或下血。

升麻　白芷　葛根　柴胡　藁本　蔓荆子　黄连　当归　甘草
苍术　草豆叩

姜枣煎。

睑肿而脉内动，责以胃风，善食易饥，即痹成消中之理，飧泄食已即出，盖风居肠胃，如扇扬尘。下血者，阳明[胃]多血，遇风则善行故也。故用白芷葛根柴胡藁本苍术蔓荆草叩群队升散之药，驱逐胃风，使从外解；升麻黄连当归甘草，苦降甘缓，遏抑风盛，不致变热。经曰，风淫所胜，平以清凉，佐以甘苦。即系指此。若久病而有前症，此胃虚外风袭入，宜用参苓术粟米健脾而除湿，芎归芍桂养血以驱风。

9—26　药枕方（瑶函）

治大小雷头风[青光眼及其它具有头痛而引起视力障碍的疾病]，头风目眩。

293

1949

新 中 国
地方中草药
文献研究
(1949—1979年)

1979

通草　防风　菖蒲　甘草　犀角剉末　羚羊角剉末　蔓荆子各三钱
细辛　白芷　藁本　川芎　白术[各三钱]　黑豆 拣净一升半

上为细末，相拌均匀，以绢囊盛满，置枕形木盒内，枕时揭去盒盖，令囊药透气入头，不枕即盖好，使药气不散，枕之日久渐低，再添前药，仍使满实，或添黑豆三五百，如药气微，则换之，枕旬日或一月。

9—27　荒蔚子散（圣济）

治目撞刺生翳[外伤性角膜溃疡]。

荒蔚子二两　防风川芎　桔梗剉炒　知母焙各一两　藁本一两。一分[钱]　白芷三分[三钱]　人参一两

捣罗为散，每日空心食前，米饮[汤]调下一钱匕[约合0.5～1克]。

9—28　茶调疏肝散（眼科集成、正宗、大成）

治目珠夜痛及点服苦寒之药不效者。

夏枯草二两　香附一两　栀子仁　甘草各三钱
清茶煎引。

黑珠夜痛者，阴风甚也，夏枯草四月开花，夏至则枯，得阳性最纯，用以治目珠夜痛，以阳配阴也。香附以调和之，甘草以栽培之，则肝木得其平矣，山栀清茶，以泻曲直之火，不至动摇为风也。

9—29　荆防败毒散（一草亭、眼科集成、外科正宗、图书集成）

眼丹嫩红色紫坚硬者，偏于热盛，肿硬难消，初起宜之。亦治天行赤眼。

荆芥　防风　羌活　独活　前胡　柴胡　桔梗　枳壳　川芎　苦参　黄芩　甘草梢

姜煎，食远服。寒甚加葱。

如寒重加麻黄藁本；如胀痛加莘苈杏仁；如风热加大黄黄芩栀子连翘滑石木通之类，引上中之风热下行；如有气滞加厚朴枳壳青皮槟榔之类以导之；如有云翳少加木贼蒺藜蝉蜕谷精草之类以散之；如虚人重用泡参[泡沙参、南沙参]，加生地。

9—30　荆防菊花散（和剂、准绳、图书集成）

治眼中肤翳[角膜薄翳]，侵及瞳神，如蝇翅状。

白菊花　防风　木通　仙灵脾　木贼草　荆芥　甘草炙各等分

294

为末，每服一钱[三钱]，食后茶清调下。

9—31　点眼珍珠散 (圣济)

治风热，赤脉贯黑睛及有花翳。

珍珠末．琥珀各一分　龙脑　丹砂各五厘　硇砂两豆大[一分]

研极细末，每日三五次点眼。

9—32　点眼蕤仁膏一名蕤仁膏 (圣济、普济)

治眼睑生风粟[沙眼滤胞性增生]。

蕤仁三两　秦皮一分[一两]　黄连　海蛤　[海中诸蛤壳之总 称]丹砂[朱砂]研各五钱　龙脑研一钱

除研者外，捣罗为末，酥[多为牛羊乳合熬之油]和，于铜器中煎，新绵滤过，入研者二味，拌令匀，置瓷器中，每以一小豆大，点眼。

9—33　选奇汤 (普济)

治眉骨痛不可忍[眶上神经痛]。

羌活　防风　甘草　酒黄芩冬月不用，热甚者用

为粗末，每服三钱，水二盏，煎至一盏，去渣温服，食后服。

9—34　顺经散 (纂要)

治室女逆经，眼内忽通红，似血灌瞳神状，系室女过经期不至，上行注目贯瞳中[结膜下出血，前房出血]。

生地　赤芍　当归尾　川芎　苏木　红花　甘草　薄荷　川连车前子　菊花　木通各五钱　黄芩二两

为末，每服一两，水煎入酒一杯。

又方(家传)　当归　川芎　枳壳　小茴香　柴胡　陈皮　元胡芍药酒炒　香附　桃仁　条芩[黄芩中之子芩]　肉桂　黄连

9—35　胜风汤 (不空)

治眼风痒，风热不制之症[病毒性角膜结膜炎之类的外眼病]。

川芎　白术　甘草　羌活　荆芥　防风　独活　桔梗　枳壳　柴胡　白芷　黄芩　薄荷　车前子

又方(正宗、大成)　前方去车前子，加前胡。

风虚象也[凡受风者，其人必虚]，久风不散，势必变热，则病变矣，益以外邪，热复转风[内风]，乃头痛鼻塞，目肿泪多，及脑巅沉

1949

新中国
地方中草药
文献研究
(1949—1979年)

1979

重，眉骨紧疼，不服药或误服药，又伤脾胃，凡固不止，而热愈莫能制，则眵障睑痒烂等症生焉。是故以术枳芩草桔梗疏其土[脾得健运]，俾肺金有权[使肺气旺]，乃足以平木[肝]；羌活独活前胡等散其风，使心火弗炽，乃不上蒸。曰胜风者，风虽刚劲，以此汤投之，胜于风矣。

9—36 香连汤（秘诀、阐微、简明眼科）

眼夜痛甚。

香附末童便浸炒六钱 旱莲草五钱 当归二钱

水煎服。

一方加夏枯草

9—37 保光散（瑶函、龙木、不空）

治阳漏症[流泪白天重]，不论何部生漏，但日间流水，色黄赤者。非若他症，漏液长流。

龙胆草酒炒 白芷 白芍 防风 牛蒡子炒研 黄芩 山栀仁 川芎 生地黄 当归身 羌活 荆芥穗各等分 大黄 甘草各减半

为细末，每服四钱，白水煎，食后服，或剉煎服亦可。

一方有防己细辛。

9—38 保肝散（宝鉴）

治风邪入脑，看一成二，欲成内障。

川芎 当归 地骨皮 白术 蜜蒙花 羌活 天麻 薄荷 柴胡 藁本 石膏 木贼 连翘 细辛 桔梗 防风 荆芥 甘草各五分 栀子 白芷各三分

剉剂，水煎食后服。

9—39 复元通气散（要诀）

治气眼，怒气则痛。

茴香 川山甲蛤粉炒各二两 木香一两半 甘草 延胡索 白丑[白牵牛]炒各一两

上为末，每服一钱，热酒调，病在上，食后服。

9—40 复明散（纂要）

治内热极，睛障痛难当，睛突。

荆芥 菊花 川芎 当归 石膏 生地 木贼 羌活 防风 石

296

决明各一两　甘草五钱

9—41　独活散（普济、圣惠）

治眼偏视，风邪攻肝，牵涉瞳仁，致目不正。

独活　防风　羚羊角屑　酸枣仁微炒　茯苓各三两　细辛　甘菊花　蔓荆子　决明子　前胡　桑白皮剉各三分[三钱]　甘草五钱炙微赤剉

为散，每服三钱，水一中盏，煎至六分，去渣，每于食后温服。忌毒鱼肉。

9—42　独参汤（眼科集成）

治暴盲之伤于阴者，亦治阳神散而视昏惑妄见。

人参八钱　猪肝二两

无力[购买]者用生黄芪二两　当归八钱代之。

又方（瑶函、正宗、大成、广勤轩）

治元气离脱，致目暴无所见。

人参一两

用铜刀切片，银锅或沙锅煎汤频服。

血者气之守，气者血之卫，相偶而不相离者也，一或失血过多，则气为孤阳，亦几于飞越矣。故令脉微欲绝，此时，有形之血，不能速生，几微之气，所宜急固，故用甘温之参以固元气，所以权轻重于缓急之际也。故曰血脱宜[补]气，此阳生阴长之理。

9—43　既济丸（正宗、大成）

治内障初起，亦治心火乘金[肺]，水衰反制，昏惑妄见之病。素沉寒及虚肥之人，不相宜。

磁石八两　硃砂四两　沉香二两　六神曲[由六种成分制成，即神曲]一斤

将磁石煅极红，醋淬，不拘次数，以手拈即碎为则，水飞过。朱砂亦飞。沉香细碾，神曲取净粉，分一半水和作并，蒸熟入药，捣匀后，搀蜜为丸，梧桐子大，晒干勿焙，磁罐收贮，每晨服五钱。

心肾主眼，心劳则视惑，肾劳则视昏，心肾交劳则视而不见。故主是方。以磁石咸寒镇肾，令神水不外移。朱砂甘凉镇心，令邪火不上炎。火水未济[见7—40]，先调脾胃，故两用神曲，生者发其生气，

297

1949

新　中　国
地方中草药
文　献　研　究
(1949—1979年)

1979

熟者敛其暴气。水火既济，须资传导，故独选沉香。因苦能降气，微辛能升。又磁石滋水入肾，古人于肾虚无子，每多见采，近代因有金石不可常服之说，视为仇药，不知非独取其滋水，并借以引肺气入肾，使子母相生[肺金生肾水]，水足则相火不攻自去。

9—44　退赤散（瑶函、不空）

治色似胭脂症[结膜下出血]，白睛上不论上下左右，但见一片或一点红血，俨似胭脂。

桑白皮蜜制　甘草　丹皮酒洗　黄芩酒洗　天花粉　桔梗　赤芍　归尾　瓜蒌仁去壳油为霜各等分

为细末，每服二钱，麦门冬去心，煎汤调服。

9—45　退热饮子（龙木、普济）

治睑生风粟[沙眼及其它滤胞生增生]。

茺蔚子　知母　大黄　茯苓　五味子　人参　芒硝各一两　车前子一两五钱

为末，水一盏，散一钱，煎至五分，食后去渣温服。

9—46　退翳丸（龙木、普济）

治混睛外障[实质性角膜炎]。

白芷　细辛　五味子　枳壳各一两去瓤麸炒　牡蛎　茺蔚子各二两

为末，炼蜜为丸，如梧桐子大，空心米饮下十丸。

9—47　退翳散（秘书）

治赤肉包睛[肉状血管翳]。

当归　大黄　防风　白芷　木通　菊花　蝉蜕　蒺藜　甘草　连翘　桔梗　薄荷　石决明

剉，水煎入酒服。

9—48　退翳散（龙木、普济）

治玉翳浮满外障。

石决明　大黄　细辛　黄芩　车前子各一两　防风二两　芍药一两五分

为末，水一盏，散一钱，煎至五分，食后去渣温服。

9—49　将军定痛丸（瑶函）

298

治大小雷头风症[青光眼及其它头痛引起视力障碍]，巅顶痛，挟痰湿热者，动转眩晕。

黄芩酒洗七钱　白僵蚕　陈皮盐煮去白　天麻酒洗　桔梗各五钱　礞石煅　白芷各二钱　薄荷三钱　大黄酒蒸焙干二两　半夏牙皂[猪牙皂角]姜汁煮焙干一两

为细末，滴水为丸，如绿豆大，每服二钱，食后临卧茶清吞下。

9—50　茺蔚子丸（医宗、龙木、普济）

治鸡冠蚬肉[肉芽肿之类的增生物]，起于睥眦之内，或青或赤，如鸡冠蚬肉之形，渐渐而长，从大眦侵及风轮，久则掩及全目。

黄芩　石决明煅　元参　大黄　茯苓各一两　生地黄一两五钱　山药炒　茺蔚子各二两

为细末，炼蜜为丸，梧桐子大，空心茶清下三钱。

一方有人参。

9—51　修肝散（精微）

治风轮钉翳[粘连性角膜白斑]。

栀子　薄荷　防风　当归　甘草　连翘　大黄　黄芩　苍术　羌活　菊花　木贼草　赤芍　麻黄各等分

为末，每服二钱，食后蜜水调下，或煎服，日进二三服。

9—52　修肝散（纂要）

治水虾翳[角膜薄翳]　翳数两两三三，形似水虾，系肝肾为患。治宜祛风清热。

茺蔚子　元参　知母　蒙花　甘草　桔梗　菊花　蒺藜子　地骨皮　赤芍　枸杞子各等分

为末，茶下，三钱。

10—1　调气汤（眼科集成）

治郁气不舒，瞳仁散大，亦治怒气所致[单纯性青光眼]。

生地五钱　白芍五钱　当归三钱　黄芩三钱　知母三钱。以上养阴清燥　香附五钱　青皮五钱　枳壳四钱　陈皮四钱　郁金三钱。以上舒郁导滞　白僵蚕五钱　荆芥四钱。二味祛风　茯苓三钱　甘草三钱。调和中气

299

1949

新 中 国
地方中草药
文 献 研 究
(1949—1979年)

1979

桑白皮　竹叶引

10—2　调中益气汤（瑶函、指南、正宗、大成、不空）

治脾胃不调而气弱，日晡两目紧涩，不能瞻视，乃元气下陷。亦治气血俱虚头痛。

黄芪炙一钱　升麻五分　陈皮六分　木香二分　人参　甘草　苍术米泔水制　柴胡各五分

剉剂，白水二钟，煎至八分，去渣，临卧温服。

按脾胃不调者，肠鸣飧泄，膨胀之类也，气弱者，言语轻微，手足倦怠，目睹不明也。补可以去弱，故用人参黄芪甘草，甘温之性，能补中气不弱，而目能视矣。苍术辛燥，能平胃中之气，升麻柴胡，轻清能升胃家陷下之气。木香陈皮，辛香去胃中陈腐之气。如此，敦阜之气平，陷下之气升，陈腐之气去，安有不调之中。

10—3　调胃承气汤（正宗、大成）

治肉轮[胞睑]肿痛，大便秘痛，谵语，脉长大有力，太阳穴头痛，及不恶寒反恶热，齿痛作渴，此正阳明[胃]邪实之症，始得应发汗，失治而传至其经，则热困数日，不下，病必变。

大黄　芒硝　甘草炙

硝黄大寒可以荡实，炙草甘平可以和中，汤重性行，则胃调而表气承顺，故曰调胃承气。亦治阳症，中消[消渴病—糖尿病的一种]善食而溲。总之汗勿太晚，晚之致得上症，下勿太早，早则多有胸结痞气[痞是胸腹气机阻塞不舒的一种满闷感]之患。

10—4　调脾消毒饮（瑶函、不空）

治胞虚如球症[胞睑非炎性肿胀]。目胞浮肿如球而虚起，目上无别病，久则始有赤丝乱脉之患。

天花粉　连翘　荆芥穗　甘草　牛蒡子　桔梗　白茯苓　白术苏薄荷　防风　广陈皮各等分

剉剂，白水二钟，煎至八分，去渣，食前温服，

10—5　益肾丸（纂要）

治肾水盛[按肾水两种含意，一是指肾阴为生理所必需，一是指肾受水气的影响而出现的病理改变，有腰痛，排尿困难，腹大脐

300

肿，阴湿足冷，面容消瘦等，此处系指后者]，真水[指肾阴]亏，致瞳人紧小[虹膜炎、虹膜睫状体炎]。

知母炒　黄柏炒各二两　当归酒洗一两　寒水石二两　生地酒洗二两　草决明炒一两　枸杞子二两　独活五钱

蜜丸，

10—6　益肾丸（纂要）

治能视远不能视近，及能视近不能视远。但需因症变通分两[视远不能视近为阴不足，应加大补阴药物的剂量，视近不能视远为阳不足，应加大补阳药物之剂量]。

草决明炒而陈者　麦冬　当归　鹿角胶　人参　菟丝子各一两　熟地黄二两　枸杞子四两　甘菊五钱　山药　茯神各八钱

为丸。

10—7　益气养营汤（捷经）

治伤血太过，房劳无节，以致瞳仁散大，若尚透明者，用此方以敛之[慢性单纯性青光眼之无晶状体併发症者]。

党参三钱　白术土炒三钱　黄芪炙二钱　甘草炙一钱五分　川芎一钱五分　归身三钱　熟地三钱　杭芍二钱　升麻一钱　五味子一钱　桔红一钱五分　肉桂一钱　枣仁炒二钱　柴胡一钱　金樱子一钱五分

姜水煎服。

10—8　益气聪明汤（原机、瑶函、准绳、图书集成、奇效、宝鉴、普济、指南、大成、正宗、不空、景岳、广勤轩、精微补）

治内障初起，微昏，见黑花，神水变淡绿色，次成视歧，久则不睹，神水变纯白色。并治耳聋耳鸣。亦治小儿眼目生翳，睑闭不开，眵泪如糊，久而流脓，逐至损目。

黄芪制　人参各半分[五分]　甘草炙五分　升麻　葛根各三分　蔓荆子一钱五分　芍药　黄柏酒炒各一钱

为末，每服四钱，水二盏，煎至一盏，去渣，临睡热服，五更再煎服。

此方以黄芪人参之甘温，治虚劳为君；甘草之甘平，承接和协，升麻之苦平微寒，行手阳明[大肠]，足阳明[胃]，足太阳[膀胱]之经为

301

1949
新　中　国
地方中草药
文献研究
（1949—1979年）
1979

臣；葛根之甘平，蔓荆子之辛温，皆能升发为佐；芍药之酸微寒，补中焦，顺血脉，黄柏之苦寒，治肾水膀胱之不足为使。酒制又炒者，因热用也。或有热，可渐加黄柏，春夏加之，盛暑倍加之，加多则不效，脾胃虚者去之。热倍此者，服泻热黄连汤（8—36）。

10—9　益阳补阴汤（眼科集成）

治抱轮而红[睫状充血]，内无口苦咽干，外无眵多羞涩等症。

泡参[泡沙参、南沙参]四钱　茯苓五钱　枳壳米炒三钱　甘草三钱米炒。四味调和中土之阳　当归三钱　赤芍三钱　川芎三钱　石决明四钱磁石四钱　生地五钱。六味补阴去障　羌活三钱　升麻三钱　蔓荆子三钱。防风三钱。四味升阳祛风散障　柴胡四钱。引入肝以散之　桔梗四钱。引入肺以散之　蝉蜕三钱　蛇蜕三钱。二味退抱轮红　赤苓八钱，清上下之浊气

茅根、凤凰蜕[孵出小鸡之蛋壳]引。

10—10　益阴补气丸—名益阴肾气丸（瑶函、准绳、图书集成、奇效、宝鉴、普济、医方考、景岳）

治瞳仁宽大渐散、昏如雾露中行、渐见黑花、视物成二体、渐变内障[青光眼併发白内障]。功与六味[六味地黄丸，4—1]、还少丹[7—40]同类。

熟地黄三两　当归尾酒制　丹皮　五味子　山药　山茱萸　柴胡各五钱茯苓　泽泻各二钱五分　生地黄酒炒四两

上为末，炼蜜丸，如梧桐子大，水飞辰砂[硃砂]为衣，每服五七十丸，空心淡盐汤下。

止方壮水之主，以镇阳光。气为怒伤，散而不聚，气病血亦病、肝得血而后能视。又目为心之窍，心主血，故以熟地黄补血，归尾行血，丹皮治积血为君；茯苓和中益真气，泽泻除湿泻邪气，生地黄补肾水真阴为臣；五味子当归补五脏，山药平气和胃为佐；山茱萸强阴益精通九窍，柴胡导入厥阴经为使。蜜制者，欲泥膈难下也[？]，辰砂为衣者，为通于心也。然必兼服千金磁硃丸（3—31），始易收效。

10—11　流气饮（裕。正宗、一草亭、异授）

治上下眼丹[眼睑丹毒]。

302

白芍　茯苓　甘草　防己　柴胡　羌活　独活　川芎　青皮　紫
苏　荆芥　麦冬　连翘　石膏[生]

水煎，食后服。夏月加黄连。

10—12　酒调散（精微）

治突起睛高[眼球突出]，初起麻木疼痛，汪汪泪出，病势汹涌，
卒暴之变莫测。并治白陷鱼鳞之痛甚者[角膜溃肠]。

当归　甘草　赤芍　菊花　羌活　桑螵蛸　茺蔚子　防风　荆芥
木贼各等分

水煎，食后加酒三盏[一盏]温服。

10—13　酒煎散（精微、医通、锦囊）

治暴发赤眼生翳[急性卡他性结膜炎合并卡他性角膜溃疡]，以此
发散之，并治妇人赤膜下垂[沙眼性角膜血管翳]初起及眼疼痛。

防风　防己　甘草　荆芥　当归　赤芍　牛蒡子　菊花各等分
酒煎食后温服。

10—14　消风散（瑶函、一草亭、不空、秘诀）

治孕妇头旋目昏，视物不见，颐项肿核。盖因胎气有伤，邪气上
攻，太阳头痛呕吐，背项构急，致令眼昏生花。若加痰壅，危在片刻
[妊娠中毒、子痫]，急宜服之。

石膏[生]　防风　甘菊花　羌活　川芎　荆芥　羚羊角　当归
白芷　甘草　大豆黄卷炒各等分

上为末，每服三钱，细茶调，食后服。

10—15　消风败毒散（秘书）

治眼上下四眩[睑缘]生细小风粟子作痒。

当归　川芎　白芍　生地　防风　荆芥　羌活　独活　黄柏　桂
枝　苍术　全蝎去毒炒　白僵蚕炒去丝

服二三服，粟消痒止。

10—16　消风养血汤（裕·正宗、医方考）

治目赤肿痛。风热伤血则赤，风热作实则肿，风热攻注则痛。

荆芥　蔓荆子　菊花　白芷　麻黄　防风　桃仁去皮尖　红花酒炒
川芎各五分　当归酒洗　白芍酒洗　草决明　石决明　甘草各一钱

303

1949
新中国
地方中草药
文献研究
(1949—1979年)
1979

此厥阴太阳药也。荆防麻芷菊蔓轻浮上升，并能消风散热；桃仁芎归芍辛散酸收，并能养血去瘀。两决明皆去肝经风热，能和血去肿，消风散热则痛止。甘草者亦以缓肝而止痛。

10—17　消毒化瘀汤（瑶函、原机、准绳）

治小儿癍疹，未满二十一日而目疾作，生翳羞明，眵泪俱多，红赤肿闭［痘疹类併发角膜炎］。

柴胡　藁本　生地　连翘　细辛　黄柏酒制　黄连　当归　甘草各四分　花粉　吴茱萸　白术　苏木　陈皮　葛根各二分　麻黄　防风升麻　羌活各三分　黄芩酒制　苍术泔水制　川芎各三分

剉剂，水二盏，煎至一盏，去渣温服。

此方非独能于治目，盖专为发癍而置也，今以治癍之剂治目者，以其毒尚炽盛，又傍害于目也，按癍疹之发，初在膀胱，水克小肠之火，羌活藁本乃治足太阳［膀胱］之药，次则肾水，又克心火，细辛主少阴［心］之药为君；终则二火炽盛，反制寒水故为臣。麻黄防风川芎升发阳气，祛诸风邪，葛根柴胡解利邪毒，升麻散诸郁结，白术苍术除湿和胃，生甘草大退诸热为佐，气不得上下，吴茱萸陈皮通之。血不得流行，红花苏木顺之。当归愈恶疮，连翘除客热，故为使。此方君臣佐使，逆从反正，用药治法俱备。如未见癍疹之前，小儿耳尖冰，呵欠，睡中惊，喷嚏眼涩，知其必出疹者，急以此药投之，甚者则稀，稀者立愈，愈后无复出之患。

10—18　消蚬保和丸（百问）

治鸡冠蚬肉［肉芽肿之类的增生物］。

菊花一两　决明子　蒺藜子　苍术　陈皮厚朴　甘草各七分神曲　麦芽　山楂各一两五钱　砂仁　白豆叩各七分

为细末，荷叶煮水为丸，每饭后及晚上各服一钱，白水送下。

10—19　消痰饮（纂要）

治上下胞睑生核［睑板腺囊肿］，系脾痰作病。

天花粉一钱　荆芥八分　防风一钱　川连炒五分　枳壳炒一钱　生甘草五分　白芷八分　贝母　陈皮［各一钱］

10—20　消翳复明膏（原机、瑶函、准绳、图书集成）

304

治胬肉攀睛，并有眵泪，羞涩难开。

黄丹水飞四两　诃子八个去核为末　蕤仁五钱[为末]　海螵蛸三钱为末　青盐另研　木贼草[为末]各一两　白沙蜜一斤

先将蜜熬数沸，纸搭去浮面[蜡]，却下黄丹，搅匀，再下余药，将至紫色取出。

黄连十两　杏仁七十五个去皮尖　龙胆草二两

入磁器内，水一斗浸之，春秋五日，夏三日，冬十日，入锅内，文武火熬至小半升，滤去渣，重汤顿成膏子，却入前药共熬，搅成紫色，入龙眼一钱，每用少许点，以干净水化开用。

此方以黄连为君，为疗邪热也；蕤仁杏仁龙胆草为臣，为除赤痛、润烦燥、解热毒也；黄丹青盐龙脑白沙蜜为佐，为收湿烂、益肾气、退赤肿、和百药也；诃子海螵蛸木贼草为使，为涩则不移，消障磨翳也。

10—21　消瘰汤（简明眼科）

凡耳下颈际患瘰疬而兼眼病，或眼珠生疮，或眼胞内生椒、粟疮[沙眼粟粒性增生与滤胞性增生]，或烂弦[睑缘炎]，或云翳瞒睛[全血管翳]，或脏毒盛，眼珠不分黑白，浑如臭蛋样[角膜软化症]，无论其肿疼流泪紧涩砂磨与否宜服此。

连翘三钱　元参三钱　牛夕一钱五分　菊花一钱　海藻一钱　昆布一钱五分　枳壳一钱五分　枳实一钱　桔核　一钱五分　酒军一钱　赤芍一钱　山栀仁一钱五分

水煎温服。

10—22　消凝大丸子（原机、瑶函、准绳、图书集成）

治目中青颢[皮下瘀血]，如物伤状，重者白睛如血贯[结膜下出血]，或有眵泪沙涩者，并皆治之。（参阅川芎行经散3—27）。

川芎　当归　桔梗　甘草炙　菊花　连翘各七钱　防风　荆芥　羌活　藁本　薄荷各五钱　滑石　石膏　白术　黄芩　山栀子各一两

先将滑石石膏另研，余作细末和匀，炼蜜为剂，每剂一两分八丸，每服一丸或二丸，茶汤嚼下。

此方消凝滞药也，君以川芎当归治血活血；臣以羌活防风荆芥藁

305

1949

新 中 国
地 方 中 草 药
文 献 研 究
(1949—1979年)

1979

本薄荷桔梗疗风散邪，引入手足太阳经[小肠、膀胱]；佐以白术甘草滑石石膏调补胃虚，通泄滞气，除足阳明[胃]经热；使以黄芩山栀连翘菊花去烦热。淫热反克，风热不制者俱宜服。

10—23　凉肝散（龙木、普济）

治混睛障[实质性角膜炎]。

大黄　桔梗各五钱　黄芩　羚羊角　元参　人参　茯苓各一两

为末，水一盏，散一钱，煎至五分，食后去渣温服。

10—24　凉膈连翘散（精微）

治热极眵睛，忽然肿痛难忍，五轮振跳。

连翘　大黄　黄连各二两　薄荷　栀子　甘草　黄芩　朴硝各一两

水煎服。

10—25　速效散（宝鉴、医鉴）

治努肉红丝，红白翳障及白珠上有死血红筋，或上睑胞肿如桃[眼睑炎性肿胀]，日夜疼痛昏暗。

黄连　黄芩　黄柏　栀子　连翘　薄荷　荆芥　柴胡　当归　生地　地骨皮　天花粉　蔓荆子　恶实[牛蒡子]　白夕利　草决明　石决明　枳壳　甘草各五分

剉作一剂，水煎食后服。

如大眦头红肉堆起，乃心经实热，宜加黄连生地，减菊花牛蒡；小眦头红丝血胀，乃心经虚热，宜补心补肾，加茯苓莲肉，减荆芥蔓荆；乌珠上有红白羽障，乃肝经病，宜洗肝补肾，加柴胡连翘；白珠上死血红，加地骨皮天花粉，减薄荷；若白珠上有红箭羽膜，清肺为主，加羚羊角为主；上睑胀肿如桃，此脾经病，宜泻脾，加砂仁连翘，减草决明天花粉；日夜疼痛，加防己元参；火眼后昏暗，加柴胡。

10—26　真人明目丸（医方考）

治目昏多泪。

生地黄　熟地黄　川椒去目及闭口者微炒各等分

为末，蜜丸，梧桐子大，每服五十丸，空心盐米饮下。

肾主目之瞳子，肾水虚竭，故令目昏。肝之液为泪，肝有风热，故令泪出。本方，生地黄用以凉肝，熟地黄用以补肾。川椒者，味辛

306

而热，可以疗肝肾之痹气，痹气者，湿热着而不散之气也。又于空心之时，以盐水吞之，宜其直达肝肾之区，病在标而治其本，可谓精于病情者。

10—27　桃仁化滞汤（捷径）

治瞳人散大，外现蓝绿之色，血滞者用。

桃仁九枚生研　红花一钱　川芎八分　柴胡一钱　青皮一钱醋炒　赤芍一钱　香附一钱五分醋炒　归尾一钱

姜枣为引。

水煎服。虚人不宜。

10—28　桔梗汤（圣济）

治目生鸡冠蚬肉［肉芽肿之类的增生物］。

桔梗　大黄剉炒　细辛　黄芩　元参　芒硝各一两　防风　车前子各一两五钱

粗捣筛，每服三钱匕［约合2～3克］，水一盏，煎至六分，食后临卧温服。

10—29　柴胡白虎汤（眼科集成）

治暴盲［视力突然丧失］之属于伤阳者，如纵味纵饮，头风痰火等，其症必见烦燥口渴，便结痰饮之类。

柴胡五钱　黄芩四钱　荆芥四钱。三味除风热　半夏三钱　天花粉四钱。二味化痰涎　大黄二钱　黄连三钱。二味堆荡积热　石膏八钱　知母四钱。二味去胃之湿热　云茯五钱　赤芩四钱　甘草二钱。三味利热和中

竹茹竹叶引。

10—30　柴胡复生汤（原机、瑶函、准绳、图书集成、不空）

治红赤羞明，泪多眵少，脑巅沈重，睛珠痛应太阳，眼睫无力，常欲垂闭，不敢久视，久视则酸疼。翳陷下，所陷者或圆或方，或长或短，如缕如锥如凿。

五味子二十粒　藁本　蔓荆子　川芎　羌活　独活　白芷各三分五厘　白芍　甘草炙　薄荷　桔梗各四分　柴胡六分　苍术　茯苓　黄芩各五分

上作一剂，水二盏，煎至一盏，去渣，食后热服。

1949

新 中 国
地方中草药
文 献 研 究
(1949—1979年)

1979

本方以藁本蔓荆子为君，升发阳气；川芎白芍羌活独活柴胡白芷为臣，和血补血疗风，行厥阴[肝]经，甘草五味子为佐，为协诸药，敛脏气；薄荷桔梗苍术茯苓黄芩为使，为清利除热，去湿分上下，实脾胃，疗目中赤肿。

自病起于七情五贼[七情指喜、怒、忧、思、悲、恐、惊等七种情态，当这些精神活动过于强烈和持久，将影响脏腑气血的功能，成为致病因素；五贼指风、寒、暑、湿、火（包括燥）等五种外界环境的变化，当这些外界变化过度或来而非时，也影响人体，成为另一组致病因素]，劳役饥饱，故使生意[生活功能]下陷，不能上升，今君以群队[多种]升发，臣以和血补血，导入本经[使血入肝经]，助以相协收敛，用以清利除热，实脾胃。

睛珠痛甚者，当归养荣汤(6—45)主之。

10—31 柴胡清肝散（不空）

治花翳白陷[角膜溃疡]。

白芍 甘草 川芎 茯苓 柴胡 白芷 藁本 薄荷 羌活 黄芩 独活 桔梗 苍术 五味子 蔓荆子

10—32 透脓散（一草亭）

眼丹[眼睑丹毒]脓已成，消之不应者，宜之。

皂角刺 归尾 黄芪 穿山甲 川芎

煎服，疮在上睑先饮酒后服药，在下睑先服药，后饮酒。

10—33 秘真丸（正宗、大成）

治一切滑泄带浊，淋遗多汗，及经水不固，致目暗羞明。

人参 地黄 山萸肉 山药 远志 柏子仁 枣仁 五味子 甘草 金樱子 菟丝子 当归 牡蛎 龙骨

精气神，真元之体，神役气，气役精，真元之用，一为情欲所伤，则体用乖张，故得上项诸症。本方，有人参山药甘草，立胎顾母，则万汇咸宁，有枣仁远志柏仁，交通心肾（见5—34），则淫火不作，有当归地黄五味山萸菟丝，培滋水木[肝肾]，则源泉不断。其金樱子龙骨牡蛎者，涩可收脱，以诸药谐之，可以秘固真元，不为阴邪所耗，故称秘真。

308

10—34 除风汤（医宗、医通）

治五风初患[青光眼类]有余之症，或变内障。

羚羊角二钱　元参二钱　茯苓二钱　蝎尾三分　车前子二钱　黄芩一钱　白芍药一钱　芒硝一钱　大黄一钱

为粗末，令匀，水二盏，煎至一盏，食后去渣温服。

10—35 除风汤一名防风汤（医宗、普济）

治胬肉攀睛，起于大眦，初则渐侵风轮，久则掩过瞳人，或痒或痛，渐渐积厚，久则坚韧难消，必须钩割熨烙后，服此汤。

茺蔚子　桔梗　黄连　大黄　防风各一钱　细辛　五味子各五分
为末，以水二盏，煎至一盏，食后，去渣温服。

一方无黄连，有黄芪[仍以黄连为宜]。

10—36 除风汤（和济、龙木、准绳、图书集成、普济）

治五风变成内障[青光眼继发白内障]，头旋偏肿痛，瞳仁结白者。

羚羊角　车前子　芍药　人参　茯苓　大黄　黄芩　芒硝各一两
为末，水一盏，散一钱，煎至五分，食后去渣温服。

10—37 除热饮子（龙木、医宗、普济、圣济）

治钉翳根深[粘连性角膜白斑]，睛中翳黑，硬如钉子之形，其证疼痛赤涩，泪出羞明。

黄芩　元参　桔梗　知母　芒硝　各二两　防风　大黄　茺蔚子各一两

为末，水一盏，散一钱，煎至五分，每日空心食后去渣温服。

10—38 通天散（正宗、大成）

治目暴赤肿[急性结膜炎]。

鹅不食草二钱　羊踯躅花　白芷　青黛　雄黄各一钱　细辛　当归　川芎　附子各七分　麝香五分

俱生用，为极细末，锡罐收藏，吹鼻中[少许]。

目暴赤肿，气血壅郁肝脾，法当揿鼻两窍，使邪从涕泪而出，则痛稍止，乃敢开视，故以鹅不食草羊踯躅花青黛雄黄，解其风毒，川芎当归白芷附子，行其气血。乃麝香细辛香燥之品，欲其壅郁速开。经

309

1949

新　中　国
地 方 中 草 药
文 献 研 究
(1949—1979年)

1979

曰：暴者夺之。是盖汗吐一变法也。然药虽少，而性实锐，嗑之宜缓，而不宜急。体弱及久病之人禁用。方名通天何义，天气通于肺，肺窍开于鼻也。

10—39　通血散（裕·正宗、一草亭、异授、不空）

治赤脉下垂[沙眼性角膜血管翳]而昏痛，如肝风所致。亦治损伤。

草决明　防风　荆芥　赤芍　当归　大黄　山栀　羌活　白夕利　木贼草　甘草

为细末，每服三钱，清茶调下。

10—40　通精散（精微）

治睑生偷针[睑缘疖、睑板腺炎、睑腺炎、麦粒肿]。

防风　川芎　当归　赤芍　大黄　芒硝　蒺藜子　石膏　黄芩　甘草　桔梗　芒硝　黄连　羌活　滑石　荆芥

姜三片煎，食后服。

11—1　麻杏石甘汤（眼科集成）

治暴发火眼[急性卡他性结膜炎]。

麻黄一两　杏仁八钱　石膏二两　甘草三钱

方中宜加柴胡前胡栀子黄连之类以散风火；如上下内外，血丝满目，疼痛肿胀，热泪交作，坐卧不安，急于方中加胆草栀子以散肝胆之热；加黄连苦参，以除心经之热；加黄芩大黄以清肺与大肠之热；加知母，倍用石膏以去脾经之热；加滑石木通以导胞络与小肠之热；再加郁金枳实黄芩白术桃仁归尾牵牛葶苈青皮槟榔之类以开血气凝滞之道路。大剂频频进之，不论遍数，如缓则不胜病，定然坏目。如见病势不退，而改用平剂小剂以治之，亦定然坏目。

11—2　清火汤（指南）

治天行赤热[急性卡他性结膜炎]，头疼目赤、痒痛异常，或泪如血水，舌红口渴，小便短赤。

连翘　山栀　归尾　赤芍　石斛

水煎服。

连翘除其上热，山栀导其下热，归芍破其血，因血实易破之。石

310

斛清其中，因中热宜清之。可合导赤散[生地　木通　生草梢　淡竹叶　研末，水煎服]同用，以治两眦红肿。

11—3　清心流气饮（图书集成）

治眼丹[眼睑丹毒]。

茯苓　防风　甘草　紫苏叶　羌活　独活　青皮　薄荷　黄芩柴胡　荆芥穗　赤芍　麦冬　连翘　石膏　蔓荆子　川芎

水煎服。

11—4　清心疏肝汤（百问）

治瞳仁紧小，此悲伤过度，两目干涩而疼且红肿，先以甘草一两，白水碗半煎服以缓之，再以此汤洗之。若红肿涩痛止，仍紧小者，当用加味补肝四物汤(5—45)。

菊花　决明子　蒺藜子　黄连各五分　麦冬　茯神　枣仁　黄芩栀子　桔梗　枳壳　陈皮各五分　神曲　香附　川贝　黄柏　知母柴胡　川芎　薄荷　青皮各二钱　大黄一分

11—5　清光洗（锦囊）

治梅毒眼，赤脉纵横及翳膜。

当归　地黄各大　小茴香中　甘草　樟脑各小

上药包绢，用水煎，乘温洗蒸[先熏后洗]，日三次。

11—6　清肾汤（纂要）

治瞳仁散大症[青光眼类]。

枸杞子一钱三分　茯苓八分　山萸肉一钱三分　　知母　黄柏各一钱独活五分　五味子八分　生地一钱　归尾　白芍　麦冬各一钱

若作丸，去独活，加熟地一两　枸杞用四两　茯苓五钱　余各一两。

蜜丸，酒下。

11—7　清空散（眼科集成）

治眼漏[泪囊炎]初起，亦治天行火热[急性卡他性结膜炎]，头痛胀闷，流泪等症。红胀时。先服此方，以去心肝邪热。

羌活　柴胡　葛根各四钱　防风　川芎　白芷　薄荷　菊花　白殭蚕各三钱。九味散三阳经之风寒　黄连　黄芩各四钱　连翘　栀子　木通各三钱。五味治心肝二经之热毒

1949

新 中 国
地方中草药
文 献 研 究
(1949—1979年)

1979

五皮风〔五去风、五倍子？〕竹叶引。

11—8 清空散（精微）

治患眼偏正头痛之热痛者。

川芎五钱 柴胡 七钱 黄连炒 防风 甘草炙 羌活各一两 栀子一两五钱 黄芩三两五钱，炒一半，酒制一半

为细末，每服一钱，热酒内入茶少许，调末如膏，临卧抹口内，少用白汤下。

如头痛，每服加细辛二钱，如太阴脉〔肺，位右寸〕缓有痰，名痰厥头痛，加羌活防风川芎甘草半夏各一两五钱。如偏正头痛服之不愈，减羌活防风川芎一半，加柴胡一倍。如发热恶寒，热而渴，此阳明头痛，只服白虎汤〔知母、石膏、甘草〕加香白芷各等分，并加粳米三十粒，水煎服。

11—9 清凉散（圣济、普济）

治眼生胬肉，钩割后，宜点此。

珍珠 琥珀 丹砂各一两 龙脑五钱

各细研，再和匀研，以磁器盛之，点如常法。

11—10 清胃饮（纂要）

治翳自乌轮〔黑睛、角膜〕下冲上，渐蔽瞳人，是胃家风热盛。

地骨皮 川连 黄芩 赤芍 生地 归身热者用归尾 薄荷 桑白皮各等分

水煎服。甚者加石膏。

11—11 清胃散（医宗）

治小儿生赘，生于眼胞之内〔肉芽肿之类的增生物〕，初起如麻子，久则渐长如豆，隐摩瞳仁，赤涩泪出〔亦似睑板腺囊肿〕。

车前子 石膏 大黄 柴胡 桔梗 元参 黄芩 防风各一钱

为粗末，以水二盏，煎至一盏，食后去渣温服。

11—12 清胃散（图书集成、正宗、外科正宗）

治眼丹〔眼睑丹毒〕，有里症者。

黄连 黄芩 生地 丹皮 升麻 石膏各一钱

水二锺，煎至八分，食后服。

312

内睑属阳明，肿则血热，痛责火盛，升麻黄连能泻火，丹皮生地能活血。当归之用，所以益阴，使阳不得上亢。石膏之加，所以清胃，使病不得勇退。

11—13 清胃消痰饮（纂要）

治偷针症[睑缘疖]。

天花粉 石膏 陈皮 川贝 连翘各一钱 荆芥 黄连姜汁炒 防风 茯苓 白芷 栀仁各七分 甘草五分

11—14 清净膏（一草亭、裕·正宗、异授）

治目病，太阳穴如针刺痛。

南星 薄荷 荆芥 白芍各等分

为末，用鸡子清调敷眼眶上。

11—15 清净御风汤（不空）

治目有太阳穴如针刺痛者，系心火极盛。

赤芍 蔓荆子 防风 桃仁 枳壳 滑石 薄荷 生姜[各等分]

痛甚加硝黄[芒硝、大黄]。

上药为末，用鸡蛋白涂敷太阳穴数次，再用针血亦可。

11—16 清毒散（一草亭、异授、双燕）

治风粟斑疮，目沙涩流泪烂弦赤痛者，漖洗后服。

大黄 荆芥 牛蒡子 甘草

水煎服。

11—17 清毒拨云汤（眼科集成）

治痘疹后，风毒上攻，眼赤肿痛，云翳时生。

柴胡 前胡各二钱 荆芥 防风 薄荷 蔓荆子各一钱。六味散风毒
芍药 大力[牛蒡子] 桔梗各一钱 知母二钱 黄芩 连翘各三钱。六味清余毒 菊花 蒙花 蒺藜 木贼 丹皮 各一钱。五味清散邪毒

银花叶车前草引。

11—18 清热养营汤（纂要）

治能远视不能近视。

当归 熟地 夏枯草 草决明 麦冬 石斛 前胡 白芍各一钱
枸杞子一钱半 甘草四分

313

1949

新 中 国
地 方 中 草 药
文 献 研 究
(1949—1979年)

1979

水浪煎，多服。

11—19 清燥汤（正宗、大成）

治口渴便燥，目睛黄涩[黄疸]。

人参　黄芪　白术　茯苓　当归　升麻　柴胡　麦冬　苍术　黄柏　五味子　猪苓　泽泻　神曲　黄连　生地

燥、湿相反也，方名清燥，为何一意治湿，盖人肺胃素虚，而秋阳酷烈，过食瓜茶，内湿外热，蕴酿成邪，肺金受之，则天气不下降，膀胱绝其化源，首当清金润肺，故用补中益气[汤]合生脉[散]，以升阳生津，燥则必痿，故用二妙[丸]，加连地以治痿，湿则必痹，故用四苓[散]，加神曲以利湿。

11—20 羚羊角丸（普济、圣惠）

治肝风气，上热下冷，眼睑痒，揉之不止。

羚羊角屑　枸杞子　菟丝子酒浸三宿晒干为末各一两五钱　细辛　赤茯苓　地肤子　桂心　独活　秦艽去苗　蓝实[大青子、青黛实]　川芎　萎蕤[玉竹]　防风各一两　车前子二两　甘草五钱炙微赤剉

为末，炼蜜为丸，如梧桐子大，每服空心，以粥饮下三十丸，晚食前再服。

11—21 羚羊角汤（普济、圣济）

治眼见黑花，或头眩目暗，欲变青盲，眼瞳微开。

羚羊角镑[剉]　决明子　人参　升麻　元参　车前子各一两　羌活　防风各一两五钱　细辛五钱

细剉如麻豆大，每服五钱匕[约合4～5克]，以水一盏半，煎至八分，去渣，温服，不拘时候。

11—22 羚羊角汤（圣济、普济、奇效、龙木）

治风牵眼偏斜[麻痹性斜视]。

羚羊角镑[剉]　防风　赤茯苓　人参　五味子各一两　知母焙　茺蔚子　黄芪　剉各一两五钱

粗捣筛，每服三钱匕[约合2～3克]，水一盏，煎至六分，去渣食后临卧温服。

11—23 羚羊角饮子（和剂、瑶函、龙木、医宗、准绳、图书集成、

314

奇效、普济、医通、不空）

治黑翳如珠[虹膜脱出]。黑睛上有黑翳，圆如珠子，泪出羞明隐涩难开，疼痛极甚，即木疳症。

防风二两　羚羊角　五味子　细辛　大黄　知母　芒硝各一两

剉碎，每服五钱，水一盏，煎至五分，去渣，食后温服，或为末，每服二钱，调服亦可。

11—24　羚羊角饮子（龙木、普济）

治赤膜下垂[沙眼性角膜血管翳]。

羚羊角一两五钱　黄芪一两　茺蔚子二两　黄芩　天冬　元参　知母　桔梗各一两

为末，以水一盏，散一钱，煎至五分，食后去渣温服。

11—25　羚羊角散（准绳、图书集成、宝鉴、切要、医通）

治绿风内障[青光眼]及内外翳障，瘆痛涩痛，不热不肿。

细辛二钱　白菊花　川乌炮　川芎　车前子　防风各五钱　羌活　半夏　羚羊角　薄荷各二钱五分

翳陷者加升麻二钱。

生姜煎服或为末，荆芥汤调服。

11—26　羚羊角散（圣惠）

治眼内障，针开后[白内障针拨术后]，服之补肝安心，消翳明目。

羚羊角屑　犀角屑各一两　胡黄连　石决明捣细水飞　硃砂细研水飞　车前子　甘草炙微赤剉各五钱

捣细罗为散，入硃砂，开令匀，每于食后及临卧时，以温水调下二钱。

11—27　羚羊角散（宝鉴、普济、圣惠）

治两睑肿硬如桃李，开目不得[胞睑炎性肿胀]。

羚羊角屑　防风　羌活　人参　赤茯苓　升麻　大黄　车前子　元参　黄芩各七分　栀子　细辛各三分

剉作一剂，水煎服。

11—28　羚羊角散（普济、圣惠）

治眼浮花乱，渐渐昏蒙，成青风内障[青光眼]。

315

1949
新 中 国
地 方 中 草 药
文 献 研 究
(1949—1979年)
1979

羚羊角屑　人参　羌活　元参　地骨皮　车前子　防风各三分
决明子一两

　　为细散，每服二钱，食后煎服，或竹叶汤调下。

11—29　羚羊角散 （纂要）

　　治风邪侵入脾经，口眼忽歪斜[面神经麻痹]，急炙颊车耳门太阳
人中四穴，发左炙右，发右炙左，并服此散。

羚羊角　知母　细辛　麻黄　白芷　川芎　茺蔚子　薄荷　荆芥
防风　羌活　甘草　当归　黄芩　人参各等分

　　为末，薄荷汤下。

11—30　羚羊逍遥散 （正宗、大成）

　　治怒气伤肝，血郁目暗。

柴胡　当归　白术　茯苓　白芍　甘草　薄荷　丹皮　栀仁炭
桔皮　黄连酒炒

　　淡姜汤煎服。

　　肝主怒，怒则气逆，故伤肝，伤故血郁而目暗。越人云，东方[肝
木]常实，就使气逆自伤，疏之即所以补之也。乃用逍遥[散]加丹皮、
栀仁，因丹栀色赤入血，味苦从火，既伐肝邪，自疏肝气。因栀子屈
曲下行，改用酒炒黄连，复增桔皮，盖取其辛燥之气，引连入木，木
平则心火息，且火不刑金[肺]，而金能制木[肝]，又得佐金[丸]之意，
特以治郁，较之更胜。以羚羊角犀角磨水调是散，效尤速，乃更今
名。

11—31　羚犀逍遥散　（眼科集成）

　　治郁气不舒，瞳仁散大，亦治怒气所致[青光眼]。

柴胡　白叩　白殭蚕各三钱　当归　白芍　茯苓　羚羊角　犀角
二味同剉末兑服各四钱　香附五钱　薄荷　甘草各二钱

　　桑枳白皮竹叶引。

11—32　郁气益阴丸 （正宗、大成）

　　治视惑妄见。

地黄、山药　茯苓　山萸　丹皮　泽泻　五味　柴河车　羊肝
肉苁蓉　当归

316

阴精生气生神，苟一亏损，则壮火食气，神无以生，令人昏惑妄见，乃取左都气法，一体肝肾之药，水火同治，肝肾足而明视，老年人及久病后，皆可制服。

11—33　理阴煎（正宗、大成）

治真阴不足，或素多劳役，忽感天气赤热，虽现火症，但便清恶寒，脉忽沉小无力，便无假热，速以此方，温补阴分，托散表邪，不妨再进，使阳气渐充，邪从内散，赤热自退，若以苦寒攻之，病变决不能治。

地黄　当归　甘草　干姜　肉桂

11—34　硃砂散（普济）

治眼中有黑白花，逐眼上下〔晶状体混浊〕。

光明砂〔朱砂〕　龙胆〔腹〕香〔龙涎香〕各六分　车前子三分　地骨皮　决明子各五分

上为细粉，少少敷之。

11—35　梅花薰（锦囊）

治雷头风〔青光眼类之头痛引视力障碍的内眼病〕。

半夏一钱　片脑三分

为末和匀，卷于燃纸中烧之，就鼻内嗒之，口含冷水，吐痰涎者，再合用之，三次见效。

11—36　栀子胜奇散（原机、瑶函、准绳、不空、图书集成、广勤轩）

治内眦赤脉缕缕，根生胬肉，脂膜侵黑睛，渐侵神水〔瞳仁〕，并有眵泪羞涩难开。

蛇蜕　草决明　荆芥穗　蒺藜炒　密蒙花　谷精草　菊花　防风　羌活　川芎　甘草炙　蔓荆子　木贼草　山栀子　黄芩各等分

为细末，每服二钱，食后临卧热茶清调服。

此方以蛇蜕之咸寒，草决明之咸苦为君，为味薄者通，通者通其经络也；以川芎荆芥穗之辛温，白蒺藜谷精草之苦辛温，菊花之苦甘平，防风之甘辛为臣，为气辛者发热，发热者升其阳也；以羌活之苦甘温，密蒙花之甘微寒，甘草之甘平，蔓荆子之辛微寒为佐，为气薄者发泄，发泄者清利其关节也；以木贼草之甘微苦，山栀子黄芩之微

317

1949

新 中 国
地 方 中 草 药
文 献 研 究
(1949—1979年)

1979

苦寒为使，为厚味者泄，泄者攻其壅滞有余也。

11—37　栀子清肝散一名柴胡栀子散（图书集成）

治肝经血燥，致耳聋虚鸣，目内色黄，发擂眼眨，属风热相搏。

柴胡　栀子炒　丹皮各一钱　茯苓　川芎　芍药　当归　牛蒡子炒各七分　甘草三分

水煎服。

11—38　黄芩汤（圣济、普济、圣惠）

治花翳[角膜溃疡]。

黄芩　木通剉　黄连各二两　地骨皮　萎蕤[玉竹]　甘草炙剉各一两五钱

一方无地骨皮，有地肤子六分　羚羊角屑一两　犀角屑五钱

为粗末，每服五钱匕[约合4～5克]，水一盏半，煎至七分，去渣食后温服。日再。

11—39　黄柏浆（圣济、普济）

治眼看物如两般，或如蝇翅，或似游丝[玻璃状体混浊]。

黄柏一两　鹅梨[鸭梨]三颗　黄连一两一分　黄芩三分　竹叶五钱

剉如麻豆大，以水二升，煎至半升，去渣，纳瓷器中，入龙脑半分调和，每夜点眼少许。

11—40　黄连天花粉丸（原机、瑶函、准绳、图书集成、景岳）

治眵多眵燥，紧涩羞明，赤脉贯睛，脏腑秘结[便秘]。

黄芩　栀子　天花粉各四两　甘菊花　川芎　黄连　薄荷各一两连翘二两　黄柏六两

为细末，滴水为丸，如梧桐子大，每服五十丸，加至百丸，食后临卧茶汤下。

此方为淫热反克，脏腑秘结者作也，风热不制之病稍热者，亦可服。

本方以黄连天花粉之苦寒为君；菊花之苦甘平 为臣；川芎 之辛温，薄荷之辛苦为佐；连翘黄芩之苦微寒，黄柏栀子之苦寒为使，合之则除热清利，治目赤肿痛。

11—41　黄连羊肝丸 一名羊肝丸（原机、瑶函、准绳、眼科集成、图

318

书集成、景岳、济生、精微、和剂、奇效、宝鉴、普济、医通）

治目中赤脉，红甚眵多，眼睑无力，常欲垂闭，久视酸痛，或抱轮红[睑状充血]。亦治肝虚风热，冷泪赤涩，内外障眼。（参看7～48）。

黄连一钱（ƫ）白羯羊肝一个

先以黄连研为细末，将羊肝以竹刀刮下如糊，除去筋膜，入盆中研细，入黄连末为丸，如梧桐子大，每服三五十丸，加至七八十丸。茶清下。

此方以黄连除热毒明目为君；以羊肝、肝与肝合导入肝经为使。不用铁与刀者，忌铁器也。盖专治肝经之药，非与群队[其它药]者比也。肝受邪者并皆治之，睛痛者，加当归。

11—42 黄连解毒汤（正宗、大成）

治上下积热，头目痛肿，口燥舌烂，溺赤便结，发斑错语及恶疮消渴疳蚀等症，脉来大数，按而壬指，非大苦大寒，专精平毒，不足抑其悍烈。

黄连　黄芩　山栀　黄柏

毒者火邪亢极之谓，黄芩苦而枯，枯则能浮，能泻火于上；黄连苦而燥，燥则疏决，能泻火于中；黄柏山栀苦而利，利能就湿，能泻火于下。再加大黄蜜丸，上下通治，救阴之策齐备。但药寒到此，可谓绝境，倘诊视不的[不确切]，切勿轻投。古人以芩连柏为丸，曰三补丸，黄柏一味，曰大补丸，名已不正，注方者添出许多蛇足，则言不顺矣。

11—43 菟丝子丸（圣济、普济）

治肝肾虚，目昏暗不能远视。

菟丝子酒浸一宿别捣末　白茯苓　山茱肉　人参　防风　车前子熟地黄焙　黄芪剉　石决明各一两

捣罗为末，炼蜜为丸，如梧桐子大，每服二十丸，空心，温酒下，临卧再服。

11—44 蕤蕤汤（圣济、普济、圣惠）

治目赤痛，见明不得，痒急。

319

1949
新 中 国
地 方 中 草 药
文 献 研 究
(1949—1979年)
1979

萎蕤[玉竹]　黄连　秦皮　决明子炒各一两五钱　甘菊花　防风　栀子仁　甘草炙各一两

粗捣筛，每服五钱匕［约合 4～5 克］，水一盏半，煎至一盏，去渣，食后温服，临卧再服。

11—45　菊荟散（普济）

治暴赤眼［急性卡他性结膜炎］。

薄荷二两　菊花　甘草　川芎各一两　防风七钱　白芷五钱

为细末，食后，茶少许，沸汤点眼［煮沸凉后点眼］，如伤风，酒调服尤效。

11—46　菊连汤（一草亭）

治孕妇忽目昏作疼，此胎热伤肝，毒气上冲，或外伤风热，内食炙煿性热之物。

防风一钱　荆芥穗　白菊花　蝉退　连翘各五分　枯芩炒七分　黄连酒炒三分　栀仁炒黑六分　牛蒡子炒研五分　当归酒洗八分　川芎五分　白芍酒炒八分　怀[庆]生地一钱

剉片，生姜一片，灯心一团为引，热服。

11—47　菊花决明散（原机、瑶函、准绳、图书集成、不空）

治目久病，白眼微变青色［巩膜炎］，黑睛稍带白色，黑白之间，赤环如带［睫状充血］，视物不明，眵多羞涩。

草决明　石决明水煮一时，研极细　木贼草　防风　羌活　蔓荆子　菊花　甘草炙　川芎　石膏另研极细入药　黄芩各五钱

为细末，每服二钱，水盏半，煎至八分，连末服，食后。

此方以草决明石决明木贼草明目除翳为君；以防风羌活蔓荆子甘菊花散风升阳为臣；以甘草川芎和气顺血为佐；以黄芩石膏疗除邪热为使。

11—48　菊花散（普济、圣惠）

治坠睛，风毒牵瞳仁向下［下斜视］，眼带紧急，视物不明。

甘菊花　羚羊角屑各一两　旋复花　防风　蔓荆子各三分　生地黄　海桐皮　秦艽　附子炮裂白者　决明子　川芎各五钱

粗末，每服三钱，盐水一钟，煎至六分，去渣，食后温服，临卧

320

再服。

11—49 菊花散 (普济 圣惠)

治眼风毒，攻眉骨目痛，疼痛如破，碜涩泪出。

甘菊花 羌活 半夏汤洗七遍 蔓荆子 川芎 赤芍各二两 枳壳一两五钱麸炒去瓤 石膏二两 甘草半两炙微赤剉

捣筛为散，每服四钱，以水一盏，生姜半分，煎至六分，去渣，不计时候温服。

11—50 苓猪散 (秘书)

治妇人月经适至，两目昏暗。

猪苓 白术 茴香 川楝子 柏子仁 青盐各等分

为末，每服一钱，空心，盐水下。

11—51 猪苓散 (瑶函、精微、不空)

治云雾移睛症[玻璃状体混浊]，肾虚不能济肝，则生虚热，胆生肝膏，肝木枯，胆气不足，故行动举止，则瞳内神水荡漾，有黑影如旗旆、蛱蝶、绦环等状。先服此散，清其肝肾之邪，次服蕤仁散(15-5)，黑花自消。

猪苓 木通 扁蓄 苍术泔水制 狗脊 大黄炮 滑石飞过 栀仁各一两 车前子酒蒸过五钱

为细末，每服三钱，空心青盐汤调下。

精微：治蝇翅黑花，先以此顺其肝肾之邪热，次以黑参汤(12～17)凉其肝，则胆经清净之廓无邪热之所侵，后用补肾丸 (7～20)，黑花自消。

11—52 徙薪饮 (景岳)

治同抽薪饮(8～46)，火之微者宜此。

陈皮八分 黄芩二钱 麦冬 芍药 黄柏 茯苓 丹皮各一钱五分水一钟半，煎至七分，食远温服。

如多郁气逆伤肝，胁肋疼痛，或致动血者，加青皮栀子。

12—1 普济消毒饮 (瑶函、准绳、切要、指南、正宗、大成、不空)

治火胀大头症，面浮肿，目赤痛，泪如汤，羞明而涩。

黄连 黄芩各五钱 白殭蚕炒一钱 鼠粘子[牛蒡子] 连召 桔

321

1949

新 中 国
地方中草药
文献研究
(1949—1979年)

1979

红 板兰根 元参 柴胡 桔梗 甘草 梢生 马勃 升麻各二钱 人参三钱

为末，半用沸汤调，时时服之，半用炼蜜为丸，噙化咽下。

方以黄芩黄连味苦寒，泻心肺间热为君；桔红味苦平，元参柴胡味苦寒，解利诸毒，生甘草甘寒泻火，人参甘温补气为臣，连翘鼠粘子味辛平，板兰根味苦寒，马勃白疆蚕升麻味苦平微寒，行少阳[胆]阳明[胃]二经[为佐]；气不得伸，桔梗苦辛温，为舟楫[载药上行]，不令下行[为使]。

或加防风苏薄荷川芎当归身，剉如麻豆大，每服五钱，水二钟，煎至一钟，去渣温热食后时时服之。如大便硬，加酒制大黄一钱或二钱以利之。肿势甚，宜砭刺之。按时行疫疾，虽由热毒传染，其气实则一，下之可愈；气虚者下之，鲜不危殆，故东垣先生制此方，以救气虚者，其惠溥矣。

正宗：连翘薄荷元参板兰鼠马蚕桔，皆清喉利膈之物，[于本症]虽多无碍，升麻主降浊，甘草缓之，柴胡主升清，桔梗载之，使气浮而不沉，自可徐徐宣力。再有人参补主[人体]，芩连逐客[外邪]，则热邪不得复居其位，活人宜矣。倘血热便秘，加桃仁大黄以下之，血渴肉瞤，加防风芎归而行之，肿势甚者，须按穴砭刺，此尽肿胀之治。目如蚌合如杯复[眼睑肿胀之甚者]者，皆可类推。

12—2 曾青膏（龙木、普济）

治黄液上冲[前房积脓]。

曾青 秦皮 细辛 白芷 乳香 龙脑各一分 黄连五分 诃子木香各一两[一钱]

为末，研令匀细，以水二碗，浸三日后，煎至一碗，滤过无渣后，更入蜜四两，同煎为膏，盛磁器中，勿令泄气，用之点眼。

12-3 温经益元散（正宗、大成）

治损虚成瘠，阴凑为寒，眩惕暴盲[视力突然丧失]。

人参 黄芪 白术 枸杞 当归 鹿茸 枣仁 肉桂 附子 丁香

姜枣调服。

322

寒阴气也，寒中阳经，犹能抗阴，其病易愈，寒中阴经，两阴相遇，如胶投漆，故病太阴少阴，必重且危，病厥阴者死。今日损虚曰阴凑，则非外因而作。盖日既劳役，汗尽津亡，夜复花酒，髓枯血竭，恹恹哑病，瘦减腰围，尤自风飡水宿，冻馁交并，致脏气肖索，阴寒骤起，血得寒而凝结，寒遇凝而深入，似疟非厥，眩惕失明，不用桂附归枸枣仁姜汁温其经，参芪术茸丁香醇酒益其元，身虽健在，瞳子其不兴欤。

12—4　滋阴二地丸 (眼科集成)

治血虚阴虚，风火内伏，上攻头目，瞳仁散大。肝主风，心主火，瞳仁散大，风火动摇之象也，法宜养血凉血，收火散火，而出内风。

熟地五钱　当归四钱。二味养血　生地五钱　地骨皮四钱。二味凉血　黄芩三钱。散肺火　黄连一钱。散肝火　天冬五钱。清肺而活肾　柴胡四钱。散肝而升阳　北五味三钱。收光而敛散　草决明八钱。除风明目　枳壳三钱。利气明目　泡参[泡沙参、南沙参]五钱米炒　甘草二钱。二味益胃和中

桑叶夏枯草引。

12—5　滋阴八味地黄汤 (眼科集成)

治视物红赤，黑夜见光等症。此治肾病之属虚者。

熟地五钱　山萸肉二钱　山药四钱　丹皮三钱　茯苓三钱　泽泻二钱黄柏二钱　知母二钱

如属肝郁生热，以致黑珠昏黄者，则加青皮白芍当归栀子仁以兼治之；如属肺燥生热，以致黑珠昏黄者，则加天冬？冬阿胶百合以兼治之；如阳虚者，加雄片[天雄片]以反佐而治之。

12—6　滋阴地黄丸一名熟干地黄丸(原机、瑶函、准绳、图书集成、宝鉴、普济、裕·正宗、景岳、医方考、奇效、东垣)

治瞳仁渐大，视昏，见黑花，视物成二体，渐变内障。或眵多眵燥者，并皆治之。

黄连一两　黄芩　归身酒制　熟地黄各五钱　生地黄酒制一两五钱人参　地骨皮各二钱　五味子　甘草炙　天冬焙　枳壳　柴胡各三钱

为细末，炼密为丸，如梧桐子大，每服百丸，食后茶汤下。日三

323

1949

新 中 国
地方中草药
文献研究
(1949—1979年)

1979

服。

此方治主以缓，缓则治其本也，以黄连黄芩苦寒除邪气之盛为主；当归身辛温，生熟地黄苦甘寒养血凉血为辅；五味子酸寒体轻浮上，收神水之散大，人参甘草地骨皮天冬枳壳苦甘寒泻热补气为佐；柴胡导用为引。

亡血过多之病，有热者亦宜之。

12—7　滋阴地黄丸（正宗、大成）

治瞳子散大，视物不清。

地黄　当归　枸杞　麦冬　人参　肉苁蓉　天冬　五味子　白芍女贞子

此方以女贞芍药天冬麦冬平其风实，参归苁蓉枸杞五味补其风虚，虚实调则瞳神自若，倍地黄以镇火，又以资水木[肾肝]之源，再不致为风威所撼。

12—8　滋阴地黄丸（百问）

治目能远视不能近视者，此系心火无病而肾水虚乏。老年人多见[老视眼]。

熟地四两　菊花三两　山药　茯苓　山萸肉各二两　丹皮一两五钱泽泻五钱　黄柏一两　知母一两　决明子　楮实子　蒺藜子　枸杞子青葙子　菟丝子各一两

为细末，炼密为丸，每晚服三五钱，白水送下。

12—9　滋阴消风散（眼科集成）

治暴盲[视力突然丧失]之因水亏火炎，风邪内作者。

生地五钱　元参五钱　红花四钱　白芍五钱　丹皮三钱。五味滋阴青热　知母二钱　黄柏二钱　栀仁二钱　全虫[全蝎]三钱　秦艽二钱。五味散火除风　菊花三钱　石决明六钱。二味除风邪引神光

五皮风[？]墨斗草[？]引。

12—10　滋阴降火汤（瑶函、不空）

治萤星满目症[玻璃体混浊]，阴虚火动，起于九泉，此补阴之剂也。

当归一钱　川芎五分　生地姜汁炒　熟地　黄柏密水炒　知母密水炒

324

麦冬各八分　白芍薄荷汁炒　黄芩　柴胡各五分　甘草四分

剉剂，白水二钟，煎至八分，去渣热服。

按此剂滋肾益阴，升水降火。并治咳嗽，可加阿胶杏仁各七分五味子三分，咯唾衄血加丹皮八分藕节取自然汁三匙，犀角末五分。若加玄明粉秋石，皆降火甚速，宜频用之，童便亦可。

12—11　琥珀镇惊丸（正宗、大成）

治眼斜头痛[麻痹性斜视]，亦治眉骨额板，痛不可忍。

胆南星　丹砂[朱砂]　牛黄　全蝎　琥珀　黄连　犀角　麝香防风　薄荷　青黛　冰片

白矾泡水，合生姜自然汁，酒为丸，小豆大，服十丸至二十丸。

诸风热壅、痰诞上溢，发源多禀湿土[脾有湿邪]，盖湿生痰，痰生风，风生热也。若徒散风而不清热，徒清热而不豁痰，则眼斜头痛，何由而去。

本方以胆南星为君，佐以丹砂牛黄全蝎，可镇其风痰；黄连犀角为臣，佐以琥珀青黛，可怯其痰热；防风薄荷风药为使，佐以冰麝生姜，无处不到，可怯其风湿。

12—12　棉裹散（精微）

治眼湿泪烂弦，痒极难忍[睑缘炎]。

当归　黄连各一钱　铜青七分　枯矾四分　朴硝[三分]

为细末，用细绢绵敷紧，每一个约龙眼核大，要用时，将一个用白汤半盏泡洗，一日二次。

12—13　椒红散（秘书）

治孕妇目昏。

川椒　当归　白芍　乌药　熟地黄　甘草各等分

为末，醋丸，绿豆大，空心白汤下。

12—14　搜风散（秘传）

治偏头风，瞳仁散大[青光眼类]。

藁本　川芎　白芷　防风　石膏　荆芥　羌活　蝉退　薄荷　天麻　菊花　麻黄　当归　蔓荆子

上剉，水煎服。

1949

新　中　国
地 方 中 草 药
文　献　研　究
(1949—1979年)

1979

12—15　葛根汤 (圣济、普济)

治眼痒睑急〔眼痒致睑痉挛〕。

葛根剉　木通剉　桑白皮　地骨皮各一两五钱　白藓皮一两

粗捣筛，每服五钱匕〔约合 4—5 克〕，水一盏半，煎至一盏，去渣食后临卧温服。

12—16　葛花解酲汤 (眼科集成、正宗、大成)

治癖酒所伤，瞳仁散大，或睛黄瘀肉，不辨晨昏。

葛花一两　枳椇子一两，即拐枣子〔鸡距子〕无子用皮叶。二味解酒毒　砂仁二钱　叩仁二钱　神曲三钱　陈皮三钱　广木香二钱。五味行气滞　泽泻四钱　云苓五钱。二味利酒毒　生术〔白术〕三钱　均姜〔干姜〕三钱　苡仁三钱　甘草二钱。四味理中除湿

竹叶车前引。

一方无苡仁甘草，有人参。

12—17　黑参汤 (精微、纂要)

治蝇翅黑花〔玻璃状体混浊〕，先以猪苓散 (11—51) 顺其肝肾之邪热，次用此以凉其肝，则胆经清静之廓，无邪热之所侵，后用补肾丸 (7—20)，黑花自消。

黑参　黄芩　生地　赤芍　菊花　青葙子　白蒺藜

为末，每服四钱，水煎服。

12—18　黑参汤 (眼科集成)

治眼见黑影蝇飞〔玻璃状体混浊〕，先服此以消虚热，后服补肾丸 (7—20)，以滋神水〔补肾〕。

黑参六钱　生地八钱　丹皮三钱　狗脊四钱，以上养肝肾之精液　车前子三钱　猪苓二钱　滑石三钱　栀仁二钱　青葙子三钱　黄柏二钱　木通三钱。以上清肝肾之虚热　菊花四钱　石决明四钱，以上镇神水发光明

黑豆夏枯草引。

12—19　疏凿饮子 (正宗、大成)

治遍身水肿，喘呼烦渴，大小便秘，目赤痛。

羌活　秦艽　商陆　槟榔　泽泻　木通　花椒目　大腹皮　茯苓皮　赤小豆　姜皮

326

外而一身尽肿，内而喘渴便秘，　再目赤痛，此上下表里俱病，务必分清其势乃瘥。羌活秦艽疏表之药，水邪之在表者，触之由汗而泄；泽泻腹皮苓皮渗利之药，水邪之在里者，触之由溺而泄。水毒壅塞，商陆槟榔以攻之，水气蒸溽，椒目赤豆以燥之。如此立法，即神禹疏江凿河之理。

12—20　犀角饮（准绳、图书集成、宝鉴、锦囊）

治黄液上冲[前房积脓]。亦治胃中客热，眼胞低垂，口舌生疮，咽喉肿痛，两眼痛涩难开。

犀角二两[二钱]　白附子炮　麦冬各二钱五分　车前子　羌活　黄芩各五钱

水煎，食后温服。

12—21　犀角饮（圣济、普济）

治五脏风热眼赤，并黑睛上生黄翳，隐涩疼痛。

犀角锉[到]　石膏　芦根　大黄剉炒　生麦冬各一两五钱　甘草炙一两　淡竹叶五十片　生地二两

剉如麻豆大，每服五钱匕[约合4—5克]，水一盏半，煎至八分，去渣下芒硝末半钱匕[约合0.5克]，更煎令沸，食后温服。

13—1　蜀椒丸（圣济、普济）

治肝肾虚，风攻眼目黑暗，时见虚花。

蜀椒去目并开口者炒　熟地黄焙各一两　苍术米泔浸一宿切焙干五两

捣罗为末，炼蜜为丸，如梧桐子大，每服二十丸，温酒或盐汤下。

13—2　解郁逍遥散（眼科集成）

治目盲昏暗，不红不痛之症[网膜血管阻塞之类的眼底病]。皆由元府闭塞而神气出入升降之道路不通所致。治宜解肝郁为主。

当归六钱　白芍五钱　白叩二钱　云苓三钱　柴胡二钱　薄荷二钱。以上疏肝气　川芎二钱　夜明砂二钱。用以解血郁　青皮三钱　槟榔三钱醋炒。以解气郁　半夏三钱　浙贝三钱　礞石二钱。用以化痰疏气　菊花四钱　蒙花三钱　石决明四钱　草决明三钱　谷精草三钱。以上眼目之药，消雾障发光明

1949

新　中　国
地 方 中 草 药
文 献 研 究
(1949—1979年)

1979

羊肝引。鸡肝猪肝亦可。

如有云翳，去蒙花，加望月砂木贼猪蹄蜕炒泡。如煎汤，肝生用。为丸，焙干用。

如阴血虚者，加女贞蕤仁桑叶车前子之类，以补肝肾；如为血虚而生虚热，再加栀仁丹皮，以解其虚热；如恐眼窍为邪气所闭，再加皂牙石菖蒲以开之。

14—1　蒙花丸（眼科集成）

治眼目昏暗，翳膜遮睛。

蒙花一斤　石决明四两。醋淬　木贼四两　蒺藜四两　当归三两羌活八两糖炙

打面为丸，清茶送下。

14—2　蒙花散（家传）

治天行赤眼[急性卡他性结膜炎]，黑珠子有翳者。

蒙花　白菊花　木贼　蒺藜子　草决明　薄荷　荆芥　赤芍　蔓荆子　黄芩　黄柏人乳炒　防风　郁金　车前子　柴胡

灯心皂角子三粒为引。

14—3　蝉花散（精微）

治花翳白陷[角膜溃疡]，白陷鱼鳞，羞明而不痛[痛]者。

蝉蜕　菊花　蒺藜子　蔓荆子　草决明　车前子　防风　黄芩甘草各等分[各三钱]　水煎服。

15—1　熟地理阴汤（捷径）

治瞳仁散大之因酒伤者。

熟地四两　山萸肉二两　枸杞子二两　山药二两五钱　丹皮一两泽泻五钱　归身三两　五味子炙七钱

分十剂煎服。

虚者加党参黄芪白术甘草等味，或为丸药亦可。

15—2　蕤仁散（普济、圣惠）

治眼暴赤。

蕤仁　黄芩　秦皮各二两　栀子仁　黄连　犀角屑各一两　甘草五钱

328

为散，每服三钱，水二盏，入竹叶七片，同煎至六分，去渣，食后温服。

15—3　蕤仁散（圣济、普济、圣惠）

治眼生障翳。

蕤仁三分　决明子三分　黄连一两　柴胡一两　萎蕤［玉竹］一两　川大黄三分剉碎微炒　黄芪一两剉　甘草五钱炙微赤剉

捣为粗散，每服三钱匕［约合 2～3 克］，水一盏，煎至六分，去渣，食后温服。

一方无黄芪，有黄芩。

15—4　蕤仁散（圣济、普济、圣惠）

治目飞血赤脉，冲贯黑睛［血管伸入角膜］。

蕤仁一两汤浸去皮　甘草五钱炙赤剉　黄芩五钱　枳壳五钱麸炒黄去穰　地肤子五钱

捣筛为粗散，每服四钱匕［约合 3—4 克］，水一中盏，煎至六分，去渣，食后温服。

一方无地肤子，有地骨皮。

15—5　蕤仁散（圣济、普济）

治眼见黑花，昏暗［玻璃状体混浊］。

蕤仁去皮　一两五钱　羌活　天麻　槐子　山栀仁各一两　黄芩　黄连　菊花各五钱

捣罗为散，每服一钱匕［约合 1 克］，温水调下，食后，日二服。

一方加细辛甘草各一两。

15—6　蕤仁膏（捷径、纂要）

治翳膜，热症用之［角膜云翳之有充血者］。

蕤仁一两去油　硼砂一钱　麝香三分

共研极细，磁瓶收贮，点眼。

15—7　蕤仁膏（宝鉴）

去翳障［角膜云翳］。

蕤仁泥一两　硼砂一钱二分　龙脑五分　熊胆三钱

为末，入生蜜四两，调匀，盛磁罐内，每点少许。

329

1949

新 中 国
地 方 中 草 药
文 献 研 究
(1949—1979年)

1979

15—8 镇心汤 (纂要)

治垂帘翳[沙眼性角膜血管翳]，系心火肝风上冲，热毒复翳。

栀子　大黄　归尾　甘草　连翘　川连　生地　薄荷

15—9 镇肝丸 (龙木、医宗、普济)

治瞳仁干缺[虹膜粘连]。

车前子　人参　茯苓　石决明　五味子　细辛各一两五钱　干山药二两

为末，每日空心米汤调下一钱，一用二钱。

15—10 镇肝丸 (龙木、医宗、圣济、普济)

治惊振内障[外伤性白内障]。

石决明另研　细辛　山药　茺蔚子　人参　车前子　柏子仁　茯苓各一两　防风一两五钱

为末，炼蜜为丸，如梧桐子大，食后茶下十九。

15—11 镇肝丸 (龙木、医宗、普济)

治暴赤眼后急生翳外障。

羌活　石决明各二两　藁本一两五钱　干山药　细辛　五味子　茯苓　车前　人参各一两

捣罗为末，炼蜜为丸，如桐子大，空心茶下十九。

330